Esclerosis múltiple

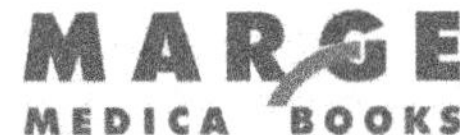

Esclerosis múltiple

Editor
Dr. Pablo Villoslada

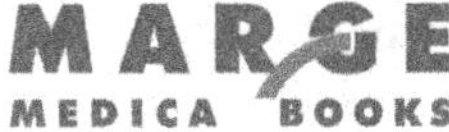

Esclerosis múltiple
Editor: Dr. Pablo Villoslada

1.ª edición 2010

© de esta edición: ICG Marge, SL

Edita: Marge Médica Books - València, 558, ático 2.ª - 08026 Barcelona (España)
www.marge.es - Tel. +34-932 449 130 - Fax +34-932 310 865

Director editorial: Hèctor Soler
Gestión editorial: Ana Soto, Laura Matos, Anna Palacios
Edición: Sandra Martínez, David Soler
Producción editorial: Miquel Àngel Roig
Colaboración técnica: Manuel Casals, Holosfera
Compaginación: Mercedes Lara
Impresión: Novoprint (Sant Andreu de la Barca, Barcelona)

ISBN: 978-84-92442-93-5
Depósito Legal:

Índice

PARTE II. CLÍNICA DE LA ESCLEROSIS MÚLTIPLE

Autores

PARTE I

Mar Albà
Institut Municipal d'Investigació Mèdica
(IMIM)
Institució Catalana de Recerca i Estudis
Avançats (ICREA)
Universitat Pompeu Fabra
Barcelona

Roberto Álvarez-Lafuente
Servicio de Neurología
Hospital Clínico San Carlos
Madrid

Rafael Arroyo
Servicio de Neurología
Hospital Clínico San Carlos
Madrid

Fernando de Castro
Grupo de Neurobiología del Desarrollo
(GNDe)
Hospital Nacional de Parapléjicos
Toledo
Instituto Cajal
CSIC
Madrid

M. L. Cavanillas
Servicio de Inmunología Clínica
Hospital Clínico San Carlos
Madrid

Plácido Ceballos
Instituto de Química Médica
CSIC
Madrid

M.ª Carmen Cénit
Servicio de Inmunología Clínica
Hospital Clínico San Carlos
Madrid

Mario Delgado
Instituto de Parasitología y Biomedicina
Consejo Superior de Investigaciones
Científicas
Granada

Núria Domedel-Puig
Departamento de Física e Ingeniería Nuclear
Universitat Politècnica de Catalunya
Terrassa, Barcelona

Iñigo Gabilondo
Unidad de Neuroinmunología y Esclerosis
Múltiple
Centro de Neuroinmunología
Instituto de Neurociencias
Institut d'Investigació August Pi i Sunyer
(IDIBAPS)
Barcelona

Jordi García-Ojalvo
Departamento de Física e Ingeniería
Nuclear
Universitat Politècnica de Catalunya
Terrassa, Barcelona

Antonio García
Unidad y Laboratorio de
Neuroinmunología
Hospital Universitario Puerta de Hierro
Universidad Autónoma de Madrid
Madrid

Carmen Gil
Instituto de Química Médica
CSIC
Madrid

Emilio Gómez de la Concha
Servicio de Inmunología Clínica
Hospital Clínico San Carlos
Madrid

Elena González-Rey
Hospital Ramón y Cajal
Madrid

Francesc Graus
Unidad de Neuroinmunología y Esclerosis
Múltiple
Servicio de Neurología
Centro de Neuroinmunología
Institut d'Investigació August Pi i Sunyer
(IDIBAPS)
Hospital Clínic de Barcelona
Barcelona

Carmen Guaza
Grupo Neuroinmunología
Departamento de Neurobiología Funcional
y de Sistemas
Instituto Cajal
CSIC
Madrid

Juan Hidalgo
Instituto de Neurociencias
Departamento de Biología Celular,
Fisiología e Inmunología
Facultad de Biociencias
Universidad Autónoma de Barcelona
Barcelona

Laura Leyva
Hospital Regional Universitario Carlos Haya
Málaga

Ana Martínez
Instituto de Química Médica
CSIC
Madrid

Leyre Mestre
Grupo Neuroinmunología
Departamento de Neurobiología Funcional
y de Sistemas
Instituto Cajal
CSIC
Madrid

Carlos Morcillo-Suárez
Institute of Evolutionary Biology (IBE)
(UPF-CSIC)
CEXS-UPF-PRBB
Universitat Pompeu Fabra
Barcelona

Beatriz Moreno
Universitat Pompeu Fabra
Institut d'Investigacions Biomédiques
August Pi i Sunyer (IDIBAPS)
Hospital Clínic de Barcelona
Barcelona

Arcadi Navarro
Institute of Evolutionary Biology (IBE)
(UPF-CSIC)
CEXS-UPF-PRBB
Institució Catalana de Recerca i Estudis
Avançats (ICREA)
Universitat Pompeu Fabra
Barcelona

David Otaegui
Instituto de Investigación Biodonostia
San Sebastián

Daniel I. Pérez
Instituto de Química Médica
CSIC
Madrid

Albert Quintana
Howard Hughes Medical Institute
Department of Biochemistry
University of Washington
Washington

Albert Saiz
Unidad de Neuroinmunología y Esclerosis
Múltiple
Servicio de Neurología
Centro de Neuroinmunología
Institut d'Investigació August Pi i Sunyer
(IDIBAPS)
Hospital Clínic de Barcelona
Barcelona

Antonio J. Sánchez
Unidad y Laboratorio de
Neuroinmunología
Hospital Universitario Puerta de
Hierro
Universidad Autónoma de Madrid
Madrid

Elena Urcelay
Servicio de Inmunología Clínica
Hospital Clínico San Carlos
Madrid

Pablo Villoslada
Centro de Neuroinmunología
Instituto de Investigaciones Biomédicas
August Pi i Sunyer (IDIBAPS)
Unidad de Neuroinmunología
Hospital Clínic de Barcelona
Barcelona

PARTE II

José Carlos Álvarez-Cermeño
Servicio de Neurología
Hospital Ramón y Cajal
Madrid

Iraide Alloza
IKERBASQUE
Basque Foundation for Science
Bilbao, Vizcaya

José Ramón Ara
Servicio de Neurología
Hospital Universitario Miguel Servet
Zaragoza

Manuel Arias
Servicio de Neurología
Complexo Hospitalario Universitario de
Santiago de Compostela
Santiago de Compostela, La Coruña

Bonaventura Casanova
Hospital La Fe
Valencia

Carmen Calles
Hospital Universitario Son Dureta
Palma de Mallorca

Manuel Comabella
Centre d'Esclerosi Múltiple de Catalunya
(CEM-Cat)
Hospital Universitari Vall d'Hebron
Barcelona

Luminita Dinca
Servicio de Neurofisiología Clínica
Hospital Universitario Virgen Macarena
Sevilla

Mercedes Espiño
Servicio de Inmunología
Hospital Ramón y Cajal
Barcelona

Oscar Fernández
Hospital Carlos Haya
Málaga

Dolores González-Morón
Servicio de Neurología
Hospital General de Agudos J.M. Ramos
Mejía
Buenos Aires, Argentina

Guillermo Izquierdo
Servicio de Neurología
Hospital Universitario Virgen Macarena
Sevilla

M.ª Eugenia Marzo
Unidad de Enfermedades Desmielinizantes
Servicio de Neurología
Hospital San Pedro
Logroño, La Rioja

M.ª del Mar Mendibe
Servicio de Neurología
Hospital de Ceuces
Baracaldo, Vizcaya

Delicias Muñoz
Hospital Xeral de Vigo
Vigo, Pontevedra

Javier Olascoaga
Unidad de Esclerosis Múltiple
Servicio de Neurología
Hospital Donostia
Instituto Biodonostia
Área de Neurociencias
Donostia, San Sebastián

Celia Oreja-Guevara
Servicio de Neurología
Unidad de Neuroinmunología Clínica
Hospital Universitario La Paz
Madrid

José M.ª Prieto
Hospital Clínico de Santiago de Compostela
Santiago de Compostela
La Coruña

Lluís Ramió
Hospital Josep Trueta
Girona

M.ª del Pino Reyes
Servicio de Neurología
Hospital Universitario Insular de Gran
Canaria
Las Palmas de Gran Canaria, Gran Canaria

Jordi Río
Centre d'Esclerosi Múltiple de Catalunya
(CEM-Cat)
Instituto de diagnóstico por la imagen
Hospital Universitari Vall d'Hebron
Barcelona

Àlex Rovira
Centre d'Esclerosi Múltiple de Catalunya
(CEM-Cat)
Hospital Universitari Vall d'Hebron
Barcelona

Alfredo Rodríguez-Antigüedad
Hospital de Basurto
Bilbao, Vizcaya

Jorge Sepulcre
Harvard University
Boston, Massachusetts

Luisa M.ª Villar
Servicio de Inmunología
Hospital Ramón y Cajal
Madrid

Ramón Villaverde
Servicio de Neurología
Hospital Universitario José M.ª Morales
Meseguer
Murcia

Pablo Villoslada
Centro de Neuroinmunología
Instituto de Investigaciones Biomédicas
August Pi i Sunyer (IDIBAPS)
Unidad de Neuroinmunología
Hospital Clínic de Barcelona
Barcelona

Koen Vandenbroeck
Neurogenomiks Group
Universidad del País Vasco (UPV/EHU)
Leioa, Vizcaya

PARTE I

PATOLOGÍA DE LA ESCLEROSIS MÚLTIPLE

Capítulo 1

Patología de la esclerosis múltiple

P. Villoslada

Introducción

La esclerosis múltiple (EM) se clasifica como una enfermedad desmielinizante, dada la clara afectación de la sustancia blanca y la extensa pérdida de mielina que se identifica. La segunda definición patológica reside en su nombre, *esclerosis múltiple* o *esclerosis en placas*, que indica el carácter parcheado (placas) de las lesiones frente a la lesión única o difusa y la pérdida de tejido y presencia de cicatrices glióticas *(esclerosis)*. Estas dos características patológicas, las placas y la desmielinización, son típicas de la enfermedad, pero representan sólo la parte más llamativa y explican una parte de la patogenia de la EM.

1 La placa de esclerosis múltiple

La placa de EM se observa fácilmente en el análisis macroscópico del cerebro como un área bien delimitada, localizada en la sustancia blanca, rosada y con mayor consistencia, que contrasta con la sustancia blanca preservada. Las placas pueden ser pequeñas, redondeadas u ovoideas, o bien grandes placas que resultan de la confluencia de varias. A escala microscópica, las tres alteraciones típicas de la placa de la EM son: infiltrados inflamatorios perivasculares, desmielinización y pérdida axonal (véanse la tabla 1 y la figura 1).[1] La clasificación más usada de las placas de EM divide a las placas en tres tipos: placas agudas, placas crónicas activas y placas crónicas inactivas (véase la figura 2). La distinción se basa en la presencia de los infiltrados inflamatorios y en el daño del tejido nervioso.[1]

1.1 *Placa aguda*

La placa aguda se define por la presencia de un infiltrado inflamatorio perivascular. La placa suele ser de pequeño tamaño, centrada en el vaso con el infiltrado inflamatorio, y aunque en general tiene un área de desmielinización y pérdida axonal a su alrededor, tiene una extensión pequeña. En el vaso sanguíneo se puede observar pérdida de la arquitectura de la barrera hematoencefálica, como las uniones estrechas entre células endoteliales y diapedesis de leucocitos a través del endotelio. El infiltrado se localiza de forma predominante en el espacio perivascular. Los linfocitos, y en especial los macrófagos, pueden penetrar en el parénquima, aunque con menor densidad y con un gradiente claro desde el vaso sanguíneo a la periferia. En la placa se observa una pérdida de mielina, pero aún se pueden observar algunos axones con mielina. Con el microscopio electrónico se observa que dicha mielina está alterada, formando vesículas. Igualmente se observa una densidad axonal menor, axones con alteraciones morfológicas, como «arrosariamientos» que indican fallo del transporte axonal, o axones transectados («bulbos terminales»). Las placas agudas

	Placa aguda	Placa crónica activa	Placa crónica inactiva	Placa cortical	SBAN*	SGAN**	Retina	Meninges
Linfocitos CD4+	++	+	−	+	+	−	+	++
Linfocitos CD8+	+++	+	−	+	+	−	+	++
Linfocitos B	++	+	−	+	+	−	¿	++
Macrófagos	+++	+++	−	+	+	−	+	+++
Macrófagos fagocitando mielina	++	++	−	+	−	−	−	−
Microglía activada	++	++	+	++	++	+	++	−
Desmielinización	+	+++	+++	+	+	+	−	−
Remielinización	−	−	+	−	+	+	−	−
Pérdida axonal	+	+	+++	+	+	+	++	−
Transección axonal	++	+	+	++	−	+	+	−
Pérdida de sinapsis	−	−	−	+++	−	+	++	−
Pérdida de neuronas	−	−	−	+	−	+	++	−
Gliosis	−	+	+++	+	−	−	+	−

* Sustancia blanca de apariencia normal.
** Sustancia gris de apariencia normal.

Tabla 1. Resumen de los hallazgos patológicos en la esclerosis múltiple.

son menos frecuentes que el resto debido a que probablemente el infiltrado inflamatorio es un fenómeno de corta duración (alrededor de un mes) y con más frecuencia en las fases iniciales de la enfermedad, por lo que es más difícil observarlas en los estudios autópsicos de pacientes con formas progresivas, que constituyen la mayoría de los estudios.

1.2 Placa crónica activa

La placa crónica activa se caracteriza por tener en el borde de la placa un límite bien delimitado de desmielinización activa, con mielina alterada (vesiculizada) y macrófagos que fagocitan mielina, lo que indica que la placa está creciendo por su periferia, de forma centrífuga. No se observan infiltrados inflamatorios perivasculares, aunque es posible observar escasos linfocitos y macrófagos en el parénquima. El tamaño de la placa suele ser mayor que el de la placa aguda. La desmielinización es completa, salvo en el borde, y se observa una pérdida axonal franca.

1.3 Placa crónica inactiva

La placa crónica inactiva es el hallazgo más frecuente en los estudios necrópsicos en pacientes progresivos, si bien pueden observarse los tres tipos de placas, incluso en pacientes con for-

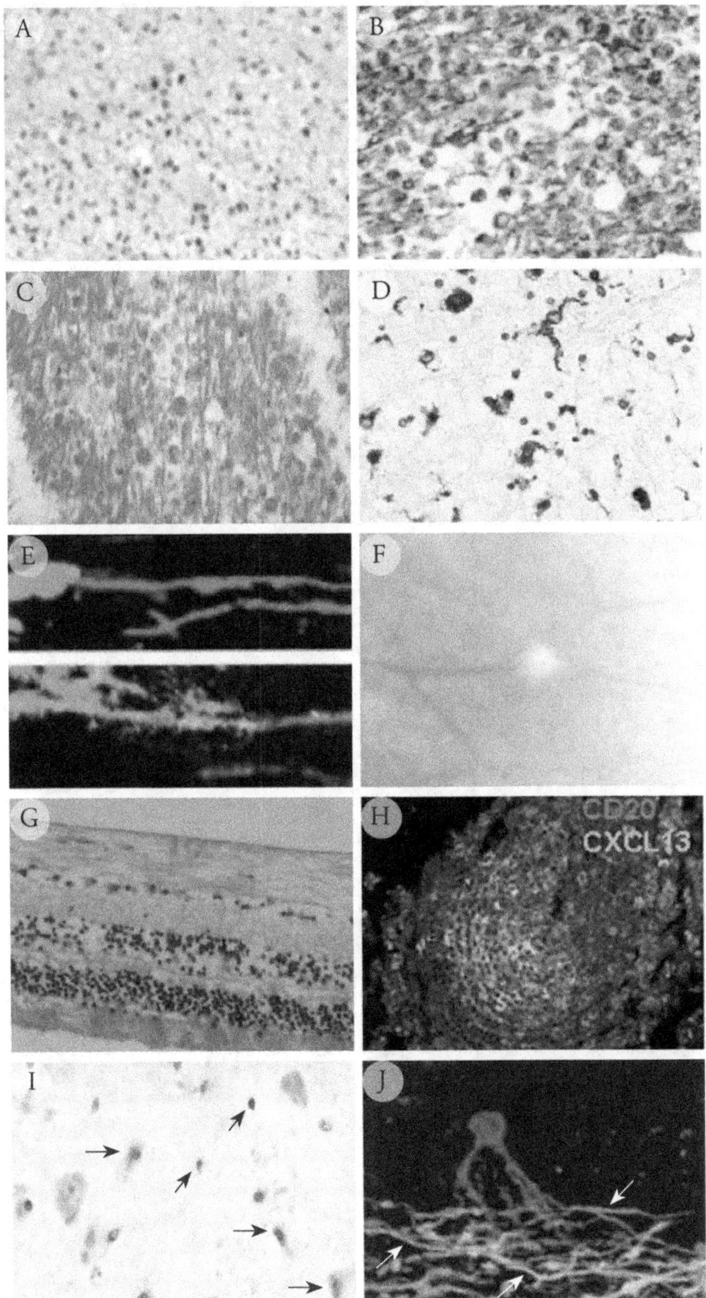

Figura 1. Alteraciones en el tejido nervioso debidas a la esclerosis múltiple. A) Infiltrados de CD3⁺ y macrófagos; B) macrófagos que fagocitan mielina en el borde de una placa crónica activa; C) remielinización; D) activación de microglía con expresión de HLA de clase II; E) axones con expresión lineal de canales de sodio 1.2 y 1.6; F) periflebitis retiniana; G) pérdida de neuronas ganglionares y axones en la retina; H) estructuras de tipo ganglio linfático en meninges; I) apoptosis de oligodendrocitos; J) remielinización en axones desmielinizados de forma crónica. Modificada de Frohman y colaboradores.[1]

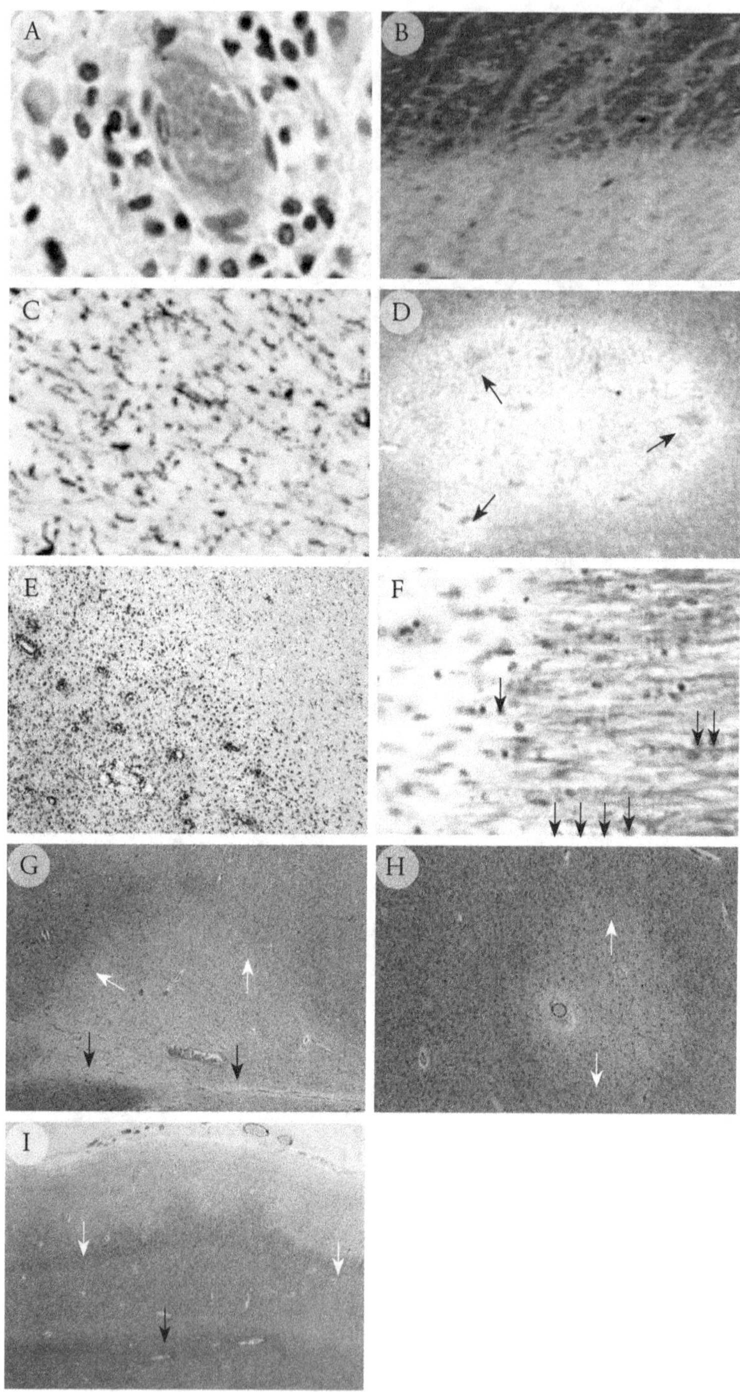

Figura 2. La placa de esclerosis múltiple. A) Infiltrado inflamatorio perivascular; B) desmielinización; C) pérdida axonal; D) placa aguda; E) placa crónica activa; F) placa crónica inactiva (flechas: oligodendrocitos); G) placa cortical tipo I; H) placa cortical tipo II; I) placa cortical tipo III. Modificada de Frohman y cols.

mas progresivas de larga duración. La placa suele ser extensa, y confluir con placas vecinas, con desmielinización completa, densidad de axones escasa, y número de oligodendrocitos reducido. El borde de la placa está muy bien delimitado y no se observa desmielinización activa en él. La placa está ocupada, en su mayor parte, por astrocitos, por lo que se denomina también placa gliótica.

Existe un porcentaje de placas en fase crónica que se han remielinizado, por lo que son difíciles de observar y se denominan «placas fantasma». En estas placas no hay infiltrados inflamatorios perivasculares ni desmielinización activa en el borde de la placa. La mayoría de los axones tienen vainas de mielina, aunque son más finas y la distancia internodo es menor que en las vainas normales. La densidad de los axones está algo reducida y no existe gliosis. Hay una gran variabilidad entre pacientes en cuanto a la presencia de placas fantasma, lo que indica una capacidad de regeneración entre sujetos diferente.

1.4 Placas corticales

Si bien las placas típicas se localizan en la sustancia blanca, existen placas en la sustancia gris tanto en el córtex como en los ganglios basales, el tronco o la médula espinal.[2,3] Dada la menor cantidad de mielina en la sustancia gris respecto a la blanca, estas lesiones contrastan menos en los estudios histológicos y de resonancia magnética (RM) que las de la sustancia blanca, por lo que han pasado más inadvertidas hasta los últimos años. Si bien las placas corticales poseen los mismos tres fenómenos de infiltrados inflamatorios perivasculares, desmielinización y pérdida axonal, su composición es diferente a la de las placas de sustancia blanca debido a las características diferentes del tejido. En primer lugar, en las lesiones corticales es muy raro observar infiltrados inflamatorios perivasculares y es más frecuente observar áreas de activación de microglía sin componente inflamatorio hematógeno.[4] Si bien en estas placas existe clara desmielinización, la menor densidad de mielina en la sustancia gris hace que sea un fenómeno menos aparente que impide observar el límite claro de las placas típico de la sustancia blanca. Finalmente, además de la pérdida axonal, se observa pérdida de dendritas y sinapsis, así como discreta pérdida de neuronas que no suele superar el 10 %. Se ha cuantificado que la principal causa de la atrofia cortical se debe a la pérdida de neuritas y sinapsis, y en mucho menor grado a la pérdida de mielina, oliogodendrocitos o neuronas.[5]

Las placas corticales se han clasificado en tres tipos basados en su localización:

- Tipo I: continuación de placas de sustancia blanca yuxtacortical que se extiende a la sustancia gris.
- Tipo II: puramente intracorticales.
- Tipo III: nacen desde la píamadre y se introducen en la sustancia gris.

2 Afectación difusa de la esclerosis múltiple

Si bien la EM es una enfermedad típicamente parcheada, en la última década algunos estudios, primero de RM y posteriormente de patología, han mostrado que todo el tejido cerebral está afectado.[6] Por este motivo se denominan «sustancia blanca de apariencia normal» (SBAN) y «sustancia gris de apariencia normal» (SGAN). En la SBAN se han observado diversos fenómenos: activación de microglía, pérdida de axones por degeneración retrógrada de vías que cruzan placas, desmielinización, inflamación microscópica con predominio de CD8[+], pérdida de precursores de oligodendrocitos o gliosis.[7,8] Estas alteraciones no se pueden justificar como secundarias a la alteración del tejido en las placas, lo que indica que la EM también es una enfermedad difusa del sistema nervioso central (SNC). En la SGAN también se observa activación de microglía, y pérdida de axones, neuritas, sinapsis y mielina de forma difusa.

3 Afectación de la retina

El estudio de la vía óptica anterior es una excelente aproximación para el estudio de la EM.[9] El estudio del nervio óptico y del ganglio geniculado lateral han permitido identificar la predilección del daño de los axones de pequeño diámetro de las neuronas parvocelulares.[10] La retina, que carece de mielina, permite estudiar la presencia de degeneración axonal y neuronal secundaria a las placas, así como el estudio de la SGAN. En la EM existe pérdida de neuronas ganglionares y de axones de la capa de fibras nerviosas de la retina, tanto en ojos con y sin neuritis óptica previa.[11] La presencia de pérdida neuronal en ojos con neuritis óptica previa sugiere la presencia de degeneración retrógrada tras la transección axonal en el nervio óptico. Pero la pérdida axonal y neuronal en ojos sin neuritis óptica previa es el equivalente a la pérdida neuronal observada en la SGAN, lo que indica la presencia de fenómenos degenerativos disociados de la inflamación. Además también se observó una discreta pérdida de neuronas bipolares, lo que sugiere un fenómeno de degeneración transináptica. Sin embargo, no se observó pérdida de fotorreceptores.

Otras alteraciones en la retina son la presencia de periflebitis retiniana, infiltrados inflamatorios perivasculares en el territorio de la arteria y la vena retiniana, con rotura de la barrera hematorretiniana y esclerosis de los vasos sanguíneos. Además de las alteraciones en la retina, se ha observado una frecuencia elevada de inflamación de la parte anterior de la úvea *(pars planitis)* y de la estroma del iris, junto con incontinencia pigmentaria.[11]

4 Inflamación en la esclerosis múltiple

La presencia de infiltrados inflamatorios y la ausencia de patógenos es lo que define la EM como una enfermedad autoinmune. Los infiltrados inflamatorios poseen predilección por las vénulas de la sustancia blanca y su mayor densidad es en el espacio perivascular de Virchow-Robin. La alteración de la barrera hematoencefálica se debe a un aumento de permeabilidad de la uniones estrechas de las células endoteliales y es más frecuente en placas agudas, pero también se observa en placas crónicas activas y en ocasiones en SBAN.[12] Según la extensión del infiltrado inflamatorio, éste puede penetrar en el parénquima con menor densidad a mayor distancia del vaso sanguíneo. Cuando la placa es extensa y en fase crónica, el borde de la placa puede continuar creciendo, y se observan macrófagos con restos de mielina y ocasionalmente algún linfocito T y raramente B en las proximidades. En la fase de placa crónica activa, la placa crece de forma centrífuga, sin observarse infiltrados inflamatorios de linfocitos T o B, lo que indica disociación entre la respuesta inmune adaptativa por linfocitos de la fase aguda (placa aguda) y la fase inflamatoria crónica, donde predomina la respuesta inmune innata con macrófagos y microglía activada.

Respecto a la composición de los infiltrados, predomina la presencia de linfocitos CD3[+] y macrófagos de origen hematógeno (aunque pueden existir macrófagos perivasculares y mastocitos). Aunque el mayor foco en la patogenia se ha puesto en los linfocitos CD4[+], si bien son abundantes en la composición de los infiltrados, los linfocitos predominantes son los linfocitos CD8[+], y los linfocitos B son muy escasos.[13] El perfil de dichos linfocitos es de células activadas memoria y oligoclonales, lo que indica que la respuesta inmune es contra antígenos restringidos.[14]

Otro aspecto de la respuesta inflamatoria en la EM es la presencia de anticuerpos. Algunos estudios han descrito la presencia de anticuerpos y complemento activado (C9neo) en áreas de desmielinización activa.[15] Sin embargo, la presencia de anticuerpos en el parénquima cerebral en pacientes con EM no ha podido ser establecida de forma definitiva y puede no ser específica de EM pero sí secundaria al daño del SNC.[16]

La inflamación meníngea es mayor que la del parénquima cerebral con presencia de linfocitos CD4[+], CD8[+] y CD20[+] en la pía y subaracnoides. Además, se ha observado la presencia de estructuras similares a ganglios linfáticos.[17] Dada la proximidad de las meninges al parénquima cerebral y su menor privilegio inmune, sugiere que la respuesta inflamatoria podría estar regulándose a este nivel y a partir de aquí migrar al parénquima cerebral.

5 Desmielinización en la esclerosis múltiple

5.1 Desmielinización

La desmielinización suele ser extensa y prácticamente completa en las placas crónicas de EM. A escala histológica la desmielinización se pone fácilmente de manifiesto con la tinción de Luxor-*fast blue* o inmunohistoquímica con anticuerpos específicos para proteínas de la mielina (MBP, MOG, CNPasa). En cuanto a la microscopia electrónica, la desmielinización se describe por la presencia de axones sin las características vainas densas de mielina. La lesión aguda de la mielina se observa en forma de mielina desestructurada y vesiculizada. La presencia de restos de mielina en el interior de los macrófagos que la han fagocitado en las placas agudas y crónicas activas se pone de manifiesto con tinciones para lípidos *(red oil)*. En general, existe una elevada correspondencia entre la desmielinización activa y la presencia de macrófagos, pero no es así con respecto a la presencia de infiltrados linfocitarios, y se observa desmielinización activa en áreas sin presencia de linfocitos T o B, especialmente en las placas crónicas activas, lo que indica que la desmielinización crónica requiere otros procesos patogénicos diferentes de la respuesta inmune adaptativa.[18]

Algunos estudios han mostrado patrones especiales de desmielinización. En el patrón III se describe que la mielina tiene una composición menor de la proteína MAG (que une la mielina al axón) y está vesiculizada en ausencia de inflamación, lo que sugiere mielinopatía.[19] Este patrón se ha observado de forma más frecuente en los pacientes con enfermedad de Baló. En otros casos se ha observado la muerte de oligodendrocitos en áreas sin inflamación ni otro tipo de daño, lo que sugiere la existencia de oligodendropatía primaria.[20] Este patrón se ha observado en casos poco frecuentes de pacientes con EM primaria-progresiva y se corresponde con el patrón IV.

5.2 Remielinización

La remielinización, aun siendo frecuente, es mucho más heterogénea y variable. La remielinización se observa con microscopia electrónica como la presencia de vainas de mielina más delgadas y más cortas entre nodos, produciendo una tinción más pálida (placas fantasmas). La remielinización puede ser muy extensa en un porcentaje significativo de pacientes durante décadas,[21] aunque a largo plazo y con la cronicidad, la remielinización suele ser escasa.[22] Además la remielinización es mayor en placas subcorticales que en las periventriculares. Se ha observado que los oligodendrocitos y sus precursores sobreviven durante décadas a pesar de perder sus prolongaciones mielínicas y se diferencian a oligodendrocitos que pueden remielinizar los axones. Sin embargo, a largo plazo la población de oligodendrocitos y de sus precursores disminuye, por lo que es una de las causas del fallo de la remielinización.[23] También se ha observado que los axones crónicamente desmielinizados reexpresan moléculas propias del desarrollo, como la PSA-NCAN, que rechazan las prolongaciones de los oligodendrocitos e impiden la formación de la mielina.[24]

6 Pérdida axonal en la esclerosis múltiple

El daño axonal se pone de manifiesto con tinciones como el Bielchowski o por immunohistoquímica con anticuerpos antineurofilamentos. El daño axonal es un fenómeno precoz, aunque variable, entre placas y sujetos. En las placas agudas se observa la existencia de axones con alteraciones morfológicas (arrosariamientos) que sugieren fallo del transporte axonal y axones transectados, con presencia de bulbos terminales que se observan en tinciones de inmunohistoquímica para la proteína precursora amiloide (APP) o neurofilamentos. En las placas crónicas activas e inactivas se observa una disminución de la densidad axonal del 30 al 90 %. Fuera de las placas también se observa pérdida de densidad axonal en la SBAN y la SGAN, pero especialmente en las vías largas, y es mayor en la médula espinal de los pacientes con formas progresivas.[25] Los axones supervivientes se encuentran desmielinizados y reexpresan los canales de sodio 1.2 y 1.6 de forma lineal.[26] Asimismo, reexpresan moléculas de adhesión propias del desarrollo como PSA-NCAN, que limitarán la remielinización.[24] Hay una mayor susceptibilidad al daño de los axones de pequeño calibre mielinizados, en especial en las vías largas.[10] Los estudios en placas agudas muestran que los axones transectados se asocian a fenómenos de inflamación como la presencia de linfocitos CD8+ en su proximidad o microglía activada.[27] Sin embargo, en las placas crónicas es difícil observar axones transectados o fenómenos de degeneración axonal aguda, tal vez porque sean fenómenos de corta duración. En el daño axonal crónico se observa fallo energético y mitocondrial o fenómenos de degeneración walleriana y retrógrada tras transección axonal en una placa aguda.[28] Los pacientes con forma primaria-progresiva tienen una mayor pérdida axonal que aquellos con forma secundaria-progresiva en la médula cervical.[25] En su fase crónica parece que es independiente de la desmielinización y de la inflamación, lo que sugiere la presencia de fenómenos neurodegenerativos.

7 Patrones de la esclerosis múltiple

Se ha propuesto la existencia de cuatro patrones histológicos:

- Patrón I: placas con infiltrados inflamatorios en los que predominan los linfocitos T y los macrófagos.
- Patrón II: predominan los infiltrados inflamatorios con linfocitos T y B y depósitos de anticuerpos con complemento activado (C9neo).

– Patrón III: se caracteriza por apoptosis de oligodendrocitos, mielina vesiculizada y pérdida de MAG.
– Patrón IV: se caracteriza por la muerte de oligodendrocitos no apoptótica en ausencia de inflamación y daño de la mielina.[19]

Los patrones I y II son claramente los más frecuentes, y suponen más del 75 % de los casos; el patrón III se corresponde a la enfermedad de Baló, y el patrón IV es muy raro; todos los casos tenían EM primaria-progresiva. Los autores proponen que, en un determinado paciente, las lesiones siempre tienen el mismo patrón. Sin embargo, estudios de otros grupos no han confirmado estos patrones, lo que es sugestivo de que toda la EM es homogénea.[29] Sin embargo, estudios recientes indican que estos patrones son temporales y sólo existen en las primeras fases de la enfermedad, cuando predomina el componente inflamatorio, por lo que en las fases crónicas todos los patrones convergen en el patrón común de placas crónicas inactivas.

8 Patología de los subtipos de esclerosis múltiple

Aunque la gran mayoría de pacientes con EM (> 90 %) tienen la patología típica de la EM, con independencia del subtipo de enfermedad que padecen, existe una serie de subtipos clínicos e histológicos que poseen una patología propia (véase la figura 3).

8.1 *Esclerosis concéntrica de Baló*

La enfermedad de Baló se caracteriza por la presencia de placas con capas concéntricas. Se interpreta que dichas lesiones se producen en oleadas de daño, que respetan el margen y vuelven a crecer de forma centrífuga. En dichas lesiones la capa afectada tiene una histología similar a la placa crónica inactiva, salvo la capa exterior, similar a la placa crónica activa, y las capas preservadas poseen una mayor preservación de mielina y axones.[30] Estudios recientes muestran que en la mielina de las placas existe una disminución de la proteína MAG que une la mielina al axón, y esta mielina se halla desestructurada, lo que sugiere la existencia de una alteración intrínseca de la mielina (mielinopatía) y la apoptosis de oligodendrocitos. También se ha descrito la expresión en dichas placas del factor inducido por hipoxia (HIF), lo que inicialmente sugirió un componente isquémico en la patogenia de dichas lesiones y una disfunción mitocondrial. Sin embargo, recientemente se ha descrito que el HIF es un factor de transcripción clave en la respuesta inmune, por lo que la patogenia de las placas de Baló sigue siendo desconocida.

8.2 *Encefalitis aguda diseminada*

La encefalitis aguda diseminada (EAD) se caracteriza por la presencia de placas agudas grandes y numerosas, con extensos infiltrados inflamatorios perivasculares y en el parénquima, desmielinización y pérdida axonal relativa; raramente se observan granulocitos o células plasmáticas. Las lesiones suelen estar en una fase evolutiva similar con márgenes poco definidos y tras su resolución dejan cicatrices glióticas equivalentes a las placas crónicas inactivas. Por tanto, en la EAD faltan las placas crónicas activas y la diseminación en el tiempo del proceso inflamatorio, salvo que se convierta en EM.[31]

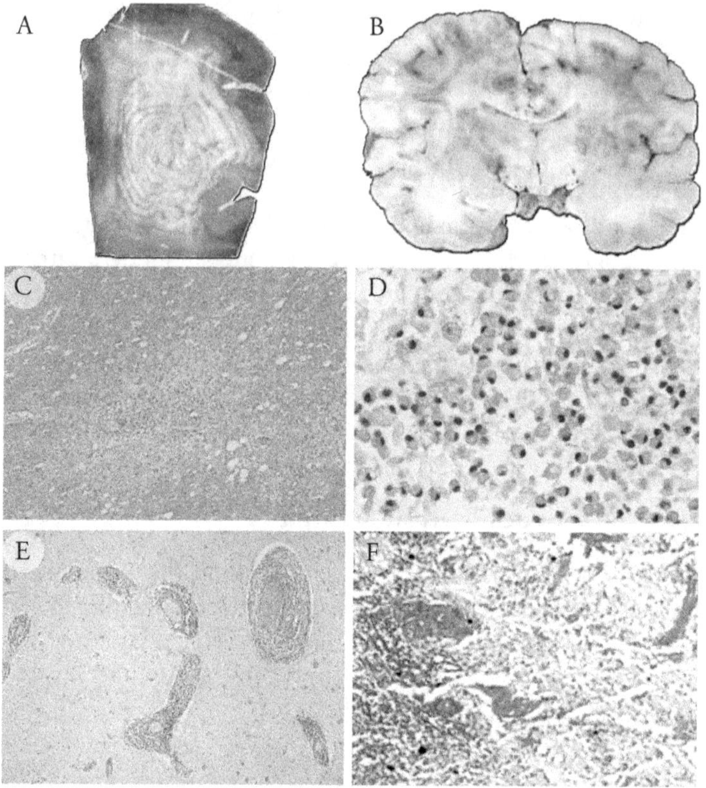

Figura 3. Patología en subtipos de enfermedad desmielinizante. A) Esclerosis concéntrica de Baló;
B) encefalitis hemorrágica de Hurst; C) encefalitis aguda diseminada; D) lesión pseudotumoral;
E) enfermedad de Marburg; F) neuromielitis óptica de Devic.

8.3   Enfermedad de Schilder

La patología de la esclerosis difusa de Schilder es poco conocida y se confunde con la
enfermedad de Baló, pero se caracteriza por placas de gran tamaño y placas confluentes.
No se ha descrito ningún hallazgo patológico que la diferencie de la EM, salvo su patrón
anatómico de lesiones extensas que ocupan un área importante de un hemisferio.[32]

8.4   Encefalitis hemorrágica de Hurst

Se caracteriza por la presencia de placas agudas masivas, con vasculitis necrosante de vénulas,
edema y hemorragia. Su carácter masivo y destructivo es lo que la asocia con su mal pronóstico.[32]

8.5   Enfermedad de Marburg

Se caracteriza por la presencia de numerosas placas agudas, más destructivas que en la EM, e
infiltración macrofágica extensa pero sin componente hemorrágico.[32]

8.6   Lesiones seudotumorales

Se corresponden con placas agudas muy extensas, con gran componente de edema vasogénico, presencia de antrocitos (células de Creutztfeld-Peters), pero con las características habituales de las placas agudas de EM.[33]

8.7   Neuromielitis óptica o enfermedad de Devic

Se caracteriza igualmente por la presencia de placas de desmielinización, infiltrados inflamatorios y pérdida axonal, pero con diferencias con respecto a las placas de EM.[32] A escala inflamatoria se ha observado la presencia de eosinófilos y neutrófilos en los infiltrados, hialinosis de los vasos sanguíneos y daño astrocitario. La desmielinización es menos extensa y no se han descrito placas crónicas activas. Las lesiones tienen un carácter mucho más necrótico que las lesiones de EM, con pérdida axonal significativamente mayor. El hallazgo más típico de la enfermedad de Devic es la presencia de anticuerpos antiaquaporina 4 en los pies de los astrocitos de la barrera hematoencefálica.[34]

Conclusiones

Los estudios patológicos en la EM han permitido extender la visión de esta enfermedad como una enfermedad en placas de desmielinización a una enfermedad difusa del cerebro, con componente inflamatorio y autoinmune, dinámica y heterogénea. El reto consiste ahora en poder conocer los mecanismos moleculares que causan el daño, contribuir a explicar la patogenia, y mejorar la correlación entre patología, imagen y clínica, de manera que estos avances permitan conocer mejor la enfermedad y ayudar al tratamiento de los pacientes que la padecen.

BIBLIOGRAFÍA

1. Frohman E.M., Racke M.K., Raine C.S., Multiple sclerosis–the plaque and its pathogenesis, en N Engl J Med, vol. 354, 2006; 942-955.
2. Kutzelnigg A., Lassmann H., Cortical lesions and brain atrophy in MS, en J Neurol Sci, vol. 233, 2005; 55-59.
3. Stadelmann C., Albert M., Wegner C., Bruck W., Cortical pathology in multiple sclerosis, en Curr Opin Neurol, vol. 21, 2008; 229-234.
4. Bo L., Vedeler C.A., Nyland H., *et al.* Intracortical multiple sclerosis lesions are not associated with increased lymphocyte infiltration, en Mult Scler, vol. 9, 2003; 323-331.
5. Wegner C., Esiri M.M., Chance S.A., *et al.* Neocortical neuronal, synaptic, and glial loss in multiple sclerosis, en Neurology, vol. 67, 2006; 960-967.
6. Lassmann H., Bruck W., Lucchinetti C.F., The immunopathology of multiple sclerosis: an overview, en Brain Pathol, vol. 17, 2007; 210-218.
7. Kutzelnigg A., Lucchinetti C.F., Stadelmann C., *et al.* Cortical demyelination and diffuse white matter injury in multiple sclerosis, en Brain, vol. 128, 2005; 2705-2712.
8. Seewann A., Vrenken H., Van der Valk P., *et al.* Diffusely abnormal white matter in chronic multiple sclerosis: imaging and histopathologic analysis, en Arch Neurol, vol. 66, 2009; 601-609.
9. Sepulcre J., Goñi J., Masdeu J.C., *et al.* Contribution of white matter lesions to grey matter atrophy in multiple sclerosis: evidence from voxel-based analysis of T1 lesions in the visual pathway, en Arch Neurol, vol. 66, 2009; 173-179.
10. Evangelou N., Konz D., Esiri M.M., *et al.* Size-selective neuronal changes in the anterior optic pathways suggest a differential susceptibility to injury in multiple sclerosis, en Brain, vol. 124, 2001; 1813-1820.
11. Green A.J., McQuaid S., Hauser S.L., *et al.* Ocular pathology in multiple sclerosis: retinal atrophy and

inflammation irrespective of disease duration, en Brain, 21 de abril, 2010.

12. McQuaid S., Cunnea P., McMahon J., Fitzgerald U., The effects of blood-brain barrier disruption on glial cell function in multiple sclerosis, en Biochem Soc Trans, vol. 37, 2009; 329-331.

13. Kebir H., Kreymborg K., Ifergan I., *et al.* Human TH17 lymphocytes promote blood-brain barrier disruption and central nervous system inflammation, en Nat Med, vol. 13, 2007; 1173-1175.

14. Junker A., Ivanidze J., Malotka J., *et al.* Multiple sclerosis: T-cell receptor expression in distinct brain regions, en Brain, vol. 130, 2007; 2789-2799.

15. Genain C.P., Cannella B., Hauser S.L., Raine C.S., Identification of autoantibodies associated with myelin damage in multiple sclerosis, en Nat Med, vol. 5, 1999; 170-175.

16. Barnett M.H., Parratt J.D., Cho E.S., Prineas J.W., Immunoglobulins and complement in postmortem multiple sclerosis tissue, en Ann Neurol, vol. 65, 2009; 32-46.

17. Serafini B., Rosicarelli B., Magliozzi R., *et al.* Detection of ectopic B-cell follicles with germinal centers in the meninges of patients with secondary progressive multiple sclerosis, en Brain Pathol, vol. 14, 2004; 164-174.

18. Henderson A.P., Barnett M.H., Parratt J.D., Prineas J.W., Multiple sclerosis: distribution of inflammatory cells in newly forming lesions, en Ann Neurol, vol. 66, 2009; 739-753.

19. Lucchinetti C., Bruck W., Parisi J., *et al.* Heterogeneity of multiple sclerosis lesions: implications for the pathogenesis of demyelination, en Ann Neurol, vol. 47, 2000; 707-717.

20. Barnett M.H., Prineas J.W., Relapsing and remitting multiple sclerosis: pathology of the newly forming lesion, en Ann Neurol, vol. 55, 2004; 458-468.

21. Patrikios P., Stadelmann C., Kutzelnigg A., *et al.* Remyelination is extensive in a subset of multiple sclerosis patients, en Brain, vol. 129, 2006; 3165-3172.

22. Goldschmidt T., Antel J., Konig F.B., *et al.* Remyelination capacity of the MS brain decreases with disease chronicity, en Neurology, vol. 72, 2009; 1914-1921.

23. Kuhlmann T., Miron V., Cui Q., *et al.* Differentiation block of oligodendroglial progenitor cells as a cause for remyelination failure in chronic multiple sclerosis, en Brain, vol. 131, 2008; 1749-1758.

24. Chang A., Tourtellotte W.W., Rudick R., Trapp B.D., Premyelinating oligodendrocytes in chronic lesions of multiple sclerosis, en N Engl J Med, vol. 346, 2002; 165-173.

25. Tallantyre E.C., Bo L., Al-Rawashdeh O., *et al.* Greater loss of axons in primary progressive multiple sclerosis plaques compared to secondary progressive disease, en Brain, vol. 132, 2009; 1190-1199.

26. Craner M.J., Newcombe J., Black J.A., *et al.* Molecular changes in neurons in multiple sclerosis: altered axonal expression of Nav1.2 and Nav1.6 sodium channels and Na+/Ca2+ exchanger, en Proc Natl Acad Sci U S A, vol. 101, 2004; 8168-8173.

27. The pathology of multiple sclerosis is the result of focal inflammatory demyelination with axonal damage, en J Neurol, vol. 252, Supl. 5, 2005; v3-v9.

28. Dutta R., McDonough J., Yin X., *et al.* Mitochondrial dysfunction as a cause of axonal degeneration in multiple sclerosis patients, en Ann Neurol, vol. 59, 2006; 478-489.

29. Breij E.C., Brink B.P., Veerhuis R., *et al.* Homogeneity of active demyelinating lesions in established multiple sclerosis, en Ann Neurol, vol. 63, 2008; 16-25.

30. Stadelmann C., Ludwin S., Tabira T., *et al.* Tissue preconditioning may explain concentric lesions in Balo's type of multiple sclerosis, en Brain, vol. 128, 2005; 979-987.

31. Lassmann H., Acute disseminated encephalomyelitis and multiple sclerosis, en Brain, vol. 133, 2010; 317-319.

32. Hu W., Lucchinetti C.F., The pathological spectrum of CNS inflammatory demyelinating diseases, en Semin Immunopathol, vol. 31, 2009; 439-453.

33. Lucchinetti C.F., Gavrilova R.H., Metz I., *et al.* Clinical and radiographic spectrum of pathologically confirmed tumefactive multiple sclerosis, en Brain, vol. 131, 2008; 1759-1775.

34. Hinson S.R., McKeon A., Lennon V.A., Neurological autoimmunity targeting aquaporin-4, en Neuroscience, vol. 168, n.º 4, 28 de julio 2010; 1009-1018.

Capítulo 2

Modelos animales de esclerosis múltiple

L. Mestre, C. Guaza

Introducción

La esclerosis múltiple (EM) es la enfermedad crónica inflamatoria desmielinizante más común del sistema nervioso central (SNC) y la principal causa de discapacidad neurológica en adultos jóvenes, tras los accidentes de tráfico.

En la actualidad se considera que la EM es una enfermedad de naturaleza autoinmune, aunque no hay pruebas de que se deba a una alteración primaria intrínseca del sistema inmune (SI), sino a una respuesta normal a un antígeno inadecuado o a una exposición antigénica inapropiada. Por desgracia, éstos aún no se han definido. Existe la posibilidad de que la EM pueda ser causada por un virus u otro agente infeccioso, aunque no se dispone de evidencias inequívocas de esta asociación. La validación de un modelo animal es tanto más complicada cuanto menos se conozca la etiología de la enfermedad objeto de estudio, por lo que en estos casos se suelen emplear modelos que reproduzcan la mayor parte de los síntomas. Por ello, es necesario el uso de varios modelos animales para el estudio de una determinada patología. En este amplio grupo se engloba la EM. En este capítulo se revisarán los dos modelos animales experimentales de referencia en investigación en EM.

Los principales modelos de EM se dividen en «inmunes» o «virales» atendiendo al hipotético origen de la enfermedad. Los modelos «inmunes» se basan en la reacción autoinmune frente a la mielina que se desarrolla tras la inmunización con fragmentos de proteínas de la mielina, o bien mediante transferencia pasiva con células T autorreactivas frente a epítopos de mielina. El principal exponente de este tipo de modelos y que constituye el modelo animal clásico es la encefalomielitis autoinmune experimental (EAE), que puede desarrollarse tanto en ratones, como ratas, conejos e incluso en primates. Los modelos «virales» tienen en consideración la teoría de un posible origen viral de esta enfermedad que desencadenaría un proceso autoinmune, según estudios epidemiológicos.[1] Los modelos virales descritos hasta la fecha implican la inoculación de virus, como coronavirus (virus de la hepatitis murina) o enterovirus (virus de Theiler) en ratón, lentivirus ovino o virus del moquillo canino. El modelo viral más extendido es la enfermedad desmielinizante inducida por la infección con el virus de Theiler (TMEV-IDD, del inglés *Theiler's murine encephalomyelitis virus-induced demyelinated disease*).

1 Modelo inmune encefalomielitis autoinmune experimental

La EAE es una enfermedad inflamatoria del SNC, mediada por células T CD4⁺, ampliamente utilizada en investigación para el estudio de la EM. El primer intento de inducción de EAE data del año 1933, fue realizado en primates y consistió en la inyección intramuscular de un homogenado de cerebro de conejo. En la década de 1940 se perfeccionó la técnica al emulsionar los antígenos del SNC en adyuvante completo de Freund. Este método se conocería posteriormente como «inducción activa de la EAE». Dos décadas más tarde se desarrolló «la inducción pasiva de la EAE» al inyectar a una rata linfocitos T encefalitogénicos obtenidos de la sensibilización de otro animal.[2]

Son varias las revisiones que describen de manera pormenorizada los diversos protocolos desarrollados para la inducción de la EAE.[3-5] En el caso de la inducción activa de EAE las fases inductora y efectora ocurren en el mismo animal. Entre los péptidos de inmunización más empleados destacan secuencias concretas de la proteína básica de la mielina (MBP, del inglés *myelin basic protein)*, de la proteína proteolipídica (PLP, del inglés *proteolipid protein)* o de la glicoproteína de mielina oligodendrocitaria (MOG, del inglés *myelin oligodendrocyte glyoprotein)*. Los adyuvantes más comunes son la toxina *pertussis* y el adyuvante de Freund con la micobacteria de la tuberculosis. Esta inmunización desencadena una respuesta inmunitaria que dará lugar a la aparición de células T autorreactivas activadas que proliferan en los órganos linfoides secundarios. La fase efectora se caracteriza por la extravasación tanto de linfocitos T a través de la barrera hematoencefálica (BHE) hacia el SNC, como de monocitos/macrófagos periféricos atraídos por quimiocinas y citocinas liberadas por las células T específicas de mielina. La activación de la capacidad fagocítica no sólo de los monocitos/macrófagos infiltrados, sino también de la microglía residente en el SNC está implicada en la desmielinización de los tractos axonales.[5] La estrategia pasiva de inducción de EAE consiste en la inyección de células T encefalitogénicas específicas de antígenos del SNC generadas en otro animal, por lo que este modelo permite estudiar la fase efectora con independencia de la inductora. Para determinar el grado de afectación de los animales, éstos son evaluados siguiendo una escala de disfunción neurológica (véase la tabla 1). Por término general, 14 días después de la inoculación del antígeno o de las células T autorreactivas, se alcanza el pico máximo de afectación y su progresión va a depender de la especie y/o de la cepa de animal empleado así como del antígeno o el régimen de inducción, y pueden presentar un curso monofásico, crónico o remitente-recurrente, como se recoge en la tabla 2.

Uno de los motivos por los que la EAE es uno de los modelos más utilizados para el estudio de la EM es que ambas presentan una histopatología similar, además de implicar a los linfocitos T como los mediadores inmunes clave. Sin embargo, las diferencias moleculares y patológicas que subyacen en las variantes de EAE no son bien conocidas. Estudios recientes tratan de caracterizar

Grado	Signos clínicos
0	Sin déficit
1	Debilidad en la cola o lentitud en la respuesta para corregir la postura
2	Debilidad en la cola y lentitud en la respuesta para corregir la postura
3	Debilidad en las patas traseras y marcha anormal
4	Parálisis de las patas traseras, necesidad de patas delanteras para desplazamiento
5	Parálisis de las patas traseras, debilidad de las patas delanteras y dificultad de movimiento
6	Moribundo

Tabla 1. Escala de valoración de los signos clínicos en encefalitis autoinmune experimental.

Animal	Cepa	Antígeno	Modelo de EAE
Rata	Lewis	MBP de cobaya	EAE monofásica
		MOG_{35-55} en CFA*	EAE leve
		$MOG_{aa1-125}$ de rata en CFA	EAE leve
		MBP_{68-82}	EAE monofásica
	Dark Agouti	MBP_{64-80} o PLP en CFA o IFA **	EAE monofásica
		$MOG_{aa1-125}$	EAE crónica o recurrente
		Homogenado de médula espinal de rata DA	EAE recurrente remitente
		Mielina bovina purificada (dosis baja)	EAE monofásica
		Mielina bovina purificada (dosis baja)	EAE recurrente remitente
	Brown Norway	$MOG_{aa1-125}$	EAE crónica severa
		MBP_{63-88}	EAE monofásica
	AVN (RT1[a]), (RT1[av1]), (RT1[n])[e]	MOG_{91-114} en CFA	EAE severa, con desmielinización
Ratón	SJL/J	$PLP_{139-151}$	EAE remitente recurrente severa
		MBP_{84-104}	EAE remitente recurrente moderada
	C57BL/6	MBP_{84-104}	EAE monofásica crónica
		MOG_{35-55}	EAE crónica moderada
	B10.PL	MBP_{Ac-11}	EAE monofásica moderada
	B10.S	MBP_{87-106}	EAE monofásica moderada

* *Complete Freund adjuvant,* adyuvante completo de Freund.
** *Incomplete Freund adjuvant,* adyuvante incompleto de Freund.

Tabla 2. Modelos representativos de inducción activa de la encefalitis autoinmune experimental en rata y ratón.

las diferencias en la variante remitente recurrente (RR) y crónica progresiva (CP) en ratones con idéntica base genética e inmunizados con el mismo antígeno, pero con pequeñas variaciones en el protocolo de inmunización.[6] Se señalan diferencias no sólo entre las dos variantes de EAE, RR o CP, sino también entre las distintas fases de las mismas, y se sugiere que el fenotipo crónico podría estar asociado a una patogénesis divergente. También en EM existe heterogeneidad en las lesiones, lo que plantea que la EM podría tener múltiples etiologías y mecanismos patogénicos.[7] Si se somete a examen la bondad de la EAE, como modelo de EM, lo primero que destaca es que la susceptibilidad a la enfermedad está ligada a genes relevantes de la respuesta inmune, y ambas presentan susceptibilidad genética asociada a antígenos del complejo mayor de histocompatibilidad (MHC). Además, en ambas patologías se ha descrito la presencia de linfocitos CD4[+] y

CD8[+] en las lesiones, incluidas las poblaciones derivadas de la expansión clonal de linfocitos T encefalitogénicos. En EAE predominan los linfocitos CD4[+] en las lesiones; sin embargo, tanto los CD4[+] como los CD8[+] están presentes en las lesiones de pacientes de EM. Se han descrito anticuerpos y moléculas del complemento en las lesiones de ambas afecciones, así como daño en las vainas de mielina y degeneración axonal. Los estudios en EAE han permitido avanzar en el conocimiento de los mecanismos patogénicos que tienen lugar en la EM, como el proceso de expansión de epítopos de mielina[8] o la implicación de las células T CD4[+]T_H17, así como en el desarrollo de nuevas terapias. No obstante, la asignatura pendiente en este y otros modelos es que bastantes de las terapias efectivas en EAE no son extrapolables a la clínica. Ello hace necesario nuevos diseños encaminados a profundizar en los mecanismos patogénicos que acontecen en EAE de manera espacio temporal dependiente, tanto en fases iniciales del proceso como en situaciones avanzadas crónicas.[9]

2   Modelo viral de la encefalomielitis murina por infección con virus de Theiler

Estudios sobre la prevalencia y epidemiología de la EM han permitido observar una distribución irregular alrededor del mundo, lo cual podría explicar tanto una base genética susceptible como un factor ambiental desencadenante.[1] Una de las teorías más plausibles hace referencia a la implicación de un patógeno de origen viral. Han sido descritos focos y epidemias de EM debidas a migraciones de población entre regiones de alta y baja incidencia,[10] así como a la introducción de nuevos agentes infecciosos. La lista de virus asociados a la EM incluye tanto coronavirus y retrovirus como algunos miembros de la familia de herpes virus (herpesvirus 6 y 7). Además, virus de la familia del *paramyxovirus* o el virus del moquillo canino han sido aislados de SNC de pacientes con EM. Recientemente, hay un gran interés en la asociación entre Epstain Barr virus y EM, no sin cierta controversia al respecto.[11,12] A pesar de estas evidencias, no parece que exista una causalidad directa inmediata entre la infección de un único virus y el desarrollo de la EM.

Se desconoce el mecanismo exacto por el que una infección viral desencadena una patología autoinmune, aunque se han planteado tres teorías que no son excluyentes. La teoría de los *superantígenos virales,* que implica la activación no específica de células T autorreactivas por moléculas inmunoestimuladoras producidas por el virus, y que no se unen al complejo trimolecular receptor T-antígeno-MHC. La teoría de la *expansión de epítopos* implica activación de las células T autorreactivas frente a antígenos propios de mielina tras la destrucción tisular como consecuencia de la respuesta inmune específica del agente infeccioso.[13] Por último, el *mimetismo molecular* implica activación de las células T autorreactivas por epítopos que, aun siendo codificados por el agente infeccioso, presentan cierta homología en su secuencia o en su estructura con epítopos de mielina.[14]

Basándose en las anteriores evidencias se han desarrollado modelos animales de EM que implican la inoculación de determinadas cepas de virus. La infección con el virus de Theiler es el más utilizado, aunque existen otros modelos basados en el virus de la hepatitis murina (coronavirus), en el virus del moquillo canino o en el virus del bosque de Semliki (SFV, del inglés *semliki forest virus).*

Mientras que algunos investigadores se cuestionan el fundamento de utilizar patógenos no humanos para el desarrollo de modelos de enfermedades, el modelo de la encefalomielitis murina por la infección con el virus de Theiler (TMEV-IDD) ha permitido el estudio de aspectos de la EM que no habrían sido posibles en otros modelos. En 1937 se descubrió que el virus de Theiler era el responsable de trastornos entéricos y neurológicos en cepas susceptibles de ratón, como SJL/J,[15] pero no fue hasta 1975 cuando se propuso que la sintomatología desmielinizante asociada a la infección con TMEV podría constituir un modelo experimental de estudio de la EM en su variante progresiva.

El virus de Theiler es un picornavirus entérico (género cardiovirus) formado por una única cadena de RNA de polaridad positiva. Existen varias cepas que se distinguen en función de su neurovirulencia como las *extremadamente virulentas* o GDVII, que incluyen las cepas GDVII y FA e inducen encefalomielitis aguda que en la mayoría de los casos resulta letal, y las *menos virulentas* o TO *(Theiler's original)*, que incluyen BeAn y DA, que son las utilizadas para inducir el modelo de EM. Ambas cepas de virus inducen, en ratones genéticamente susceptibles, un trastorno bifásico que consta de una primera etapa aguda (polioencefalomielitis) seguida por una segunda fase crónica desmielinizante que afecta principalmente a la médula espinal. La cinética de la enfermedad muestra que los ratones inoculados con la cepa BeAn presentan signos clínicos a los 30-50 días post-inmunización (p.i.), mientras que en el caso de la cepa DA éstos aparecen más tardíamente (140-180 días) dependiendo de la dosis y edad del animal.[16] En los ratones resistentes (H-2^{d,b}) a la infección persistente de TMEV, el virus es eliminado del SNC mediante una fuerte respuesta citolítica mediada por células T, directamente contra proteínas virales. En ratones susceptibles, el virus persiste en las células de la estirpe monocito/macrófago/microglía, astrocitos y oligodendrocitos, y da lugar a la sintomatología de la fase crónica causada por la desmielinización de la sustancia blanca así como por infiltrados linfocitarios CD4$^+$ y CD8$^+$, linfocitos B, macrófagos y células plasmáticas en la médula espinal. Histológicamente, las regiones desmielinizadas se caracterizan por la aparición de vacuolas en la sustancia blanca, pérdida de mielina y presencia de macrófagos con restos de mielina fagocitada.[17]

Los signos clínicos de la fase crónica desmielinizante reproducen las características de la EM crónica progresiva en términos de deterioro neurológico continuo que comienza con espasticidad, fallos de coordinación motora, debilidad en las extremidades, incontinencia urinaria y, finalmente, parálisis de las patas traseras.[18] Para el desarrollo de la fase desmielinizante, la inoculación del virus debe realizarse en una ventana de tiempo concreta (entre cuatro y seis semanas de edad). Este hecho está en consonancia con la hipótesis relativa a que el origen de la EM podría deberse a una infección viral durante la infancia y adolescencia temprana.

En el modelo de TMEV-IDD se ha descrito significativa pérdida axonal después del establecimiento de la fase crónica desmielinizante[18] mientras que, por el contrario, algunos estudios muestran que el daño axonal acompañado por apoptosis de oligodendrocitos precede al proceso de desmielinización y podría ser su causa.[19] Según estudios en el modelo de TMEV, los mecanismos de desmielinización asociados al virus no requieren la presencia de antígenos virales en el sitio de la lesión, al establecerse la sintomatología, ya que mientras que el virus es requerido para iniciar la desmielinización es en último término la respuesta inmune iniciada frente a la exposición de epítopos propios la responsable de la cronicidad y del incremento de la lesión.[8] Por otro lado, la aparición de lesiones desmielinizantes sin signos clínicos tras la infección con TMEV a ratones de una cepa resistente, pero deficientes de β_2-microglobulina, se ha relacionado con los casos asintomáticos de MS.[20]

3 Modelos animales como herramienta para nuevas terapias

Los modelos animales son una herramienta extremadamente útil para el estudio de cualquier afección. En el caso de las enfermedades de etiología desconocida ofrecen, además, la posibilidad de intentar dilucidar su origen y el desarrollo de terapias que interfieran directamente en los mecanismos patogénicos. Sin embargo, en la mayoría de los casos, en paralelo, se realiza una investigación encaminada a la mejora de la sintomatología de tipo paliativo.

La fisiopatología de la EM implica la aparición de múltiples lesiones en el SNC, caracterizadas por inflamación, desmielinización y daño axonal. Los mecanismos histopatológicos de la EM han sido bien caracterizados, con especial hincapié en el componente inmunológico destructivo en el cerebro y la médula espinal,[7] en parte gracias a los modelos animales. Los mecanismos moleculares causantes del daño axonal siguen siendo objeto de estudio, y se trata de dilucidar si es un mecanismo secundario al proceso desmielinizante o bien un hecho primario con objeto de establecer la utilidad de terapias neuroprotectoras en etapas tempranas de la enfermedad. Algunas líneas de investigación sugieren que la degeneración axonal discurre en paralelo a la desmielinización.[21] En condiciones fisiológicas, como respuesta al daño axonal, se produce un intento de regeneración del axón, pero se ha descrito que en el caso de la EM este proceso es incompleto. Estudios recientes muestran la presencia de Nogo-A, una molécula clave en la inhibición de la regeneración axonal en oligodendrocitos de lesiones activa, y de autoanticuerpos frente a Nogo-A en suero y líquido cefalorraquídeo de pacientes de EM. En el modelo de EAE, la inmunización contra Nogo-A o la deleción del gen *nogo* disminuye la expresión de marcadores fisiopatológicos.[22]

Es, pues, prioritario el desarrollo y la mejora de los modelos animales en uso, para que reproduzcan al máximo la fisiopatología de la EM y permitan la aplicación translacional desde el laboratorio a la clínica. La aprobación de un compuesto como agente terapéutico debe implicar que ha pasado por una fase preclínica en la que es valorado *in vivo* en modelos animales, en términos de eficacia y seguridad, midiendo parámetros de toxicidad, absorción o eliminación del organismo.

En la actualidad, los modelos de TMEV-IDD y, fundamentalmente, la EAE, son los más utilizados para validar el efecto terapéutico de nuevos compuestos en EM. Concretamente en EAE, el interferón beta (IFN-β) fue una de las primeras moléculas investigadas en modelos animales de EM que ofreció resultados satisfactorios en cuanto a su actividad terapéutica. Este mismo compuesto en el modelo de TMEV-IDD también resultó eficaz. Sin embargo, otros ensayos preclínicos han tenido un éxito variable, dependiendo del modelo animal empleado. Las terapias efectivas en TMEV-IDD parecen ser más extrapolables a la clínica que las desarrolladas en el modelo de EAE, como se expone en la tabla 3 y en las siguientes revisiones,[23,24] por lo que es fundamental la validación de la terapia investigada en más de un modelo experimental.

Numerosos estudios avalan la utilidad del modelo de EAE para el desarrollo de nuevas terapias para la EM. Entre sus ventajas destacan las similitudes neuropatológicas, clínicas e inmunológicas con la EM. Todas las terapias aceptadas para el tratamiento de la EM son efectivas en EAE, y en concreto dos de ellas (el acetato de glatiramer y el natalizumab) se desarrollaron a partir de este modelo. No obstante, no todos los tratamientos efectivos en EAE han sido extrapolables a la clínica, bien por demostrar cierta toxicidad (bloqueo del factor

Tratamiento	Efecto en EAE	Efecto en TMEV	Efecto en EM
IFN-β	Efectivo	Efectivo	Efectivo
IFN-γ	Efectivo	Efectivo	Agrava la sintomatología
Acetato de *glatiramer*	Efectivo	Efectivo	Efectivo
Linomida	Efectivo	No efectivo	Tóxico
Mielina oral	Efectivo	No efectivo	No efectivo
Anti-TNF	Efectivo	Agrava la sintomatología	Agrava la sintomatología
Inmunoglobulinas intravenosas	Efectivo	Efectivo	Efectivo
Anti-CD4	Efectivo	Agrava la sintomatología	No efectivo
Anti-CD8	No efectivo	Efectivo	No probado
Ciclofosfamida	Efectivo	Moderadamente efectivo	Moderadamente efectivo
Ciclosporina	Efectivo	Moderadamente efectivo	Moderadamente efectivo
Minociclina	Efectivo	Efectivo	Moderadamente efectivo
Anti-VLA4	Efectivo	Efectivo	Efectivo
Derivados de cannabinoideos	Efectivo	Efectivo	Efectivo

Tabla 3. Comparación de la eficacia de los tratamientos en encefalitis autoinmune experimental, enfermedad desmielinizante inducida por la infección con el virus de Theiler y esclerosis múltiple.

de necrosis tumoral alfa [TNF-α]) o bien por no presentar la misma eficacia. Estas discrepancias pueden deberse a que los tratamientos desarrollados en experimentación tienen una duración de semanas o a lo sumo meses, lo cual puede no ser suficiente para desenmascarar efectos secundarios tóxicos que podrían derivarse de un tratamiento crónico durante años en los pacientes con EM. En este sentido, la administración de infliximab, un bloqueador del TNF-α dio como resultado un incremento de la actividad registrada por resonancia magnética, y el tratamiento con linomida derivó en algunos casos en la aparición de cardiopatías. Además, en general, la experimentación en animales no contempla la aparición de infecciones oportunistas, por lo que no predice el desarrollo de enfermedades secundarias derivadas del tratamiento. Ejemplo de ello tuvo lugar tras la aplicación clínica de natalizumab, en que se observó la aparición de varios casos de leucoencefalopatía multifocal progresiva debida a la infección del virus JC.[25] Otros motivos responsables de la disparidad de resultados en algunos tratamientos entre los ensayos preclínicos y los clínicos podrían ser que en la mayoría de los casos cada experimento incluye animales de la misma camada ignorando la variabilidad genética presente en los pacientes de EM; que se utilizan, en muchos casos, animales con modificaciones genéticas específicas, no extrapolables a los humanos, o que la EAE es inducida por un antígeno proteico conocido, lo cual no mimetiza una de las principales características de la EM, su etiología desconocida.

Una pregunta que no puede eludirse siempre que se utilizan modelos animales es en qué medida éstos reproducen los mecanismos patogénicos de la enfermedad que modelizan, o cuáles son las diferencias entre las especies animales utilizadas y el sistema inmune humano.

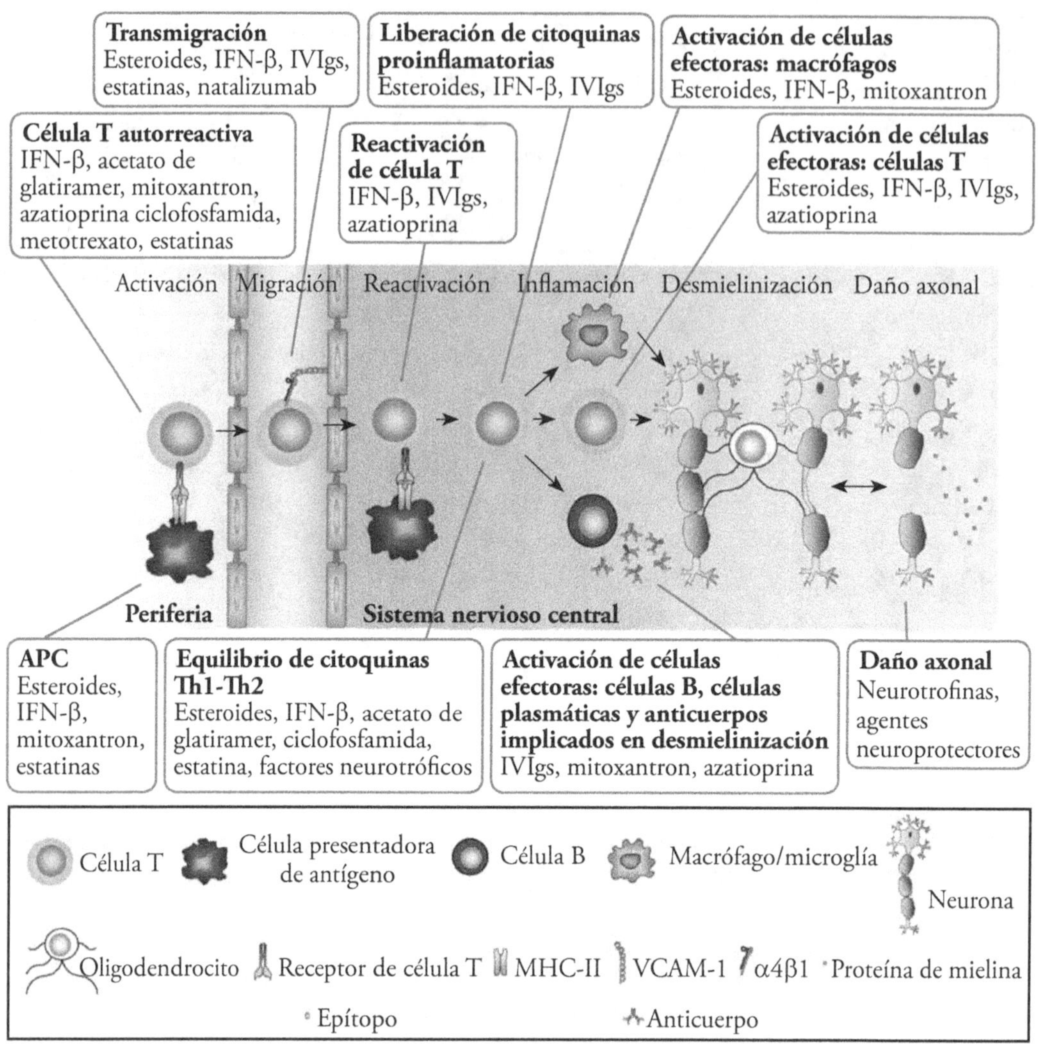

Figura 1. Posibles mecanismos patogénicos de la esclerosis múltiple y estrategias terapéuticas que interfieren en los mismos.

Aun así, los modelos animales contribuyen de manera importante a avanzar en la búsqueda de las estrategias terapéuticas más eficaces. En el caso de la EAE, estudios realizados en los últimos años otorgan cada vez más protagonismo a los linfocitos T CD4+T_H17,[26] y quizás este tipo celular esté detrás de la eficacia variable del tratamiento con IFN-β. Así, este compuesto disminuye los signos clínicos de ratones con EAE inducida por la transferencia de células T_H1, mientras que los exacerba en los ratones con EAE inducida pasivamente con células T_H17. Esto podría clarificar la falta de respuesta de algunos pacientes de EM remitente recurrente al tratamiento con IFN-β.[27]

En resumen, la figura 1 muestra un esquema de cómo los modelos animales son una plataforma imprescindible para el desarrollo de nuevas aproximaciones terapéuticas al profundizar en los mecanismos patogénicos de la EM.

BIBLIOGRAFÍA

1. Kurtzke J.F., Epidemiologic evidence for multiple sclerosis as an infection, Clin Microbiol Rev, 1993; 6: 382-427.
2. Tsunoda I., Fujinami R.S., Two models for multiple sclerosis: experimental allergic encephalomyelitis and Theiler's murine encephalomyelitis virus, J Neuropathol Exp Neurol, 1996; 55: 673-686.
3. Mannie M., Swanborg R.H., Stepaniak J.A., Experimental autoimmune encephalomyelitis in the rat, Curr Protoc Immunol, 2009; Chapter 15, Unit 15.2.
4. Fuller K.G., Olson J.K., Howard L.M., Croxford J.L., Miller S.D., Mouse models of multiple sclerosis: experimental autoimmune encephalomyelitis and Theiler's virus-induced demyelinating disease, Methods Mol Med, 2004; 102: 339-361.
5. Miller S.D., Karpus W.J., Davidson T.S., Experimental autoimmune encephalomyelitis in the mouse, Curr Protoc Immunol, 2010; Chapter 15: Unit 15.1.
6. Berard J.L., Wolak K., Fournier S., David S., Characterization of relapsing-remitting and chronic forms of experimental autoimmune encephalomyelitis in C57BL/6 mice, Glia, 2010; 58: 434-445.
7. Lucchinetti C., Brück W., Parisi J., Scheithauer B., Rodríguez M., Lassmann H., Heterogeneity of multiple sclerosis lesions: implications for the pathogenesis of demyelination, Ann Neurol, 2000; 47: 707-717.
8. McMahon E.J., Bailey S.L., Castenada C.V., Waldner H., Miller S.D., Epitope spreading initiates in the CNS in two mouse models of multiple sclerosis, Nat Med, 2005; 11: 335-339.
9. Emerson M.R., Gallagher R.J., Marquis J.G., LeVine S.M., Enhancing the ability of experimental autoimmune encephalomyelitis to serve as a more rigorous model of multiple sclerosis through refinement of the experimental design, Comp Med, 2009; 59: 112-128.
10. Johnson R.T., The virology of demyelinating diseases, Ann Neurol, 1994; 36 Suppl: S54-S60.
11. Jilek S., Schluep M., Meylan P., Vingerhoets F., Guignard L., Monney A., *et al.* Strong EBV-specific CD8⁺ T-cell response in patients with early multiple sclerosis, Brain, 2008; 131: 1712-1721.
12. Sargsyan S.A., Shearer A.J., Ritchie A.M., Burgoon M.P., Anderson S., Hemmer B., *et al.* Absence of Epstein-Barr virus in the brain and CSF of patients with multiple sclerosis, Neurology, 2010; 74: 1127-1135.
13. Miller S.D., Karpus W.J., The immunopathogenesis and regulation of T-cell-mediated demyelinating diseases, Immunol Today, 1994; 15: 356-361.
14. Fujinami R.S., Oldstone M.B., Amino acid homology between the encephalitogenic site of myelin basic protein and virus: mechanism for autoimmunity, Science, 1985; 230: 1043-1045.
15. Theiler M., Spontaneous encephalomyelitis of mice: a new virus disease, J Exp Med, 1937; 65: 705-719.
16. Oleszak E.L., Chang J.R., Friedman H., Katsetos C.D., Platsoucas C.D., Theiler's virus infection: a model for multiple sclerosis, Clin Microbiol Rev, 2004; 17: 174-207.
17. Rodríguez M., Oleszak E., Leibowitz J., Theiler's murine encephalomyelitis: a model of demyelination and persistence of virus, Crit Rev Immunol, 1987; 7: 325-365.
18. McGavern D.B., Murray P.D., Rodríguez M., Quantitation of spinal cord demyelination, remyelination, atrophy, and axonal loss in a model of progressive neurologic injury, J Neurosci Res, 1999; 58: 492-504.
19. Tsunoda I., Kuang L.Q., Libbey J.E., Fujinami R.S., Axonal injury heralds virus-induced demyelination, Am J Pathol, 2003; 162: 1259-1269.
20. Miller D.J., Rivera-Quiñones C., Njenga M.K., Leibowitz J., Rodríguez M., Spontaneous CNS remyelination in beta 2 microglobulin-deficient mice following virus-induced demyelination, J Neurosci, 1995; 15: 8345-8352.
21. Bjartmar C., Trapp B.D., Axonal and neuronal degeneration in multiple sclerosis: mechanisms and functional consequences, Curr Opin Neurol, 2001; 14: 271-278.
22. Petratos S., Azari M.F., Ozturk E., Papadopoulos R., Bernard C.C., Novel therapeutic targets for axonal degeneration in multiple sclerosis, J Neuropathol Exp Neurol, 2010; 69: 323-334.
23. Nelson A.L., Bieber A.J., Rodríguez M., Contrasting murine models of MS, Int MS J, 2004; 11: 95-99.
24. Friese M.A., Montalbán X., Willcox N., Bell J.I., Martin R., Fugger L., The value of animal models for drug development in multiple sclerosis, Brain, 2006; 129: 1940-1952.
25. Steinman L., Zamvil S.S., Virtues and pitfalls of EAE for the development of therapies for multiple sclerosis, Trends Immunol, 2005; 26: 565-571.
26. Langrish C.L., Chen Y., Blumenschein W.M., Mattson J., Basham B., Sedgwick J.D., *et al.* IL-23 drives a pathogenic T cell population that induces autoimmune inflammation, J Exp Med, 2005; 201: 233-240.
27. Axtell R.C., De Jong B.A., Boniface K., Van der Voort L.F., Bhat R., De Sarno P., *et al.* T helper type 1 and 17 cells determine efficacy of interferon-beta in multiple sclerosis and experimental encephalomyelitis, Nat Med, 2010; 16: 406-412.

Capítulo 3

Virus y esclerosis múltiple

R. Álvarez-Lafuente, R. Arroyo

Introducción

La esclerosis múltiple (EM) es una enfermedad desmielinizante en la que los factores genéticos son importantes en su desarrollo, si bien no todas las personas que son genéticamente susceptibles acaban desarrollando la enfermedad. Esta observación ha estimulado la búsqueda de posibles factores ambientales iniciadores de la enfermedad, como por ejemplo las infecciones. Así, Pierre Marie (1853-1940), el alumno más aventajado de Charcot, fue el primero en apuntarse a la teoría infecciosa.[1]

1 Indicios de la posible implicación de un agente infeccioso en la esclerosis múltiple

El posible papel de un agente infeccioso en la etiopatogénesis de la EM parte de estudios epidemiológicos que muestran que la susceptibilidad a la enfermedad presenta una asociación geográfica,[2,3] y que la migración hacia áreas de alta prevalencia influye en la probabilidad de desarrollo de la EM.[4,5] Existen estudios de migración que muestran que, a diferencia de los adultos, los niños que emigran desde un área de alta prevalencia de EM (como el norte de Europa) a una de baja prevalencia (como Sudáfrica, Australia o Israel) adquieren el riesgo de la nueva región. No ocurre así cuando la emigración se da en sentido contrario.[6]

Además, se han detectado varias epidemias de EM en las Islas Feroe (Dinamarca), las Islas Shetland y Orkney (Escocia), y en EEUU en Key West (Florida), Mossyrock (Washington) y en Mansfield (Massachussets).[7] Su aparición en las Islas Feroe se considera indicativa de la transmisibilidad de la enfermedad, pues en un período de cinco años aparecieron veinte casos de EM, tras la ocupación por las tropas británicas, cuando previamente no se había descrito ni un solo caso. A esta primera, le siguieron tres epidemias más, separadas cada una por 13 años.[8]

Otros estudios sugieren que la infección tardía (con un agente desconocido) incrementa la probabilidad de EM en individuos genéticamente susceptibles. Esto puede deberse a que ciertas infecciones, si se dan de manera temprana, protegen frente a la enfermedad a través, por ejemplo, del desarrollo de respuestas inmunes efectivas.[6]

2 Infecciones virales y patogenia de la esclerosis múltiple

Entre los posibles agentes infecciosos relacionados en algún momento con el desarrollo de la enfermedad se encuentra un buen número de virus (véase la tabla 1), sobre los que se ha especulado mucho acerca de su papel potencial en la patogenia de la EM. Así, inicialmente

Familia	Virus
Herpesviridae	Virus herpes simple (VHS)
	Virus de la varicela-zóster (VVZ)
	Virus de Epstein-Barr (EBV)
	Hepesvirus humano 6 (HHV-6)
	Virus de la enfermedad de Marek (MDV)
Retroviridae	*Human T-cell* leucemia virus tipo 1 (HTLV-1)
	Retrovirus endógenos humanos (HERV-K, HERV-H, HERV-W)
Paramyxoviridae	Sarampión
	Paperas
	Virus de la Parainfluenza tipo 1
	Virus del moquillo canino
	Virus de los simios tipo 5
Coronaviridae	Coronavirus
Papovaviridae	Virus JC
Bornaviridae	Virus de la enfermedad de Borna

Tabla 1. Algunos virus que se han asociado con la esclerosis múltiple.

se propuso que las infecciones virales podrían actuar como desencadenantes de los brotes de la EM, cuando diversos estudios epidemiológicos mostraron que la exposición a infecciones del tracto respiratorio podía desencadenar brotes agudos de EM. Algunos de estos estudios atribuían un riesgo tres veces mayor de sufrir un brote durante las semanas siguientes a una infección viral.[9-11] También se planteó un posible mecanismo por el que los virus mediarían en la patogenia de la EM: a través de un incremento en la actividad de la enfermedad como consecuencia de la inducción de interferón gamma, una citocina estimulada por diversos virus asociados a infecciones respiratorias y para la que se demostró, en un ensayo clínico, que puede provocar un empeoramiento de la enfermedad.[12] Sin embargo, en otro estudio realizado durante un tratamiento con interferón beta, cuando se analizaron los datos epidemiológicos, se vio que estas infecciones eran menores, aunque no se habían prevenido de ninguna manera. Los autores sugirieron, entonces, que el interferón beta podría modular la respuesta inmune hacia las infecciones virales.[11] Desde estas primeras observaciones realizadas a finales de los años ochenta y comienzo de los noventa, hasta el momento actual, han sido muchos los virus investigados en relación con la EM, y muy diversas las técnicas que se han aplicado en su estudio, lo que ha dado lugar a una considerable cantidad de resultados, muchos de ellos contradictorios, que sería imposible resumir aquí. Por esto en este capítulo únicamente se tratarán tres de los virus cuyo interés no sólo no ha decaído con el paso de los años, sino que continúan acumulando un importante conjunto de evidencias que sugieren su posible implicación en la patogenia de la enfermedad. Éstos son dos miembros de la familia Herpesviridae, el virus de Epstein-Barr (EBV) y el herpesvirus humano 6 (HHV-6), y los retrovirus endógenos humanos (HERV).

2.1 Herpesvirus y esclerosis múltiple

Los herpesvirus humanos presentan una serie de características que hace que tengan un especial interés en el contexto de la patogenia de la EM:

- Después de una infección primaria durante la infancia o la adolescencia, las infecciones presentan cursos de latencia-reactivación similares al carácter remitente-recurrente de la EM.
- La mayoría de los herpesvirus causan infecciones persistentes en el sistema nervioso central (SNC), al menos en forma de ADN.[13]
- Algunos herpesvirus son transportados axonalmente en el interior de las neuronas.[14]
- Algunos herpesvirus pueden inducir desmielinización en el SNC.[15,16]

2.1.1 El virus de Epstein-Barr y la esclerosis múltiple

Son muchas las evidencias que sugieren la implicación del EBV como posible agente etiológico de la EM. Por ejemplo, se ha encontrado un riesgo mayor de desarrollar EM en los individuos que previamente habían padecido mononucleosis infecciosa.[17] En relación con un posible papel de las infecciones tardías por EBV, se ha visto que el 35 % de los individuos seroconvierten a EBV durante la pubertad en áreas con alta prevalencia de EM, mientras que la seroconversión ocurre mucho más tempranamente en los países con baja prevalencia.[18] Como se expone en la tabla 2, es muy importante el hecho de que casi todos los pacientes adultos de EM presentan anticuerpos anti-EBV,[19] mientras que en pacientes pediátricos la seroprevalencia

		Pacientes con EM			Controles		
Año	**Autores**	**Pos.**	**Neg.**	**%**	**Pos.**	**Neg.**	**%**
1997	Munch y cols.	137 /	1	99,3	124 /	14	89,9
1998	Myhr y cols.	144 /	0	100	162 /	8	95,3
2000	Wagner y cols.	107 /	0	100	153 /	10	93,9
2001	Ascherio y cols.	143 /	1	99,3	269 /	18	93,7
2004	Haahr y cols.	153 /	0	100	50 /	3	94,3
2004	Sundström y cols.	234 /	0	100	693 /	9	98,7
2005	Ponsonby y cols.	136 /	0	100	252 /	9	96,6
2006	DeLorenze y cols.	42 /	4	91,3	79 /	8	90,8
2007	Banwell y cols.*	78 /	96	81,3	61 /	96	63,5
2008	Torkildsen y cols.	61 /	0	100	– /	–	–
2008	Lünemann y cols.*	21 /	2	91,3	11 /	6	64,7
2009	Farell y cols.	100 /	100	100	– /	–	–

*En pacientes y controles pediátricos.

Tabla 2. Detección de inmunoglobulina G frente al virus de Epstein-Barr en pacientes con esclerosis múltiple y controles.

llega a estar por encima del 90 %.[20] Más aún, en estudios prospectivos de casos y controles se ha visto que los pacientes que desarrollan EM presentan títulos de anticuerpos antiantígeno nuclear de EBV (EBNA) más altos, pero no anticuerpos frente a citomegalovirus (CMV), justo antes del desarrollo de la enfermedad.[21] De hecho, el riesgo relativo de desarrollar EM fue de 34, cuando se compararon los pacientes con títulos más altos con los que presentaban títulos más bajos. Además, los niveles de IgM e IgA frente a antígenos tempranos del virus y los de ADN viral en suero estaban incrementados en pacientes en brote, no así durante las fases clínicamente estables de la enfermedad.[22] También se ha estudiado la posible asociación entre la presencia de anticuerpos anti-EBNA-1 con la presencia del alelo HLA DRB1*1501, que conlleva un incremento de dos a cuatro veces del aumento relativo de padecer EM, y se ha visto que la combinación de estos dos factores puede aumentar hasta 24 veces el riesgo de padecer EM.[23] Finalmente, se ha analizado la posible asociación entre los títulos de inmunoglobulina (Ig) G frente a EBNA-1 y la actividad de la enfermedad medida por resonancia magnética nuclear (RMN), y se ha encontrado que se correlacionaban de forma significativa (p< 0,001).[24]

A pesar de que no existen agentes antivirales específicos frente a EBV, se ha intentado el tratamiento de la EM con antiherpéticos. En un ensayo clínico llevado a cabo por Lycke y colaboradores,[25] los pacientes tratados con aciclovir demostraron un 34 % de reducción en la tasa de brotes durante los 2 años de tratamiento (p= 0,083). Por otra parte, cuando se comparó la tasa de brotes durante el estudio con la de los 2 años previa al estudio, se encontró un decremento significativo (p= 0,024) debido al tratamiento. Para continuar con esta investigación se llevó a cabo otro ensayo clínico con valaciclovir que inhibe de manera efectiva la replicación del herpes simple y varicela-zóster, mientras que su efecto sobre EBV y HHV-6 es limitado, aunque perceptible.[26] En este estudio no se demostró ningún beneficio en el grupo total de pacientes, pero cuando se estratificó según la actividad de la enfermedad, se vio una reducción en el número de nuevas lesiones activas en los pacientes con mayor actividad de la enfermedad (p= 0,025). Para comprobar el efecto específico del valaciclovir sobre el HHV-6 y el EBV, se analizó la presencia de estos virus en suero y saliva de pacientes tratados con el fármaco, y se comprobó que la coexpresión de ambos virus en pacientes de EM es altamente significativa y se correlaciona con la actividad de la enfermedad.[26]

2.1.2   *El herpesvirus humano 6 y la esclerosis múltiple*

Desde que por primera vez Challoner y colaboradores[27] relacionaron el HHV-6 con la EM, al encontrar un mayor número de partículas virales en las placas de EM que en la materia blanca de apariencia normal de estos mismos pacientes, así como una mayor expresión del virus en cerebros de pacientes de EM y que en cerebros controles, se han publicado multitud de estudios tratando de abordar esta cuestión. Las aproximaciones han sido muy variadas e incluyen: estudios serológicos en los que se han detectado niveles superiores de IgM frente al virus en el suero y líquido cefalorraquídeo (LCR), lo que indica que existe una infección persistente o una reactivación;[28] estudios moleculares por reacción en cadena de la polimerasa (PCR) que han detectado, como se observa en la tabla 3, una mayor presencia de ADN del virus en muestras de sangre y suero de pacientes que en controles; estudios de RMN que relacionan la evolución de las imágenes obtenidas por captación de gadolinio con la evolución de la infección por HHV-6;[29] estudios de mimetismo molecular entre la secuencia del HHV-6

Año	Autores	Pacientes con EM				Controles		
		Pos.		Casos	%	Pos.		Casos	%
1994	Wilborn y cols.	0	/	21	0	0	/	16	0
1997	Martin y cols.	0	/	20	0	0	/	20	0
1997	Soldan y cols.	15	/	50	30	0	/	47	0
1998	Fillet y cols.	2	/	32	6,3	1	/	34	2,9
1999	Goldberg y cols.	1	/	24	4,2	0	/	30	0
1999	Mirandola y cols.	0	/	32	0	0	/	12	0
2000	Akhyani y cols.	8	/	34	23,5	0	/	19	0
2001	Tomsone y cols.	14	/	38	36,8	0	/	43	0
2002	Tejada-Simon y cols.	22	/	33	66,7	7	/	21	33,3
2003	Al-Shammari y cols.	0	/	24	0	1	/	33	3
2004	Álvarez-Lafuente y cols.	17	/	105	16,2	0	/	49	0
2005	Fögdell-Hahn y cols.	4	/	42	9,5	0	/	123	0
2006	Álvarez-Lafuente y cols.	16	/	63	25,4	0	/	63	0
2007	Martínez y cols.	22	/	99	22,2	–	/	–	–
2008	Kuusisto y cols.	0	/	34	0	–	/	–	–
2009	Ahram y cols.	8	/	30	26,7	8	/	33	24,2
2009	Franciotta y cols.	0	/	54	0	0	/	25	0

Tabla 3. Detección de herpesvirus humano 6 por reacción en cadena de la polimerasa en suero de pacientes con esclerosis múltiple y controles.

y la de la proteína básica de la mielina;[30] aislamiento del virus directamente de las placas de desmielinización a partir de biopsias de tejido cerebral;[31] estudios en los que se ha visto una mayor respuesta linfoproliferativa, así como una mayor frecuencia de precursores de células T frente a la variante A del virus en pacientes con EM que en controles, lo que indica una respuesta inmune específica.[32] También se ha sugerido que el HHV-6 podría estar implicado directamente en la patogenia de la EM a través de la infección directa de los oligodendrocitos,[33] y se ha encontrado asociación temporal entre la infección por HHV-6A y la aparición de los primeros síntomas clínicos en algunos pacientes con EM.[34]

En relación con la posible asociación de la infección por HHV-6 y la evolución clínica de los pacientes con EM, hay pocos estudios publicados hasta el momento. Knox y colaboradores[35] encontraron que los pacientes con EM que estaban sufriendo una infección activa por HHV-6 eran significativamente más jóvenes y tenían una duración más corta de la enfermedad que los pacientes con EM que eran negativos a la presencia de HHV-6. Chapenko y colaboradores[36] encontraron tan sólo infección activa por HHV-6 entre los pacientes con EM que estaban en brote, incluyendo la presencia de lesiones que realzan gadolinio por RMN, pero no entre los pacientes que estaban en remisión. Tomsone y colaboradores[37] hallaron únicamente presencia de HHV-6 en pacientes con EM, predominantemente en aquellos que se encontraban en fase activa.

Finalmente, también se han encontrado interacciones entre la presencia de infección activa por HHV-6 y ciertos genes en pacientes con EM; así, Martínez y colaboradores[38] encontraron una diferencia estadísticamente significativa (p= 0,0001) entre los pacientes de EM con infección activa por HHV-6 y que eran portadores del alelo minoritario C (rs4,774G/C) del gen *MHCIITA*, que codifica para un factor de transcripción utilizado como diana en las estrategias inmunoevasivas de algunos herpesvirus, y los pacientes portadores de este mismo alelo que nunca habían sufrido una infección activa por el virus.

2.2 *Retrovirus endógenos humanos y esclerosis múltiple*

La reciente publicación del genoma humano ha revelado que hasta un 8 % del mismo está compuesto por secuencias de retrovirus (HERV). Evolutivamente se considera que entraron en nuestro genoma hace millones de años a través de la infección de la línea germinal por antiguos retrovirus exógenos. Representan, por tanto, las huellas de infecciones retrovirales previas que en el tiempo se han transmitido verticalmente a través de la línea germinal y así han sido heredados por las sucesivas generaciones de forma mendeliana, participando en procesos de especiación, recombinación, ontogénesis y regulación de la especificidad de tejidos y expresión génica. Con el tiempo, los HERV se han sometido a amplificaciones repetidas y eventos de transposición, y han dado lugar a copias sencillas y múltiples de provirus que están distribuidos en el ADN de todas las células.

El estudio de los HERV en relación con la EM comenzó en 1989, cuando Perron y colaboradores descubrieron partículas retrovirales en cultivos de células leptomeníngeas en pacientes con EM.[39] Estas partículas retrovirales fueron denominadas originalmente MSRV *(multiple sclerosis associated retrovirus)*, aunque actualmente se integran en la familia HERV-W. Tras ese primer descubrimiento, se han realizado numerosos estudios en los que se ha visto que el curso de la enfermedad en los pacientes que no presentaban HERV-W en el LCR era estable, mientras que aquellos positivos a este virus en el LCR tenían un curso más grave y requerían tratamiento.[40] También se ha visto que el HERV-W es capaz de provocar una neuropatología mediada por células T *in vivo*.[41] Antony y colaboradores demostraron que la sincitina, una proteína codificada por HERV-W, presenta niveles de expresión significativamente más altos en los cerebros de pacientes de EM que en controles y, además, tiene efectos neuropatogénicos, y puede inducir muerte de oligodendrocitos.[42] Recientemente otros autores[43] han encontrado resultados similares. Finalmente, se ha visto que HERV-W codifica para una proteína env que activa una cascada autoinmune y proinflamatoria a través de la interacción con el *Toll-like receptor 4* de las células inmunes.[44]

2.3 *Interacción de los herpesvirus y los HERV en la esclerosis múltiple*

Aún más interesante puede resultar uno de los mecanismos propuestos mediante el cual los herpesvirus pueden desencadenar la EM por medio de una compleja interacción con los HERV, ya que pueden reactivar la expresión e incluso la replicación de secuencias génicas de origen retroviral, principalmente en los macrófagos y la glía.[45] Los *long terminal repeats* (LTR) suponen el promotor de la expresión génica de los retrovirus y podrían ser activados por factores virales. El hecho de que, como se ha expuesto más arriba, los HERV se reactiven más en pacientes con EM que en controles puede deberse a que hay diferencias en la secuencia génica de los LTR de dichos pacientes que faciliten su transactivación por los factores virales. En un estudio en el que se trató de aproximar a lo que sucedería *in vivo*, donde los herpesvirus son muy prevalentes y los HERV son ubicuos en el genoma, se estimularon células mononucleares de sangre periférica tanto de pacientes como de controles con viriones/péptidos de HERV-W solamente, y no se encontraron diferencias entre ambos grupos en cuanto a la proliferación celular. Sin embargo, cuando se combinaron antígenos de HERV-W con antígenos de herpesvirus se incrementó la respuesta celular inmune tanto de pacientes como de controles.[46] Otros autores han encontrado resultados similares. Brudek y colaboradores[47] demuestran que la presencia de antígenos de herpesvirus, y no su replicación activa, es suficiente para activar la expresión de los HERV en células procedentes de pacientes con EM y controles, si bien sólo en las células de pacientes de EM la respuesta parece mantenerse: Tai y colaboradores[48] encontraron que el HHV-6, tanto en su forma latente como durante la infección activa, es capaz de transactivar HERV-K18, otro retrovirus endógeno asociado a la EM.

3   Conclusión

Aunque hasta el momento no existen evidencias definitivas que relacionen de forma inequívoca ninguno de los virus mencionados con la patogenia de la EM, los resultados acumulados en los últimos años parecen apoyar la posible implicación de uno o más de estos agentes infecciosos en la EM. No conviene olvidar que, del mismo modo que es aceptado por todos que ésta es una enfermedad poligénica, en la que distintos genes contribuirían a la susceptibilidad de la enfermedad, es posible que también se trate de una enfermedad «polivírica» en la que más de uno de estos agentes infecciosos contribuya o interactúe con los otros para desencadenar el proceso autoinmune que da lugar a la EM. Por tanto, los futuros estudios producirán resultados más válidos únicamente si se aplica el máximo rigor científico al diseño experimental: estudios prospectivos, mucho cuidado no sólo con la elección de los grupos controles y de las técnicas que utilizar, sino de los virus a estudiar, ya que para examinar la posible interacción entre EM e infección, deberían de estudiarse siempre más de uno de los virus potencialmente relacionados con la enfermedad y algún virus no asociado con ésta, con el fin de valorar adecuadamente su posible implicación en la etiología de la EM.

Bibliografía

1. Marie P., Sclerose en plaques et maladies infectieuses, Progr Med, 1884; 12: 287-289.
2. Haahr S., Munch M., Christensen T., Moller-Larsen A., Hvas J., Cluster of multiple sclerosis patients from Danish community, Lancet, 1997; 349: 923.
3. Kurtzke J.F., MS epidemiology world wide. One view of current status, Acta Neurol Scand, 1995; 161: 23-33.
4. Weinshenker B.G., Epidemiology of multiple sclerosis, Neurol Clin, 1996; 14: 291-308.
5. Alter M., Leibowitz U., Speer J., Risk of multiple sclerosis related to age at immigration to Israel, Arch Neurol, 1966; 15: 234-237.
6. Gale C.R., Martyn C.N., Migrant studies in multiple sclerosis, Prog Neurobiol, 1995; 47: 425-448.
7. Kurtzke J.F., Page W.F., Epidemiology of multiple sclerosis in US veterans: VII. Risk factors for MS, Neurology, 1997; 48: 204-213.
8. Kurtzke J.F., Hyllested K., Heltberg A., Multiple sclerosis in the Faroe Islands: transmission across four epidemics, Acta Neurol Scand, 1995; 91: 321-325.
9. Sibley W.A., Bamford C.R., Clark K., Clinical viral infections and multiple sclerosis, Lancet, 1985; 1: 1313-1315.

10. Andersen O., Lygner P.E., Bergstrom T., Andersson M., Vahlne A., Viral infections trigger multiple sclerosis relapses: a prospective seroepidemiological study, J Neurol, 1993; 240: 417-422.

11. Panitch H.S., Influence of infection on exacerbations of multiple sclerosis, Ann Neurol, 1994; 36 Suppl: S25-S28.

12. Panitch H.S., Hirsch R.L., Schindler J., Johnson K.P., Treatment of multiple sclerosis with gamma interferon: exacerbations associated with activation of the immune system, Neurology, 1987; 37: 1097-1102.

13. Sanders V.J., Felisan S., Waddell A., Tourtellotte W.W., Detection of herpesviridae in postmortem multiple sclerosis brain tissue and controls by polymerase chain reaction, J Neurovirol, 1996; 2: 249-258.

14. Kristensson K., Nennesmo L., Persson L., Lycke E., Neuron to neuron transmission of herpes simplex virus. Transport of virus from skin to brainstem nuclei, J Neurol Sci, 1982; 54: 149-156.

15. Carrigan D.R., Knox K.K., Human herpesvirus 6: diagnosis of active infection, Am Clin Lab, 2000; 19: 12.

16. Kleinschmidt-DeMasters B.K., Amlie-Lefond C., Gilden D.H., The patterns of varicella zoster virus encephalitis, Hum Pathol, 1996; 27: 927-938.

17. Lindberg C., Andersen O., Vahlne A., Dalton M., Runmarker B., Epidemiological investigation of the association between infectious mononucleosis and multiple sclerosis, Neuroepidemiology, 1991; 10: 62-65.

18. Haahr S., Plesner A.M., Vestergaard B.F., Hollsberg P., A role of late Epstein-Barr virus infection in multiple sclerosis, Acta Neurol Scand, 2004; 109: 270-275.

19. Haahr S., Höllsberg P., Multiple sclerosis is linked to Epstein-Barr virus infection, Rev Med Virol, 2006; 16: 297-310.

20. Alotaibi S., Kennedy J., Tellier R., Stephens D., Banwell B., Epstein-Barr virus in pediatric multiple sclerosis, JAMA, 2004; 291: 1875-1879.

21. Ascherio A., Munger K.L., Lennette E.T., Spiegelman D., Hernan M.A., Olek M.J., et al. Epstein-Barr virus antibodies and risk of multiple sclerosis: a prospective study, JAMA, 2001; 286: 3083-3088.

22. Wandinger K., Jabs W., Siekhaus A., Bubel S., Trillenberg P., Wagner H., et al. Association between clinical disease activity and Epstein-Barr virus reactivation in MS, Neurology, 2000; 55: 178-184.

23. Sundström P., Nyström M., Ruuth K., Lundgren E., Antibodies to specific EBNA-1 domains and HLA DRB1*1501 interact as risk factors for multiple sclerosis, J Neuroimmunol, 2009; 215: 102-107.

24. Farrell R.A., Antony D., Wall G.R., Clark D.A., Fisniku L., Swanton J., et al. Humoral immune response to EBV in multiple sclerosis is associated with disease activity on MRI, Neurology, 2009; 73: 32-38.

25. Lycke J., Svennerholm B., Hjelmquist E., Frisen L., Badr G., Andersson M., et al. Acyclovir treatment of relapsing-remitting multiple sclerosis. A randomized, placebo-controlled, double-blind study, J Neurol, 1996; 243: 214-224.

26. Bech E., Lycke J., Gadeberg P., Hansen H.J., Malmestrom C., Andersen O., et al. A randomized, double-blind, placebo-controlled MRI study of anti-herpes virus therapy in MS, Neurology, 2002; 58: 31-36.

27. Challoner P.B., Smith K.T., Parker J.D., MacLeod D.L., Coulter S.N., Rose T.M., et al. Plaque-associated expression of human herpesvirus 6 in multiple sclerosis, Proc Natl Acad Sci U S A, 1995; 92: 7440-7444.

28. Soldan S.S., Berti R., Salem N., Secchiero P., Flamand L., Calabresi P.A., et al. Association of human herpes virus 6 (HHV-6) with multiple sclerosis: increased IgM response to HHV-6 early antigen and detection of serum HHV-6 DNA, Nat Med, 1997; 3: 1394-1397.

29. Berti R., Brennan M.B., Soldan S.S., Ohayon J.M., Casareto L., McFarland H.F., et al. Increased detection of serum HHV-6 DNA sequences during multiple sclerosis (MS) exacerbations and correlation with parameters of MS disease progression, J Neurovirol, 2002; 8: 250-256.

30. Tait A.R., Straus S.K., Phosphorylation of U24 from Human Herpes Virus type 6 (HHV-6) and its potential role in mimicking myelin basic protein (MBP) in multiple sclerosis, FEBS Lett, 2008; 582: 2685-2688.

31. Cermelli C., Berti R., Soldan S.S., Mayne M., D'ambrosia J.M., Ludwin S.K., et al. High frequency of human herpesvirus 6 DNA in multiple sclerosis plaques isolated by laser microdissection, J Infect Dis, 2003; 187: 1377-1387.

32. Soldan S.S., Leist T.P., Juhng K.N., McFarland H.F., Jacobson S., Increased lymphoproliferative response to human herpesvirus type 6A variant in multiple sclerosis patients, Ann Neurol, 2000; 47: 306-313.

33. Gardell J.L., Dazin P., Islar J., Menge T., Genain C.P., Lalive P.H., Apoptotic effects of Human Herpesvirus-6A on glia and neurons as potential triggers for central nervous system autoimmunity, J Clin Virol, 2006; 37 Suppl 1: S11-S16.

34. Pietiläinen J., Virtanen J.O., Uotila L., Salonen O., Koskiniemi M., Färkkilä M., HHV-6 infection in multiple sclerosis. A clinical and laboratory analysis, Eur J Neurol, 2010; 17: 506-509.

35. Knox K.K., Brewer J.H., Henry J.M., Harrington D.J., Carrigan D.R., Human herpesvirus 6 and multiple sclerosis: systemic active infections in patients with early disease, Clin Infect Dis, 2000; 31: 894-903.

36. Chapenko S., Millers A., Nora Z., Logina I., Kukaine R., Murovska M., Correlation between HHV-6 reactivation and multiple sclerosis disease activity, J Med Virol, 2003; 69: 111-117.

37. Tomsone V., Logina I., Millers A., Chapenko S., Kozireva S., Murovska M., Association of human herpesvirus 6 and human herpesvirus 7 with demyelinating diseases of the nervous system, J Neurovirol, 2001; 7: 564-569.

38. Martínez A., Álvarez-Lafuente R., Mas A., Bartolomé M., García-Montojo M., De Las Heras V., *et al.* Environment-gene interaction in multiple sclerosis: human herpesvirus 6 and MHC2TA, Hum Immunol, 2007; 68: 685-689.

39. Perron H., Jouvin-Marche E., Michel M., Ounanian-Paraz A., Camelo S., Dumon A., *et al.* Multiple sclerosis retrovirus particles and recombinant envelope trigger an abnormal immune response in vitro, by inducing polyclonal Vbeta16 T-lymphocyte activation. Virology, 2001; 287: 321-332.

40. Sotgiu S., Serra C., Mameli G., Pugliatti M., Rosati G., Arru G., *et al.* Multiple sclerosis (MS)-associated retrovirus and MS prognosis: an observational study, Neurology, 2002; 59: 1071-1073.

41. Firouzi R., Rolland A., Michel M., Jouvin-Marche E., Hauw J.J., Malcus-Vocanson C., *et al.* Multiple sclerosis-associated retrovirus particles cause T lymphocyte-dependent death with brain hemorrhage in humanized SCID mice model, J Neurovirol, 2003; 9: 79-93.

42. Antony J.M., Van Marle G., Opii W., Butterfield A., Mallet F., Yong V.W., *et al.* Human endogenous retrovirus glycoprotein-mediated induction of redox reactants causes oligodendrocyte death and demyelination, Nature Neurosci, 2004; 7: 1088-1095.

43. Mameli G., Poddighe L., Astone V., Delogu G., Arru G., Sotgiu S., Novel reliable real-time PCR for differential detection of MSRVenv and syncytin-1 in RNA and DNA from patients with multiple sclerosis, J Virol Methods, 2009; 161: 98-106.

44. Perron H., Lang A., The human endogenous retrovirus link between genes and environment in multiple sclerosis and in multifactorial diseases associating neuroinflammation, Clin Rev Allergy Immunol, 2010; 39: 51-61.

45. Lafon M., Jouvin-Marche E., Marche P.N., Perron H., Human viral superantigens: to be or not to be transactivated?, Trends Immunol 2002; 23: 238-239.

46. Perron H., Suh M., Lalande B., Gratacap B., Laurent A., Stoebner P., *et al.* Herpes simplex virus ICP0 and ICP4 immediate early proteins strongly enhance expression of a retrovirus harboured by a leptomeningeal cell line from a patient with multiple sclerosis, J Gen Virol, 1993; 74: 65-72.

47. Brudek T., Lühdorf P., Christensen T., Hansen H.J., Møller-Larsen A., Activation of endogenous retrovirus reverse transcriptase in multiple sclerosis patient lymphocytes by inactivated HSV-1, HHV-6 and VZV, J Neuroimmunol, 2007; 187: 147-155.

48. Tai A.K., Luka J., Ablashi D., Huber B.T., HHV-6A infection induces expression of HERV-K18-encoded superantigen, J Clin Virol, 2009; 46: 47-48.

Capítulo 4

Genoma y enfermedades complejas

C. Morcillo-Suárez, M. Albà, A. Navarro

Introducción

En los últimos años la comunidad científica asiste a la culminación de un cambio de perspectiva, o incluso de paradigma, fundamental para el futuro de la biomedicina. Se trata de la personalización de la genómica. Queda ya muy lejos el año 2001, cuando se anunció la secuenciación de «el» genoma humano.[1] Hoy se sabe que no hay un único genoma humano. Las diferencias entre los genomas de dos personas cualesquiera son enormes. De entre los tres mil millones de pares de bases que configuran nuestros genomas, dos seres humanos se diferencian entre un 0,1 y un 1 %.[2-4] Parece poco, pero estas cifras implican un mínimo de 3 millones y, quizás, hasta 30 millones de diferencias entre dos individuos. Además, no se trata tan sólo de mutaciones puntuales, diferencias de un solo nucleótido que serían análogas a tener, en una biblioteca, dos ediciones distintas del mismo libro; algunas de estas diferencias, los llamados polimorfismos en número de copia, son de una escala tal que equivalen a distintas colecciones de libros. Son diferencias tan grandes que incluyen genes completos. Genes de los que algunos individuos pueden tener varias copias mientras que otras personas carecen de ellos por completo.

Esas diferencias están en la base de nuestra individualidad genética: codifican el grupo sanguíneo, el color de la piel, las diferencias entre los metabolismos de distintas personas o su predisposición diferencial a presentar ciertas enfermedades. Entender esta diversidad es un paso previo e imprescindible para conseguir la tan ansiada medicina personalizada, el reto más importante de las ciencias biomédicas del siglo XXI.[5-7] Hoy, miles de científicos alrededor del mundo trabajan para que nuestro perfil genético personal permita a los médicos proporcionar diagnósticos más precisos y prescribir tratamientos a medida del fármaco apropiado para cada persona y en la dosis que cada cual necesite. En este capítulo se repasa de forma somera algunos avances, tanto tecnológicos como estadísticos, que están acercándose a la elusiva meta de una medicina a la carta.

1   La era de la genómica

El día 14 de marzo del año 2000, un comunicado conjunto del primer ministro del Reino Unido y del presidente de Estados Unidos (a la sazón Toni Blair y Bill Clinton, respectivamente) calificaba el proyecto Genoma Humano como uno de los «avances científicos más significativos de todos los tiempos». Efectivamente, el mapa del Genoma Humano fue el resultado de un proyecto internacional* de una década de duración y con un presupuesto inicial de

---

* De hecho, es el resultado de dos proyectos: uno público liderado por Francis Collins y uno privado bajo la dirección de Craig Venter. Ambos proyectos, no sin algunas batallas legales, acabaron contribuyendo a la finalización del mapa del genoma humano.

3.000 millones de dólares. El proyecto acabó costando sólo 2.700 millones y terminándose dos años antes de lo previsto. Se consiguió determinar el contenido de la secuencia del ADN de un genoma de referencia humano y presentar un análisis básico de su estructura genética. Toda la secuencia y los datos secundarios generados por el proyecto Genoma Humano están puestos a libre disposición de cualquier persona vía internet. Estos datos constituyen una fuente valiosísima de información y son la base de todos los avances que se vienen produciendo desde entonces, especialmente los que prestan atención a la diversidad del genoma y que se tratarán más adelante.

No resulta posible comprender el compromiso inversor en el campo de la genómica por parte de los países más desarrollados sin tener en cuenta el lastre de sufrimiento y gasto que representan las enfermedades complejas. Por ejemplo, la Multiple Sclerosis Society, del Reino Unido, estima que en diciembre de 2008 el coste acumulado de esta enfermedad ha sido de 1.400 millones de libras.[8]

El objetivo último de todo el esfuerzo económico e intelectual que se viene dedicando a la genómica reside en avanzar hacia la medicina personalizada. Muchas enfermedades que tienen un gran impacto en salud pública tienen un componente genético considerable en su desarrollo. Quizás, puesto que por el momento se trata de una hipótesis, si se conocen los mecanismos funcionales implicados en este componente genético, puedan desarrollarse mecanismos preventivos y terapéuticos que ayuden a aliviar esas enfermedades. Y lo que es más, si se conocen las variantes genéticas implicadas en susceptibilidad a tóxicos, respuesta a fármacos, aparición de efectos secundarios, etc., será posible tratar a los pacientes de manera individualizada según su genoma y conseguir, de esta manera, niveles de éxito en los tratamientos no alcanzables con procedimientos generales.

2   El genoma y su diversidad

El proyecto Genoma Humano nos ha proporcionado una secuencia consenso o referencia que, en términos generales, es parecida en todos los humanos. Sin embargo, es preciso estudiar a fondo donde residen las diferencias entre los genomas de distintos individuos para, por una parte, disponer de información sobre las implicaciones funcionales de cada variante y, por otra, comenzar a estudiar la diversidad para ser capaces de tratarla de forma adecuada.

La diversidad genómica consiste en un amplio conjunto de elementos del genoma que no son siempre iguales entre unas personas y otras sino que presentan diferencias. A cada una de las diferentes versiones de dichos elementos se la denomina *alelo*. Para que un polimorfismo sea considerado como tal se ha establecido el consenso de que el alelo menos frecuente tenga una frecuencia mínima (generalmente del 1 al 5 %). De esta manera se distinguen polimorfismos, propiamente dichos, de variaciones raras y esporádicas que pueden presentarse en un individuo o una familia dados, aunque los avances más recientes están obligando, como se verá, a relajar este criterio de frecuencia. En principio, estas diferencias genéticas entre individuos deben ayudar a comprender, cuando menos, la parte de la diversidad de cualquier fenotipo humano que pueda atribuirse a un componente genético. Existen muchos tipos de variaciones en el genoma, algunas conocidas desde hace apenas unos años. Las más importantes son las siguientes:

2.1 Single-nucleotide polymorphism

El primer tipo de diversidad, y quizás el de mayor importancia, son los polimorfismos de un solo nucleótido *(single-nucleotide polymorphism,* SNP). Si en una determinada posición del genoma humano en vez de encontrar siempre el mismo nucleótido en todos los cromosomas, un 60 % de los casos encontramos el alelo A y un 40 % el alelo T y, si además esta posición está rodeada por un segmento de secuencia «uniforme», que no presenta diferencias entre individuos, existe un polimorfismo de un solo nucleótido (SNP, pronunciado «esnip»). Nuestro SNP de ejemplo (véase la figura 1), como la mayoría de SNP, tiene dos alelos, en este caso A y T. La frecuencia de su alelo menor *(minor allele frequency,* MAF) es de 0,4 (o 40 %), claramente por encima del 1 % que, por convenio, se requiere para que se considere SNP. Como los humanos somos diploides (tenemos dos copias de cada cromosoma, con la excepción de los sexuales), en la práctica para la posición del genoma bajo estudio habrá individuos con genotipo AA, otros con AT y el resto con TT.

Los SNP tienen una serie de propiedades que los han hecho fundamentales para la disección de enfermedades complejas. En primer lugar, son mayoritariamente binarios. Esta simplicidad, que contrasta con la de otros polimorfismos, como los microsatélites, que pueden presentar decenas de variantes, ha permitido el diseño de procedimientos mecanizados de análisis que permiten genotipificar (determinar los alelos presentes en un determinado individuo) de forma masiva y paralela, a un coste muy reducido (véase, por ejemplo, www.cegen.org).

En segundo lugar, hay muchísimos SNP, se calcula que más de 10 millones,[3] y están esparcidos por el genoma de una forma razonablemente homogénea. Casi siempre es posible encontrar SNP en cualquier región del genoma, de modo que todas pueden estudiarse. En tercer lugar, y de forma crucial, los SNP informan unos de otros, de modo que no es necesario genotipificarlos todos para estudiar un genoma completo. Aunque las probabilidades de que una de las variantes de un SNP bajo estudio sea responsable de un cambio funcional son minúsculas dada la enormidad del genoma, los diferentes alelos de un SNP suelen presentar correlaciones estadísticas con alelos de otros polimorfismos en la zona que los rodea. Esta propiedad se denomina desequilibrio de ligamiento *(linkage disequilibrium,* LD) y es la consecuencia del

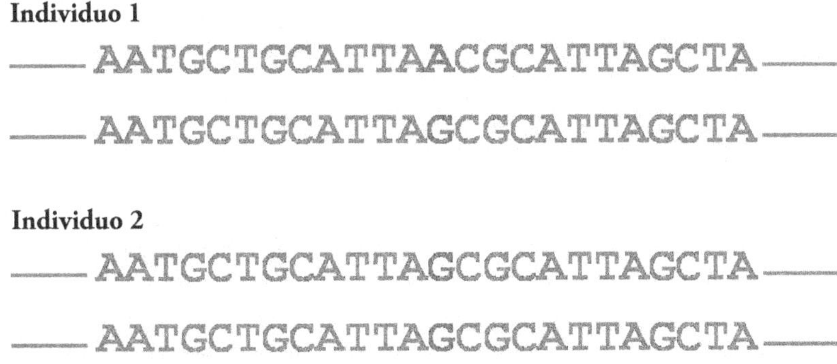

Figura 1. Ejemplo de un SNP, con dos variantes alélicas (en rojo) que diferencian un segmento de secuencia que en el resto de nucleótidos es idéntico en todos los cromosomas de la población.

hecho de que, excepto cuando la recombinación los separa, los distintos alelos de grupos de SNP localizados cerca unos de otros en el mismo cromosoma se transmitan juntos de padres a hijos, formando combinaciones denominadas *haplotipos*. La considerable estabilidad de los haplotipos en una misma población es la que permite que, aunque los SNP incluidos en un determinado estudio no tengan ningún efecto fenotípico, puedan contener información sobre otras variantes presentes en el mismo individuo que sí pueden tener efectos funcionales. Por todos esos motivos los SNP son los marcadores genéticos ideales.

Para sistematizar y coordinar la información disponible acerca de la gran multitud de SNP descritos y los que se siguen descubriendo, se ha establecido una base de datos pública de libre acceso llamada dbSNP (www.ncbi.nlm.nih.gov/projects/SNP/). En ésta se registran los SNP conocidos de diversas especies, junto con la secuencia que los rodea y un conjunto de información adicional que incluye su localización, su grado de confirmación, así como referencias a otras bases de datos con informaciones relacionadas con SNP. En pocos años, dbSNP se ha convertido en un recurso fundamental para conocer, *a priori*, qué posiciones de nuestro genoma presentan variantes y qué posiciones son iguales en todos los cromosomas humanos. Pero esta información por sí sola no es suficiente, se precisa, como acabamos de decir, conocer cuáles son las correlaciones que existen entre unos SNP y otros.

La continuación natural del proyecto Genoma Humano fue el proyecto HapMap.[2] Hap-Map significa «mapa de haplotipos», y ese nombre resume el propósito central del proyecto. El objetivo de HapMap fue estimar las frecuencias alélicas de SNP en diversas poblaciones humanas así como su grado de desequilibrio de ligamiento. Es decir, se pretendía establecer cuáles eran las cadenas de alelos SNP más frecuentes en los cromosomas humanos y determinar qué SNP proporcionan el máximo de información sobre los SNP vecinos. El Consorcio Internacional HapMap genotipificó, en su primera fase, 1,5 millones de SNP en 270 individuos pertenecientes a cuatro poblaciones provenientes de tres continentes (chinos han, japoneses, yorubas y americanos de descendencia europea). En fases posteriores se han aumentado tanto el número de SNP como el de poblaciones. Los resultados, como es habitual, se pueden descargar libremente del sitio web (www.hapmap.org).

El proyecto HapMap nos ha permitido hacernos una idea general de la diversidad de los genomas humanos (por ejemplo, si consideramos los SNP, hay un promedio de un 0,1 % de posiciones heterocigóticas en cualquier ser humano) y deducir aspectos de la historia evolutiva reciente de nuestra especie (por ejemplo, ha podido confirmarse que nuestra especie se originó en África).[2,9] Pero, sobre todo, HapMap es la herramienta de referencia para escoger SNP para estudios de asociación con enfermedades complejas. Los grandes proyectos de Asociación de Genoma Completo se basan en *microarrays* comerciales que se han diseñado, fundamentalmente, seleccionando SNP que proporcionan la máxima información sobre los millones de SNP que los rodean. Esta práctica permite disponer de marcadores genéticos que cubren prácticamente todo el genoma a un coste que es inferior en órdenes de magnitud al que costaría genotipificar simultáneamente todas las potenciales variantes.

2.2   Copy number variation

Una variación en el número de copia *(copy number variation,* CNV) consiste en un fragmento del genoma que puede estar presente en un número de copias distinto en distintos genomas

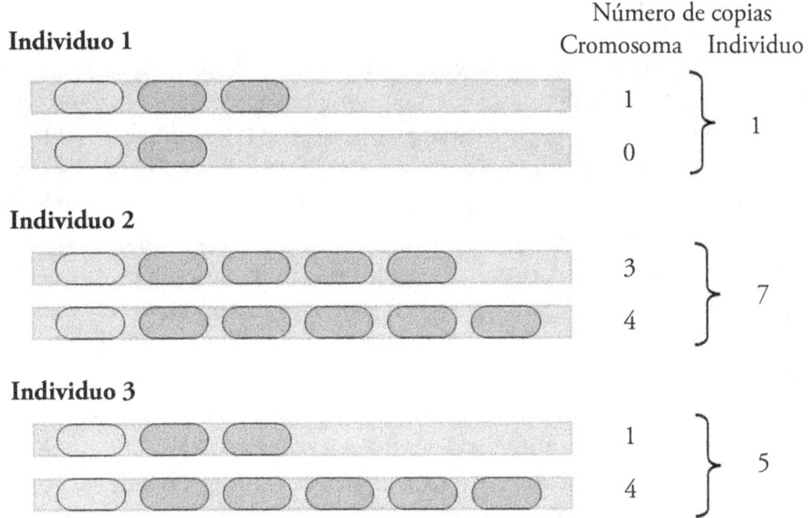

Figura 2. Ejemplo de una variación en el número de copia (en verde). El fragmento que presenta una variación estructural está presente en distinto número de copias en distintos cromosomas en individuos. Asimismo, puede ocupar distintas posiciones en el genoma, tanto en el mismo cromosoma como en cromosomas distintos.

humanos (véase la figura 2). Por consenso, se consideran CNV tan sólo aquellos fragmentos superiores a 1 kb y con un nivel de similitud de secuencia superior al 90 %. Para cada CNV podemos caracterizar a los individuos por el número de copias que presentan, desde 0 (el individuo no posee ese segmento de ADN), 1 (una sola copia en uno de los cromosomas del individuo), hasta números que pueden llegar a las decenas o cientos de copias.[4] Los CNV son más complejos que los SNP. Resulta difícil, sin ir más lejos, determinar con precisión su estado alélico. Por ejemplo, cuando un fragmento está presente en dos copias en un determinado individuo suele catalogarse como normal o de copia única. Sin embargo, el fragmento en cuestión puede ser una CNV si otro individuo presenta también dos copias pero en posiciones distintas, por ejemplo, en cromosomas distintos.

Las CNV más grandes pueden contener diversos genes, con lo que implican un efecto de variación de dosis en la expresión génica[4,10,11] y, además, pueden producir problemas de apareamientos cromosómicos incorrectos durante la meiosis, de modo que las regiones genómicas ricas en CNV suelen ser susceptibles de inversiones, translocaciones y otras reorganizaciones cromosómicas con potencialidad patológica. De hecho, se ha demostrado que muchas CNV se asocian con enfermedades complejas, en una buena parte de los casos, con efectos más graves que los que se han podido atribuir a los SNP. Los ejemplos incluyen desde el autismo[12,13] a la esquizofrenia,[14] pasando por la diabetes tipo 1 y la enfermedad de Crohn,[15] entre otras enfermedades.[16,17]

Las CNV, pues, son un factor potencialmente importante en la determinación de la estructura genética de las enfermedades complejas. Su estudio entraña considerables dificultades, pero de hecho en su mayoría son accesibles mediante el estudio de marcadores genéticos correlacionados, es decir, el estudio de SNP que presenten desequilibrio de ligamiento con las CNV de interés.[18,19]

2.3 Polimorfismos epigenéticos

Llamamos epigenética al conjunto de rasgos fenotípicos (en el sentido amplio, desde la expresión génica en un tejido concreto hasta el aspecto) heredados durante la división celular (y a veces transgeneracionalmente) que no implican cambios en la secuencia de ADN. Durante el proceso de desarrollo embrionario, por ejemplo, los diferentes tipos celulares se van diferenciando y adquieren una «memoria» del tipo al que pertenecen. Esa información la van transmitiendo en sucesivas divisiones celulares mientras que la secuencia de ADN, salvo excepciones, se mantiene intacta. Esta memoria consiste en alteraciones químicas diversas que desempeñan un papel en el proceso de expresión génica y en la elaboración del fenotipo. De estas alteraciones la más estudiada es la metilación nucleotídica: la adición de un grupo metilo a los nucleótidos, principalmente la citosina.[20,21] La metilación es un proceso implicado en la determinación de la expresión de diferentes tejidos, forma parte del desarrollo y la diferenciación celular de los organismos, y por supuesto está implicada en diversas enfermedades.[20-22]

En los últimos años se ha descubierto que la metilación también puede ser polimórfica,[23-25] es decir, que hay determinadas regiones del genoma que están metiladas de forma diferencial en diferentes individuos, lo que puede tener como consecuencia diferencias fenotípicas. Además, en determinadas circunstancias, estas diferencias en los patrones de metilación se pueden transmitir de padres a hijos, con lo que hay una posible explicación más a la heredabilidad de rasgos familiares.[26,27] La epigenética es todavía una gran desconocida, de manera que, a imitación del proyecto Genoma y de los estudios de diversidad antes citados, se han lanzado toda una serie de proyectos con la idea de describir las zonas de metilación polimórfica y hacer estudios para cuantificar e identificar dichos polimorfismos. Véase, por ejemplo, el Human Epigenome Project (www.epigenome.org).

3 Desde las enfermedades mendelianas a las complejas

Todas las variantes genómicas que hemos descrito en la sección anterior, y las que quedan por descubrir, pueden subyacer a la estructura genética de cualquier enfermedad. De hecho, durante décadas, la comunidad científica ha tenido un enorme éxito en desentrañar las causas genéticas de miles de enfermedades. El éxito está atestiguado por la base de datos OMIM (*online mendelian inheritance in man*, www.ncbi.nlm.nih.gov/omim), que se centra en enfermedades mendelianas, detallando sus mecanismos de herencia y, para muchas de ellas, los genes responsables y las diferentes mutaciones encontradas. Este impresionante listado es en gran parte el resultado de la aplicación intensiva en las últimas décadas de una exitosa técnica de análisis genético conocida como análisis de ligamiento *(linkage analysis)*. En su fase inicial ésta consiste en buscar familias que sufran una enfermedad hereditaria y analizar en sus miembros marcadores genéticos distribuidos por todo el genoma. El análisis de la transmisión de estos marcadores de padres a hijos sanos o enfermos permite inferir qué parte del genoma contiene variantes genéticas responsables de la aparición de la enfermedad.

Esta aproximación directa, sin embargo, sólo es fácilmente aplicable a enfermedades con patrones de herencia muy claros, como es el caso de las enfermedades mendelianas que son, por regla general, monogénicas. Las alteraciones mendelianas son raras y su impacto en la salud pública es relativamente menor. En países económicamente desarrollados, los problemas sanitarios de mayor coste son los causados por las llamadas *enfermedades complejas:* cáncer, enfermedades cardiovasculares, enfermedad de Alzheimer, diabetes, hipertensión, entre muchas otras. Estas enfermedades, aun cuando tienen un componente genético indudable, presentan etiologías más complejas, con multitud de factores ambientales asociados, como la dieta, el tabaquismo, la actividad física, la exposición a tóxicos y otros. Por añadidura, estos factores ambientales interactúan de formas altamente complejas entre sí y con factores genéticos. Para el estudio de estas enfermedades, han debido seguirse estrategias basadas en poblaciones, y no en familias.

4 Desentrañando las bases genéticas de las enfermedades complejas

4.1 Estudios de asociación

Un estudio de asociación genética se basa en estudiar, no a familias, sino grandes grupos de individuos no relacionados. En su concepción más elemental, consiste en tomar dos grupos segregados por alguna característica de interés (por ejemplo, enfermos *versus* sanos, enfermos con manifestación aguda *versus* progresiva, enfermos con efectos secundarios a la medicación *versus* enfermos que no manifiestan tales efectos, etc.); genotipificar a los individuos para marcadores genéticos de interés y comparar si las frecuencias alélicas de dichos marcadores se distribuyen entre los dos grupos de manera compatible con lo que esperaríamos por azar. Si para un marcador determinado esto no es así, se tomará como una indicación de que quizás hay una relación causal entre el marcador (o alguna otra variante genética de su entorno) con la característica fenotípica que estamos estudiando. En principio, se puede escoger como marcador cualquier tipo de polimorfismo aunque, en la práctica, por las razones explicadas anteriormente, suelen utilizarse los SNP.

Hay diversas estrategias para diseñar un estudio de asociación genética. En los estudios basados en regiones candidatas, se parte de una hipótesis previa que señala a una o diversas zonas como posibles regiones de asociación. La determinación de esas zonas candidatas puede haberse producido por criterios teóricos, a partir de las funciones atribuidas a los genes allí localizados, o por criterios empíricos, si en estudios previos, esas regiones han presentado SNP asociados que se quieren replicar. Para escoger los SNP que se van a genotipificar de entre todos los descritos en las zonas de interés, hay que tener en cuenta criterios diversos como, por ejemplo, utilizar SNP con MAF lo más altas posibles (aumenta el poder estadístico) o rechazar SNP que no son compatibles con la tecnología que vamos a utilizar. Es fundamental, además, tener en cuenta el patrón de LD de los SNP que se van a estudiar. Cada SNP está asociado de forma particular con el segmento de genoma que tiene alrededor. Si tomamos SNP demasiado cercanos obtendremos información redundante y si tomamos SNP demasiado alejados dejaremos huecos sin cubrir; de ahí que, como hemos visto, la información proporcionada por el proyecto HapMap haya facilitado enormemente los estudios de asociación.

Una vez obtenidos los genotipos, se realizan test estadísticos sencillos (véase la figura 3) y se estima su significación. En cada estudio se harán, como mínimo, tantos test como SNP hayan sido genotipificados. Esto aumenta las probabilidades de obtener falsos positivos por puro azar y hace necesaria la aplicación de técnicas de corrección para test múltiple para corregirlo. Incluso con la aplicación de estas técnicas, dada la multiplicidad de estudios similares que se realizan, las asociaciones halladas pueden deberse a falsos positivos. Por ello, es siempre deseable confirmar cualquier asociación detectada mediante el uso de muestras nuevas.

A

B

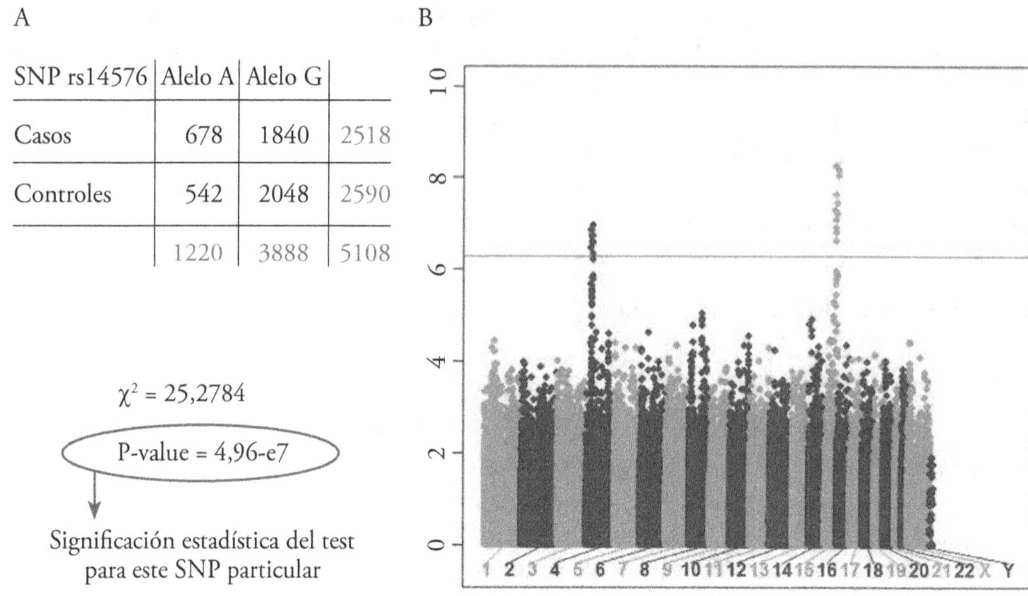

SNP rs14576	Alelo A	Alelo G	
Casos	678	1840	2518
Controles	542	2048	2590
	1220	3888	5108

$$\chi^2 = 25,2784$$

P-value = 4,96-e7

Significación estadística del test
para este SNP particular

*Figura 3. Análisis de asociación. (A) Tabla de contingencia de un test alélico para un solo SNP. Los casos tienen una frecuencia significativamente mayor del alelo A. (B) Resultado de un test de asociación para ~1 millón de SNP repartidos por todo el genoma, representado con un Manhattan Plot. En este tipo de gráfica cada punto corresponde a un SNP situado en uno de los autosomas o cromosomas sexuales. En el eje de las abscisas se representa su posición en el genoma. En el de las ordenadas su significación estadística como el –log(p) de modo que cuanto mayor sea el valor, mayor la significación. Obsérvense las dos regiones con alta densidad de SNP asociados con significación superior a p = 5 * 10⁻⁷. Éste se considera, por consenso, el umbral de significación en los estudios de asociación de genoma completo (GWAS).*

4.2 *Los* genome-wide association studies, *estudios de genoma completo*

El abaratamiento del proceso de genotipado gracias a la continua aparición de nuevas tecnologías ha permitido proyectos de mucha mayor envergadura: estudios de asociación de genoma completo (*genome-wide association studies* o GWAS). En éstos, se usan los *microarrays*, a los que ya hemos hecho referencia, para poder estudiar todo el genoma simultáneamente prescindiendo de hipótesis previas sobre la probable localización de las asociaciones. Asimismo, para conseguir mayor poder estadístico, se procura que el tamaño de la muestra (el número de individuos) sea lo mayor posible.

El ingente tamaño de los datos que manejar complica el análisis de los datos obtenidos, por lo que se ha hecho necesario el desarrollo de herramientas informáticas *ad hoc* (por ejemplo, el estudio de Xu, B., *e.g.*[28]). En estos estudios, resulta imprescindible un control de calidad de los datos para identificar y eliminar errores de genotipado, eliminar posibles asociaciones espurias por origen geográfico de las muestras, realizar los análisis para el conjunto de los SNP y aplicar criterios de corrección compatibles con el número de test realizados.[6,7] Las asociaciones resultantes de estos estudios también requerirán réplicas independientes para ganar credibilidad.

Como pionero y modelo para posteriores proyectos de esta envergadura, en 2007, el Wellcome Trust Case Control Consortium (WTCCC) publicó los resultados de sus estudios de asociación para siete enfermedades complejas.[29] Para este estudio se escogieron 2.000 individuos para cada una de las enfermedades junto con 3.000 controles comunes. Posteriormente, el mismo consorcio ha publicado un estudio de CNV de las mismas enfermedades.[15] La valoración que se puede hacer del estudio es ambivalente, como sucede con la mayoría de GWAS. Por una parte, queda demostrado que la aproximación funciona y puede detectar variantes genéticas de todo tipo implicadas en enfermedades complejas. Esto abre vías para investigaciones posteriores que puedan intentar explicar el porqué de esas asociaciones y establecer su relevancia funcional y terapéutica. De hecho, el número de GWAS publicados se acerca al millar y, como es habitual, los resultados están públicamente disponibles en bases de datos especializadas, como la Human Genome Epidemiology Network (HUGE Net, www.cdc.gov/genomics/hugenet/).

Por otra parte, hay un problema fundamental que emerge de los resultados de los GWAS: las variantes genéticas detectadas hasta el momento apenas explican una pequeña fracción de la variación genética observable para cualquier enfermedad (en términos técnicos, la heredabilidad), con lo que los resultados de los GWAS no permiten predecir con precisión el riesgo de un individuo concreto a padecer una enfermedad determinada.[26,30] Actualmente existe un intenso debate sobre esta «heredabilidad perdida». Una posibilidad es que estas enfermedades estén influenciadas por los efectos (tanto aditivos como interactivos) de multitud de genes, de forma que se precise de mayor poder estadístico (es decir, mayor tamaño de muestra) para detectarlos todos. También es posible que estén implicadas variantes de muy baja frecuencia ($<< 1\,\%$), tanto SNP como CNV. Éstas quedan fuera del alcance de los GWAS, puesto que la mayor parte de SNP estudiados por HapMap son SNP con MAF superiores al 1 %. De hecho, recordemos que una mutación con una frecuencia muy baja ni siquiera se hubiera considerado un polimorfismo hace apenas unos años.

Finalmente, no puede descartarse que la aún poco estudiada epigenética, en sus diversas formas, desempeñe un papel importante en las enfermedades complejas.

5   Más allá de los *genome-wide association studies*

El problema de la falta de predictibilidad puede ser debido, en resumen, bien a variantes de frecuencia baja, desconocidas hasta el momento, o bien a la falta de poder estadístico para detectar los pequeños efectos que pueden tener variantes conocidas. Como es lógico, se trabaja en ambos frentes. Por un lado, el proyecto de los 1.000 genomas (1000 Genomes Project, www.1000genomes.org), iniciado en 2008, pretende desarrollar un catálogo completo de las variantes genómicas humanas. Apenas dos años después de iniciarse, en marzo de 2010, el proyecto hizo públicos los genomas completos de unos 200 individuos. Las nuevas tecnologías de ultrasecuenciación, que permiten secuenciar genomas completos a costes relativamente minúsculos,[31] son fundamentales para el desarrollo de este tipo de proyecto y, de hecho, se espera que en poco tiempo sea posible secuenciar un genoma humano completo por unos 1.000 dólares, incluyendo información epigenética en el estudio. No es descabellado predecir que, en cuanto un catálogo de variantes genómicas humanas esté disponible, será inmediata la producción de *microarrays* con millones de SNP que entrarán en competición comercial con las técnicas de ultrasecuenciación. En este sentido, nos esperan tiempos interesantes.

Sin embargo, la apuesta de mayor impacto potencial no es inmediata, sino a largo plazo. El proyecto de Poblaciones Públicas en Genómica (Public Population Project in Genomics, P3G; www.p3g.org/) es un consorcio internacional que facilita la colaboración entre biobancos –grandes organizaciones que están reclutando centenares de miles, o incluso millones, de personas en todo el mundo con la intención de hacerles un seguimiento médico completo durante décadas–. De este modo, se puede obtener el tamaño de muestra adecuado: por ejemplo, en una cohorte de 500.000 voluntarios sanos de todas las edades, se estima que al cabo de 17 años se dispondrá de 10.000 casos de cáncer de mama, de los mismos casos de diabetes al cabo de 6 años, o de enfermedad de Alzheimer en 18 años. Al mismo tiempo, se garantiza que las variables ambientales a las que hayan estado sometidos estos individuos serán conocidas. No es necesario añadir que todos estos individuos serán secuenciados completamente en cuanto el coste lo haga posible. Será apasionante ver qué puede aprenderse, aunque la espera no sea corta.

Conclusiones

Se están viviendo tres revoluciones permanentes cuyo final es impredecible. En primer lugar, las nuevas tecnologías de genotipificación o ultrasecuenciación están reduciendo los costes del estudio simultáneo de muchos genomas completos a una fracción del coste que tenían hace apenas dos años. Por otro lado, la comunidad científica se ha acostumbrado a trabajar en forma de grandes consorcios. Grupos multidisciplinarios de decenas o incluso centenares de científicos que unen sus esfuerzos para alcanzar un objetivo común. La complejidad de los problemas biológicos que tratar hubiera resultado inabordable por parte de cualquier grupo de investigación trabajando en solitario. La tercera revolución ha sido teórica e informática. Las tecnologías de la información permiten, por supuesto, la comunicación eficaz e instantánea de científicos trabajando en puntos distintos del planeta, pero hay mucho más. La cantidad de información generada por los nuevos métodos experimentales que se están desplegando para entender las enfermedades complejas es de una naturaleza y una magnitud sin precedentes, lo que ha conducido a la creación de una nueva ciencia: la bioinformática, el uso de técnicas computacionales para la resolución de problemas biológicos. Es la revolución bioinformática la que está permitiendo dar sentido a una plétora de datos que, de otro modo, serían ininteligibles. Estas revoluciones tendrán continuación. Si realmente se quiere asumir el reto de personalizar la medicina no puede hacerse sin nuevas tecnologías, tanto experimentales como computacionales y sin más trabajo en equipo.

BIBLIOGRAFÍA

1. Lander, E., *et al.* Initial sequencing and analysis of the human genome, Nature, 2001; 409: 860-921.
2. The-International-HapMap-Consortium, A haplotype map of the human genome, Nature, 2005; 437: 1299-1320.
3. Frazer K.A., *et al.* A second generation human haplotype map of over 3.1 million SNPs, Nature, 2007; 449(7164): 851-861.
4. Conrad D.F., *et al.* Origins and functional impact of copy number variation in the human genome, Nature, 2010; 464(7289): 704-712.
5. Dermitzakis E.T., Clark A.G., Genetics. Life after GWA studies, Science, 2009; 326(5950): 239-240.
6. Donnelly P., Progress and challenges in genome-wide association studies in humans, Nature, 2008; 456(7223): 728-731.
7. McCarthy M.I., *et al.* Genome-wide association studies for complex traits: consensus, uncertainty and challenges, Nat Rev Genet, 2008; 9(5): 356-369.

8. McCrone P., *et al.* Multiple sclerosis in the UK: service use, costs, quality of life and disability, Pharmacoeconomics, 2008; 26(10): 847-860.
9. Jobling M.A., Hurles M.E., Tyler-Smith C., Human evolutionary Genetics. Origins, peoples and Disease, Garland Science, New York, 2004.
10. Eichler E.E., Widening the spectrum of human genetic variation, Nat Genet, 2006; 38(1): 9-11.
11. Kidd J.M., *et al.* Mapping and sequencing of structural variation from eight human genomes, Nature, 2008; 453(7191): 56-64.
12. Marshall C.R., *et al.* Structural variation of chromosomes in autism spectrum disorder, Am J Hum Genet, 2008; 82(2): 477-488.
13. Szatmari P., *et al.* Mapping autism risk loci using genetic linkage and chromosomal rearrangements, Nat Genet, 2007; 39(3): 319-328.
14. Xu B., *et al.* Elucidating the genetic architecture of familial schizophrenia using rare copy number variant and linkage scans, Proc Natl Acad Sci U S A, 2009; 106(39): 16746-16751.
15. WTCCC, Genome-wide association study of CNVs in 16,000 cases of eight common diseases and 3,000 shared controls, Nature, 2010; 464(7289): 713-720.
16. Stankiewicz P., Lupski J.R., The genomic basis of disease, mechanisms and assays for genomic disorders, Genome Dyn, 2006; 1: 1-16.
17. Stankiewicz P., Lupski J.R., Structural variation in the Human Genome and its role in disease, Ann Rev Med, 2010; 61: 437-455.
18. Korn J.M., *et al.* Integrated genotype calling and association analysis of SNPs, common copy number polymorphisms and rare CNVs, Nat Genet, 2008; 40(10): 1253-1260.
19. McCarroll S.A., *et al.* Integrated detection and population-genetic analysis of SNPs and copy number variation, Nat Genet, 2008; 40(10): 1166-1174.
20. Beaudet A.L., Epigenetics and complex human disease: is there a role in IBD?, J Pediatr Gastroenterol Nutr, 2008; 46 Suppl 1: E2.
21. Jiang Y.H., Bressler J., Beaudet A.L., Epigenetics and human disease, Annu Rev Genomics Hum Genet, 2004; 5: 479-510.
22. Jaenisch R., Bird A., Epigenetic regulation of gene expression: how the genome integrates intrinsic and environmental signals, Nat Genet, 2003; 33 Suppl: 245-254.
23. Dennis C., Epigenetics and disease: altered states, Nature, 2003; 421(6924): 686-688.
24. Kong A., *et al.* Parental origin of sequence variants associated with complex diseases, Nature, 2009; 462(7275): 868-874.
25. Hellman A., Chess A., Extensive sequence-influenced DNA methylation polymorphism in the human genome, Epigenetics Chromatin, 2010; 3(1): 11.
26. Manolio T.A., *et al.* Finding the missing heritability of complex diseases, Nature, 2009; 461(7265): 747-753.
27. Slatkin M., Epigenetic inheritance and the missing heritability problem, Genetics, 2009; 182(3): 845-850.
28. Purcell S., *et al.* PLINK: a tool set for whole-genome association and population-based linkage analyses, Am J Hum Genet, 2007; 81(3): 559-575.
29. WTCCC, Genome-wide association study of 14,000 cases of seven common diseases and 3,000 shared controls, Nature, 2007; 447(7145): 661-678.
30. Ioannidis J.P., Thomas G., Daly M.J., Validating, augmenting and refining genome-wide association signals, Nat Rev Genet, 2009; 10(5): 318-329.
31. Bonetta L., Whole-genome sequencing breaks the cost barrier, Cell, 2010; 141(6): 917-919.

Capítulo 5

Genética de la esclerosis múltiple

L. Leyva, D. Otaegui

1 Genética de la esclerosis múltiple

La esclerosis múltiple (EM) es una enfermedad genética compleja con una modesta heredabilidad; es decir, aunque tiene un componente genético importante, éste no se hereda según un patrón simple de transmisión mendeliana. La susceptibilidad global viene determinada por interacciones complejas de variantes alélicas de un gran número de genes, cada uno de los cuales produce sólo una pequeña contribución al riesgo global de la enfermedad, y de éstos con el medio ambiente.

La idea de un componente genético en la EM se sustenta en los casos de agregación familiar y en la diferente incidencia por origen étnico,[1,2] hay etnias con una cierta resistencia a la enfermedad: saamis en Noruega, inuitas en Canadá, huteritas en Norteamérica, oriundos de las repúblicas de Asia central (Kazajstán, Uzbekistán, Kirguistán y Turkmenistán), gitanos de Europa central, negros africanos, amerindios de Sudamérica y Norteamérica y maoríes.[3,4]

1.1 Epidemiología genética

Los estudios epidemiológicos indican una etiología multifactorial, con una clara implicación de factores genéticos. El riesgo de padecer EM en la población general ronda el 0,1-0,2 %, y aumenta hasta el 3-5 % en el caso de familiares de primer grado y hasta el 30 % en hijos de ambos progenitores afectos. Los familiares de segundo y tercer grado también presentan un riesgo incrementado de susceptibilidad a la EM, lo que apoya la existencia de un factor genético.[1,5]

1.1.1 Estudios en hijos adoptivos

Los estudios en hijos adoptados por padres con EM demuestran que éstos presentan el mismo riesgo de desarrollar la enfermedad que la población general,[5] lo que indica que la agregación familiar de la EM está más relacionada con el material genético compartido que con una exposición ambiental.[6] En la misma línea, los esposos de los individuos con EM no presentan un riesgo superior al de la población general, lo que descarta la posibilidad de una transmisión de esta enfermedad a través del contacto familiar.[5,7]

1.1.2 Estudios en hermanos que comparten un solo progenitor

El riesgo ajustado por edad en hermanos de un solo progenitor es del 1,89 %, mientras que en los hermanos de padre y madre es del 3,11 %, lo que implica que, aunque el material genético compartido se duplique, el riesgo no lo hace.[8] Cuando los hermanos sólo comparten la madre (aunque no esté afectada) el riesgo es del 2,35 %, mientras que si sólo comparten el padre, el riesgo se reduce al 1,31 %, lo que demuestra un efecto materno y sugiere un efecto del ambiente intrauterino en la susceptibilidad.[9]

1.1.3   *Estudios en familias con ambos progenitores afectados*

En dos estudios sobre la tasa de EM en la progenie de parejas con los dos miembros afectados, se demostró que el riesgo de los hijos era significativamente superior al de aquellos niños con un solo progenitor afectado (30,5 % *versus* 2,49 %), lo que sugiere que ambos miembros de la pareja deben compartir algunos genes de susceptibilidad.[10,11]

1.1.4   *Estudios en gemelos*

Los estudios en gemelos han demostrado mayores tasas de concordancia entre gemelos monocigóticos ($\gg$25-30 %) que en los dicigóticos ($\gg$5 %),[12-14] lo que aporta evidencias de un fuerte componente genético.

Una revisión reciente sobre seis grandes estudios poblacionales en la EM en gemelos,[15] reanalizó los datos crudos de la mayoría de ellos y calculó los índices de heredabilidad, que variaban ampliamente desde 0,25 a 0,76, con grandes intervalos de confianza, por lo que los autores concluyeron que la mayoría de los estudios presentaban pequeños tamaños muestrales e importantes sesgos en la selección de los gemelos, lo que impedía obtener resultados homogéneos y la inferencia de conclusiones.

Por otra parte, una concordancia inferior al 30 % en gemelos monocigóticos que comparten idénticos genomas indica que es posible que haya otros factores ambientales o epigenéticos que desempeñen un papel importante en la susceptibilidad a la EM. En este sentido, recientemente se ha secuenciado la totalidad de los genomas de dos gemelas idénticas, una con EM y la otra libre de enfermedad, y no se ha encontrado ninguna diferencia genética entre ambas. Adicionalmente, en otras dos parejas de gemelos monocigóticos discordantes, se analizaron 3,6 millones de polimorfismos de un sólo nucleótido (SNP) y 0,2 millones de polimorfismos de inserción/delección, lo que confirma que sus genomas eran idénticos. Tampoco encontraron diferencias en sus haplotipos HLA, variaciones en el número de copias o niveles de expresión génica en los linfocitos T CD4. Sólo encontraron de 2 a 176 diferencias en los patrones de metilación de unos dos millones de islas CpG en sus linfocitos T CD4,[16] lo que sugiere que probablemente haya otros mecanismos diferentes a los genéticos, epigenéticos y transcriptómicos que expliquen la discordancia en la enfermedad entre estos gemelos (véase la figura 1).

1.2   *Estudios previos en genética de la esclerosis múltiple*

En las últimas décadas se han realizado numerosas aproximaciones para identificar las regiones cromosómicas involucradas en la susceptibilidad a padecer EM mediante estudios de ligamiento y de asociación de un gen candidato. La única región genética sistemáticamente asociada a la EM ha sido la del complejo mayor de histocompatibilidad (MHC) en el brazo corto del cromosoma 6, que proporciona entre un 15 y un 60 % de toda la susceptibilidad genética en

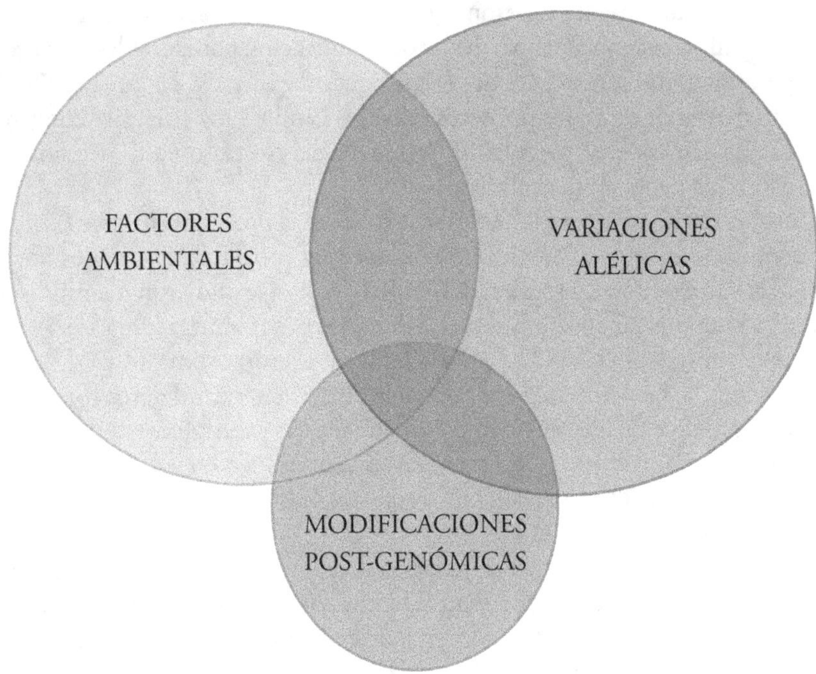

Figura 1. Interacción propuesta para la esclerosis múltiple entre genoma y ambiente.

la EM,[17,18] tema recogido en otro capítulo de este libro. Se han identificado otros factores de susceptibilidad genéticos, pero su aportación a la etiología de la EM ha resultado modesta.

1.2.1 Estudios de ligamiento

Estos estudios habitualmente investigaban varios cientos de marcadores microsatélites espaciados regularmente a lo largo del genoma en familias con varios parientes afectados, para identificar los marcadores que fueran coheredados con la EM. Posteriormente, se trataba de acotar el gen que podía influir en la susceptibilidad a la enfermedad en esa región cromosómica. Dada la ausencia de grandes genealogías con la enfermedad, en la EM se han realizado estos estudios en parejas de hermanos discordantes, en tríos (padre y madre no afectos e hijo afecto) o en parejas de tío-tía/sobrino-sobrina.

Se realizan sobre una base de genoma completo, lo que permite identificar las regiones de susceptibilidad sin conocimiento previo de la función del gen. Sin embargo, son costosos y con frecuencia carecen del suficiente poder estadístico para detectar aquellos *loci* con moderada influencia en la susceptibilidad a una enfermedad.

Para ello se han necesitado grandes series de enfermos; las tres principales agrupan a familias estadounidenses, británicas y canadienses,[19-21] pero también son dignos de mencionar los estudios en familias finlandesas, italianas, sardas, nórdicas y australianas[6,22] y el cribado de ligamiento en 730 familias con más de un caso de EM.[23] En todos estos estudios, la región cromosómica más fuertemente relacionada con la EM está situada en la región clase II del MHC.[23-25] Ningún otro *locus* alcanzó niveles de significación comparables, pero coinciden en señalar como otras zonas potenciales de búsqueda las regiones 3q21-24, 17q22-24, 18p11 y 19q13. En un metaanálisis de los primeros cribados genómicos, 17p11 se confirmó como la región con mayor evidencia de ligamiento,[26] y la zona del cromosoma 17 se refina a una región de 1.06 Mb ligada a genes de neuroinflamación.[27]

En Europa, el estudio de grandes series se integró en el proyecto europeo Genetic Analysis Multiple Sclerosis in Europe (GAMES), que aunó 19 grupos. Prácticamente todos los grupos identificaron microsatélites en la región del MHC, pero no se pudieron identificar marcadores adicionales.[28] En un metaanálisis posterior de estos datos, se confirmó una asociación modesta para JAG1 en el cromosoma 20p12.2 y POU2AF1 en el cromosoma 11q23.[29]

Recientemente, se ha comparado la presencia de 13 genes candidatos (previamente identificados en los estudios de genoma completo) en familias multiplex y casos esporádicos, y se ha concluido que la concentración de alelos de susceptibilidad en los genes de IL2RA, IL7R, EVI5 y KIAA0350 y CD58 es parcialmente responsable del aumento de prevalencia de la EM en las familias múltiples.[30]

También se ha estudiado el papel del cromosoma X en la EM, dada la preponderancia de la enfermedad en el sexo femenino, pero no se ha encontrado ligamiento significativo, concluyendo que es improbable que el cromosoma X porte un *locus* independiente de susceptibilidad o uno que interactúe con el HLA.[31]

Varios estudios se han centrado en el ADN mitocondrial, y se han apoyado en las similitudes clínicas entre la neuritis óptica que presentan algunos pacientes con EM y la neuropatía óptica herediatária de Leber, además de en la presencia de mutaciones causantes de esta enfermedad en algunos de los pacientes con EM que presentaban neuritis óptica.[32] Los estudios realizados sólo han encontrado tendencias de asociación en algún haplogrupo mitocondrial como el U o un aumento en el número de copias de ADN mitocondrial.[33]

1.2.2   *Estudios de asociación de genes candidatos*

Estos estudios buscan relacionar un marcador genético particular, generalmente un SNP, con la EM, y se centran en aquellos genes cuya función biológica podría tener un papel en la fisiopatología, y comparan frecuencias alélicas y genotípicas de los SNP entre pacientes y controles. Son más potentes que los estudios de ligamiento a la hora de detectar alelos frecuentes que confieren un riesgo modesto sobre la susceptibilidad a la EM.

Dentro del proyecto Genoma Humano, se ha generado un subproyecto cuyo objetivo es crear un mapa de todos los SNP humanos, el HapMap (www.hapmap.org). Estos polimorfismos pueden influir en el riesgo de sufrir una enfermedad, su fenotipo, su evolución o la respuesta al tratamiento, y pueden hacerlo de forma individual o en bloques conservados (haplotipos). En el caso de la EM se estima que el efecto aislado de los polimorfismos de asociación debe de ser modesto, y el conjunto global de diferentes factores es el que determina la influencia del genoma en la EM.

Se han publicado un gran número de estudios de asociación de genes candidatos[34] pero, una vez más, a excepción de los genes del MHC, los resultados son difícilmente reproducibles entre estudios, lo que puede deberse a un tamaño muestral pequeño, lo que aumenta el riesgo de falsos positivos, a la baja frecuencia en la población de alguno de los polimorfismos publicados, a la escasa influencia del SNP en cuestión en la enfermedad, o bien a los sesgos poblacionales que deben ser tenidos muy en cuenta en estos estudios de asociación. Este tipo de sesgos y la variabilidad inherente de los SNP estudiados hacen imprescindibles los estudios de validación de los SNP propuestos en poblaciones diferentes.

1.3 Situación actual. Estudios de asociación de genoma completo (Genome Wide Association Studies, GWAS)

Aunque todavía estemos lejos de conocer la totalidad de los genes involucrados en la EM, se han logrado grandes avances en los últimos años gracias al desarrollo de los estudios de asociación en el genoma completo *(Genome Wide Association Studies*, GWAS), que permiten analizar varios cientos de miles de SNP a lo largo de todo el genoma simultáneamente. En los GWAS no es necesario disponer de genealogías, ya que se examina el genoma completo sin necesidad de buscar genes candidatos.

Su principal inconveniente, al comparar tantas variaciones alélicas por estudio, es la elevada probabilidad de obtener falsos positivos, por ello se hace imprescindible la replicación en otra colección de muestras o en otra población. Además, generalmente, sólo identifican variaciones comunes (con frecuencias del alelo menor superiores al 5 %), pero probablemente la EM esté causada por complejas interacciones de variantes comunes de baja penetrancia y otras poco frecuentes de alta penetrancia, que quedarían sin identificar con esta aproximación.

Hasta la fecha se han realizado varios GWAS y un metaanálisis en EM.[35] Aunque el diseño de los estudios y los resultados varían sustancialmente entre ellos, los marcadores en la región del MHC han proporcionado las asociaciones más significativas en la práctica totalidad. Además, se han identificado algunos nuevos genes de susceptibilidad que han podido ser replicados posteriormente y que se citan a continuación.

- **Gen de la cadena alfa del receptor de interleucina 2**
  La asociación más fuerte tras el HLA-DRB1 en el primer GWAS se encontró en dos polimorfismos dentro del intrón 2 del gen de la cadena alfa del receptor de interleucina 2 (IL2RA) en el cromosoma 10p15 (rs12722489 y rs2104286),[36] replicándose posteriormente la asociación con rs127222489 en familias multiplex.[37] Varios grupos han encontrado asociación de polimorfismos en este gen con la EM, pero las variaciones asociadas cambiaban entre poblaciones y no ha sido posible identificar las variaciones causales o su relevancia funcional. Un estudio en población australiana sugiere heterogeneidad alélica en el *locus* de IL2RA y la existencia de al menos dos alelos de susceptibilidad independientes.[38] Dado el papel que la vía IL2-IL2R desempeña en la regulación de las respuestas inmunes, las variaciones en este gen podrían desempeñar un papel importante en la patogenia de la EM.

- **Cadena alfa del receptor de la interleucina 7 (IL7RA)**
  El primer GWAS mostró asociación altamente significativa de la EM con un SNP codificante del gen de la cadena alfa del receptor de la interleucina 7 (IL7RA) en el cromosoma 5p13 (rs6897932),[36] asociación detectada casi simultáneamente en otro estudio en familias

estadounidenses de ascendencia europea y confirmada en tres poblaciones europeas independientes,[39] y es el gen de susceptibilidad replicado más sistemáticamente tras la región del MHC.[40-42] Este gen ya se había asociado previamente a la EM mediante estudios de genes candidatos.[43,44]

El polimorfismo rs6897932 se localiza en un dominio transmembrana y presumiblemente podría afectar el procesamiento alternativo del gen, de forma que los tránscritos que contienen el exón 6 codifican para la forma del receptor de membrana y aquellos que carecen de él codifican para una forma soluble del receptor. La presencia del alelo mayor C de este SNP aumentaría la producción del receptor soluble, con las consiguientes repercusiones para las respuestas inmunes innatas y adaptativas.[39]

- **CD58 (cr. 1p13)**
  Este gen codifica para la molécula coestimuladora y de adhesión LFA-3. En el primer GWAS se encontró una asociación con el polimorfismo rs12044852,[36] aunque ya se había publicado unos años antes una asociación de este gen con la EM.[45] El gen fue posteriormente resecuenciado y el polimorfismo asociado con la EM más fuertemente fue rs2300747 en el intrón 1, y el alelo G para esta variación presentó un papel protector, ya que se asociaba con un aumento en la expresión génica de CD58 en células mononucleares de sangre periférica,[46] asociación que se confirmó posteriormente.[47,48]

- **CLEC16A (cr. 16p13)**
  El primer GWAS encontró una asociación de la EM con un SNP en el intrón 22 de este gen de una lectina tipo C (rs6498169),[36] que se ha visto replicado.[48] Posteriormente, se han encontrado asociaciones con polimorfismos en el intrón 19 en otras cohortes con EM.[49]

- **CD226 (cr. 18q22.3)**
  Este gen codifica para un receptor de la superfamilia de las inmunoglobulinas implicado en la adhesión y en la coestimulación de las células T. Un polimorfismo codificante (Gly-307Ser) se ha asociado significativamente a la EM en cuatro cohortes independientes,[50-53] pero su consecuencia funcional se desconoce.

- **TYK2 (cr. 19p13.2)**
  Este gen codifica para una tirosín cinasa de la familia JAK, implicada en la señalización de los interferones tipo I. Recientemente, se ha descubierto una asociación de un SNP (rs34536443) que da lugar a una sustitución de una prolina por alanina en el dominio cinasa, y que influye en los niveles de fosforilación y la actividad de la proteína.[54]

- **RPL5 (cr. 1p22)**
  En el primer GWAS también se detectó una asociación de la EM con un SNP en el gen de la proteína ribosómica L5 (RPL5),[36] que fue replicado posteriormente.[55]

- **EVI5 (cr. 1p22)**
  EVI 5 es una proteína que regula la estabilidad y acúmulo de factores críticos en la fase G1 del ciclo celular y está codificada por el gen *EVI5*. En el primer GWAS se encontra-

ron dos polimorfismos asociados a EM (rs10735781 y rs6680578),[36] posteriormente replicados.[30,49,55,56]

- **GPC5 (cr. 13q32)**

  GPC5 es el gen que codifica para el glipicán 5, un proteoglucano de la membrana plasmática implicado en la formación de sinapsis y en la regeneración axonal. Varios polimorfismos en este gen se han encontrado asociados con la EM.[56]

- **KIF 1B**

  KIF1B es una cinesina potencialmente implicada en la pérdida axonal irreversible que caracteriza a las EM de larga evolución. El alelo C del polimorfismo rs10492972 en el *locus* KIF1B se asociaba a la EM con una *odds ratio* de 1,35,[57] aunque no ha podido replicarse en estudios posteriores.[58]

- **Otros genes asociados a la EM**

  En el estudio de Burton y colaboradores, se sugería asociación de la EM con SNP en nueve genes diferentes *(SLC4A5, FJL10902, FJL10204, IL7R, INNPP5A, LRP5, ZNF45, GIPR y SAP102).*[59] En otro GWAS se encontraba asociación con un polimorfismo en una región no anotada del cromosoma 13q31.3;[60] en un metaanálisis reciente con polimorfismos en los genes de CD6, IRF8 y TNFRSF1A;[61] en el estudio australiano y neozelandés con varios polimorfismos en los genes de METTL1 y CD40,[62] y en el GWAS finlandés con el polimorfismo rs744166 del gen de la STAT3.[63]

En definitiva, todos los nuevos alelos de riesgo para la EM identificados hasta la fecha son frecuentes, pero ejercen un efecto individual modesto en el riesgo y actúan de forma independiente.

Las restricciones estadísticas aplicadas en los análisis de los GWAS producen la pérdida de información. Para rescatar este tipo de información, un estudio propone el uso de redes,[64] en concreto de 346 módulos diferentes relacionados con la EM, incluyendo el más significativo, varios genes del sistema HLA. Estas aproximaciones, creando redes de genes involucrados con la EM y aquellas que permitan integrar los datos de expresión con los de los GWAS, son las herramientas que permitirán acercarse más a un mejor conocimiento de la enfermedad.

1.4 *Asociaciones genéticas solapantes en enfermedades autoinmunes*

Parece que hay solapamiento entre las variantes de susceptibilidad para diferentes enfermedades autoinmunes, lo que sugiere que al menos parte del fondo genético podría ser compartido entre ellas. Aparte de la conocida asociación a la región del MHC, en los últimos años se han descubierto polimorfismos en varios genes que presentan asociación con más de una enfermedad autoinmune como la diabetes tipo 1, la enfermedad de Crohn, enfermedades tiroideas autoinmunes, la artritis reumatoide, la artritis idiopática juvenil, la enfermedad de Addison y la enfermedad inflamatoria intestinal: *IL2RA, IL7RA, CD58, CLEC16A, CD226, TNFRSF1 y PTPN22.*[49-53,59] La mayoría de estos genes están implicados en tres vías claves: diferenciación celular T, señalización de células inmunes y respuesta inmune innata.[36]

Sin embargo, algunos de estos marcadores genéticos consistentemente asociados en otras enfermedades autoinmunes no han mostrado asociación en la EM (genes de tirosín fosfatasa PTPN22, CTLA-4 y CTLA-24).

1.5 Estudios de expresión

Estos estudios son útiles para identificar las rutas metabólicas involucradas en la enfermedad. El estudio de la expresión de un gen se puede llevar a cabo de manera individualizada mediante reacción en cadena cuantitativa de la polimerasa transciptasa inversa (RT-PCR) del ARN total y reacción en cadena de la polimerasa cualitativa (qPCR) del gen que va a estudiarse, o bien de manera global mediante el uso de *arrays* de ARN que permiten estudiar los patrones de expresión génica (PEG) de cada muestra y compararlos.

1.5.1 Expresión en cerebro

En la EM, los estudios de expresión se iniciaron en 1999 cuando Becker y colaboradores publicaron un trabajo sobre una librería de ADN complementario (ADNc) obtenido de lesiones de EM, señalando varios genes inflamatorios y varios autoantígenos. Otro trabajo estudió, en las mismas muestras,[65] los niveles de transcripción en 5.000 genes, describiendo las diferencias en los patrones de expresión génica (PEG) de 62 genes e incluyendo varios genes ya conocidos por su relación con la EM (IRF-s, TNF-α, etc.). Otros trabajos han analizado los PEG en lesiones de EM utilizando la misma técnica[66,67] y han generado una serie de listas y rutas relacionadas con la enfermedad que no siempre han sido coincidentes.

Estos estudios adolecen de las limitaciones causadas por la poca accesibilidad de la muestra y, en algunos casos, la tecnología usada no favorece la reproducibilidad de los estudios. Aunque las tecnologías de *arrays* son muy semejantes, hay diferencias técnicas (canales de lecturas, tipos de controles internos, secuencias de los tránscritos utilizados, etc.) que deben tenerse en cuenta a la hora de comparar los datos de diferentes trabajos. Otro factor que influye en la reproducibilidad es la propia heterogeneidad clínica de la enfermedad, que dificulta la interpretación de los datos.

1.5.2 Expresión en células mononucleares de sangre periférica

Debido a los problemas para la obtención de muestras ya comentados, se ha intentado buscar diferencias en los PEG en otros tejidos diferentes del cerebro. Gracias a su accesibilidad y a que por ella circulan la células T activadas antes de traspasar la barrera hematoencefálica (BHE), la sangre ha sido estudiada como un buen tejido candidato. Dos trabajos realizaron estudios de PEG en células mononucleares de sangre periférica (PBMC) de pacientes con EM.[68,69] Estos estudios señalan las rutas de inflamación y las relacionadas con las células T autorreactivas como rutas afectadas en este tipo celular en la EM. De esta manera, el problema de la falta de muestra se puede soslayar utilizando células sanguíneas, mucho más accesibles y que reflejan lo que sucede en el cerebro.[70]

En un metaanálisis que englobaba datos de 55 estudios de ligamiento, tanto en humanos como en el modelo animal, y que integraba estos datos con los resultados de los estudios de expresión en humanos y animales, se encontró que los genes diferencialmente expresados en la

EM no están distribuidos uniformemente a lo largo del genoma sino que aparecen agrupados *(clusters)*, agrupamientos que en algunos casos se superponen con las regiones de susceptibilidad señaladas en los estudios de ligamiento.[71]

Los estudios de expresión en PBMC permiten la posibilidad de realizarlos en estadios concretos de la enfermedad o dependiendo del tratamiento. Este tipo de estudios han demostrado que la categorización clínica de brote-remisión tiene su reflejo biológico, ya que encuentran diferencias en los PEG de los pacientes en remisión frente a los pacientes en brote.[72,73]

Otra aplicación de este tipo de estudios se ha orientado a la farmacogenómica, estudiando los PEG de los pacientes antes y durante un tratamiento, con la intención de predecir cómo responderá al tratamiento cada individuo.[24] Proponen un algoritmo que permite, utilizando un grupo de nueve tripletes de genes, predecir la respuesta que tendrá el paciente frente a la terapia con interferón beta, con una fiabilidad de un 85 %. Este tipo de estudios abre nuevas vías de investigación y, sobre todo, tiene una implicación directa en la práctica clínica, influyendo en las decisiones sobre el tratamiento.

1.6 Micro-ARN

En la década de 2000 un nuevo jugador ha entrado en la compleja red de regulación de la expresión génica, los micro-ARN o mi-ARN. Son pequeñas moléculas (20-24 nucleótidos) de ARN no codificante que puede regular la expresión génica postranscripcional. Los genes que producen los mi-RNA son de entre 70 y 150 pb y se encuentran muy conservados entre las especies.[74] Los algoritmos informáticos, basados en el reconocimiento de las secuencias entre el mi-RNA y el gen diana, han estipulado que, en humanos, aproximadamente el 30 % de los genes puede ser regulado por mi-ARN, ya que un único mi-ARN puede regular a cientos de genes. Actualmente se han encontrado 940 mi-ARN en humanos (www.mirbase.org).

Diferencias en la expresión de estas moléculas se han relacionado con el desarrollo y la función de las células del sistema inmune y con los procesos de inflamación.[75] Durante el último año, diversos trabajos han relacionado diferencias en los PEG de los mi-ARN con la EM. En el primer trabajo se analizan los PEG de 384 mi-ARN en PBMC de pacientes frente a controles obteniendo una lista de 7 mi-ARN relacionados con la EM.[76] Otro trabajo en PBMC estudia 866 mi-ARN, encontrando 145 desregulados.[77] Junker y colaboradores analizaron los PEG de los mi-ARN en placas de cerebros de pacientes, y se han encontrado también diferencias entre las placas activas y las inactivas.[78] El último trabajo hasta la fecha ha estudiado los PEG de los mi-ARN en células T-CD4.[79] Los listados ofrecidos por estos trabajos no son totalmente replicables, debido principalmente a la diferencia de tejidos y al poco número de muestras; sin embargo, han abierto un nuevo campo de estudio en la EM, tanto para entender cómo funciona la enfermedad como para buscar posibles dianas terapéuticas.

Limitaciones de los estudios

Además de las ya señaladas en los puntos anteriores, una de las principales limitaciones de los estudios en EM es la heterogeneidad de la enfermedad. Tanto en los GWAS como en los estudios de expresión la solución pasa por simplificar el fenotipo. En un estudio clásico se analiza a enfermos frente a controles, buscando combinaciones de SNP o analizando los PEG. Se busca, por tanto, un dato biológico que permita ser más objetivo en la clasificación de los grupos, disminuyendo la heterogeneidad clínica. Por otro lado, la heterogeneidad genética obtenida en los estudios de un gran número de muestras tal vez pueda disminuir en poblaciones aisladas en las que el fondo genético es menos rico en diversidad.

BIBLIOGRAFÍA

1. Ebers G.C., Sadovnick A.D., The role of genetic factors in multiple sclerosis susceptibility, J Neuroimmunol, 1994; 54: 1-17.
2. Oksenberg J.R., Seboun E., Hauser S.L., Genetics of demyelinating diseases, Brain Pathol, 1996; 6: 289-302.
3. Rosati G., The prevalence of multiple sclerosis in the world: an update, Neurol Sci, 2001; 22(2): 117-139.
4. Koch-Henriksen N., Sorensen P.S., The changing demographic pattern of multiple sclerosis epidemiology, Lancet Neurol, 2010; 9(5): 520-532.
5. Sadovnick A.D., Ebers G.C., Dyment D., Risch N.J., and the Canadian Collaborative Study Group, Evidence for the genetic basis of multiple sclerosis, Lancet, 1996; 347: 1728-1730.
6. Dyment D.A., Ebers G.C., Sadovnick A.D., Genetics of multiple sclerosis, Lancet Neurol, 2004; 3(2): 104-110.
7. Hemminki K., Li X., Sundquist J., Hillert J., Sundquist K., Risk for multiple sclerosis in relatives and spouses of patients diagnosed with autoimmune and related conditions, Neurogenetics, 2009; 10(1): 5-11.
8. Ebers G.C., Sadovnick A.D., Dyment D.A., Yee I.M., Willer C.J., Risch N., Parent-of-origin effect in multiple sclerosis: observations in half-siblings, Lancet, 2004; 363(9423): 1773-1774.
9. Herrera B.M., Ramagopalan S.V., Lincoln M.R., *et al.* Parent-of-origin effects in MS: observations from avuncular pairs, Neurology, 2008; 71(11): 799-803.
10. Robertson N.P., O'Riordan J.I., Chataway J., *et al.* Offspring recurrence rates and clinical characteristics of conjugal multiple sclerosis, Lancet, 1997; 349(9065): 1587-1590.
11. Ebers G.C., Yee I.M., Sadovnick A.D., Duquette P., Conjugal multiple sclerosis: population-based prevalence and recurrence risks in offspring. Canadian Collaborative Study Group, Ann Neurol, 2000; 48(6): 927-931.
12. Ebers G.C., Bulman D.E., Sadovnick A.D., *et al.* A population-based study of multiple sclerosis in twins, N Engl J Med, 1986; 315(26): 1638-1642.
13. Mumford C.J., Wood N.W., Kellar-Wood H., Thorpe J.W., Miller D.H., Compston D.A., The British Isles survey of multiple sclerosis in twins, Neurology, 1994; 44(1): 11-15.
14. Sadovnick A.D., Armstrong H., Rice G.P., Bulman D., Hashimoto L., Paty D.W., *et al.* A population-based study of multiple sclerosis in twins: update, Ann Neurol, 1993; 33: 281-285.
15. Hawkes C.H., Macgregor A.J., Twin studies and the heritability of MS: a conclusion, Mult Scler, 2009; 15(6): 661-667.
16. Baranzini S.E., Mudge J., Van Velkinburgh J.C., *et al.* Genome, epigenome and RNA sequences of monozygotic twins discordant for multiple sclerosis, Nature, 2010; 464(7293): 1351-1356.
17. Haines J.L., Terwedow H.A., Burgess K., *et al.* Linkage of the MHC to familial multiple sclerosis suggests genetic heterogeneity. The Multiple Sclerosis Genetics Group, Hum Mol Genet, 1998; 7(8): 1229-1234.
18. Svejgaard A., The immunogenetics of multiple sclerosis, Immunogenetics, 2008; 60(6): 275-286.
19. Haines J.L., Bradford Y., García M.E., *et al.* Multiple susceptibility loci for multiple sclerosis, Hum Mol Genet, 2002; 11(19): 2251-2256.
20. Sawcer S., Maranian M., Setakis E., *et al.* A whole genome screen for linkage disequilibrium in multiple sclerosis confirms disease associations with regions previously linked to susceptibility, Brain, 2002; 125(Pt 6): 1337-1347.
21. Ebers G., Kukay K., Bulman D., *et al.* A full genome search in multiple sclerosis, Nat Genet, 1996; 13: 472-476.
22. Pericak-Vance M.A., Rimmler J.B., Haines J.L., *et al.* Investigation of seven proposed regions of linkage in multiple sclerosis: an American and French collaborative study, Neurogenetics, 2004; 5(1): 45-48.
23. Sawcer S., Ban M., Maranian M., *et al.* A high-density screen for linkage in multiple sclerosis, Am J Hum Genet, 2005; 77(3): 454-467.
24. Baranzini S.E., Oksenberg J.R., Genomics and new targets for multiple sclerosis, Pharmacogenomics, 2005; 6(2): 151-161.
25. Ramagopalan S.V., McMahon R., Dyment D.A., Sadovnick A.D., Ebers G.C., Wittkowski K.M., An extension to a statistical approach for family based association studies provides insights into ge-

netic risk factors for multiple sclerosis in the HLA-DRB1 gene, BMC Med Genet, 2009; 10: 10.

26. Transatlantic Multiple Sclerosis Genetics Cooperative, A meta-analysis of genomic screens in multiple sclerosis, Mult Scler, 2001; 7: 3-11.

27. Ockinger J., Serrano-Fernández P., Moller S., Ibrahim S.M., Olsson T., Jagodic M., Definition of a 1.06-Mb region linked to neuroinflammation in humans, rats and mice, Genetics, 2006; 173(3): 1539-1545.

28. Sawcer S., Compston A., The genetic analysis of multiple sclerosis in Europeans: concepts and design, J Neuroimmunol, 2003; 143(1-2): 13-16.

29. The Games Collaborative Group, Ban M., Booth D., Heard R., Stewart G., Goris A., Vandenbroeck K., *et al.* Linkage disequilibrium screening for multiple sclerosis implicates JAG1 and POU2AF1 as susceptibility genes in Europeans, J Neuroimmunol, 2006; 179(1-2): 108-116.

30. D'Netto M.J., Ward H., Morrison K.M., *et al.* Risk alleles for multiple sclerosis in multiplex families, Neurology, 2009; 72(23): 1984-1988.

31. Herrera B.M., Cader M.Z., Dyment D.A., *et al.* Multiple sclerosis susceptibility and the X chromosome, Mult Scler, 2007; 13: 856-858.

32. Kalman B., Role of mitochondria in multiple sclerosis, Curr Neurol Neurosci Rep, 2006; 6: 244-252.

33. Ban M., Elson J., Walton A., *et al.* Investigation of the role of mitochondrial DNA in multiple sclerosis susceptibility, Plos One, 2008; 3(8): e2891.

34. Oksenberg J.R., Barcellos L.F., Genetics of multiple sclerosis. Leaving no stone unturned, Genes Immun, 2005; 6(5): 375-387.

35. Hoffjan S., Akkad D.A., The genetics of multiple sclerosis: an update 2010, Mol Cell Probes, 2010, May 11.

36. Hafler D.A., Compston A., Sawcer S., *et al.* Risk alleles for multiple sclerosis identified by a genom-ewide study, N Engl J Med, 2007; 357(9): 851-862.

37. Ramagopalan S.V., Anderson C., Sadovnick A.D., Ebers G.E., Genome wide study of multiple sclerosis, N Engl J Med, 2007; 357: 2199-2200.

38. Perera D., Stankovich J., Butzkueven H., *et al.* Fine mapping of multiple sclerosis susceptibility genes provides evidence of allelic heterogeneity at the IL2RA locus, J Neuroimmunol, 2009; 211: 105-109.

39. Gregory S.G., Schmidt S., Seth P., *et al.* Interleukin 7 receptor alpha chain (IL7R) shows allelic and functional association with multiple sclerosis, Nat Genet, 2007; 39(9): 1083-1091.

40. Lundmark F., Duvefelt K., Iacobaeus E., *et al.* Variation in interleukin 7 receptor alpha chain (IL7R) influences risk of multiple sclerosis, Nat Genet, 2007; 39(9): 1108-1113.

41. Akkad D.A., Hoffjan S., Petrasch-Parwez E., Beygo J., Gold R., Epplen J.T., Variation in the IL7RA and IL2RA genes in German multiple sclerosis patients, J Autoimmun, 2009; 32(2): 110-115.

42. Alcina A., Fedetz M., Ndagire D., *et al.* The T244I variant of the interleukin-7 receptor-alpha gene and multiple sclerosis, Tissue Antigens, 2008; 72(2): 158-161

43. Zhang Z., Duvefelt K., Svensson F., *et al.* Two genes encoding immune-regulatory molecules (LAG3 and IL7R) confer susceptibility to multiple sclerosis, Genes Immun, 2005; 6(2): 145-152.

44. Booth D.R., Arthur A.T., Teutsch S.M., *et al.* Gene expression and genotyping studies implicate the interleukin 7 receptor in the pathogenesis of primary progressive multiple sclerosis, J Mol Med, 2005; 83(10): 822-830.

45. Reich D., Patterson N., De Jager P.L., *et al.* A whole-genome admixture scan finds a candidate locus for multiple sclerosis susceptibility, Nat Genet, 2005; 37(10): 1113-1118.

46. De Jager P.L., Baecher-Allan C., Maier L.M., *et al.* The role of the CD58 locus in multiple sclerosis, Proc Natl Acad Sci U S A, 2009; 106(13): 5264-5269.

47. Rubio J.P., Stankovich J., Field J., *et al.* Replication of KIAA0350, IL2RA, RPL5 and CD58 as multiple sclerosis susceptibility genes in Australians, Genes Immun, 2008; 9(7): 624-630.

48. Hoppenbrouwers I.A., Aulchenko Y.S., Janssens A.C., *et al.* Replication of CD58 and CLEC16A as genome-wide significant risk genes for multiple sclerosis, J Hum Genet, 2009; 54(11): 676-680.

49. Zoledziewska M., Costa G., Pitzalis M., *et al.* Variation within the CLEC16A gene shows consistent disease association with both multiple sclerosis and type 1 diabetes in Sardinia, Genes Immun, 2009; 10(1): 15-17.

50. International Multiple Sclerosis Genetics Consortium (IMSGC), The expanding genetic overlap between multiple sclerosis and type I diabetes, Genes Immun, 2009; 10(1): 11-14.

51. Hafler J.P., Maier L.M., Cooper J.D., *et al.* CD226 Gly307Ser association with multiple autoimmune diseases, Genes Immun, 2009; 10(1): 5-10.

52. Wieczorek S., Hoffjan S., Chan A., *et al.* Novel association of the CD226 (DNAM-1) Gly307Ser polymorphism in Wegener's granulomatosis and confirmation for multiple sclerosis in German patients, Genes Immun, 2009; 10(6): 591-595.

53. Alcina A., Vandenbroeck K., Otaegui D., *et al.* The autoimmune disease-associated KIF5A, CD226 and SH2B3 gene variants confer susceptibility for multiple sclerosis, Genes Immun, 2010, May 27.

54. Ban M., Goris A., Lorentzen A.R., *et al.* Replication analysis identifies TYK2 as a multiple sclerosis susceptibility factor, Eur J Hum Genet, 2009; 17(10): 1309-1313.

55. Alcina A., Fernández O., González J.R., *et al.* Tag-SNP analysis of the GFI1-EVI5-RPL5-FAM69 risk locus for multiple sclerosis, Eur J Hum Genet, 2010, Jan 20.

56. Baranzini S.E., Wang J., Gibson R.A., *et al.* Genome-wide association analysis of susceptibility and clinical phenotype in multiple sclerosis, Hum Mol Genet, 2009; 18(4): 767-778.

57. Aulchenko Y.S., Hoppenbrouwers I.A., Ramagopalan S.V., *et al.* Genetic variation in the KIF1B locus influences susceptibility to multiple sclerosis, Nat Genet, 2008; 40(12): 1402-1403.

58. Booth D.R., Heard R.N., Stewart G.J., *et al.* Lack of support for association between the KIF1B rs10492972[C] variant and multiple sclerosis, Nat Genet, 2010; 42(6): 469-470.

59. Burton P.R., Clayton D.G., Cardon L.R., *et al.* Association scan of 14,500 nonsynonymous SNPs in four diseases identifies autoimmunity variants, Nat Genet, 2007; 39(11): 1329-1337.

60. Comabella M., Craig D.W., Camina-Tato M., *et al.* Identification of a novel risk locus for multiple sclerosis at 13q31.3 by a pooled genome-wide scan of 500,000 single nucleotide polymorphisms, PLoS One, 2008; 3(10): e3490.

61. De Jager P.L., Jia X., Wang J., *et al.* Meta-analysis of genome scans and replication identify CD6, IRF8 and TNFRSF1A as new multiple sclerosis susceptibility loci, Nat Genet, 2009; 41(7): 776-782.

62. Australia and New Zealand Multiple Sclerosis Genetics Consortium (ANZgene), Genome-wide association study identifies new multiple sclerosis susceptibility loci on chromosomes 12 and 20, Nat Genet, 2009; 41(7): 824-828.

63. Jakkula E., Leppa V., Sulonen A.M., *et al.* Genome-wide association study in a high-risk isolate for multiple sclerosis reveals associated variants in STAT3 gene, Am J Hum Genet, 2010; 86(2): 285-291.

64. Baranzini S.E., Galwey N., Wang J., *et al.* Pathway and network-based analysis of genome-wide association studies in multiple sclerosis, Hum Mol Genet, 2009; 18(11): 2078-2090.

65. Whitney L.W., Becker K.G., Tresser N.J., *et al.* Analysis of gene expression in mutiple sclerosis lesions using cDNA microarrays, Ann Neurol, 1999; 46: 425-428.

66. Lindberg R.L., De Groot C.J., Certa U., *et al.* Multiple sclerosis as a generalized CNS disease--comparative microarray analysis of normal appearing white matter and lesions in secondary progressive MS, J Neuroimmunol, 2004; 152: 154-167.

67. Lock C., Hermans G., Pedotti R., *et al.* Gene-microarray analysis of multiple sclerosis lesions yields new targets validated in autoimmune encephalomyelitis, Nat Med, 2002; 8: 500-508.

68. Achiron A., Gurevich M., Friedman N., *et al.* Blood transcriptional signatures of multiple sclerosis: unique gene expression of disease activity, Ann Neurol, 2004; 55: 410-417.

69. Bomprezzi R., Ringner M., Kim S., *et al.* Gene expression profile in multiple sclerosis patients and healthy controls: identifying pathways relevant to disease, Hum Mol Genet, 2004; 12: 2191-2199.

70. Achiron A., Gurevich M., Peripheral blood gene expression signature mirrors central nervous system disease: the model of multiple sclerosis, Autoimmun Rev, 2006; 5: 517-522.

71. Fernald G.H., Yeh R.F., Hauser S.L., Oksenberg J.R., Baranzini S.E., Mapping gene activity in complex disorders: integration of expression and genomic scans for multiple sclerosis, J Neuroimmunol, 2005; 167(1-2): 157-169.

72. Otaegui D., Mostafavi S., Bernard C.C., *et al.* Increased transcriptional activity of milk-related genes following the active phase of experimental autoimmune encephalomyelitis and multiple sclerosis, J Immunol, 2007; 179(6): 4074-4082.

73. Satoh J., Misawa T., Tabunoki H., Yamamura T., Molecular network analysis of T-cell transcriptome suggests aberrant regulation of gene expression by NF-kappaB as a biomarker for relapse of multiple sclerosis, Dis Markers, 2008; 25(1): 27-35.

74. Brodersen P., Voinnet O., Revisiting the principles of microRNA target recognition and mode of action, Nat Rev Mol Cell Biol, 2009; 10(2): 141-148.

75. Baltimore D., Boldin M.P., O'Connell R.M., Rao D.S., Taganov K.D., MicroRNAs: new regulators of immune cell development and function, Nat Immunol, 2008; 9(8): 839-845.

76. Otaegui D., Baranzini S.E., Armananzas R., *et al.* Differential micro RNA expression in PBMC from multiple sclerosis patients, PLoS One, 2009; 4(7): e6309.

77. Keller A., Leidinger P., Lange J., *et al.* Multiple sclerosis: microRNA expression profiles accurately differentiate patients with relapsing-remitting disease from healthy controls, PLoS One, 2009; 4(10): e7440.

78. Junker A., Krumbholz M., Eisele S., *et al.* MicroRNA profiling of multiple sclerosis lesions identifies modulators of the regulatory protein CD47, Brain, 2009; 132(Pt 12): 3342-3352.

79. Lindberg R.L., Hoffmann F., Mehling M., Kuhle J., Kappos L., Altered expression of miR-17-5p in CD4[+] lymphocytes of relapsing-remitting multiple sclerosis patients, Eur J Immunol, 2010; 40(3): 888-898.

Capítulo 6

HLA y esclerosis múltiple

M. L. Cavanillas, E. Urcelay, E. Gómez de la Concha, M.ª C. Cénit

Introducción

El complejo principal de histocompatibilidad *(major histocompatibility complex,* MHC) es el *locus* que posee una mayor asociación con la esclerosis múltiple (EM) y explica el 30 % del componente genético de la enfermedad.[1] Por ello, este capítulo se centrará en el análisis de las características genéticas del MHC, así como en sus mecanismos funcionales para poder entender las causas de su asociación con la EM.

El MHC se localiza en el brazo corto del cromosoma 6 (6p21) y es una de las regiones del genoma más ampliamente estudiada debido a su asociación con diferentes enfermedades autoinmunes, infecciosas e inflamatorias. El MHC clásico mide 3,6 millones de pares de bases (Mb), comprende 160 genes codificantes de proteínas[2] y está dividido en tres regiones (véase la figura 1):

- *Clase I.* Es la región mas telomérica y contiene, entre otros, tres genes principales *(HLA-A, HLA-B* y *HLA-Cw)* que codifican la cadena α de las moléculas HLA de clase I, presentes en todas las células nucleadas del organismo y causantes de la presentación peptídica endógena a los linfocitos T (LT) CD8[+].
- *Clase II.* Es la región más centromérica y está constituida principalmente por genes que codifican las moléculas HLA de clase II, encargadas de presentar péptidos exógenos a los LT CD4[+]. Entre ellos destacan los *loci HLA-DP, HLA-DR* y *HLA-DQ.*
- *Clase III.* Se localiza entre la clase I y la clase II, a lo largo de 760 kb, y está formada por genes que codifican citocinas inflamatorias y otros genes que intervienen en la respuesta inmunitaria sin estar implicados en la presentación antigénica.

En los últimos años ha surgido el concepto del MHC extendido (xMHC), que comprende 7,6 Mb y al menos 421 genes, de los cuales el 60 % están expresados y aproximadamente el 22 % poseen funciones inmunorreguladoras.[3,4]

El MHC ha evolucionado durante millones de años para ser el principal coordinador de la especificidad de la inmunidad innata y adaptativa. Por ello, conserva cuatro características genéticas que lo hacen único, que se describen a continuación:

- *Alta densidad genética.* El MHC es una de las regiones más densas del genoma.
- *Baja tasa de recombinación.* En el MHC es considerablemente menor en comparación con la media existente en el resto del genoma. Distintas combinaciones de alelos del MHC raramente se separan por recombinación a través de la evolución y como consecuencia, ciertos alelos de genes del MHC forman haplotipos (combinaciones de alelos

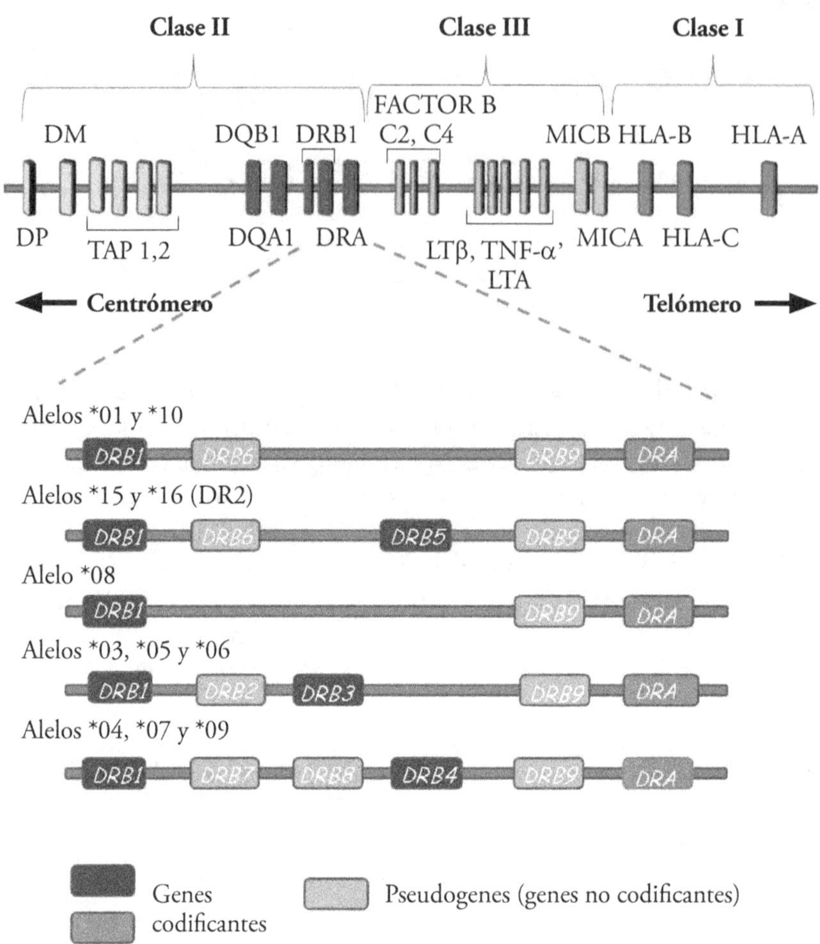

Figura 1. *Localización simplificada de los genes principales de la región 6p21 (parte superior). Representación ampliada de los diferentes haplotipos de la subregión DR dependiendo del alelo existente en el gen* DRB1 *(parte inferior).*

del mismo cromosoma que se transmiten juntos en *cis* con una frecuencia mayor que la que correspondería por azar). Al no favorecerse la recombinación, los llamados haplotipos ancestrales (AH) se heredan inalterados a través de las distintas generaciones.[2]

El elevado desequilibrio de ligamiento (LD) entre segmentos del MHC supone un gran obstáculo para su estudio, ya que una asociación de un determinado fenotipo con algún alelo no permite asegurar que nos encontremos ante la variante etiológica.

— *Alta variabilidad genética.* Supone una complicación añadida en la identificación de posibles variantes causales del MHC; de hecho, el *HLA-B* es el gen más polimórfico del genoma humano, con más de 1.000 alelos conocidos hasta el momento. Existen regiones concretas del HLA donde se concentran picos de variabilidad, fundamentalmente las zonas que codifican los dominios de unión al péptido o al receptor del linfocito T (TCR) y regiones reguladoras de los genes de MHC. Variaciones en estas regiones parecen aumentar la susceptibilidad a padecer enfermedades complejas como la EM.

– *Expresión codominante*. Cada individuo expresa en la superficie celular moléculas HLA codificadas a partir de los alelos heredados de ambos progenitores. De esta forma, el individuo aumenta el número y la variedad de moléculas HLA disponibles para unir péptidos que serán presentados a los LT.

Existen otras fuentes de variabilidad del MHC que actúan de forma postranscripcional, como:

- Procesamiento alternativo: formación de múltiples ARNm procedentes de genes individuales, expandiendo de esta forma la versatilidad del transcriptoma.
- Micro-ARN: estructuras de ARN no codificantes, fundamentales en la regulación de la expresión génica tanto a escala transcripcional como postranscripcional.

1 Asociación del HLA con la susceptibilidad a padecer esclerosis múltiple en población caucásica

La EM es más prevalente entre la población caucásica, siendo en Europa la enfermedad inflamatoria del sistema nervioso central (SNC) más común.

En los últimos años los estudios de asociación genética han tomado gran relevancia. Gracias a ellos, se han podido concretar los alelos y/o los haplotipos de la región MHC implicados en la susceptibilidad o protección a padecer EM.

Las primeras asociaciones descritas identificaron mediante tipificación serológica los alelos HLA-A*03 y HLA-B*07 del HLA de clase I como alelos que conferían susceptibilidad a la enfermedad.[5] Posteriormente, se observó que estas asociaciones se debían al LD con el alelo HLA-DR2, con el que los alelos HLA-A*03 y HLA-B*07 se encuentran formando el AH7.1.[6] Mediante técnicas de biología molecular se pudo concretar que el subtipo del alelo HLA-DR2 que confiere susceptibilidad a EM es el *HLA-DRB1*1501*, principal factor genético asociado a EM.[1] Los haplotipos que portan el alelo HLA-DR2 presentan dos genes funcionales, *DRB1* y *DRB5*, que codifican cadenas DRB diferentes y, por tanto, formarán dos dímeros diferentes junto a la cadena monomórfica DRA. En población caucásica los alelos *DRB1*1501* y *DRB5*0101* casi siempre forman un haplotipo con los alelos *DQA1*0102* y *DQB1*0602*. Este haplotipo conservado confiere un riesgo relativo (RR) a la enfermedad de aproximadamente 3 en heterocigosis y más de 6 en homocigosis, y se encuentra presente en el 60 % de los pacientes caucásicos con EM, mientras que tan sólo aparece en el 20-30 % de los individuos no afectados.

El haplotipo *DQB1*0602-DQB1*602* se encuentra en fuerte LD con los alelos HLA-A*03 y HLA-B*07 en clase I (véase la figura 2). Sin embargo, se ha observado que los haplotipos que contienen *HLA-DRB1*1501* son heterogéneos y no todos ellos se asocian a la susceptibilidad a padecer EM.[7] Los haplotipos que portan el alelo HLA-DR*1501 junto con un alelo HLA-A del grupo HLA-A9 o del grupo HLA-A10 confieren susceptibilidad a la enfermedad, mientras que los haplotipos que portan el alelo HLA-DR*1501 junto con un alelo del grupo HLA-A19 confieren protección a ésta. También se observa que los haplotipos que portaban un alelo del grupo HLA-B15 o HLA-B17 en presencia del alelo *HLA-DRB1*1501* confieren susceptibilidad a la enfermedad.[7]

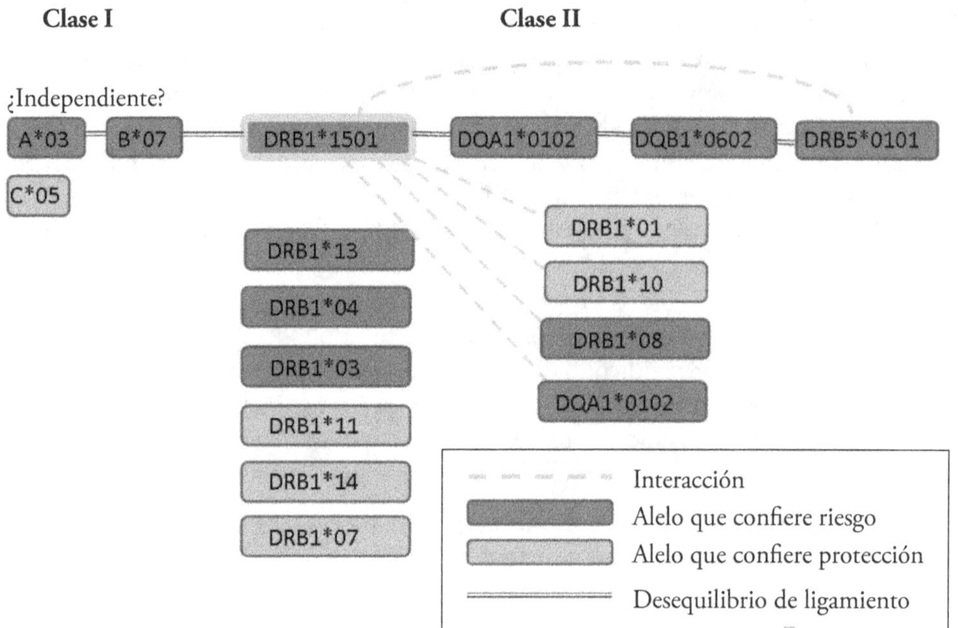

Figura 2. Representación ampliada de las distintas variantes de los genes del complejo mayor de histocompatibilidad asociadas a la esclerosis múltiple en distintas poblaciones.

Más recientemente, se ha mostrado la posible asociación de alelos de HLA de clase I con la enfermedad independientemente de la región de HLA de clase II. Los alelos asociados a la enfermedad son *HLA-A*0301,* que confiere riesgo a padecer la enfermedad y, por otro lado, *HLA-A*0201* y *HLA-C*05,* que muestran un efecto protector.[8] Además, se ha propuesto que un alelo del promotor del gen *TNF* localizado en HLA clase III, -376A, también confiere susceptibilidad a la EM con independencia del alelo DRB1*1501.[9,10] Por este motivo, se ha postulado que probablemente diversos factores presentes a lo largo de toda la región HLA determinen el riesgo o protección para la enfermedad.

Los estudios realizados que intentan determinar si existen alelos en el MHC que influyan en la gravedad y/o progresión de la enfermedad han obtenido resultados inconsistentes y contradictorios.[11]

2 Asociación del HLA con la susceptibilidad a la esclerosis múltiple en otras poblaciones

2.1 Población afroamericana

La población afroamericana posee una alta diversidad haplotípica y patrones de desequilibrio de ligamiento distintos de los presentes en las poblaciones de Europa. Por tanto, esta población es de gran utilidad para determinar el factor o los factores responsables de la susceptibilidad dentro del AH 7.1 (no conservado en dicha población).

En esta población, los alelos *HLA-DRB1*1501* y *HLA-DQB1*0602* no se encuentran siempre formando un haplotipo. Se observó una asociación del alelo *HLA-DRB1*1501* con la EM, con independencia del alelo *HLA-DQB1*0602*,[12] lo que indica que dentro del AH 7.1 el alelo *HLA-DRB1*1501* podría ser el factor etiológico dentro de la región HLA de clase II.

En población afroamericana se ha observado asociación de los alelos *HLA-DRB1*15 (DRB1*1501 y DRB1*1503)* y *HLA-DRB1*03* con la EM. Como se ha comentado anteriormente, en individuos caucásicos los haplotipos que poseen el alelo HLA-DR2 portan dos genes funcionales, *DRB1* y *DRB5*, que codifican cadenas DRB diferentes. Por este motivo, existe una fuerte asociación del *locus* DRB5 con EM. Sin embargo, se han descrito individuos afroamericanos que no poseen el *locus DRB5* pero sí portan el alelo *DRB1*15*. En ellos se mostró una asociación del alelo *DRB1*1501* con la EM con independencia del *locus DRB5*. Además, se observó que los individuos nulos para el *locus DRB5* presentaban un mayor riesgo de desarrollar la forma clínica de EM secundaria progresiva en un menor período que los individuos que sí portaban este *locus*.[13] Por tanto, el gen *DRB5* no está implicado en la susceptibilidad a EM, pero sí puede modificar el curso de la enfermedad y atenuar su gravedad.

2.2 Población sarda

Aunque la EM se ha asociado con el haplotipo *DRB1*1501-DQA1*0102-DQB1*0602* en poblaciones del norte de Europa, en la población de Cerdeña también se ha encontrado asociación con los alelos *HLA-DRB1*0301, HLA-DRB1*0405* y *HLA-DRB1*1303*.[14] El alelo *HLA-DRB1*0301* aparece principalmente en el AH 18.2, un haplotipo muy abundante en esta población que alcanza una frecuencia aproximada del 15 % y que es el haplotipo portador de *HLA-DRB1*0301,* que se asocia a la EM en esta población. En la mayoría de las poblaciones la frecuencia del AH 18.2 es bastante inferior, lo que dificulta su estudio.

2.3 Otras poblaciones

Las asociaciones de los alelos *DRB1*03, DRB1*04* y *DRB1*13* con la susceptibilidad a padecer EM se han replicado recientemente en población canadiense, israelí y sueca, lo que indica que el alelo *DRB1*1501* no es el único que incrementa el riesgo a presentar EM, aunque es el que más riesgo confiere a la enfermedad. En la Italia continental se ha descrito la primera asociación del alelo *HLA-DRB1*07* con la EM, y este alelo confiere un efecto protector a la enfermedad.[15]

3 Fenómenos de epistasis en el MHC asociados a esclerosis múltiple

La epistasis implica que el efecto de un gen se vea modificado por uno o varios genes distintos a éste. En el MHC, la epistasis entre sus genes podría influir en la respuesta inmune, así como en la susceptibilidad a enfermedades autoinmunes o en la gravedad de éstas. Hay evidencias de la existencia de epistasis dentro del MHC en relación con la EM:

- El alelo *HLA-DRB1*14*[16] parece suprimir el efecto del alelo *HLA-DRB1*1501* cuando se heredan juntos. Esto explica que la enfermedad sea poco prevalente en Asia, donde la frecuencia del alelo *HLA-DRB1*14* es alta.

- El alelo *HLA-DQA1*0102* incrementa el riesgo de la enfermedad cuando se combina en trans con el alelo *DRB1*1501*.[17] El alelo *HLA-DQA1*0102* confiere protección cuando no están presentes los alelos *DRB1*1501 y DQB1*0602*.
- El alelo *HLA-DRB1*08* incrementa el riesgo conferido por el alelo *DRB1*1501* cuando está presente en el otro haplotipo parental.[16]
- Los alelos *HLA-DRB1*01* y *HLA-DRB1*10* protegen de la EM solamente en presencia de *HLA-DRB1*1501* en trans[4,16] aunque también se ha descrito que el alelo *HLA-DRB1*01* puede conferir protección por sí solo.

4   Interacciones del MHC con factores ambientales en esclerosis múltiple

La concordancia entre gemelos monozigóticos varía según el lugar de nacimiento, lo que indica que interacciones gen-ambiente pueden ser importantes en la EM. De acuerdo con el gradiente de prevalencia de la enfermedad (gradiente norte-sur en el hemisferio norte y sur-norte en el hemisferio sur), la luz solar, mediante su capacidad para generar vitamina D, es uno de los principales factores ambientales propuestos.

En un estudio reciente se ha localizado un elemento funcional de respuesta a la vitamina D (VDRE) en el promotor de la región *HLA-DRB1*, y este elemento parece estar siempre conservado en los haplotipos que portan el principal alelo de riesgo para la EM *(DRB1*1501)*.[18] Esta secuencia conservada es capaz de unir con mayor afinidad el receptor de la vitamina D que actúa como factor de transcripción activando la expresión del *locus* DRB1. De esta manera, los haplotipos que portan este alelo parecen ser los más vulnerables a la deficiencia de la vitamina D. El mecanismo pone de manifiesto una interacción entre el principal factor genético de riesgo para la EM y uno de los principales factores ambientales que parecen predisponer a la enfermedad. Aunque esta interacción puede ser la llave del incremento de riesgo de EM para el haplotipo más frecuente que contiene el alelo *DRB1*1501* en el norte de Europa, no puede explicar por qué diferentes haplotipos *HLA-DRB1*1501* confieren diferentes riesgos.[7]

Otros factores ambientales implicados en la patogenia de la EM incluyen el virus de Epstein-Barr y el tabaco. No se dispone de estudios que examinen el papel de la interacción entre tabaco y HLA en la EM. Investigaciones de niveles de anticuerpos anti-EBV o infección sintomática con dicho virus y *HLA-DRB1*1501* han mostrado que estos factores pueden actuar sinérgicamente, incrementando así el riesgo de padecer la enfermedad.[19]

5   MHC de clase II: estructura y función en la esclerosis múltiple

Tras estudiar la asociación genética que existe entre el MHC y la EM, nos centraremos en los mecanismos funcionales por los que el HLA de clase II se asocia a la patogenia de este desorden neurológico.

5.1   *Estructura de la molécula HLA de clase II*

Los genes del HLA II codifican glucoproteínas que se expresan en la superficie de las células presentadoras de antígenos *(antigen presenting cells*, APC), fundamentalmente células dendríticas, macrófagos y linfocitos B. La función de estas moléculas es la presentación de los péptidos antigénicos procesados a los LT CD4[+] para iniciar la respuesta inmune; asimismo, el HLA II es fundamental para el correcto mantenimiento de la autotolerancia.

Cada molécula de HLA de clase II es un heterodímero formado por dos péptidos homólogos, una cadena α y una β, unidos de forma no covalente. Cada cadena posee una cola citoplasmática corta, una secuencia transmembrana simple y una región extracelular formada por un dominio distal a la membrana (α_1 y β_1) y un dominio Ig-*like* proximal a ésta (α_2 y β_2). El dominio distal es un dominio de unión a péptidos que consiste en una hendidura a la que se unen los péptidos antigénicos (epítopos) que serán presentados a los LT CD4[+].

Los distintos isotipos del HLA de clase II (HLA-DR, HLA-DQ, etc.) son moléculas con esqueleto proteico altamente conservado. La particular conformación que tienen las moléculas HLA II permite que péptidos antigénicos de hasta quince aminoácidos (P1-P15) se unan a la hendidura con una conformación extendida, de forma que sólo los residuos peptídicos en las posiciones P1, P4, P6 y P9 se anclen directamente a la hendidura, estabilizando así el complejo. A diferencia de la clase I, la hendidura de clase II está abierta en sus dos extremos, de forma que el péptido que se une en el primer residuo de anclaje del HLA no lo hace necesariamente con su primer aminoácido, lo que aumenta la variabilidad en los posibles péptidos de unión.

Es importante recordar que los polimorfismos de las moléculas de clase II se concentran, sobre todo, en las posiciones que contactan con el epítopo antigénico (llamados *pockets* o «bolsillos»), con el receptor de células T (TCR), o con ambos, y son muy inusuales en los dominios proximales. En el caso del HLA-DR2 estos polimorfismos afectan particularmente a la especificidad de los *pockets* P1, P4, P6 y P7.[20]

5.2   La molécula HLA-DR2

Las moléculas DR están codificadas por dos genes: las cadenas α están codificadas por el gen monomórfico *DRA*, mientras que las cadenas β las codifica el gen polimórfico *DRB1*. La gran mayoría de las moléculas DR están, por tanto, codificadas por estos dos genes, y sus distintos subtipos serológicos (DR1, DR2, DR8, etc.) dependerán del alelo DRB1 que esté presente. Los alelos de *DRB1: DRB1*15* y *DRB1*16* están dentro del grupo que serológicamente es conocido como HLA-DR2. El haplotipo formado por los alelos HLA-DRB1*1501, HLA-DRB5*0101 y HLA-DQB1*0602 codifica las cadenas β de las moléculas de MHC II (DR2b, DR2a y DQ6, respectivamente).[21]

En el caso de la EM existen fuertes evidencias para afirmar que la autoinmunidad frente a antígenos de la mielina desempeña un papel importante en el desarrollo de la enfermedad. Los estudios en EM se han centrado principalmente en el péptido inmunodominante de la proteína básica de la mielina *(myelin basic protein, MBP)* que comprende los residuos 85-99 (MBP85-99) y se ha observado que forma complejo con la molécula DR2b (DRA, DRB1*1501) en lesiones de pacientes con EM.[22]

Mientras que la mayoría de los alelos de DRB1 codifican lisinas, argininas o ácido glutámico, se ha observado que en el caso de los alelos *DRB1*1501* y *DRB1*1506* se codifica una alanina (Ala) en la posición 71 de la cadena DRβ. Este polimorfismo parece ser crucial para el correcto emplazamiento del péptido MBP85-99 en el *pocket* P4 de la molécula DR2.[20]

La conformación que presenta el complejo DR2-MBP85-99 se mantiene muy conservada en su segmento NH$_2$-terminal (P1-P4), en donde se encuentran los principales puntos de anclaje con el HLA-DR2, así como importantes residuos de contacto con el TCR. Por el contrario, el extremo COOH-terminal (P5-P10) del péptido parece mantener una posición más elevada (comparado con otros complejos DR-péptido), probablemente debido a un anclaje más débil del péptido con los «bolsillos» del HLA-DR2. Esta característica se cumple en las moléculas HLA-DR2a (DRA, DRB5*0101) y HLA-DR2b (DRA, DRB1*1501).

Actualmente existe controversia acerca de si las diferencias en los residuos de la cadena β del HLA-DR pueden incrementar la susceptibilidad a padecer EM. La mayoría de los estudios afirman que los alelos de clase II de pacientes de EM son estructuralmente idénticos a los de la población sana. La conclusión, con respecto a los estudios cristalográficos, es que ninguna variante del gen *HLA-DRB1* puede explicar por sí sola el riesgo atribuido a padecer EM, de modo que otros factores de riesgo deben estar presentes para desarrollar esta alteración.

6   Mecanismos de riesgo del HLA-DR2 en la esclerosis múltiple

Cómo el HLA puede influir en la susceptibilidad a padecer EM es una pregunta que todavía hoy permanece sin respuesta. Actualmente, existen cuatro posibles teorías que explicarían los mecanismos por los que el HLA-DR2 podría conferir riesgo a padecer EM[23] (véase la figura 3).

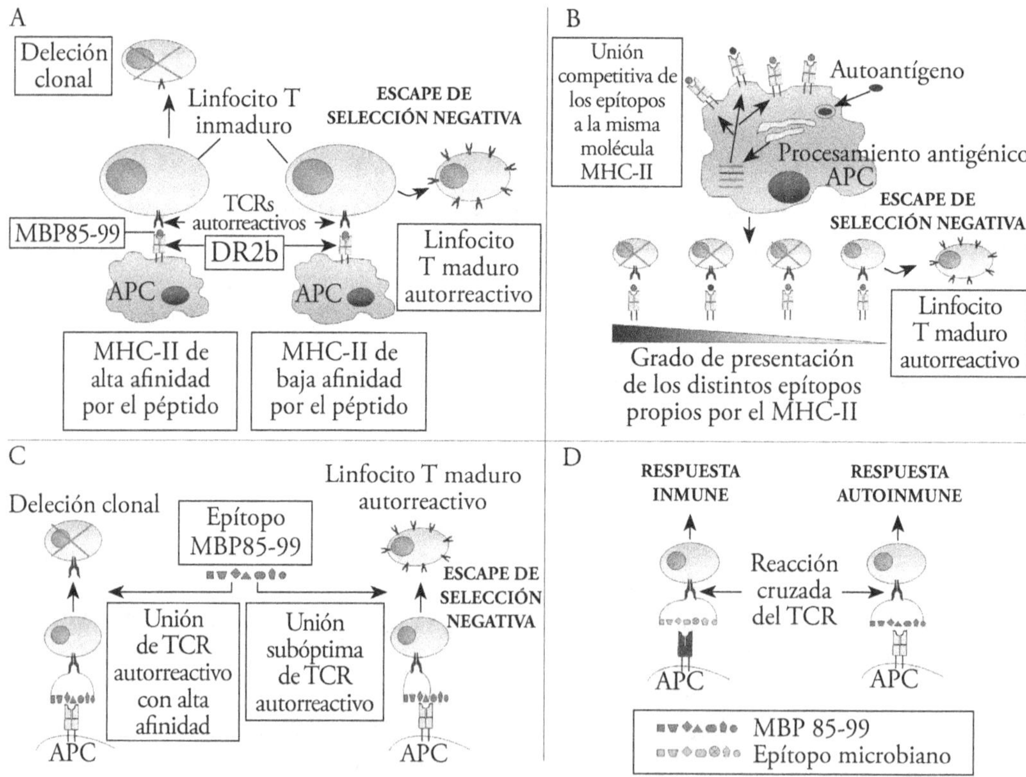

Figura 3. Posibles mecanismos de riesgo del HLA-DR2 en la esclerosis múltiple: a) unión de baja afinidad de autoantígenos con el MHC II; b) unión competitiva de los epítopos autoantígenos al MHC II; c) unión subóptima del TCR; d) mimetismo molecular.

6.1   Unión de baja afinidad de autoantígenos con el MHC II

Los mecanismos de selección tímica o tolerancia central no son totalmente eficaces. Diversos estudios han demostrado la presencia de LT autorreactivos en la periferia que podrían dar lugar a una reacción autoinmune cuando son activados bajo condiciones inflamatorias.

La selección tímica se explica mediante un modelo basado en la interacción del complejo TCR-péptido-MHC. Una interacción de baja avidez entre el TCR y el complejo MHC-autopéptido en el timo embrionario permite la supervivencia del timocito (selección positiva); sin embargo, si el reconocimiento del autopéptido supera un umbral de avidez (TCR con alta afinidad por autopéptidos-MHC) se lleva a cabo el proceso normal de apoptosis celular conocido como «selección negativa»[24] que ocurre en el timo.

Esta hipótesis sostiene que una unión de baja afinidad de péptidos propios (MBP85-99) con las moléculas MHC de clase II (HLA-DR2b) permite a los timocitos de alta afinidad por este autoantígeno escapar de la selección negativa, ya que la avidez general del complejo no supera el umbral requerido.[25] Esta teoría, sin embargo, no explica cuáles son los mecanismos que median la activación periférica de los LT autorreactivos. Parece probable que sean necesarios diversos factores ambientales que contribuyan a crear un entorno inflamatorio adecuado (moléculas coestimuladoras, citocinas proinflamatorias, etc.). De esta forma se contribuiría a estabilizar el complejo TCR-autopéptido-MHC; así se inicia el proceso autoinmune (véase la figura 3a).

6.2   Unión competitiva de los epítopos autoantígenos al MHC- II

En el proceso de presentación antigénica por una molécula MHC de clase II no son procesados todos los posibles epítopos de un antígeno. Éstos epítopos compiten entre sí para ser presentados por una misma molécula de MHC, lo que resulta en una serie de epítopos con una jerarquía a la hora de ser presentados. A este tipo de competencia se le ha denominado «captura competitiva»:[26] a mayor competencia, menor presentación antigénica de todos los posibles epítopos.

En el timo, los epítopos autoantigénicos que se expresan de manera dominante promueven la deleción clonal de aquellos LT autorreactivos frente a ellos (selección negativa). Sin embargo, aquellos determinantes autoantigénicos que son presentados por el MHC de manera ocasional, no inducirán la selección negativa sobre los LT que los reconozcan, incluso en el caso de unirse a ellos con una avidez alta.

Esta teoría, hasta ahora tan sólo probada en ratones, hipotetiza que la región N-terminal de la MBP puede ser presentada por la molécula DR2b a través de múltiples determinantes, que competirían entre sí para ser presentados por esta molécula del MHC. Esta competencia entre los distintos determinantes podría disminuir el grado de presentación antigénica, en concreto del epítopo MBP85-99. Como consecuencia, los LT autorreactivos específicos de MBP85-99 escapan de la selección negativa, lo que supondrá (en la periferia y en un entorno inflamatorio permisivo) una potencial respuesta autorreactiva (véase la figura 3b).

6.3   Unión subóptima del TCR

Diversos estudios cristalográficos han concluido que los puntos de contacto del TCR con el epítopo MBP85-99 presentado por DR2b o DR2a están desplazados hacia la región N-terminal del péptido, donde la conformación del esqueleto peptídico (P1-P5) está altamente conservada entre las moléculas MHC-II. Esta «preferencia» por la región N-terminal del péptido por parte del TCR quedó confirmada al analizar las estructuras cristalinas de dos TCR autorreactivos derivados de pacientes con EM.[27]

Esta hipótesis se basa en la observación del acoplamiento subóptimo de estos TCR autorreactivos derivados de pacientes con EM, que podría tener implicaciones directas en el inicio de la enfermedad. La baja afinidad de estos TCR conlleva un escape de la selección negativa en el timo debido a la baja avidez general del complejo TCR-autopéptido-MHC. Posteriormente en la periferia, la contribución de un estímulo inflamatorio en un entorno con una alta densidad del autopéptido concreto (en nuestro caso, MBP en el SNC) podría aumentar la avidez funcional del complejo y permitir la activación de los LT autorreactivos[28] (véase la figura 3c).

6.4 Mimetismo molecular

Esta hipótesis propone que un determinado LT que reconoce un epítopo derivado de un agente patógeno podría reconocer un antígeno propio que fuera estructuralmente muy parecido al epítopo infeccioso.[29] Actualmente, está ampliamente aceptada la existencia de la reactividad cruzada en los TCR (esencial para el control de infecciones), de forma que un mismo TCR puede reconocer péptidos presentados por, al menos, dos moléculas MHC diferentes (véase la figura 3d).

Como se ha apuntado anteriormente, la EM es una enfermedad multifactorial en la que además de factores genéticos, parece que tienen importancia diversos factores ambientales. Un ejemplo de ello son los múltiples estudios que asocian la presencia de infecciones comunes con la aparición de brotes. Con esta premisa, la teoría del mimetismo molecular propone que la EM es consecuencia de un antígeno externo que mimetice estructuralmente a un autoantígeno en individuos genéticamente predispuestos, provocando una reacción cruzada en los LT que puede conllevar la reacción frente a antígenos propios.

Las moléculas HLA asociadas con EM, DR2b y DR2a forman un complejo con el autoantígeno MBP85-99 y con el péptido microbiano del virus de Epstein-Barr (EBV627-641), respectivamente. La comparación de las dos estructuras cristalizadas revela un alto grado de equivalencia en las regiones peptídicas que serán reconocidas por el TCR. La conformación de las cadenas en ambos complejos es idéntica desde las posiciones P1-P4, y los aminoácidos de las cadenas laterales en las posiciones P1, P2, P3 y P5 (en contacto con el TCR) son los mismos al comparar el complejo MBP-DR2b y el del EBV-DR2a.

7 Estudios funcionales del HLA en encefalomielitis autoinmune experimental

En los últimos años los estudios con ratones humanizados, en conjunción con los estudios poblacionales, han sido fundamentales para la comprensión de los efectos causados por los distintos genes HLA en la EM. Los ratones humanizados son tratados mediante técnicas de ingeniería genética de forma que uno o más genes humanos son inyectados directamente en óvulos fertilizados de ratón, que serán posteriormente transferidos de nuevo a éste, obteniendo así ratones transgénicos. Las cepas de ratón susceptibles pueden ser inmunizadas con compo-

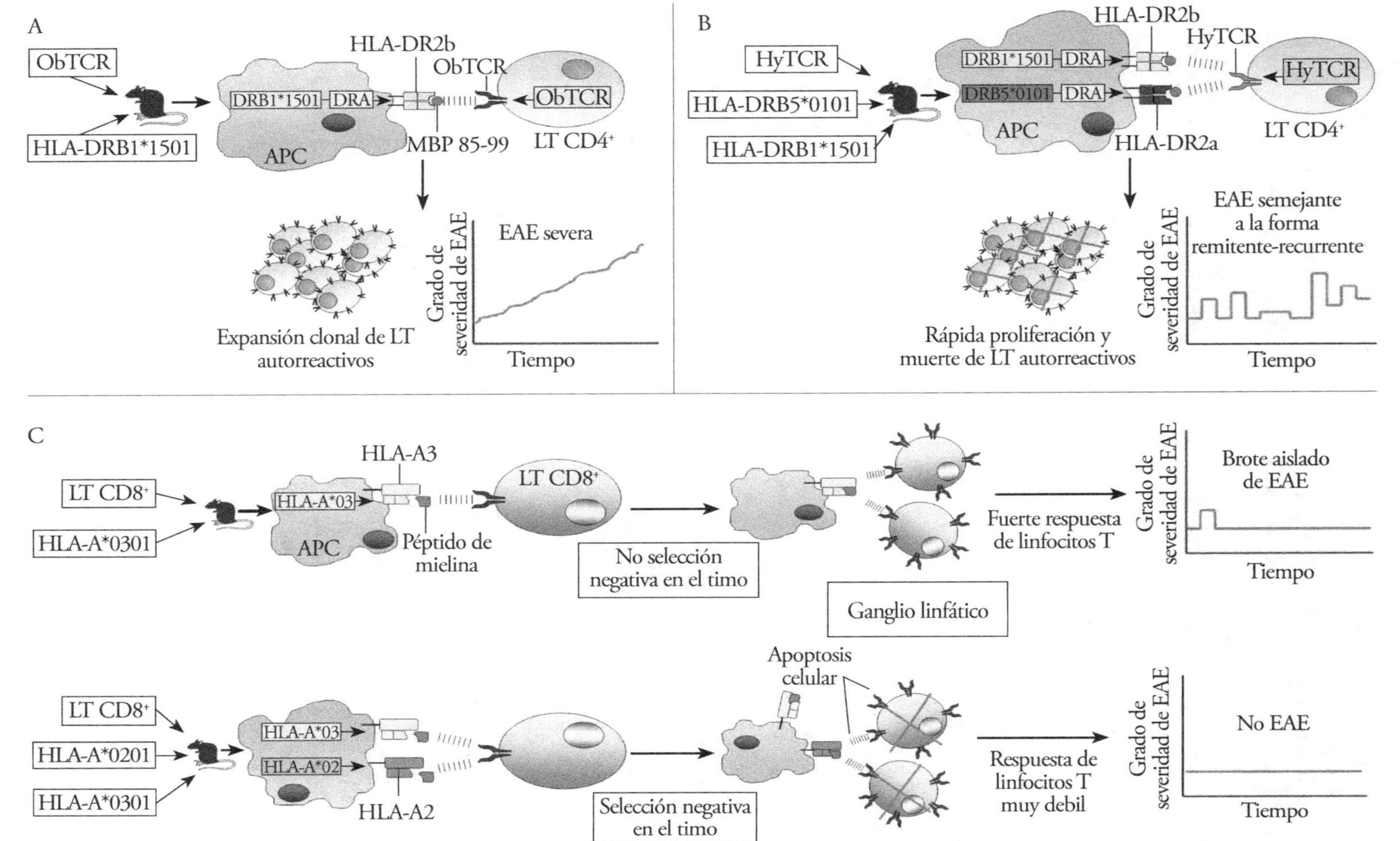

Figura 4. Efectos del HLA en modelos animales de esclerosis múltiple: a) ratones transgénicos para DR2b y TCR humano desarrollan una forma grave de encefalitis autoinmune experimental; b) interacción epistática entre DR2b y DR2a; c) efectos opuestos del HLA-I en encefalitis autoinmune experimental.

nentes de la mielina y desarrollar la forma murina de la EM: la encefalomielitis autoinmune experimental (EAE).

De entre los muchos estudios realizados con ratones humanizados en EAE, los estudios que más han aportado al análisis del HLA en este modelo murino son tres.

7.1   *Ratones transgénicos para DR2b y TCR humano desarrollan una forma severa de encefalomielitis autoinmune experimental*

En 1999, Madsen y colaboradores[30] consiguieron una cepa de ratones dobles transgénicos que expresaban la molécula DR2b *(HLA-DRA*0101, HLA-DRB1*1501)* y un TCR derivado de un LT específico del epítopo MBP85-99 extraído de un paciente con EM. Tras la administración del péptido MBP junto con un adyuvante, los ratones dobles transgénicos (no los transgénicos simples) desarrollaron EAE con una frecuencia del 85-90 % (véase la figura 4a). El trabajo mostró, además, que la incidencia de la EAE con un inicio espontáneo aumentaba en ratones deficientes para el gen *Rag2* (previniendo el reordenamiento del TCR endógeno del ratón), ya que promueve una frecuencia aumentada de LT específicos de MBP en ausencia de LT reguladores. Como consecuencia, estos ratones desarrollan una forma espontánea y grave de EAE, parecida a la forma primaria progresiva de la EM. Este trabajo demostró que los LT CD4+ específicos para el complejo DR2b:MBP85-99 son necesarios y suficientes para desarrollar EAE en ratones dobles transgénicos.[30]

7.2   *Interacción epistática entre DR2b y DR2a*

En el trabajo realizado por Madsen y colaboradores[30] se utilizó un TCR específico de DR2b, pero no se tuvo en cuenta la posible interacción con la molécula DR2a. En 2006, Gregersen y colaboradores[31] utilizaron un TCR capaz de reconocer el epítopo MBP85-99 presentado por DR2b o por DR2a, y también péptidos del EBV unidos a la molécula DR2a. Gracias a la reactividad cruzada, fue posible determinar los papeles individuales de las moléculas DR2b y DR2a en ratones humanizados. Los ratones dobles transgénicos para DR2b y el TCR desarrollaban espontáneamente una forma grave y progresiva de EAE similar a la forma primaria-progresiva de la EM y a la observada por Madsen y colaboradores. Sin embargo, los ratones que adicionalmente eran transgénicos para DR2a desarrollaron una alteración neurológica menos grave y muy parecida a la forma clínica remitente-recurrente de EM (véase la figura 4b). El estudio de Gregersen concluye que en los ratones triples transgénicos, DR2b y DR2a interactúan epistáticamente, de forma que DR2a reduce el efecto grave causado por DR2b en este modelo de EAE. La molécula DR2a modera el efecto de DR2b mediante la inducción de una proliferación masiva de células T y su posterior deleción, disminuyendo así el número de LT infiltrados en el SNC.[31]

La interacción epistática entre DR2b y DR2a depende de la presencia de TCR con reactividad cruzada capaces de reconocer más de una molécula MHC-II, lo que es más común de lo que en un principio se pensaba. El efecto «moderador» de la molécula DR2a sobre los efectos agresivos causados por DR2b, no sólo en la EM sino en general, podría ser uno de los motivos por los que existe una fuerte selección positiva que favorece la herencia conjunta (y por tanto el fuerte LD) entre los genes que codifican estas dos moléculas del HLA-II.

7.3　Efectos opuestos del HLA-I en la encefalomielitis autoinmune experimental

En los últimos años comienza a postularse la idea de que los LT CD4⁺ no son las únicas células T autorreactivas involucradas en la patología de la EM. Así como las moléculas HLA-II están involucradas en la presentación antigénica a los LT CD4⁺, las moléculas HLA-I (presentes en todas las células nucleadas) presentan péptidos endógenos a los LT CD8⁺ citotóxicos.

Un estudio de Friese y colaboradores[32] puso de manifiesto el papel de los LT CD8⁺ en un modelo de EAE que empleaba ratones humanizados. Este estudio confirmó el papel patogénico independiente del alelo HLA de clase I: HLA-A*03. Los ratones transgénicos que expresaban dicho alelo, junto con LT CD8⁺ específicos de mielina extraídos de pacientes con EM, desarrollaban una alteración temprana y moderada similar a los síntomas iniciales observados en enfermos de EM (neuritis óptica, defectos motores sutiles, etc.). El estudio describe que los LT CD8⁺ autorreactivos fueron seleccionados positivamente por el complejo HLA-A3-mielina en el córtex tímico, pero no sufrieron la posterior y normal selección negativa. Parece que estas células T son fuertemente estimuladas en los ganglios linfáticos por el complejo HLA-A3-mielina, iniciando los síntomas anteriormente mencionados (véase la figura 4c).

Por otro lado, el alelo de clase I *HLA-A*0201* (que tiene un efecto protector frente a EM en estudios poblacionales) parece prevenir los efectos del alelo HLA-A*03 en ratones transgénicos. No se conoce el mecanismo exacto, pero se ha observado que al coexpresar la molécula HLA-A2 en los ratones anteriores, ésta reconocía los complejos HLA-A3-mielina-CD8⁺, lo que conduce a la deleción de la mayoría de los LT CD8⁺ autorreactivos a través de los mecanismos de selección negativa. Además, aquellos que escapan de la selección negativa sufren una regulación negativa de sus TCR en la superficie celular, lo que les previene de ser activados en su encuentro con el autoantígeno impidiendo así el inicio de la enfermedad.

El trabajo describe la importancia de los LT CD8⁺ en el inicio de la EM, aunque resalta que la progresión a una forma más grave parece requerir la presencia de LT CD4⁺ (restringidos por MHC-II), lo que implicaría interacciones patogénicas entre las vías de activación de MHC-I y MHC-II.[32]

8　Epigenética del HLA en la esclerosis múltiple

En estudios de hermanastros se ha podido observar que la enfermedad se transmite con una frecuencia más elevada cuando el progenitor afectado es la madre.[33] En un estudio canadiense se ha observado que el alelo *HLA-DRB1*1501* es sobretransmitido de las madres y no de los padres.[34] Curiosamente, con el alelo *DRB1*17* asociado a la EM en Cerdeña se observa lo contrario: parece ser sobretransmitido por los padres.[35] Esto sugiere que el efecto parental puede ser específico del alelo.

Conclusión

La asociación del MHC de clase II con EM inicialmente descrita parece no ser tan sencilla como se creía. Un conocimiento exhaustivo de las interacciones epistáticas (gen-gen o gen-ambiente) y de las características epigenéticas de la región MHC será de suma importancia para entender la patogenia de la enfermedad y concretar nuevas dianas terapéuticas.

Bibliografía

1. Haines J.L., Ter-Minassian M., Bazyk A., *et al.* A complete genomic screen for multiple sclerosis underscores a role for the major histocompatibility complex. The Multiple Sclerosis Genetics Group, Nat Genet, 1996; 13(4): 469-471.

2. Traherne J.A., Human MHC architecture and evolution: implications for disease association studies, Int J Immunogenet, 2008; 35(3): 179-192.

3. Horton R., Wilming L., Rand V., *et al.* Gene map of the extended human MHC, Nat Rev Genet, 2004; 5(12): 889-899.

4. Ramagopalan S.V., Ebers G.C., Multiple sclerosis: major histocompatibility complexity and antigen presentation, Genome Med, 2009; 1(11): 105.

5. Jersild C., Fog T., Histocompatibility (HL-A) antigens associated with multiple sclerosis, Acta Neurol Scand Suppl, 1972; 51: 377.

6. Terasaki P.I., Park M.S., Opelz G., *et al.* Multiple sclerosis and high incidence of a B lymphocyte antigen, Science, 1976; 193(4259): 1245-1247.

7. Chao M.J., Barnardo M.C., Lincoln M.R., *et al.* HLA class I alleles tag HLA-DRB1*1501 haplotypes for differential risk in multiple sclerosis susceptibility, Proc Natl Acad Sci U S A, 2008; 105(35): 13069-13074.

8. Ramagopalan S.V., Knight J.C., Ebers G.C., Multiple sclerosis and the major histocompatibility complex, Curr Opin Neurol, 2009; 22(3): 219-225.

9. Fernández-Arquero M., Arroyo R., Rubio A., *et al.* Primary association of a TNF gene polymorphism with susceptibility to multiple sclerosis, Neurology, 1999; 53(6): 1361-1363.

10. Martínez A., Rubio A., Urcelay E., *et al.* TNF-376A marks susceptibility to MS in the Spanish population: a replication study, Neurology, 2004; 62(5): 809-810.

11. Ramagopalan S.V., Deluca G.C., Degenhardt A., *et al.* The genetics of clinical outcome in multiple sclerosis, J Neuroimmunol, 2008; 201-202: 183-199.

12. Oksenberg J.R., Barcellos L.F., Cree B.A., *et al.* Mapping multiple sclerosis susceptibility to the HLA-DR locus in African Americans, Am J Hum Genet, 2004; 74(1): 160-167.

13. Caillier S.J., Briggs F., Cree B.A., *et al.* Uncoupling the roles of HLA-DRB1 and HLA-DRB5 genes in multiple sclerosis, J Immunol, 2008; 181(8): 5473-5480.

14. Marrosu M.G., Murru M.R., Costa G., *et al.* Multiple sclerosis in Sardinia is associated and in linkage disequilibrium with HLA-DR3 and -DR4 alleles, Am J Hum Genet, 1997; 61(2): 454-457.

15. Ballerini C., Guerini F.R., Rombola G., *et al.* HLA-multiple sclerosis association in continental Italy and correlation with disease prevalence in Europe, J Neuroimmunol, 2004; 150(1-2): 178-185.

16. Dyment D.A., Herrera B.M., Cader M.Z., *et al.* Complex interactions among MHC haplotypes in multiple sclerosis: susceptibility and resistance, Hum Mol Genet, 2005; 14(14): 2019-2026.

17. Lincoln M.R., Ramagopalan S.V., Chao M.J., *et al.* Epistasis among HLA-DRB1, HLA-DQA1, and HLA-DQB1 loci determines multiple sclerosis susceptibility, Proc Natl Acad Sci U S A, 2009; 106(18): 7542-7547.

18. Ramagopalan S.V., Maugeri N.J., Handunnetthi L., *et al.* Expression of the multiple sclerosis-associated MHC class II Allele HLA-DRB1*1501 is regulated by vitamin D, PLoS Genet, 2009; 5(2): e1000369.

19. De Jager P.L., Simon K.C., Munger K.L., *et al.* Integrating risk factors: HLA-DRB1*1501 and Epstein-Barr virus in multiple sclerosis, Neurology, 2008; 70(13 Pt 2): 1113-1118.

20. Smith K.J., Pyrdol J., Gauthier L., *et al.* Crystal structure of HLA-DR2 (DRA*0101, DRB1*1501) complexed with a peptide from human myelin basic protein, J Exp Med, 1998; 188(8): 1511-1520.

21. Spielman R.S., Nathanson N., The genetics of susceptibility to multiple sclerosis, Epidemiol Rev, 1982; 4: 45-65.

22. Valli A., Sette A., Kappos L., *et al.* Binding of myelin basic protein peptides to human histocompatibility leukocyte antigen class II molecules and their recognition by T cells from multiple sclerosis patients, J Clin Invest, 1993; 91(2): 616-628.

23. Etzensperger R., McMahon R.M., Jones E.Y., *et al.* Dissection of the multiple sclerosis associated DR2 haplotype, J Autoimmun, 2008; 31(3): 201-207.

24. Sebzda E., Mariathasan S., Ohteki T., *et al.* Selection of the T cell repertoire, Annu Rev Immunol, 1999; 17: 829-874.

25. Anderton S.M., Wraith D.C, Selection and fine-tuning of the autoimmune T-cell repertoire, Nat Rev Immunol, 2002; 2(7): 487-498.

26. Maverakis E., Beech J.T., Schneider S., *et al.* Presentation of a determinant by MHC class II can be prevented through competitive capture by a flanking determinant on a multideterminant peptide, J Autoimmun, 2008; 31(1): 59-65.

27. Hahn M., Nicholson M.J., Pyrdol J., *et al.* Unconventional topology of self peptide-major histocompatibility complex binding by a human autoimmune T cell receptor, Nat Immunol, 2005; 6(5): 490-496.

28. Wucherpfennig K.W., Call M.J., Deng L., *et al.* Structural alterations in peptide-MHC recognition by self-reactive T cell receptors, Curr Opin Immunol, 2009; 21(6): 590-595.

29. Oldstone M.B, Molecular mimicry and autoimmune disease, Cell, 1987; 50(6): 819-820.

30. Madsen L.S., Andersson E.C., Jansson L., *et al.* A humanized model for multiple sclerosis using HLA-DR2 and a human T-cell receptor, Nat Genet, 1999; 23(3): 343-347.

31. Gregersen J.W., Kranc K.R., Ke X., *et al.* Functional epistasis on a common MHC haplotype associated with multiple sclerosis, Nature, 2006; 443(7111): 574-577.

32. Friese M.A., Jakobsen K.B., Friis L., *et al.* Opposing effects of HLA class I molecules in tuning autoreactive CD8[+] T cells in multiple sclerosis, Nat Med, 2008; 14(11): 1227-1235.

33. Ebers G.C., Sadovnick A.D., Dyment D.A., *et al.* Parent-of-origin effect in multiple sclerosis: observations in half-siblings, Lancet, 2004; 363(9423): 1773-1774.

34. Ramagopalan S.V., Herrera B.M., Bell J.T., *et al.* Parental transmission of HLA-DRB1*15 in multiple sclerosis, Hum Genet, 2008; 122(6): 661-663.

35. Marrosu M.G., Sardu C., Cocco E., *et al.* Bias in parental transmission of the HLA-DR3 allele in Sardinian multiple sclerosis, Neurology, 2004; 63(6): 1084-1086.

Capítulo 7

Neuroinflamación

A. Quintana, J. Hidalgo

Introducción

La inflamación aguda es la primera respuesta a estímulos dañinos como infecciones bacterianas y lesiones tisulares.[1] La inflamación, definida por sus síntomas por el romano Cornelius Celsius *(calor, dolor, rubor* y *tumor* –hinchazón–) implica la liberación coordinada de componentes sanguíneos (plasma y leucocitos) en el lugar. La respuesta es particularmente bien conocida en el caso de las infecciones bacterianas,[2] donde es iniciada por receptores del sistema inmune innato, tales como los receptores *Toll-like* (TLR) y NOD *(nucleotide-binding oligomerization-domain protein)-like* (NLR). Este reconocimiento inicial de la infección es llevado a cabo por macrófagos tisulares residentes y mastocitos, y es seguido por la liberación de diversos mediadores inflamatorios: quimiocinas, citocinas, aminas y péptidos vasoactivos, fragmentos de componentes del complemento, eicosanoides y productos de cascadas proteolíticas. La consecuencia inmediata de la liberación de estos mediadores es que localmente se provoca un exudado inflamatorio: proteínas plasmáticas y leucocitos invaden la zona infectada gracias a la activación del endotelio vascular.[3] Una vez en el lugar infectado, los neutrófilos son activados o bien por el contacto directo con los patógenos o bien por factores liberados por células residentes, e intentan eliminar los patógenos liberando el contenido tóxico de sus gránulos: especies reactivas del oxígeno y del nitrógeno, proteasas, etc.

1 Transición de inmunidad innata a inmunidad adquirida: interleucina 6

Una respuesta inflamatoria aguda es exitosa si consigue eliminar el agente infeccioso (en su caso) y si le sigue la resolución y reparación del tejido dañado. Para ello, es imperativo que se consiga hacer la transición de la inmunidad innata a la adquirida; en la ejecución de esta transición, una citocina, la interleucina (IL) 6, desempeña un papel crítico.[4] La IL-6 originariamente se identificó como *B-cell differentiation factor* (BSF-2) en 1985,[5] como un factor que inducía la maduración final de células B en células productoras de anticuerpos. A principios de la década de 1990 ya estaba claro que la IL-6 no sólo controlaba las células B y los hepatocitos, sino que también tenía efectos sobre la hematopoyesis, las células T, el esqueleto, el sistema cardiovascular e incluso las neuronas.[6]

El análisis estructural ha permitido agrupar las citocinas entre diferentes clases estructurales: las citocinas helicoidales, la familia trimérica del factor de necrosis tumoral (TNF), los factores de crecimiento con nudo de cisteínas o con plegamiento beta-trébol.[7] También se pueden clasificar de acuerdo con el tipo de receptor al que se unen: los receptores de clase I, de clase II, de TNF, de IL-1, con actividad tirosina-cinasa, y de quimioquinas. La IL-6 es una citocina

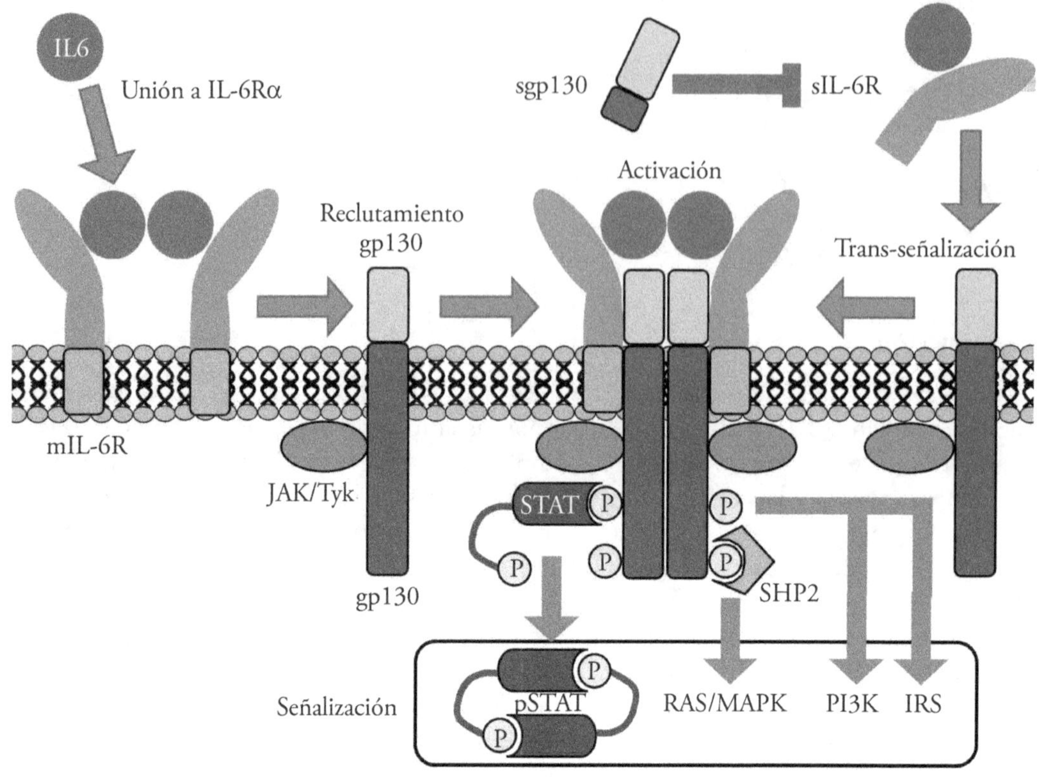

Figura 1. Mecanismos de señalización de la interleucina 6.

helicoidal, con cuatro hélices anfipáticas orientadas con la topología única *up-up-down-down* que sólo se encuentra en esta familia de proteínas. La IL-6 señaliza a través de receptores de clase I, también conocidos como receptores de las neuropoyetina.[7,8] La IL-6 es el miembro fundador de esta familia, que también incluye IL-11, LIF (factor inhibidor de la leucemia), CNTF (factor neurotrófico ciliar), OSM (oncoestatina M), CT-1 (cardiotrofina-1), NNT-1/BSF3 (neurotrofina-1/factor estimulador-3 de células B, también conocido como citocina similar a la cardiotrofina, CLC), y IL-27, y dos homólogos virales de la IL-6. El receptor de la IL-6 (IL-6R) es una proteína de membrana cuyos segmentos extracelulares contienen la región de homología de la unión de citocinas (CHR). El IL-6R no posee actividad enzimática intrínseca, y para señalizar ha de reclutar tirosina-cinasas intracelulares como la cinasa de Janus (JAK) y, en menor medida, la cinasa TYK. El IL-6R ha de asociarse con la proteína gp130 para poder activar JAK (véase la figura 1), formándose un hexámero.[9] La activación de JAK implica la autofosforilación y la generación de lugares de anclaje en el receptor que permiten la activación de otras proteínas, como la familia STAT *(signal transducer and activator of transcription),* o la vía RAS-RAF-MAP cinasas, PI3 (fosfatidil inositol-3) cinasa o IRS (sustrato del receptor de la insulina).

La expresión de IL-6R se limita a hepatocitos, neutrófilos, monocitos/macrófagos y algunos otros leucocitos, por lo que podría pensarse que las acciones de la IL-6 deberían limitarse a esas poblaciones celulares. Sin embargo, el descubrimiento de que en condiciones fisiológicas se produce una forma soluble del receptor de la IL-6 (sIL-6R), que puede unirse a la IL-6 y a continuación a gp130 y activarlo (véase la figura 1), junto con la circunstancia de que gp130 se expresa en virtualmente todas las células, implica que el número de células que pueden responder a la IL-6 se eleva de forma drástica.[10] Este mecanismo se conoce como trans-señalización. Hay dos mecanismos de producción de sIL-6R: proteólisis limitada del dominio extracelular de IL-6R por las metaloproteasas ADAM10 y ADAM17, o por *splicing* (corte y empalme) alternativo del ARNm. Finalmente, es igualmente importante que se genere también una forma soluble de gp130 (sgp130), en este caso sólo por *splicing* alternativo, que puede inhibir la trans-señalización pero no la señalización normal vía el receptor de membrana mIL-6R. Curiosamente, aunque gp130 es la subunidad común del receptor de muchas citocinas, sgp130 sólo afecta la trans-señalización de IL-6.

Un factor crítico en la resolución de cualquier episodio inflamatorio es la transición de la inmunidad innata a la adquirida, y la IL-6 desempeña un papel trascendental (véase la figura 2).[4] Los neutrófilos son los primeros leucocitos que ganan acceso a la zona afectada y que se enfrentan al problema, pero es imperativo que su presencia no se extienda más allá de lo estrictamente imprescindible; de lo contrario, la continuada liberación de sus productos tóxicos daña progresivamente el tejido afectado, lo que probablemente ocurre en la patogenia

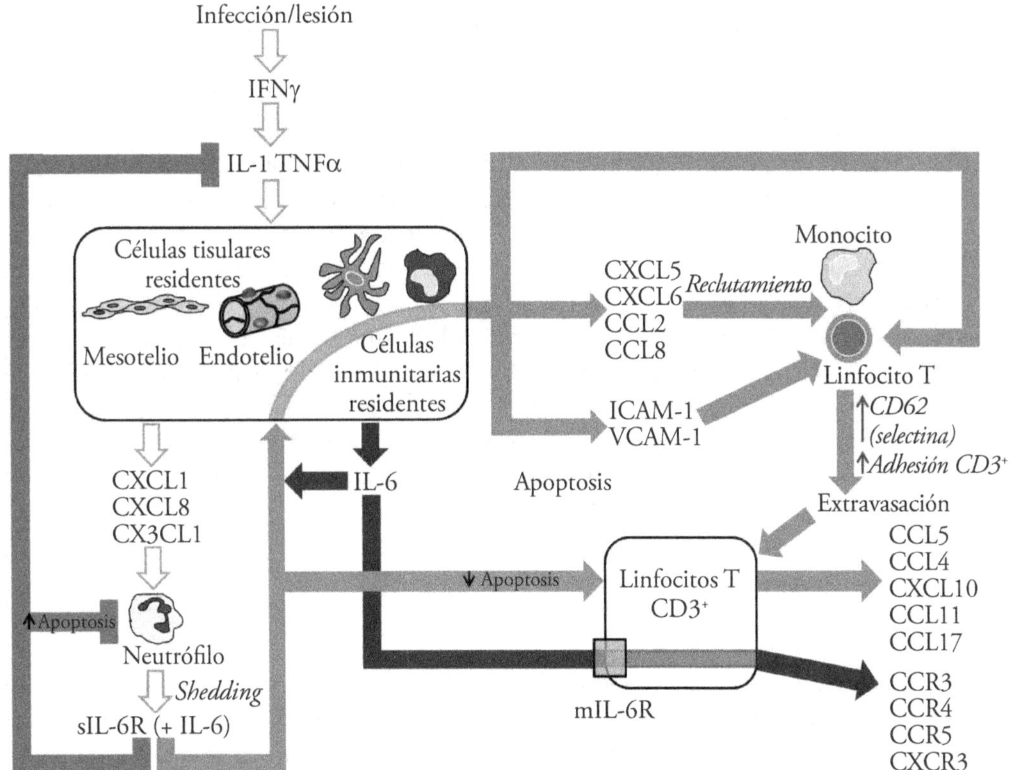

Figura 2. Papel de la interleucina 6 en la transición inmunidad innata-inmunidad adquirida.

de muchas enfermedades inflamatorias como la peritonitis crónica, la sepsis, la inflamación intestinal, la enfermedad obstructiva pulmonar crónica o el daño renal. No parece que la IL-6 estimule la entrada de neutrófilos, sino que por el contrario inhibe su entrada al disminuir la activación de células residentes (endotelio, mesotelio) por parte de las citocinas IL-1 y TNF, que por su parte van disminuyendo la liberación de las quimiocinas CXCL1, CXCL8 y CX3CL1, potentes atrayentes de los neutrófilos. Además, la IL-6 estimula la apoptosis de los neutrófilos, por lo que combinando ambos aspectos (apoptosis e inhibición de las acciones de IL-1 y TNF) la IL-6 desempeña un papel clave en el control de la acción de estas potentes células, esto es, de la inmunidad innata.

La transición hacia la inmunidad adquirida implica la atracción de monocitos y células T, donde de nuevo la trans-señalización de la IL-6 es fundamental (véase la figura 2). Por un lado, incrementa la liberación de quimiocinas atrayentes de estas células (CXCL5, CXCL6, CCL2 y CCL8) por parte de células residentes tisulares, y por otro, estimula la expresión de ICAM-1 y VCAM-1 en el endotelio vascular y de selectina (CD62) en las células T que favorece la extravasación de monocitos y células T. Además, la IL-6 también altera la producción de otras quimiocinas y sus receptores en las células T e inhibe la apoptosis de estas células. Comienza una respuesta altamente orquestada por diferentes tipos de células T, donde destacan las células ayudantes T (T *helper*, Th), en conjunción con monocitos/macrófagos y células residentes, lo que asegura una correcta restauración de la zona afectada; de nuevo, la IL-6 es fundamental desde varios puntos de vista. La recombinación al azar de los genes de los receptores de las células T (TCR) en el timo durante la ontogenia inevitablemente genera algunas células T con actividad específica contra antígenos propios, que se limita por la expresión ectópica de antígenos específicos de tejido dirigida por AIRE (proteína reguladora autoinmune), lo que se conoce como tolerancia central. También existen mecanismos periféricos: excluyendo células T recirculantes del lugar que contiene sus antígenos, sin proveer la co-estimulación adecuada de las células T y suprimiendo la activación de células autorreactivas. Se cree que las células más importantes en el mantenimiento de la tolerancia periférica son las células CD4$^+$ que expresan altos niveles del receptor de la IL-2, CD25, denominadas células CD4$^+$ CD25^{hi} o Tregs (células T reguladoras).[11] El papel central de la IL-6 en el control de las Tregs estriba en que controla de una forma recíproca la formación de las Tregs *versus* las Th17: en presencia de IL-6 + TGF-β, las células T naive se diferencian en células Th17, mientras que si sólo hay TGF-β, entonces se diferencian en Tregs. Las células Th17, al menos en modelos animales, se consideran las principales responsables de causar las enfermedades autoinmunes, en lugar de lo que se sostenía no hace muchos años, esto es, un desequilibrio de las células Th1 y Th2; en humanos, sin embargo, la elevación de las células Th1 sigue siendo el principal candidato.[12,13]

2 Neuroinflamación

Durante muchos años el sistema nervioso central (SNC) se consideraba privilegiado inmunitariamente, pero en la actualidad se acepta que el SNC sí que está vigilado por el sistema inmune y que se dan respuestas inmunes e inflamatorias en el cerebro frente a muchos estímulos (infecciones, accidentes traumáticos, ataques epilépticos, isquemia, etc.).[14] La inflamación en el SNC está caracterizada por la infiltración de células inmunitarias circulantes, principalmente neutrófilos y monocitos, que se ve acompañada por la activación de células residentes que tienen un papel muy significativo: células endoteliales, microglía (las células inmunitarias clave del SNC) y astrocitos.[15]

2.1 Microglía

Las células de microglía (~10-20 % del total de células gliales) pueden considerarse las células inmunitarias residentes del SNC (véase la figura 3). No hay duda de que la microglía procede de precursores mieloides, pero el momento exacto en que invaden el SNC, su origen y destino ontogénicos, y si en la fase adulta pueden devenirse de progenitores de la médula ósea, están bajo intensa discusión.[16,17] Otra área de discusión ha sido si la microglía está o no activa en condiciones normales, o bien si sólo lo está en respuesta a estímulos inmunes.[18] En contra de lo que se creía, la microglía no está nunca en reposo, sino que está continuamente monitorizando su microentorno con procesos y ramificaciones celulares altamente móviles y que se rehacen constantemente, presumiblemente para reparar pequeños daños en la barrera hematoencefálica (BHE), en neuronas aisladas, etc. Cuando se produce una microlesión tisular, este escaneo al

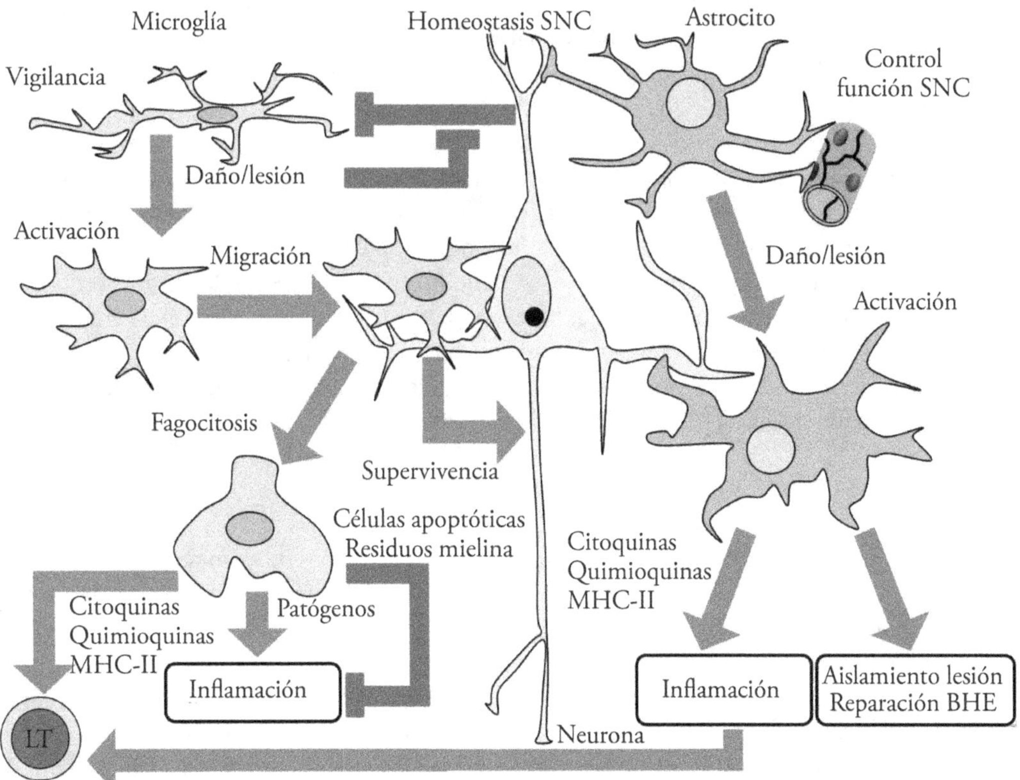

Figura 3. Microglía y astrocitos contribuyen a la homeostasis del sistema nervioso central y a la neuroinflamación.

azar cambia rápidamente a un movimiento dirigido hacia la zona afectada, dependiente de la estimulación de sus receptores purinérgicos y que necesita de la ayuda de astrocitos. En el caso de la supervisión de neuronas, es más probable que la respuesta de la microglía dependa de señales «calmantes», esto es, señales que dejan de producirse como consecuencia de daños en la integridad de una neurona de la vecindad.

El término *microglía reactiva* (o activada) continúa usándose en el contexto de lesiones importantes del SNC, con roturas importantes de la BHE, o infecciones de éste (véase la figura 3). En estos contextos, la microglía sufre un proceso de transformación morfológica y fisiológica considerable, y sus procesos celulares se retraen progresivamente e incluso llegan a adquirir una forma ameboide en su estado de máxima activación, prácticamente indistinguibles de la transformación en macrófagos de los monocitos infiltrantes, con los que la microglía está emparentada. La detección de patógenos bacterianos, víricos y fúngicos se consigue mediante receptores tipo TLR que producen una potente activación de la microglía; ésta es también activable por factores del complemento, anticuerpos, componentes plasmáticos, agregados de proteínas (incluidas β-amiloides y priónicas), citocinas (incluida la IL-6), quimiocinas y neurotrofinas, entre otros factores.[18] La activación de la microglía no es estereotipada: por ejemplo, cuando es activada por antígenos bacterianos, la microglía es fagocítica y libera mediadores inflamatorios, mientras que cuando elimina células apoptóticas o restos de mielina produce factores antiinflamatorios. Gracias a la liberación de mediadores específicos, la microglía informa a diversos tipos de células T, de la misma forma que recibe información de ellas. El fenotipo funcional, como es preceptivo en una célula reguladora de la importancia de la microglía en un tejido tan sensible como el SNC, depende en gran medida del contexto, en términos temporales y de la presencia o ausencia simultánea de otros factores. En enfermedades como la esclerosis múltiple o el síndrome de Guillain-Barré, así como en modelos animales como la encefalitis autoinmune experimental (EAE), está claro que la microglía/macrófagos contribuye a la progresión de la enfermedad y, de hecho, el bloqueo de estas células limita la patología. A conclusiones similares se llega con la enfermedad de Parkinson. En otras enfermedades los efectos de la microglía pueden ser diferentes. Por ejemplo, en modelos de Alzheimer la microglía parece tener un papel dual, neuroprotector al poder degradar las placas amiloideas, neurotóxico al inducir neuroinflamación, y en modelos de infarto cerebral, la microglía parece ser beneficiosa.

2.2 Astrocitos

El otro gran grupo de células gliales, la macroglía, está compuesto de astrocitos, oligodendrocitos y células ependimales. Los astrocitos son las células gliales más abundantes del SNC, son de origen neuroectodérmico, y son esenciales en el control de la homeostasis del SNC (véase la figura 3):[15] inducción y mantenimiento de la BHE, soporte metabólico de las neuronas, metabolismo de neurotransmisores como el glutamato, producción de diversos factores neurotróficos, homeostasis de iones clave, formación de la cicatriz glial y reparación del parénquima nervioso tras lesiones, etc. Además de estas funciones básicas, los astrocitos también son críticos en la inmunidad innata y adaptativa: aunque en menor medida que la microglía, los astrocitos expresan varios tipos de TLR y NOD, receptores esenciales para identificar patógenos, así como varios factores del complemento. En respuesta a diferentes estímulos (infecciones, autoinmunes, mecánicos o tóxicos) los astrocitos se activan, también cambiando drásticamente su morfología (al igual que ocurre con la microglía), haciéndose sus procesos celulares más gruesos, lo que se conoce como reactividad astrocitaria (entonces las células se denominan *astrocitos reactivos*). Los astrocitos son rica fuente de factores mediadores inflamatorios: citocinas y quimiocinas, además de expresar el complejo mayor de histocompatibilidad clase II, que tienen un potente efecto sobre células del sistema inmunitario, incluida la microglía.[15,19] Su relevancia se manifiesta cuando se analiza el fenotipo de ratones en los que se inactiva específicamente el factor de transcripción NF-κB en astrocitos, y se observa que la respuesta inflamatoria del SNC a lesiones traumáticas se ve fuertemente disminuida.[20] Sin embargo, de estos datos no debe deducirse que todo lo que hacen los astrocitos es dañino para el SNC; bien al contrario, experimentos con depleción de astrocitos demuestran que estas células son esenciales demarcando el alcance de la lesión (en cuanto a extensión y duración), reparando la BHE y permitiendo la supervivencia neuronal, aunque limiten el crecimiento *(sprouting)* neuronal.[21]

2.3 Interleucina 6, neuroinflamación y encefalitis autoinmune experimental

Tal y como cabría esperar, la IL-6 desempeña un papel crítico en la neuroinflamación, y en general en la homeostasis del SNC. Astrocitos, microglía, células endoteliales e incluso neuronas son fuente de IL-6 y, a su vez, se ven influenciadas por esta citocina. Puede ejercer efectos neuroprotectores, incrementando la supervivencia neuronal frente a daños de diversa índole, controlar la gliosis, limitar el estrés oxidativo y la apoptosis, y fomentar la reparación del SNC tras lesiones.[22,23] El potencial destructor de la desregulación de la IL-6, sin embargo, es también obvio: ratones transgénicos expresando la IL-6 de forma crónica en el SNC (ratones GFAP-IL6) conduce a una neuroinflamación también crónica que causa neurodegeneración, ruptura de la BHE, angiogénesis, regulación al alza de múltiples citocinas y estrés oxidativo, entre otros efectos, con consecuencias fisiopatológicas profundas.[24-26]

La IL-6 se incrementa en el SNC en virtualmente cualquier condición inflamatoria, incluyendo enfermedades autoinmunes como la esclerosis múltiple y neurodegenerativas como la enfermedad de Alzheimer. Uno de los modelos de enfermedades autoinmunes más usados es el modelo de esclerosis múltiple, EAE. En cuanto la producción de anticuerpos contra la IL-6 fue posible y se probó en el modelo de EAE, pudo observarse que su administración reducía los signos clínicos de la EAE inducida tanto activamente como adoptivamente.[27] Tres años más tarde varios laboratorios demostraron simultáneamente que ratones deficientes en IL-6 eran resistentes a esta enfermedad y confirmaron la relevancia de esta citocina en este clásico modelo de neuroinflamación.[28-31] Son muchas las posibilidades que se barajan para entender lo que ocurre en este modelo (véase la figura 4): control de la entrada de leucocitos al SNC, de la autorreactividad de los linfocitos T, de fenómenos locales en lugar de periféricos, de la diferenciación de microglía/monocitos en macrófagos, etc. Todas estas explicaciones, o ninguna, podrían estar detrás de que los ratones deficientes en IL-6 sean resistentes a la EAE y, dada la devastación causada por enfermedades como la esclerosis múltiple, es obvio que necesitamos esclarecer su mecanismo de acción. En nuestro laboratorio hemos podido constatar que la modulación de la expresión local de IL-6 tiene efectos drásticos sobre el tipo de enfermedad que se manifiesta: los ratones GFAP-IL6, que expresan la IL-6 en astrocitos, tienen una ausencia

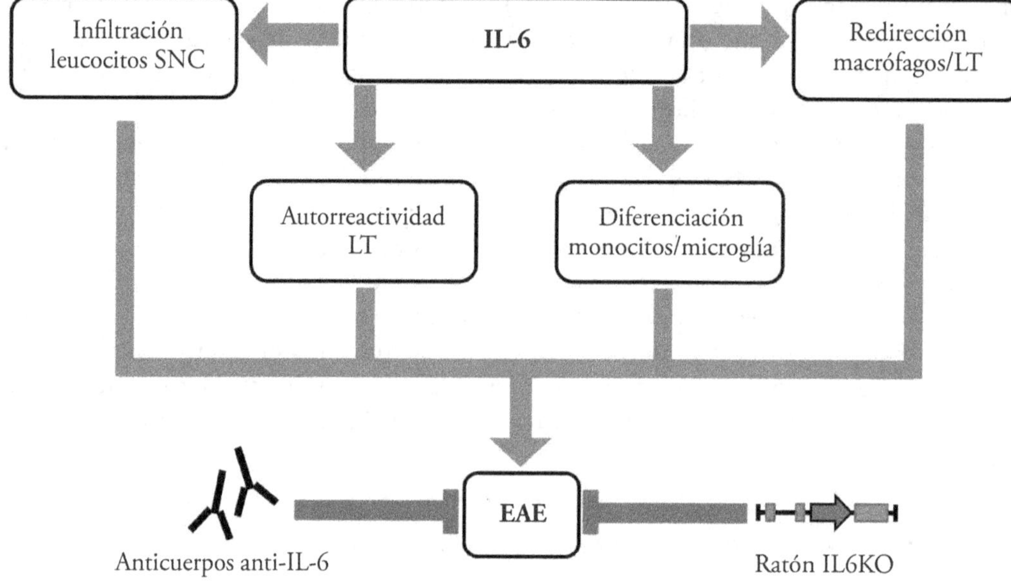

Figura 4. Mecanismos que podrían explicar la resistencia de los ratones IL-6 KO a la encefalitis autoinmune experimental.

prácticamente total de sintomatología clínica normal (resultante de afectación de la médula espinal), mientras que muestran problemas claros de ataxia, presumiblemente por afectación cerebelar.[32] En otras palabras, por el mero hecho de una mayor expresión central de IL-6, se redirige la respuesta inflamatoria desde la médula espinal hacia el cerebelo.

BIBLIOGRAFÍA

1. Medzhitov R., Origin and physiological roles of inflammation, Nature, 2008; 454: 428-435.
2. Barton G.M., A calculated response: control of inflammation by the innate immune system, J Clin Invest, 2008; 118: 413-420.
3. Pober J.S., Sessa W.C., Evolving functions of endothelial cells in inflammation, Nat Rev Immunol, 2007; 7: 803-815.
4. Jones S.A., Directing transition from innate to acquired immunity: defining a role for IL-6, J Immunol, 2005; 175: 3463-3468.
5. Hirano T., Taga T., Nakano N., *et al.* Purification to homogeneity and characterization of human B-cell differentiation factor (BCDF or BSFp-2), Proc Natl Acad Sci U S A, 1985; 82: 5490-5494.
6. Kishimoto T., Akira S., Narazaki M., Taga T., Interleukin-6 family of cytokines and gp130, Blood, 1995; 86: 1243-1254.
7. Wang X., Lupardus P., Laporte S.L., García K.C., Structural biology of shared cytokine receptors, Annu Rev Immunol, 2009; 27: 29-60.
8. Bauer S., Kerr B.J., Patterson P.H., The neuropoietic cytokine family in development, plasticity, disease and injury, Nat Rev Neurosci, 2007; 8: 221-232.
9. Boulanger M.J., Chow D.C., Brevnova E.E., García K.C., Hexameric structure and assembly of the interleukin-6/IL-6 alpha-receptor/gp130 complex, Science, 2003; 300: 2101-2104.
10. Rose-John S., Waetzig G.H., Scheller J., Grötzinger J., Seegert D., The IL-6/sIL-6R complex as a novel target for therapeutic approaches, Expert Opin Ther Targets, 2007; 11: 613-624.
11. Afzali B., Mitchell P., Lechler R.I., John S., Lombardi G., Translational mini-review series on Th17 cells: induction of interleukin-17 production by

regulatory T cells, Clin Exp Immunol, 2010; 159: 120-130.

12. Steinman L., A brief history of T(H)17, the first major revision in the T(H)1/T(H)2 hypothesis of T cell-mediated tissue damage, Nat Med, 2007; 13: 139-145.

13. Palmer M.T., Weaver C.T., Autoimmunity: increasing suspects in the CD4⁺ T cell lineup, Nat Immunol, 2010; 11: 36-40.

14. Allan S.M., Rothwell N.J., Inflammation in central nervous system injury, Philos Trans R Soc Lond B Biol Sci, 2003; 358: 1669-1677.

15. Farina C., Aloisi F., Meinl E., Astrocytes are active players in cerebral innate immunity, Trends Immunol, 2007; 28: 138-145.

16. Geissmann F., Manz M.G., Jung S., *et al.* Development of monocytes, macrophages, and dendritic cells, Science, 2010; 327: 656-661.

17. Soulet D., Rivest S., Microglia, Curr Biol, 2008; 18: R506-R08.

18. Hanisch U.-K., Kettenmann H., Microglia: active sensor and versatile effector cells in the normal and pathologic brain, Nat Neurosci, 2007; 10: 1387-1394.

19. Dong Y., Benveniste E.N., Immune function of astrocytes, Glia, 2001; 36: 180-190.

20. Brambilla R., Bracchi-Ricard V., Hu W.H., *et al.* Inhibition of astroglial nuclear factor kappaB reduces inflammation and improves functional recovery after spinal cord injury, J Exp Med, 2005; 202: 145-156.

21. Bush T.G., Puvanachandra N., Horner C.H., *et al.* Leukocyte infiltration, neuronal degeneration, and neurite outgrowth after ablation of scar-forming, reactive astrocytes in adult transgenic mice, Neuron, 1999; 23: 297-308.

22. Gruol D.L., Nelson T.E., Physiological and pathological roles of interleukin-6 in the central nervous system, Mol Neurobiol, 1997; 15: 307-339.

23. Penkowa M., Moos T., Carrasco J., *et al.* Strongly compromised inflammatory response to brain injury in interleukin-6-deficient mice, Glia, 1999; 25: 343-357.

24. Campbell I.L., Abraham C.R., Masliah E., *et al.* Neurologic disease in transgenic mice by cerebral overexpression of interleukin 6, Proc Natl Acad Sci U S A, 1993; 90: 10061-10065.

25. Campbell I.L., Transgenic mice and cytokine actions in the brain: bridging the gap between structural and functional neuropathology, Brain Res Rev, 1998; 26: 327-336.

26. Giralt M., Penkowa M., Hernández J., *et al.* Metallothionein-1+2 deficiency increases brain pathology in transgenic mice with astrocyte-targeted expression of interleukin 6, Neurobiol Dis, 2002; 9: 319-338.

27. Gijbels K., Brocke S., Abrams J.S., Steinman L., Administration of neutralizing antibodies to interleukin-6 (IL-6) reduces experimental autoimmune encephalomyelitis and is associated with elevated levels of IL-6 bioactivity in central nervous system and circulation, Mol Med, 1995; 1: 795-805.

28. Okuda Y., Sakoda S., Bernard C.C., *et al.* IL-6-deficient mice are resistant to the induction of experimental autoimmune encephalomyelitis provoked by myelin oligodendrocyte glycoprotein, Int Immunol, 1998; 10: 703-708.

29. Mendel I., Katz A., Kozak N., Ben-Nun A., Revel M., Interleukin-6 functions in autoimmune encephalomyelitis: a study in gene-targeted mice, Eur J Immunol, 1998; 28: 1727-1737.

30. Eugster H.-P., Frei K., Kopf M., Lassmann H., Fontana A., IL-6 deficient mice resist myelin oligodendrocyte glycoprotein-induced autoimmune encephalomyelitis, Eur J Immunol, 1998; 28: 2178-2187.

31. Samoilova E.B., Horton J.L., Hilliard B., Liu T.S., Chen Y., IL-6-deficient mice are resistant to experimental autoimmune encephalomyelitis: roles of IL-6 in the activation and differentiation of autoreactive T cells, J Immunol, 1998; 161: 6480-6486.

32. Quintana A., Müller M., Frausto R.F., *et al.* Site-specific production of IL-6 in the central nervous system retargets and enhances the inflammatory response in experimental autoimmune encephalomyelitis, J Immunol, 2009; 183: 2079-2088.

Capítulo 8

Anticuerpos y esclerosis múltiple

I. Gabilondo, A. Saiz, F. Graus

Introducción

Los anticuerpos (Ac) reflejan la presencia, naturaleza e intensidad de una respuesta autoinmune.[1] Por lo tanto, deberían ser potencialmente útiles como marcadores diagnósticos, de clasificación y actividad clínica en esclerosis múltiple (EM) así como en otras enfermedades inmuno-mediadas. Sin embargo, hasta la fecha no se han detectado Ac específicos de EM y la mayoría también se encuentran en otras enfermedades neurológicas, sistémicas e incluso en sujetos sanos. Por otra parte, resulta difícil establecer con certeza si el papel de los Ac es patogénico, regulador, acompañante o incluso parte de un fenómeno reparador.

El protagonismo de los Ac y los linfocitos B en la patogenia de la EM se ha sustentado durante muchos años en la detección de bandas oligoclonales de inmunoglobulinas (Ig) G en líquido cefalorraquídeo (LCR),[2] y en el hallazgo de células B, células plasmáticas, complemento y Ac específicos anti-mielina en estudios de placas crónicas y en áreas de desmielinización activa del sistema nervioso central (SNC) de pacientes con EM.[3] También en el hecho de que existen anticuerpos específicos en otras enfermedades autoinmunes como el lupus eritematoso sistémico.

En los últimos años ha resurgido la importancia de los Ac y las células B en la patogenia de la EM gracias a diversos hallazgos relevantes. Los estudios de LCR revelan asociación entre la producción intratecal de IgG,[4] el predominio de células B,[5,6] y de bandas oligoclonales IgM en LCR[7,8] con la progresión clínica de la enfermedad. En segundo lugar, ya hay evidencia del efecto beneficioso de tratamientos inmunomoduladores e inmunosupresores que inciden sobre el aclaramiento de anticuerpos (plasmaféresis)[9,10] o sobre la depleción de las células B (rituximab, anticuerpo monoclonal anti-CD20).[11]

Las células de la línea B, a las que previamente se les había atribuido un papel enigmático en la EM, tienen probablemente una función central en la perpetuación de la respuesta inmune en el SNC y por ende en la persistencia y estabilidad de las bandas oligoclonales en LCR. Aproximadamente el 5 % de las células del LCR son linfocitos B,[5,6,13] en su mayoría células B de memoria, y su concentración no parece guardar relación con la de sangre periférica.[5] Las principales células secretoras de anticuerpos (CSA) en LCR son los plasmablastos (CD 19+, CD 138−)[5] y las células plasmáticas (CD 19−, CD 138+),[13] ambas de la línea B. Estudios sobre el tráfico, supervivencia y diferenciación de las células de esta línea revelan que el cerebro inflamado es un entorno amigable para su perpetuación local. Éste genera factores quimiotácticos (a destacar CXCL10, CXCL12, CXCL13, CCL2, CCL3),[14-17] que atraen al SNC las CSA procedentes de órganos linfoides periféricos. Además favorece la supervivencia de las células de línea B a través de BAAF,[18] de factor de crecimiento nervioso y CXCL12.[16,19] Por otra parte, ya es conocida la existencia de agregados similares a folículos linfoides ectópicos en meninges del 30-40 % de pacientes con formas secundariamente progresivas de la enfermedad.[20,21] Su formación se ha relacionado con la capacidad quimiotáctica y homeostática del mencionado ligando CXCL13.[20] El último es producido por células de centros germinales linfoides, monocitos, macrófagos y células dendríticas, y ha sido detectado por inmunohistoquímica en macrófagos infiltrantes en SNC, lesiones activas, folículos linfoides de meninges, vasos de lesiones activas y en endotelio de linfoma primario del SNC. Su nivel en LCR se correlaciona fuertemente con producción intratecal de Ig y con el número de células B, plasmablastos y células T en LCR.

Todavía no está determinado si las células productoras de Ac en EM proceden de la diferenciación de células B virgen o de células B memoria. Existen diversas teorías sobre los posibles mecanismos para generar Ac:

- Producción de Ac antígeno dependiente: *a)* a través de células B de memoria reestimuladas para proliferar y diferenciarse a CSA;[22] *b)* por CSA procedentes de los mencionados agregados similares a folículos linfoides de las meninges.
- Producción de Ac antígeno independiente: *a)* activación circunstancial de células B de memoria para convertirse en CSA (requiere ayuda de células T y receptor tipo *Toll* en células);[23,24] *b)* CSA procedentes de órganos linfoides periféricos que migran con ayuda de plasmablastos del LCR productores de CXCR4 y CXCR3.[14,15]

El papel deletéreo de los Ac y de las células B en la EM también está sometido a diversas teorías (véase la figura 1). Los Ac podrían ser patogénicos si son capaces de reconocer antígenos de superficie en los tejidos diana, lo que llevaría a una cascada inflamatoria aguda a través de la activación del complemento. Un efecto lesional que también se podría producir por un mecanismo de citotoxicidad mediada por células y dependiente del Ac, a través de su unión a los receptores Fc de macrófagos, neutrófilos o células NK. Pero, además de la formación de Ac, las células B también podrían participar en la respuesta inmune a través de otros dos mecanismos. Por una parte, las células B son excelentes células presentadoras de antígenos, de forma que a través de su receptor pueden capturar pequeñas cantidades de antígeno y selectivamente internalizarlo y presentarlo a las células T, y con ello inducir la expansión clonal de células T citotóxicas. Así, la interacción célula T-célula B produciría una expansión simultánea de células T y células B específicas de antígeno,[25] que perpetuaría o aumentaría la respuesta inmune. Finalmente, las células B activadas secretan citoquinas y quimioquinas que podrían alterar la función de las células T inmunorreguladoras y activar a los macrófagos.[25,26]

1   Descripción de anticuerpos asociados con esclerosis múltiple

1.1 *Anticuerpos contra proteínas mielínicas*

1.1.1 *Proteína básica de la mielina (MBP)*

Es la segunda proteína mielínica del sistema nervioso en abundancia tras la proteína proteolipídica (PLP). Se localiza en la capa más interna de la mielina y está implicada en el

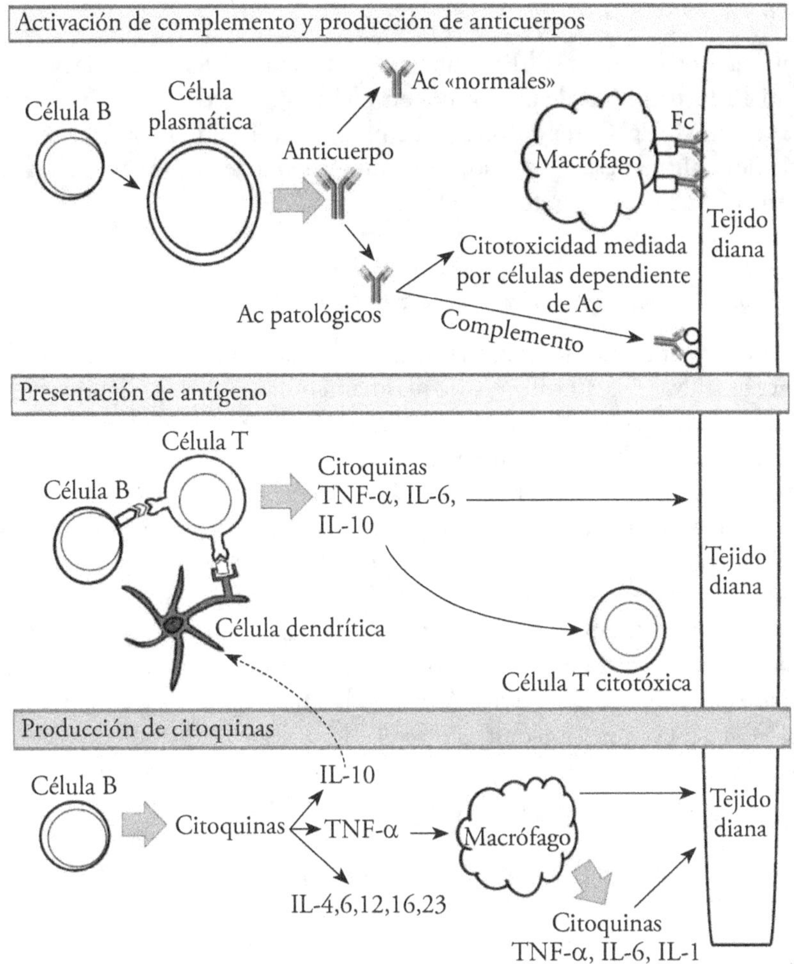

Figura 1. Mecanismos de actuación de la célula B.

mantenimiento de su estructura compacta. El hecho de que se trate de un antígeno intracelular dificulta su contacto con autoanticuerpos y por lo tanto hace menos probable el papel patogénico de los Ac anti-MBP. En este sentido no se ha demostrado este efecto en la encefalomielitis autoinmune experimental (EAE) y su contribución en la EM es controvertida. Así, hay estudios que han identificado mediante *inmunoblot* en el LCR de pacientes con EM bandas que podían corresponderse con Ac anti-MBP,[27] y otros que no han podido confirmar esos mismos resultados.[28,29] Un argumento que se ha utilizado para explicar estas discrepancias es la relativamente baja afinidad de estos Ac que hace que sólo se puedan detectar en ensayos de fase sólida.[30] Además, estos Ac pueden estar circulantes como parte de la respuesta humoral normal en sujetos en edad pediátrica, pues se detectan hasta en el 20 % de los niños.[31] Tampoco se han podido detectar epítopos de MBP en el LCR de pacientes con EM mediante cribado de librería de antígenos. Todo ello indica que no tienen utilidad diagnóstica ni valor pronóstico.

1.1.2   Proteína proteolipídica

Con la proteína proteolipídica (PLP) ocurre algo similar a lo referido con la MBP. Se han descrito Ac anti-PLP en el LCR de pacientes con EM y enfermedad activa en los que no se les detectaba Ac anti-MBP.[32] Otros autores, sin embargo, utilizando las mismas técnicas no han sido capaces de confirmar estos resultados.[28] También se ha descrito la existencia en el LCR de un incremento de células B secretoras de PLP.

1.1.3   Glucoproteína mielínica oligodendrocítica (MOG)

Se trata de una proteína transmembrana tipo I cuantitativamente menor que se expresa exclusivamente en el SNC. Se localiza en la plasmamembrana de los oligodendrocitos y en la superficie de la vaina de mielina con un único dominio de Ig extracelular.[33] Este último hecho la hace fácilmente accesible a los autoanticuerpos sin necesidad de un daño previo para su exposición. Los Ac anti-MOG son capaces de producir desmielinización y de exacerbar la EAE por transferencia pasiva.[34,35] Esto se produce a través de epítopos conformacionales, por lo que los Ac contra epítopos lineales o contra péptidos no ejercen ningún efecto patogénico. En un estudio con pacientes con síndrome clínico aislado (CIS) se observó que la presencia de Ac anti-MOG eran altamente predictores de conversión en EM clínicamente definida.[36] Sin embargo, a pesar de que estos resultados no fueron confirmados por otros estudios,[37] sí se ha demostrado que la presencia de estos Ac se asocia a una mayor carga lesional en resonancia magnética.[38] Por otra parte, cabe destacar que la detección comparada de Ac anti-MOG en suero y/o LCR de pacientes con EM respecto a controles o a pacientes con otras enfermedades neurológicas ha obtenido resultados dispares, con frecuencias de detección de 0-80 % para casos con EM y 0-60 % para controles. Esta variabilidad se ha atribuido a las diferencias en las técnicas de detección y en la del antígeno utilizado.[39] Así, no todas las técnicas son capaces de detectar los Ac que se unen a la MOG nativa. Por ejemplo, el inmunoblot sólo puede detectar Ac contra antígenos desnaturalizados (epítopos lineales)[40] y los ELISAS no pueden distinguir entre respuestas contra proteínas plegadas o no conformacionales.[41,42] Esto ha hecho que se desarrollen nuevos métodos de análisis capaces de detectar de forma más específica Ac contra la MOG adecuadamente plegada y glicosilada.[43] Pero aun con ello, los resultados aún continúan siendo variables, lo que se ha atribuido a la heterogeneidad de la población estudiada. Por ejemplo, en un estudio con un radioinmunoensayo utilizando una versión tetramérica plegada y glicosilada de la MOG, se encontró una frecuencia de Ac en el 20 % de los pacientes con encefalomielitis aguda diseminada y éstos eran prácticamente indetectables en pacientes con EM de inicio en la edad adulta.[44] Por tanto, el valor diagnóstico y pronóstico de esta determinación está todavía por ser demostrado.

1.1.4   Anticuerpos contra otros componentes de la mielina

- *Galactocerebrósido C* (Gal-C): Se trata de un glicolípido mayor de la mielina, representa un 32 % del contenido lipídico de ésta. Tanto la MOG como el Gal-C son altamente encefalogénicos en varios modelos de EAE.[45] Más aun, la transferencia pasiva de Ac en modelos animales e *in vitro* han demostrado las propiedades desmielinizantes de los

Ac anti-Gal-C.[46] El papel patogénico de los Ac anti-mielina en EM humana está peor establecido, ya que sus títulos no difieren inequívocamente entre pacientes con EM y sujetos sanos.[47] Diversos estudios han demostrado diferencias significativas en los niveles de Ac contra Gal-C en LCR entre controles y casos con EM (principalmente EM remitente-recidivante [EMRR]), y recientemente también en los niveles de α-Gal-C en suero.[48] Puesto que estos Ac no se detectaron en pacientes con CIS, se ha propuesto su uso como predictores de conversión a MS clínicamente definida.

— *Glucoproteína asociada a la mielina* (MAG): se localiza en el SNC en la parte mas interna, periaxonal, del envoltorio de mielina no compactada. Los Ac anti-MAG se han descrito a títulos bajos y de forma infrecuente en EM.[49,50]

— *Proteína específica de oligodendrocito* (OSPA/ claudin-11): es una proteína de transmembrana expresada de forma preferente, aunque no exclusiva, en los oligodendrocitos. Por su relevancia en la estructura y función de la mielina, también ha sido considerada como un posible autoantígeno de interés para la EM.[51] En un estudio, Ac anti-OSP analizados mediante inmunoblot y ELISA, se detectaron en el LCR de pacientes con EMRR, y éstos estaban ausentes o bien a título muy bajo en sujetos sanos.[52] Más recientemente, un estudio mediante citometría de flujo sobre una línea celular transfectada con OSP, confirmó la existencia de títulos altos de Ac contra la proteína OSP desnaturalizada y contra el péptido OSP 114-120, pero no se observó reactividad contra la proteína OSP nativa.[53] Este hallazgo sugeriría que los Ac pueden ser más un epifenómeno relacionado con la patología de la EM que no la causa del ataque inmune. En cualquier caso, el título de Ac era muy superior en formas EMRR que en CIS o formas progresivas. Si esto tiene o no valor diagnóstico o pronóstico está por determinar.

— *Otros glicopéptidos:*

- *Anticuerpos IgM contra CSF114* (Glc), un glicopéptido designado según su estructura molecular, han sido detectados en suero y LCR del 33 % de pacientes con EMRR con considerable especificidad (indetectable en donantes de sangre sanos y en otras enfermedades autoinmunes).[54] Por inmunohistoquímica se mostró que estos Ac marcaban selectivamente mielina y oligodendrocitos, pero no otras células. Además, se correlacionó el nivel de los Ac IgG e IgM en suero contra esta glicoproteína con la actividad clínica y con actividad lesional por resonancia magnética en EM.

- *Otros anticuerpos contra antígenos glicosilados* como Glc (alfa1,4)Glc(alfa) también han sido recientemente descritos en pacientes con EMRR,[55] con niveles significativamente mayores en pacientes con EM que en otras enfermedades neurológicas o autoinmunes.

2　Anticuerpos contra otros componentes del sistema nervioso central

2.1　*β-arrestina*

La β-arrestina es un homólogo de la arrestina o también llamado antígeno-S, una proteína soluble que se une al calcio y que forma parte de las denominadas proteínas dominantes de la retina de mamíferos. La arrestina se describió originalmente como inductora de la uveorretinitis autoinmune en modelos animales.[56] Su papel funcional es detener la activación de proteína G en las vías de transducción visual. La distribución de las β-arrestinas es extensa, y se ha demostrado inmunorreactividad intensa en las terminales de los axones del cerebro. Es bien conocida la inflamación intraocular moderada asociada a la EM, en concreto la uveítis. Se han descrito Ac tanto contra arrestina retiniana como contra arrestina cerebral en pacientes con EM.[57] La autorreactividad frente a β-arrestina podría explicar en parte la remielinización defectuosa y el retraso en el desarrollo de los oligodendrocitos de la EM, dado que la β-arrestina es fundamental para la transducción de señales intracelulares.

2.2 Heat shock proteins

Las *heat shock proteins* (HSP), también denominadas proteínas de estrés o chaperonas, son proteínas que asisten en el rescate celular a través de plegamiento de proteínas sintetizadas o desnaturalizadas por el estrés celular. En general se localizan intracelularmente en el citosol, mitocondria, retículo endoplasmático y núcleo. Sin embargo, se ha descrito su ocasional expresión en la superficie celular y la existencia de formas solubles. Existen numerosas familias de HSP, destacando HSP 60 (grande, ~ 1 MDa) y HSP 70 (pequeña, ~ 70 kDa), las mejor caracterizadas, y HSP 90 (~ 90 kDa), la menos conocida. Todas ellas se expresan de forma abundante en casi todas las células del sistema nervioso. Desde hace varios años se conoce que los títulos de Ac contra la familia de HSP 60 y HSP 70 están elevados en el LCR de los pacientes con EM y otras enfermedades neurológicas.[58,59] Se ha postulado que las formas solubles de HSP60 y HSP70 influyen sobre el sistema inmune innato haciendo de ligandos de *Toll Like Receptor* e induciendo secundariamente respuestas inflamatorias. Asimismo, se postula que HSP 70 promueve la presentación de autoantígenos como MBP y PLP por MHC II. Por otra parte, en referencia a la familia HSP 90, se sabe que HSP 90 β se expresa en la superficie de las células precursoras de oligodendrocitos en cultivos celulares perinatales y del adulto. Un análisis de *microarray* identificó sobreexpresión del gen *Hsp90* en lesiones activas de EM.[60] Los Ac contra esta proteína son capaces de reducir la población de oligodendrocitos en cultivos celulares y han sido detectados en el LCR de pacientes con EM durante brotes clínicos así como durante etapas de remisión.[61,62]

2.3 *Proteasoma*

El proteasoma es un complejo 20S responsable de la degradación de la mayoría de proteínas no lisosomales en células eucariotas. Es un antígeno intracelular ubicuo, incluyendo a células gliales y neuronas. La primera evidencia de su implicación en enfermedades autoinmunes fue la detección en 1991 de Ac específicos contra diferentes polipéptidos de su estructura en el suero de pacientes con lupus eritematoso sistémico (LES).[63] Posteriormente también se han detectado en suero de pacientes con polimiositis-miositis, síndrome de Sjögren primario y síndrome de Beçet. Su detección ha sido negativa en otras entidades como artritis reumatoide, vasculitis, esclerodermia, enfermedades autoinmunes tiroideas, cirrosis biliar primaria, colangitis esclerosante primaria y hepatitis autoinmune. Un estudio de 2002 demostró que el proteasoma es un autoantígeno mayor en EM pues detectó Ac contra éste en el suero del 66 % de pacientes con EM (con detección simultánea en LCR en el 80 % de estos casos).[64] La frecuencia de detección fue diferente para las diferentes formas clínicas de EM: 58 % en RR,

50 % en PP y 80 % en SP. Por otra parte, observaron que un 66,7 % de pacientes con EM ya eran sero-positivos en el momento del primer brote, lo que indicaría que los Ac están presentes tempranamente en la enfermedad. Estas frecuencias quedaron muy por encima de lo hallado para otras enfermedades autoinmunes (LES: 35 %, Sjögren primario: 16 %, Beçet: 19 %), lo cual contrastaba con estudios previos (LES: 58 %, polimiositis-dermatomiositis 47 %, sd. Sjögren 39 %), diferencias que se atribuyeron a aspectos metodológicos.

2.4 Neurofascina 155 y 186

La neurofascina es una proteína de la familia de moléculas de adhesión L1. Tiene 2 isoformas, neurofascina 155 (NF155) y neurofascina 186 (NF186). Ambas derivan del mismo gen por *splicing* alternativo y sus dominios extracelulares contienen 6 dominios de Ig idénticos y un número variable de repeticiones similares a fibronectina idénticas, lo cual favorece la reactividad cruzada de los Ac contra estas proteínas.

La NF155 es una proteína mielínica producida por la oligodendroglía que se localiza en la región yuxtaparanodal. Contribuye a la unión de la vaina de mielina con el axón mediante la formación de las denominadas uniones *septate-like,* para lo que requiere acoplarse con el heterocomplejo axonal contactina-Caspr (proteína asociada a contactina). La NF186 es una proteína neuronal expuesta en la superficie de axones mielinizados en el segmento inicial del axón y en el nodo de Ranvier. Se asocia con las cadenas $\beta1$ y $\beta3$ de los canales de Na^+ voltaje dependiente y con otras proteínas nodales para mantener la arquitectura molecular que permite la conducción saltatoria en el nódulo de Ranvier.

Se ha descrito la detección en suero de Ac contra el dominio extracelular de NF155 en 20-30 % de pacientes con EM (especialmente en fases crónicas progresivas) y en una proporción significativamente menor de pacientes con otras enfermedades neurológicas inflamatorias y en donantes de sangre sanos.[65]

El efecto patogénico de los Ac contra neurofascina ha sido demostrado en experimentos *in vitro* y en modelos animales.[65,66] La cotransferencia de Ac monoclonal panneurofascina con células T MOG-reactivas ha demostrado que los Ac antineurofascina pueden exacerbar la gravedad de EAE al unirse selectivamente a NF186 en el nodo de Ranvier. Esto producía un daño axonal agudo, pero reversible, y se asociaba al depósito de C9 y Ac monoclonales murinos en los nodos de Ranvier. *In vitro,* el Ac específico para neurofascina era capaz de inducir déficit electrofisiológico en cortes de hipocampo sólo en presencia de suero fresco, indicando que su efecto patogénico es dependiente de complemento. Estas observaciones identifican a NF186 como una diana para el daño axonal mediado por Ac. La arquitectura molecular paranodal se altera tras desmielinización experimental y en placas de EM, indicando que NF155 se podría hacer accesible para unirse a Ac en las lesiones desmielinizantes. Los Ac anti-NF también inhiben la remielinización al unirse a NF155 reexpresado en la superficie de los oligodendrocitos que están remielinizándose.

2.5 Contactina-2/TAG-1 (transient expressed axonal glycoprotein 1)

Inicialmente descubierta como una proteína expresada transitoriamente en axones durante el desarrollo, en la actualidad se sabe que la contactina-2/TAG-1 es expresada durante la edad adulta por los oligodendrocitos, las células de Schwann y los axones en la región yuxtaparano-dal de fibras mielinizadas. También la expresan las neuronas en la sustancia gris del hipocampo y la médula espinal. Esta distribución condujo a la hipótesis de que la autoinmunidad frente a la contactina-2 podría estar implicada en las lesiones de sustancia gris de la EM. De hecho, experimentos funcionales en EAE mostraron que células T específicas de contactina-2 (TAG-1) así como autoanticuerpos específicos inducen inflamación de sustancia gris en animales.[67] Asimismo, se ha demostrado que la proliferación de estas células T contactina-2 específicas es mayor en pacientes con EM que en controles.[67] Esta respuesta antígeno específica se asociaba a secreción de IFN-γ e IL-17, citoquinas con conocido patrón neuroinflamatorio. En modelos de EAE se encontró que las células T contactina 2/TAG-1 inducen lesiones tanto en sustancia gris como blanca, especialmente en corteza cerebral. Esto contrasta con los modelos de EAE activamente inducidos, en los que no es habitual la afectación de la sustancia gris y está ausente la de la corteza cerebral.

2.6 Transaldolasa

La transaldolasa (TAL) es una enzima clave de la vía no oxidativa de las pentosas fosfato ya que aporta ribosa-5-fosfato a la síntesis de ácidos nucleicos y NAPDH a la biosíntesis de lípidos. Otra de las funciones fundamentales de la TAL es mantener el glutatión reducido y, en consecuencia, proteger los grupos sulfídricos y la integridad celular de radicales de oxígeno.

Estudios inmunohistoquímicos de secciones de cerebros humanos y cultivos de células cerebrales murinas demostraron que TAL se expresa selectivamente en oligodendrocitos a niveles altos, posiblemente en relación con la producción de grandes cantidades de lípidos componentes mayores de la mielina, así como asociada a la protección de las cubiertas de mielina de los radicales de oxígeno. Se han detectado autoanticuerpos de alta afinidad contra TAL recombinante en suero y LCR de pacientes con EM.[68] Por el contrario, estaban ausentes en 145 individuos normales y en pacientes con otras enfermedades autoinmunes y neurológicas. Además, TAL recombinante estimulaba la proliferación y causaba agregados de linfocitos periféricos en pacientes con EM. Para explicar el origen de la producción de Ac contra TAL se ha propuesto la mimetización molecular y la reactividad cruzada con el retrovirus. Se ha detectado reactividad cruzada entre el HTLV-1 y epítopos autoantigéni-cos de la región codificada por el retrotransposón NH2 terminal de TAL. Además, existe reactividad cruzada entre suero de pacientes infectados con HTLV-1 y TAL, así como con HIV-1 gag P17.

2.7 Neurofilamentos

Los neurofilamentos (NF) son un componente principal del citoesqueleto axonal y su número se correlaciona con el tamaño, forma y calibre del último. La subunidad ligera de neurofilamento de 68-Kd (NF-L) es el principal componente del core del NF, mientras que la mediana de 150-Kd y la pesada de 200-Kd se localizan más periféricamente. El diámetro axonal y su velocidad de conducción están influidos por el número de NF. La ausencia de NF-L ocasiona crecimiento radial axonal severamente reducido. Su acoplamiento defectuoso y destrucción se ha relacionado con diversas enfermedades neurodegenerativas, por lo que se ha propuesto a los Ac contra NF como marcadores biológicos de daño axonal. Se han descrito niveles elevados de Ac contra NF-L en LCR y suero de pacientes con EM progresiva así como en otras enfermedades neurodegenerativas y en sujetos sanos, observándose además que los niveles de éstos están fuertemente relacionados con la edad del sujeto.[69] Estos estudios han demostrado correlación entre los niveles de estos Ac en LCR y la duración de la enfermedad, la discapacidad e indicadores de atrofia cerebral por resonancia magnética (RM).

2.8   *2'3' ciclo nucleósido 3' fosfodiesterasa (CNPasa)*[70]

La CNP es una proteína de membrana del oligodendrocito, y además se expresa a niveles altos en linfocitos y retina. Se han detectado Ac contra CNP en suero y LCR del 74 % de pacientes con EM y son de tipo IgM. La respuesta de Ac es temporalmente persistente, lo que apoya la activación inmune sistémica y la activación antigénica persistente. Es más, la CNP se aísla en forma de inmunocomplejo en cerebros de pacientes con EM. La CNP se expresa en 2 isoformas, siendo CNPII idéntica a CNPI pero con una extensión de 20 aminoácidos en el extremo terminal de CNPII. Sin embargo, la respuesta de Ac está exclusivamente restringida a CNPI, y, en contraste, ambas isoformas se unen a C3 del complemento. Este último hecho hace plausible la opsonización vía C3 de la membrana de mielina mediada por inmunocomplejo CNP-Ig y receptores de membrana Fc Ig de macrófagos y microglía.

2.9   *Nogo-A/RTN4-A*[71]

Se trata de una proteína transmembrana miembro de una familia de proteínas denominada Reticulon. Se expresa predominantemente en el SNC por oligodendrocitos y ciertas poblaciones de neuronas. Es una proteína intracelular asociada al retículo endoplasmático y sólo un mínimo porcentaje (<5 %) se ha demostrado presente en la superficie de los oligodendrocitos y en la cara interna de los axones y la cara externa de las membranas de mielina.

Nogo-A, junto con las descritas MAG y OSPA, tiene un demostrado efecto de inhibición sobre las respuestas regenerativas y sobre el crecimiento y propagación de neuritas *in vitro*. La vacunación experimental con un péptido específico de Nogo-A demostró la activación de células T autoinmunes contra Nogo-A y el enlentecimiento de la recuperación tras lesión parcial de nervio óptico o médula espinal de rata. Los Ac IgM anti-Nogo-A en suero son un hallazgo frecuente en EM y en otras enfermedades neurológicas agudas inflamatorias y no inflamatorias, pero infrecuente en enfermedades neurodegenerativas, enfermedad inflamatoria sistémica y en sujetos sanos. Los Ac IgG anti-Nogo-A intratecales también son frecuentes en EM, sobre todo en las formas EMRR. Esta respuesta con Ac está correlacionada negativamente con la edad, de forma que es mucho más intensa en pacientes jóvenes.

2.10   *Aquaporina-4 (AQP-4)*

La neuromielitis óptica (NMO, síndrome de Devic) es una enfermedad desmielinizante grave del SNC que afecta de forma preferente a los nervios ópticos y a la médula espinal.[72] La reciente descripción de un marcador biológico altamente específico (el Ac IgG-NMO, dirigido contra el canal acuso aquaporina-4),[73,74] ha llevado a:

- Ampliar el espectro clínico de la NMO a formas limitadas de la enfermedad, por ejemplo mielitis transversa recurrente longitudinalmente extensa y neuritis ópticas recurrentes.
- Proponer unos nuevos criterios diagnósticos en los que además de incorporar esa determinación, elimina el criterio previo de ausencia de afectación más allá del nervio óptico y la médula.[75,76]
- Demostrar un mecanismo humoral patogénico diferenciado de la EM.
- Ofrecer una herramienta diagnóstica más precoz y segura que permite el tomar decisiones terapéuticas específicas.[72-76] La aquaporina-4 es un canal acuoso que se expresa en los astrocitos en los pies finales en contacto con los capilares y con la pía.[73,74] Los Ac anti-AQP-4 se detectan en el 54 % - 90 % de los pacientes, en función de la técnica de detección, y la tasa de falsos positivos puede ser de hasta el 10 %.[76] Más recientemente, se ha demostrado el efecto patogénico de estos Ac reproduciendo las lesiones típicas de la NMO, al inocular IgG-NMO de pacientes con la enfermedad en el modelo animal de EAE inducida por células T, y mediante la inoculación de Ac recombinantes monoclonales producidos a partir de secuencias de pares de cadena pesada y ligera de los Ac del LCR de un paciente con un primer ataque de la enfermedad y síntesis intratecal de IgG-NMO.[77,78] La AQP-4, por tanto, es el primer antígeno reconocido en una enfermedad desmielinizante humana.

Conclusiones

A pesar de la falta de especificidad de los Ac asociados a EM, varios hallazgos han demostrado su potencial utilidad en una futura subclasificación inmunopatogénica de la EM y con ello sus posibles funciones pronósticas y terapéuticas.

Un ejemplo prometedor en este sentido son los Ac anti-acuaporina-4 de la NMO, el primer Ac con especificidad suficiente como para definir un subgrupo de enfermedad desmielinizante inmunopatogénica y clínicamente.

Por otra parte, las publicaciones sobre el valor pronóstico de los Ac anti-mielina ha reanimado el debate sobre el papel y el valor de los Ac en EM. Tras la validación del mejor método de detección de Ac y la determinación de su valor predictivo, podría tratarse de un factor de mucho valor en el consejo y manejo de los pacientes con un CIS. Por ejemplo, podrían apoyar decisiones futuras sobre inicio temprano de tratamiento en pacientes con alto riesgo de EM clínicamente definida, o predecir futuros brotes en EMRR y valorar el beneficio del tratamiento modificador de enfermedad.

Estudios recientes en modelos experimentales indican mayor rendimiento de la determinación simultánea múltiple de Ac para fines pronósticos y de control evolutivo. Esto conduce a la idea de que será necesario desarrollar un panel de Ac que aplicado a cada paciente indique en él su estado evolutivo en términos de inflamación, desmielinización, degeneración axonal y remielinización para optimizar su tratamiento y prevenir la discapacidad.

Antígeno	Detección Ac en pacientes con EM (S: suero, LCR: líquido cefalorraquídeo)	Otros datos de interés en EM	Referencia
Alfa-B-cristalina	(S), (LCR)		80
Aquaporina 4	(S)	Neuromielitis óptica	73 -> 78
2',3'- ciclo nucleótido 3' fosfodieserasa (CNPasa)	(S), (LCR) (74 %)		70
Galactocerebrósido C (Gal C)	(S) en EMRR, menos en CIS LCR		45 -> 48
Gangliósidos	(S) y (CSF) (13-50 %, mayor en EM crónica progresiva)	GD1a, GM3 y Ac contra sulfátidos	79
HSP 60, 70 y 90	(LCR)	En precursores de oligodendrocitos, Ac podrían inhibir remielinización	58 -> 62
Fosfatidilcolina		BOC en LCR de EM, papel en progresión	81
Glicopéptidos	(S), (LCR)	Ac contra CSF114(Glc) y Glc(alfa1,4)Glc(alfa)	54, 55
MAG	(LCR), papel en progresión		49, 50
MBP	(S) y (LCR) (32-77 %)		27 -> 31
MOG	Ac en lesiones EM, (S), (LCR) (0-80 %)	En suero de CIS predicción EM definida	33 -> 39
Neurofilamentos (NF)	(S) y (LCR)	Correlación con progresión clínica y actividad por RM	69
Neurofascina 155 y 186	(S) y (LCR)		65. 66
Nogo-A	(S) y (LCR)	También en otras enfermedades neurológicas	71
OSPA	(LCR)		51, 52, 53
Proteasoma	(S) y (LCR)		63, 63
PLP	(LCR),	También linfocitos B presentadores de antígeno en LCR	28, 32
Transaldolasa	(S) y (LCR)		68

Tabla 1. Anticuerpos contra mielina y otros autoantígenos del sistema nervioso central en esclerosis múltiple.

BIBLIOGRAFÍA

1. Kabat E.A., Glusman M., Knaub V., Quantitative estimation of the albumin and gamma globulin in normal and pathologic cerebrospinal fluid by immunochemical methods, Am J Med, 1948; 4(5): 653-662.

2. Esiri M.M., Immunoglobulin-containing cells in multiple-sclerosis plaques, Lancet, 1977; 2(8036): 478.

3. Olsson J.E., Link H., Immunoglobulin abnormalities in multiple sclerosis. Relation to clinical parameters: exacerbations and remissions, Arch Neurol, 1973; 28(6): 392-399.

4. Cepok S., *et al.* Patterns of cerebrospinal fluid pathology correlate with disease progression in multiple sclerosis, Brain, 2001; 124(Pt 11): 2169-2176.

5. Cepok S., *et al.* Short-lived plasma blasts are the main B cell effector subset during the course of multiple sclerosis, Brain, 2005; 128(Pt 7): 1667-1676.

6. Sharief M.K., Thompson E.J., Intrathecal immunoglobulin M synthesis in multiple sclerosis. Relationship with clinical and cerebrospinal fluid parameters, Brain, 1991; 114 (Pt 1A): 181-195.

7. Villar L.M., *et al.* Intrathecal IgM synthesis predicts the onset of new relapses and a worse disease course in MS, Neurology, 2002; 59(4): 555-559.

8. Villar L.M., *et al.* Intrathecal IgM synthesis in neurologic diseases: relationship with disability in MS, Neurology, 2002; 58(5): 824-826.

9. Keegan M., *et al.* Relation between humoral pathological changes in multiple sclerosis and response to therapeutic plasma exchange, Lancet, 2005; 366(9485): 579-582.

10. Llufriu S., *et al.* Plasma exchange for acute attacks of CNS demyelination: predictors of improvement at 6 months, Neurology, 2009; 73(12): 949-953.

11. Rastetter W., Molina A., White C.A., Rituximab: expanding role in therapy for lymphomas and autoimmune diseases, Annu Rev Med, 2004; 55: 477-503.

12. Corcione A., *et al.* Recapitulation of B cell differentiation in the central nervous system of patients with multiple sclerosis, Proc Natl Acad Sci U S A, 2004; 101(30): 11064-11069.

13. Sorensen T.L., *et al.* Expression of specific chemokines and chemokine receptors in the central nervous system of multiple sclerosis patients, J Clin Invest, 1999; 103(6): 807-815.

14. Shapiro-Shelef M., Calame K., Regulation of plasma-cell development, Nat Rev Immunol, 2005; 5(3): 230-242.

15. Odendahl M., *et al.* Generation of migratory antigen-specific plasma blasts and mobilization of resident plasma cells in a secondary immune response, Blood, 2005; 105(4): 1614-1621.

16. Krumbholz M., *et al.* Chemokines in multiple sclerosis: CXCL12 and CXCL13 up-regulation is differentially linked to CNS immune cell recruitment, Brain, 2006; 129(Pt 1): 200-211.

17. Sorensen T.L., Roed H., Sellebjerg F., Chemokine receptor expression on B cells and effect of interferon-beta in multiple sclerosis, J Neuroimmunol, 2002; 122(1-2): 125-131.

18. Schneider P., The role of APRIL and BAFF in lymphocyte activation, Curr Opin Immunol, 2005; 17(3): 282-289.

19. Torcia M., *et al.* Nerve growth factor is an autocrine survival factor for memory B lymphocytes, Cell, 1996; 85(3): 345-356.

20. Serafini B., *et al.* Detection of ectopic B-cell follicles with germinal centers in the meninges of patients with secondary progressive multiple sclerosis, Brain Pathol, 2004; 14(2): 164-174.

21. Aloisi F., Pujol-Borrell R., Lymphoid neogenesis in chronic inflammatory diseases, Nat Rev Immunol, 2006; 6(3): 205-217.

22. Arpin C., Banchereau J., Liu Y.J., Memory B cells are biased towards terminal differentiation: a strategy that may prevent repertoire freezing, J Exp Med, 1997; 186(6): 931-940.

23. Bernasconi N.L., Traggiai E., Lanzavecchia A., Maintenance of serological memory by polyclonal activation of human memory B cells, Science, 2002; 298(5601): 2199-2202.

24. Bernasconi N.L., Onai N., Lanzavecchia A., A role for Toll-like receptors in acquired immunity: up-regulation of TLR9 by BCR triggering in naive B cells and constitutive expression in memory B cells, Blood, 2003; 101(11): 4500-4504.

25. Martin F., Chan A.C., B cell immunobiology in disease: evolving concepts from the clinic, Annu Rev Immunol, 2006; 24: 467-496.

26. Duddy M.E., Alter A., Bar-Or A., Distinct profiles of human B cell effector cytokines: a role in immune regulation?, J Immunol, 2004; 172(6): 3422-3427.

27. Warren K.G., Catz I., Cerebrospinal fluid autoantibodies to myelin basic protein in multiple sclerosis patients. Detection during first exacerbations and kinetics of acute relapses and subsequent convalescent phases, J Neurol Sci, 1989; 91(1-2): 143-151.

28. Brokstad K.A., *et al.* Autoantibodies to myelin basic protein are not present in the serum and CSF of MS patients, Acta Neurol Scand, 1994; 89(6): 407-411.

29. Cook S.D., Myelin basic protein and multiple sclerosis, J Neurol Sci, 1995; 133(1-2): 1-2.

30. O'Connor K.C., *et al.* Myelin basic protein-reactive autoantibodies in the serum and cerebrospinal fluid of multiple sclerosis patients are characterized by low-affinity interactions, J Neuroimmunol, 2003; 136(1-2): 140-148.

31. O'Connor K.C., *et al.* Anti-myelin antibodies modulate clinical expression of childhood multiple sclerosis, J Neuroimmunol, 2010; 223(1-2): 92-99.

32. Warren K.G., Catz I., Relative frequency of autoantibodies to myelin basic protein and proteolipid protein in optic neuritis and multiple sclerosis cerebrospinal fluid, J Neurol Sci, 1994; 121(1): 66-73.

33. Kroepfl J.F., *et al.* Investigation of myelin/oligodendrocyte glycoprotein membrane topology, J Neurochem, 1996; 67(5): 2219-2222.
34. Linington C., *et al.* Augmentation of demyelination in rat acute allergic encephalomyelitis by circulating mouse monoclonal antibodies directed against a myelin/oligodendrocyte glycoprotein, Am J Pathol, 1988; 130(3): 443-454.
35. Stefferl A., *et al.* Myelin oligodendrocyte glycoprotein induces experimental autoimmune encephalomyelitis in the «resistant» Brown Norway rat: disease susceptibility is determined by MHC and MHC-linked effects on the B cell response, J Immunol, 1999; 163(1): 40-49.
36. Berger T., *et al.* Antimyelin antibodies as a predictor of clinically definite multiple sclerosis after a first demyelinating event, N Engl J Med, 2003; 349(2): 139-145.
37. Kuhle J., *et al.* Lack of association between antimyelin antibodies and progression to multiple sclerosis, N Engl J Med, 2007; 356(4): 371-378.
38. Kuhle J., *et al.* Antimyelin antibodies in clinically isolated syndromes correlate with inflammation in MRI and CSF, J Neurol, 2007; 254(2): 160-168.
39. Reindl M., Khalil M., Berger T., Antibodies as biological markers for pathophysiological processes in MS, J Neuroimmunol, 2006; 180(1-2): 50-62.
40. Khalil M., *et al.* Epitope specificity of serum antibodies directed against the extracellular domain of myelin oligodendrocyte glycoprotein: influence of relapses and immunomodulatory treatments, J Neuroimmunol, 2006; 174(1-2): 147-156.
41. Lampasona V., *et al.* Similar low frequency of anti-MOG IgG and IgM in MS patients and healthy subjects, Neurology, 2004; 62(11): 2092-2094.
42. O'Connor K.C., *et al.* Antibodies from inflamed central nervous system tissue recognize myelin oligodendrocyte glycoprotein, J Immunol, 2005; 175(3): 1974-1982.
43. Lampasona V., *et al.* Radiobinding assay for detecting autoantibodies to single epitopes, J Immunol Methods, 2008; 336(2): 127-134.
44. Langkamp M., *et al.* Detection of myelin autoantibodies: evaluation of an assay system for diagnosis of multiple sclerosis in differentiation from other central nervous system diseases, Clin Chem Lab Med, 2009; 47(11): 1395-1400.
45. Saida T., Saida K., Silberberg D.H., Demyelination produced by experimental allergic neuritis serum and anti-galactocerebroside antiserum in CNS cultures. An ultrastructural study, Acta Neuropathol, 1979; 48(1): 19-25.
46. Raine C.S., *et al.* Demyelination in vitro. Absorption studies demonstrate that galactocerebroside is a major target, J Neurol Sci, 1981; 52(1): 117-131.
47. Rostami A.M., *et al.* Search for antibodies to galactocerebroside in the serum and cerebrospinal fluid in human demyelinating disorders, Ann Neurol, 1987; 22(3): 381-383.
48. Menge T., *et al.* Antibody responses against galactocerebroside are potential stage-specific biomarkers in multiple sclerosis, J Allergy Clin Immunol, 2005; 116(2): 453-459.
49. Moller J.R., *et al.* Antibodies to myelin-associated glycoprotein (MAG) in the cerebrospinal fluid of multiple sclerosis patients, J Neuroimmunol, 1989; 22(1): 55-61.
50. Baig S., *et al.* Multiple sclerosis: cells secreting antibodies against myelin-associated glycoprotein are present in cerebrospinal fluid, Scand J Immunol, 1991; 33(1): 73-79.
51. Bronstein J.M., *et al.* Isolation and characterization of a novel oligodendrocyte-specific protein, Neurology, 1996; 47(3): 772-778.
52. Bronstein J.M., *et al.* A humoral response to oligodendrocyte-specific protein in MS: a potential molecular mimic, Neurology, 1999; 53(1): 154-161.
53. Aslam M., *et al.* The antibody response to oligodendrocyte specific protein in multiple sclerosis, J Neuroimmunol, 2010; 221(1-2): 81-86.
54. Lolli F., *et al.* An N-glucosylated peptide detecting disease-specific autoantibodies, biomarkers of multiple sclerosis, Proc Natl Acad Sci U S A, 2005; 102(29): 10273-10278.
55. Schwarz M., *et al.* Serum anti-Glc(alpha1,4) Glc(alpha) antibodies as a biomarker for relapsin-gremitting multiple sclerosis, J Neurol Sci, 2006; 244(1-2): 59-68.
56. Forooghian F., *et al.* Enolase and arrestin are novel nonmyelin autoantigens in multiple sclerosis, J Clin Immunol, 2007; 27(4): 388-396.
57. Ohguro H., *et al.* Beta-arrestin and arrestin are recognized by autoantibodies in sera from multiple sclerosis patients, Proc Natl Acad Sci U S A, 1993; 90(8): 3241-3245.
58. Prabhakar S., *et al.* Heat shock protein immunoreactivity in CSF: correlation with oligoclonal banding and demyelinating disease, Neurology, 1994; 44(9): 1644-1648.
59. Birnbaum G., Stress proteins: their role in the normal central nervous system and in disease states, especially multiple sclerosis, Springer Semin Immunopathol, 1995; 17(1): 107-118.
60. Mycko M.P., *et al.* cDNA microarray analysis in multiple sclerosis lesions: detection of genes associated with disease activity, Brain, 2003; 126(Pt 5): 1048-1057.
61. Cid C., *et al.* Antibodies reactive to heat shock protein 90 induce oligodendrocyte precursor cell

death in culture. Implications for demyelination in multiple sclerosis, FASEB J, 2004; 18(2): 409-411.

62. Cid C., *et al.* Detection of anti-heat shock protein 90 beta (Hsp90beta) antibodies in cerebrospinal fluid, J Immunol Methods, 2007; 318(1-2): 153-157.

63. Arribas J., *et al.* Autoantibodies against the multicatalytic proteinase in patients with systemic lupus erythematosus, J Exp Med, 1991; 173(2): 423-427.

64. Mayo I., *et al.* The proteasome is a major autoantigen in multiple sclerosis, Brain, 2002; 125(Pt 12): 2658-2667.

65. Mathey E.K., *et al.* Neurofascin as a novel target for autoantibody-mediated axonal injury, J Exp Med, 2007; 204(10): 2363-2372.

66. Pomicter A.D., *et al.* Novel forms of neurofascin155 in the central nervous system: alterations in paranodal disruption models and multiple sclerosis, Brain, 2010; 133(Pt 2): 389-405.

67. Derfuss T., *et al.* Contactin-2/TAG-1-directed autoimmunity is identified in multiple sclerosis patients and mediates gray matter pathology in animals, Proc Natl Acad Sci U S A, 2009; 106(20): 8302-8307.

68. Banki K., *et al.* Oligodendrocyte-specific expression and autoantigenicity of transaldolase in multiple sclerosis, J Exp Med, 1994; 180(5): 1649-1663.

69. Silber E., *et al.* Patients with progressive multiple sclerosis have elevated antibodies to neurofilament subunit, Neurology, 2002; 58(9): 1372-1381.

70. Walsh M.J., Murray J.M., Dual implication of 2',3'-cyclic nucleotide 3' phosphodiesterase as major autoantigen and C3 complement-binding protein in the pathogenesis of multiple sclerosis, J Clin Invest, 1998; 101(9): 1923-1931.

71. Reindl M., *et al.* Serum and cerebrospinal fluid antibodies to Nogo-A in patients with multiple sclerosis and acute neurological disorders, J Neuroimmunol, 2003; 145(1-2): 139-147.

72. Wingerchuk D.M., *et al.* The spectrum of neuromyelitis optica, Lancet Neurol, 2007; 6(9): 805-815.

73. Lennon V.A., *et al.* A serum autoantibody marker of neuromyelitis optica: distinction from multiple sclerosis, Lancet, 2004; 364(9451): 2106-2112.

74. Wingerchuk D.M., *et al.* Revised diagnostic criteria for neuromyelitis optica, Neurology, 2006; 66(10): 1485-1489.

75. Saiz A., *et al.* Revised diagnostic criteria for neuromyelitis optica (NMO). Application in a series of suspected patients, J Neurol, 2007; 254(9): 1233-1237.

76. Waters, Vincent A., Detection of anti-aquaporin-4 antibodies in neuromyelitis optica: current status of the assays, Int MS J, 2008; 15(3): 99-105.

77. Bradl M., *et al.* Neuromyelitis optica: pathogenicity of patient immunoglobulin in vivo, Ann Neurol, 2009; 66(5): 630-643.

78. Bennett J.L., *et al.* Intrathecal pathogenic antiaquaporin-4 antibodies in early neuromyelitis optica, Ann Neurol, 2009; 66(5): 617-629.

79. Sadatipour B.T., Greer J.M., Pender M., Increased circulating antiganglioside antibodies in primary and secondary progressive multiple sclerosis, Ann Neurol, 1998; 44(6): 980-983.

80. Celet B., *et al.* Anti-alpha B-crystallin immunoreactivity in inflammatory nervous system diseases, J Neurol, 2000; 247(12): 935-939.

81. Villar L.M., *et al.* Intrathecal synthesis of oligocional IgM against myelin lipids predicts an aggresive disease course in MS. J Clin INvest, 2005; 115(1): 187-94.

Capítulo 9

Neuropéptidos en esclerosis múltiple

E. González-Rey, M. Delgado

1 Los sistemas nervioso e inmune hablan el mismo lenguaje bioquímico

Durante muchos años se consideraron a los sistemas neuroendocrino e inmune como dos sistemas que funcionaban de forma autónoma en el mantenimiento del balance entre nuestro organismo y el ambiente que lo rodea, en el que el sistema neuroendocrino respondería a estímulos externos, como temperatura, dolor y estrés, y el sistema inmune respondería a exposición a bacterias, virus y daños traumáticos. Sin embargo, durante las dos últimas décadas, se ha puesto de manifiesto que ambos sistemas son capaces de montar una variedad de acciones coordinadas en respuesta a «señales de peligro». Así, actuando como un «sexto sentido», el sistema inmune informa al cerebro de «señales de peligro» causadas por infecciones o inflamación tras la entrada de un patógeno para que responda orquestando la respuesta febril y sus consiguientes efectos en el comportamiento (sueño, apetito, locomoción y reproducción).[1] De la misma forma, el sistema inmune es regulado por el sistema nervioso en respuesta a variaciones ambientales y al estrés tanto físico como psicológico. Tanto señales de estrés ambiental como de estimulación inmune (generalmente a través de la secreción sistémica de citoquinas y mediadores lipídicos tras una infección o respuesta inflamatoria) activan varios grupos neuronales situados en el hipotálamo, que a su vez disparan tres rutas moleculares, que en general resultan en inhibición de las respuestas inmune e inflamatoria.[1,2] En primer lugar, el factor liberador de corticotropina (CRF) producido por neuronas del núcleo paraventricular hipotalámico induce la secreción a la circulación en la hipófisis de la hormona adrenocorticotropina (ACTH), que a su vez estimula la producción de glucocorticoides en la glándula adrenal. Por otro lado, la secreción de la hormona liberadora de godanotropina por neuronas hipotalámicas estimula la secreción en la hipófisis de gonadotropinas (LH y FSH), las cuales inducen la secreción de hormonas sexuales. En tercer lugar, la producción de CRF estimula al sistema nervioso simpático a secretar neurotransmisores catecolaminérgicos, como epinefrina y norepinefrina, en varios órganos, incluidos los órganos linfoides. Además, varios neuropéptidos son producidos por terminaciones nerviosas sensoriales y eferentes en proximidad a células inmunes en respuesta a infección o inflamación.[2] De sobra es conocida la potente capacidad inmunosupresora y antiinflamatoria de corticoides, estrógenos y catecolaminas, y su amplio uso en clínica en diferentes condiciones inmunes.[2]

Es obvio que esta comunicación bidireccional entre ambos sistemas se mantiene únicamente basado en un lenguaje bioquímico común, con citoquinas/interleuquinas producidas por el sistema inmune siendo reconocidas por receptores expresados en células del sistema nervioso, y viceversa, con células del sistema inmune reconociendo neurotransmisores, neuropéptidos y hormonas producidas por el sistema neuroendocrino.[1,2] Uno de los aspectos más interesantes en este escenario es que células del sistema inmune (incluyendo linfocitos, macrófagos, células

Neuropéptido	Efectos beneficiosos en modelos experimentales

Con efectos proinflamatorios:
  – Substancia P/neuroquininas
  – Bradiquinina
  – CRF
	Uso de antagonistas en enfermedad inflamatoria intestinal e inflamación pulmonar

Con efectos antiinflamatorios:
  – Somatostatina
  – CGRP
  – Galanina
  – VIP/PACAP
  – MSH
  – ACTH
  – Péptidos opoides
  – Urocortina
  – Péptido natriurético atrial
  – Nociceptina
  – MCH
  – Adrenomedulina
  – Colecistoquinina
  – Neuropéptido Y
  – Cortistatina
  – Grelina
	– Sepsis, endotoxemia
	– Pancreatitis
	– Enfermedad inflamatoria intestinal, colitis
	– Nefritis
	– Inflamación hepática
	– Inflamación pulmonar/bronquial
	– Enfermedades neurodegenerativas
	– Daño cerebral
	– Isquemia (varios órganos)
	– Gingivitis/inflamación oral
	– Osteoartritis

Abreviaturas: CGRP = péptido relacionado con calcitonina; CRF = factor liberador de corticotropina; ACTH = hormona corticotropina; MSH = hormona estimuladora de melanocitos; MCH = hormona concentradora de melanina; PACAP = péptido hipofisiario activador de adenilato ciclasa; VIP = péptido intestinal vasoactivo.

Tabla 1. Neuropéptidos con papeles relevantes en respuestas inflamatorias.

dendríticas, mastocitos y células polimorfonucleares) producen neuropéptidos en respuesta a señales inflamatorias e inmunes, y que estos neuropéptidos pueden actuar de una forma autocrina/paracrina a través de receptores específicos expresados en células del sistema inmune.[1-5] Esto reduce las diferencias tradicionales establecidas entre neuropéptidos, hormonas y mediadores inmunes, y evidencia la dificultad de establecer lo que realmente se puede considerar como inmune o como neuroendocrino.[2,3] En las últimas dos décadas, ha ido creciendo la lista de neuropéptidos que actúan como citoquinas en la regulación de la respuesta inmune. La mayoría de estos neuropéptidos muestran un claro perfil antiinflamatorio, actuando con una aparente redundancia principalmente en macrófagos, microglía y neutrófilos, en un intento de mantener bajo control la respuesta inflamatoria innata (véase la tabla 1). Sin embargo, la lista de neuropéptidos con papel directo en inmunidad adquirida es más reducida, y aún mucho menor es el número de neuropéptidos con un papel prominente en la regulación de la tolerancia inmune,[6] y por lo tanto, que muestren un papel potencial en terapia de enfermedades autoinmunes, como la esclerosis múltiple (EM). En este trabajo nos vamos a centrar en aquellos neuropéptidos que han mostrado algún efecto terapéutico en modelos experimentales de EM y por tanto con potencialidad para ser usados en el tratamiento de EM.

2 Neuropéptidos con potencialidad en el tratamiento de la esclerosis múltiple

Como se ha venido discutiendo en diferentes capítulos de este libro, la EM es una enfermedad neurodegenerativa del sistema nervioso central caracterizada por una inflamación crónica demielinizante con claros atributos de enfermedad autoinmune, en la que se produce una

Neuropéptido[a]	Familia[b]	Fuente principal[c]	Acciones principales[d]
VIP HSDAVFTDNYTRL RKQMAVKKYLNSILN	PACAP Secretina Glucagón	GI, SNC, corazón, pulmón, tiroides, riñón, genitales	Vasodilatación, ▲ ritmo cardiaco, broncodilatación, hiperglicemia, relajación músculo liso, ▲ crecimiento, regulación hormonal, analgesia, hipertermia, efectos neurotróficos, aprendizaje y comportamiento, metabolismo óseo, secreción GI, motilidad gástrica
MSH SYSMEHFRWGKPV	POMC ACTH	SNC, hipófisis, piel	Coloración piel, aprendizaje, memoria y aprendizaje, efectos motores, ▼ apetito
Urocortina DNPSLSIDLTFHLLRT LLELADTQSQRERAQ NRIIFDSV	CRF Urotensina	SNC, hipófisis, GI, testículo, corazón, piel, riñón	Vasodilatación, broncodilatación, ▲ ritmo cardiaco, relajación músculo liso, ▼ apetito, ▲ secreción ACTH
NPY YPSKPDNPGUDAPAU DMARYYSALRHYINLI TRQRY	Péptido YY Péptido pancreático	SNC, nervios simpáticos	▼ Apetito, metabolismo energético, ansiedad
Grelina GSSFLSPEHQRVQQR KESKKPPAKLPQR	Motilina	SNC, intestino, estómago, páncreas	▲ Ritmo cardiaco, ▲ apetito y adipogénesis, ▲ Hormona crecimiento, vasodilatación, ▲ secreción GI, ▲ motilidad gástrica

Abreviaturas: POMC = proopiomelanocortina; ACTH = corticotropina; PACAP = *pituitary adenylate cyclase-activating polypeptide;* CRF = factor liberador de corticotropina; SNC = sistema nervioso central; GI = tracto gastrointestinal.

[a] Secuencia de aminoácidos de cada neuropéptido. Corresponde a la secuencia humana.

[b] Familia de péptidos con homología en secuencia y estructura con cada neuropéptido.

[c] Tejidos y órganos que producen niveles significativos de cada neuropéptido.

[d] Principales papeles fisiológicos de cada neuropéptido en diferentes órganos y tejidos. ▼ = inhibición; ▲ = estimulación.

Tabla 2. Neuropéptidos con potencialidad en terapia de esclerosis múltiple: fuentes y funciones principales en el organismo.

Neuropéptido	Fuente inmune[a]	Receptor	Tipo/célula inmune[b]	Función inmune[c]	Terapia[d]
VIP/PACAP	CD4 Th2, CD8 T2, PMNC, Mastocitos	VPAC1/ VPAC2/ PAC1/	T,Mc,Mo,DC, PMNC T,Mc Mc,Mo	▼citoquinas inflamatorias ▼quimioquinas ▼coestimulación macrófagos y DC ▲IL-10, TGF ▼Proliferación linfocitos T ▼Respuesta T_H1: producción IL-2 e IFN, y diferenciación ▼Reclutamiento T_H1 ▼Apoptosis T_H2 ▼Reclutamiento y respuesta T_H2 ▲Treg ▲generación DC tolerogénicas	RA EAE EAU IBD T1DM SD
MSH	T,Mo,DC	MC1R/ MC3R/ MC5R/	T,Mc,Mo,DC, PMNC,B Mc,Mo T,B	▼presentación antigénica y coestimulación en DC ▲IL-10 ▼proliferación linfocitos T ▲expansión Treg ▲generación DC tolerogénicas	EAE RA EAU IBD
NPY	T,Mc,DC	Y1/	T,Mc, DC,B	▼presentación antigénica y coestimulación en DC ▼proliferación linfocitos T ▼respuesta T_H1: activación y diferenciación	EAE
Urocortina	T,B, Mc,Mo, Mastocitos	CRFR2/	T,Mc,Mo,DC, PMNC	▼factores inflamatorios ▼quimioquinas ▲IL-10/TGF ▼proliferación linfocitos T ▼respuesta T_H1: IL-2 e IFN ▲Treg	IBD RA EAE
Grelina	Mo,Mc	GHSR/	T,Mc, Mo, DC	▼citoquinas inflamatorias ▼quimioquinas ▲producción IL-10/TGF1 ▼proliferación linfocito T ▼respuesta T_H1: producción IL-2 e IFN ▲Treg	EAE IBD RA

Abreviaturas: MCR = receptores de melanocortina; GHSR = receptor de grelina; CRFR = receptor de CRF; VPAC = receptores de VIP/PACAP; VIP = peptide intestinal vasoactivo; NPY = neuropéptido Y; PACAP = *pituitary adenylate cyclase-activating polypeptide;* GHSR = receptor de secretagogo de hormona de crecimiento; Y1 = receptor de NPY tipo 1; T = linfocito T; Mc = macrófago; Mo = monocito ; DC = célula dendrítica; PMNC = célula polimorfonuclear; B = linfocito B; EAE = encefalomielitis autoinmune experimental; RA = artritis reumatoide; EAU = uveítis autoinmune experimental ; IBD = enfermedad inflamatoria intestinal; T1DM = dibetes tipo 1; SD = enfermedad de Sjögrend; T_H, = linfocito T colaborador.

[a] Células inmunes que producen cada neuropéptido.

[b] Células inmunes que expresan receptores para cada neuropéptido.

[c] Principales funciones de los neuropéptidos relacionados con la respuesta autoinmune. ▲ = estimulación; ▼ = inhibición.

[d] Efectos beneficiosos de cada neuropéptido en varios modelos experimentales de autoinmunidad.

Tabla 3. Neuropéptidos con potencial efecto terapéutico en esclerosis múltiple: fuente, receptores, funciones inmunes y efectos terapéuticos en autoinmunidad.

pérdida de tolerancia por parte del sistema inmune contra varios componentes de las vainas de mielina. Para su tratamiento, al menos en las fases iniciales de la enfermedad, se ha propuesto como algo deseable la reducción de los dos componentes de la enfermedad (inflamación y autoinmunidad), y favorecer, aunque sea indirectamente, la regeneración nerviosa.[7] De hecho, algunas terapias basadas en agentes inmunomoduladores selectivos se han mostrado parcialmente efectivos en su tratamiento.[7] Un número reducido de neuropéptidos, incluyendo el péptido intestinal vasoactivo (VIP), el péptido hipofisiario activador de la adenilato ciclasa (PACAP), la hormona estimulante de melanocitos (MSH), el neuropéptido Y, la grelina y la urocortina, han mostrado su potencialidad en el tratamiento de la EM, ya que han mostrado ser efectivos en la reducción de la incidencia y gravedad de la encefalomielitis autoinmune experimental (EAE), que como se ha discutido en un capítulo anterior de este libro, es un modelo preclínico de EM con un número significativo de similitudes con la enfermedad en humanos.[8] Estos neuropéptidos, especialmente VIP y PACAP, han mostrado su eficiencia tanto en el modelo de EAE crónica progresiva como en el modelo de remisión-recurrencia, así como en el tratamiento de la enfermedad con signos clínicos avanzados.[9-15]

A simple vista, el análisis de las secuencias de estos péptidos, sus homologías con otros péptidos de la misma familia, sus principales fuentes de producción en nuestro organismo, así como sus principales papeles fisiológicos, induciría a pensar que son péptidos muy diferentes (véase la tabla 2). Sin embargo, desde el punto de vista inmunológico tienen una serie de similitudes que los hacen muy atractivos para el control de la tolerancia inmunológica. Así, todos ellos son producidos por células del sistema inmune, generalmente en respuesta a estímulos inflamatorios e inmunes, como cualquier citoquina. Además, sus receptores, que están expresados en la mayoría de células que participan en la respuesta inmunológica, son del tipo de receptores con siete segmentos transmembrana acoplados a proteínas G (GPCR) y señalizan a través de la producción de AMP-cíclico y activación de proteína quinasa A (PKA), una señal antiinflamatoria ampliamente implicada en inmunosupresión (véase la tabla 3). Diferentes estudios in vitro e *in vivo* indican que estos neuropéptidos son capaces de inhibir la producción de un amplio abanico de mediadores inflamatorios por parte de macrófagos, monocitos y microglía, y al mismo tiempo de desactivar la respuesta inmune mediada por linfocitos Th1, a través de mecanismos que implican tanto efectos directos sobre la diferenciación y activación del linfocito Th1 como efectos indirectos en las células presentadoras de antígeno.[3,5,6]

Los efectos terapéuticos de VIP, PACAP, MSH, grelina, urocortina y neuropéptido Y en EAE están asociados con la reducción de las dos fases principales de esta enfermedad, ya que inhiben procesos tempranos asociados al inicio y establecimiento de la reacción autoinmune contra componentes propios, así como a fases más tardías asociadas a la evolución de las respuestas inmunes e inflamatorias destructivas. Así, estos neuropéptidos reducen el desarrollo de linfocitos Th1 autorreactivos, su entrada en el parénquima nervioso, la producción de citoquinas inflamatorias y quimioquinas, y el consiguiente reclutamiento y activación de macrófagos y neutrófilos (véase la figura 1). Esto resulta en menor producción de mediadores inflamatorios citotóxicos (citoquinas, radicales de nitrógeno y oxígeno, metaloproteasas de matriz) por células inflamatorias infiltrantes y residentes (microglía). Además, la inhibición de respuestas autorreactivas mediadas por linfocitos Th1 provoca reducción en los niveles en autoanticuerpos IgG2a, un tipo de anticuerpo que activa complemento y neutrófilos y contribuye significativamente a la destrucción de la vaina de mielina y neurodegeneración. Estos

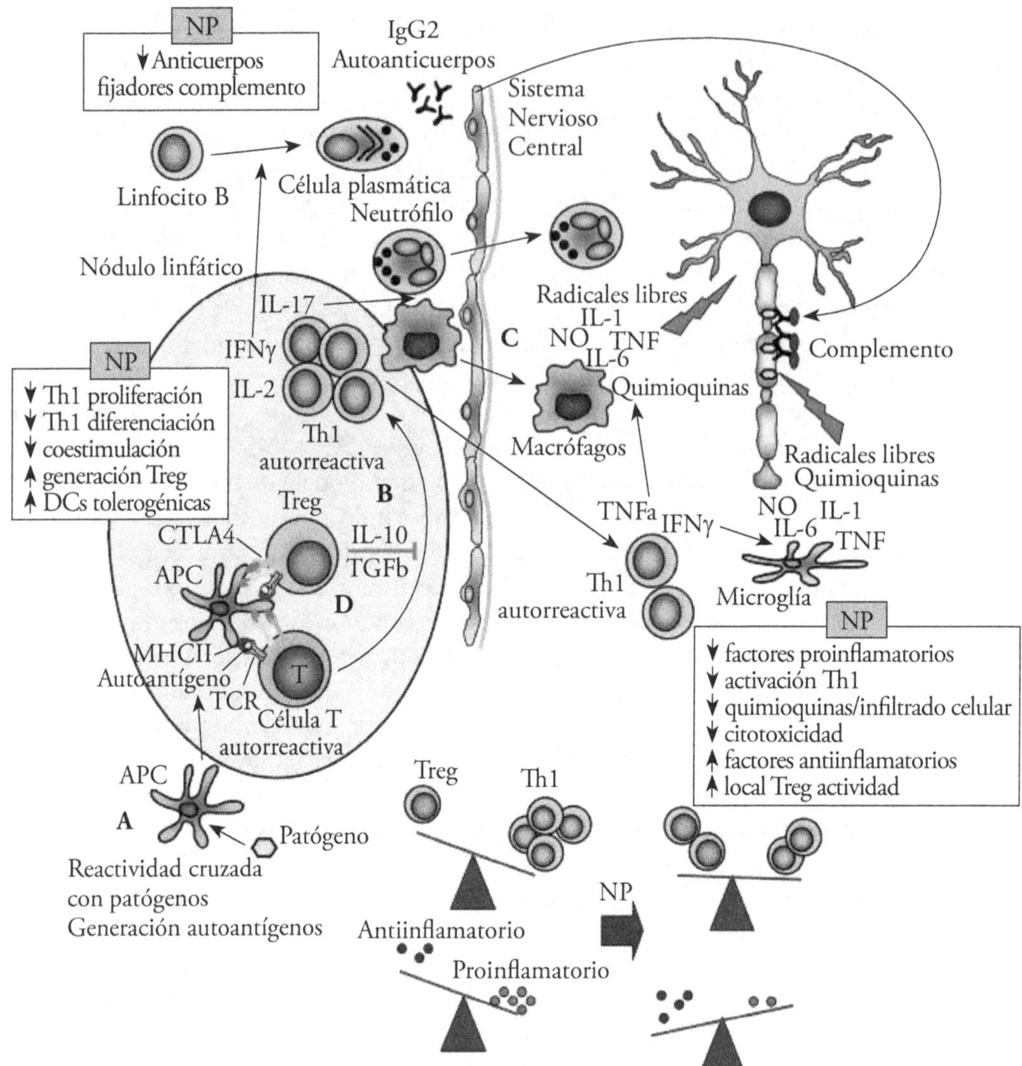

Figura 1. Distintas fases de la esclerosis múltiple (EM) donde los neuropéptidos (NP) pueden actuar. Aunque su etiología es desconocida, la EM tiene atributos de enfermedad autoinmune, la cual se podría iniciar tras la entrada de un patógeno (algunos virus se han propuesto como agentes patogénicos en EM) y el reconocimiento por parte del sistema inmune de antígenos del patógeno con similitudes en secuencia/estructura con componentes de las vainas de mielina (crosreactividad con antígenos propios) (A). Tras este reconocimiento la progresión de la respuesta autoinmune implica el desarrollo de células Th1 autorreactivas (B) (probablemente también linfocitos Th17), su entrada en el sistema nervioso central, la secreción de citoquinas proinflamatorias (principalmente factor de necrosis tumoral TNF e interferón gamma IFN) y quimioquinas con el consiguiente reclutamiento y activación de células inflamatorias (macrófagos y neutrófilos), que producen factores citotóxicos, tales como citoquinas, óxido nítrico (NO) y radicales libres (C). Además se produce un fallo en el control por parte de las células T reguladoras (Treg) de las células Th1 autorreactivas (D). Un desbalance entre Treg y Th1, así como entre factores proinflamatorios y antiinflamatorios es lo que causa la progresión de la respuesta autoinmune. Algunos neuropéptidos (ver texto) ofrecen oportunidades terapéuticas en EM ya que regulan la respuesta inflamatoria, la expansión de linfocitos Th1 e inducen la generación de células Treg (efectos mostrados en los rectángulos), restableciendo la homeostasis inmune.

mecanismos de acción son comunes al efecto terapéutico de estos neuropéptidos en otros modelos experimentales de enfermedades autoinmunes (véase la tabla 3).

En el caso de VIP y PACAP, dentro de los mecanismos implicados en su efecto terapéutico, además se suma un factor clave en el restablecimiento de la tolerancia inmunológica perdida durante el desarrollo del proceso autoinmune, como es la inducción de células T reguladoras (Treg) específicas de antígeno.[16] Las Treg se consideran los «cascos azules» del sistema inmune, ya que se han visto claramente implicadas en la supresión de células T autorreactivas durante distintos procesos autoinmunes.[17] Así, enfermos con EM muestran menor número de Treg circulantes y, además, éstas su funcionalidad es deficiente, comparado con individuos sanos.[18] Del mismo modo, transferencia de Treg a animales con EAE reduce la gravedad y la incidencia de la enfermedad.[17] En este contexto, se ha demostrado que neuropéptidos como VIP y PACAP inducen la generación de Treg durante el desarrollo clínico de EAE, y que estas Treg participan activamente en el efecto terapéutico de estos neuropéptidos, ya que su eliminación disminuye significativamente el efecto beneficioso de los mismos, y su transferencia a ratones con EAE suprime el desarrollo de la enfermedad.[16] Varios estudios in vitro e *in vivo* parecen indicar que estos neuropéptidos inducen la generación de nuevo de Treg en la periferia, a través de dos mecanismos diferentes, que implican la inducción directa de Treg actuando sobre linfocitos T virgen potencialmente autorreactivos, y la inducción indirecta a través de la generación de células dendríticas (DCs) tolerogénicas con capacidad de generar Treg de una forma antígeno específica.[19-28] Un aspecto importante de esta línea de investigación es el hecho que se han podido generar *ex vivo* Treg y DCs tolerogénicas de células de sangre humana tras la incubación con VIP, lo que soluciona uno de los principales problemas principales que tenía la traslación a la clínica de terapias basadas en células Treg, como era la escasez de las mismas en circulación y su baja eficiencia en expansión.[17] La generación de Treg que sean antígeno específicas con neuropéptidos abre una nueva oportunidad terapéutica en autoinmunidad, con tratamiento personalizado. La inducción de Treg en modelos de EM por parte del resto de neuropéptidos no ha sido todavía demostrada, sin embargo se ha visto en otros modelos de autoinmunidad que MSH, grelina y urocortina son capaces de generar Treg, y que éstas participan activamente en su efecto terapéutico.[6]

Otro de los aspectos potencialmente beneficiosos del uso de neuropéptidos en EM, independiente de sus efectos en el sistema inmune, es su capacidad neuroprotectora y neurorregeneradora descrita en varias circunstancias experimentales.[29-32] En el tratamiento de la EM se viene demandando desde hace tiempo terapias que, además de parar o disminuir la respuesta inflamatoria/autoinmune destructiva, favorezcan o induzcan la neurorregeneración.[7] Varios estudios han demostrado el papel neuroprotector de neuropéptidos como VIP, grelina, PACAP y urocortina, actuando tanto directamente sobre neuronas, como indirectamente en astrocitos y microglia generando factores neurotróficos.[29-32]

3   Un sistema de neuropéptidos defectuoso nos hace más susceptibles a autoinmunidad

Además de su potencial efecto terapéutico en enfermedades autoinmunes, un aspecto interesante que es importante tratar en este capítulo es el papel fisiológico que juegan los neuropéptidos en el mantenimiento de la homeostasis inmune en condiciones basales. En otras palabras, ¿una alteración en el sistema de producción o señalización de neuropéptidos nos hace más susceptibles a sufrir enfermedades autoinmunes? Los primeros estudios con animales de experimentación en los que se eliminaba alguno de estos neuropéptidos o sus receptores indicaban que efectivamente esos animales eran más susceptibles a sufrir autoinmunidad. Así, por ejemplo, ratones deficientes para PACAP desarrollan una EAE más grave, una respuesta inflamatoria y Th1 exacerbada, y tienen niveles más reducidos de Treg.[33] En este mismo sentido, se ha visto que la respuesta Th1 autorreactiva exacerbada que se observa en pacientes con EM se correlaciona con niveles de receptor de VIP reducidos en monocitos y linfocitos T de estos pacientes.[34] Aunque no se ha demostrado todavía en EM, estos niveles reducidos de receptores de VIP en células inmunes se asocian a un polimorfismo genético en pacientes con artritis reumatoide.[35,36] Por lo tanto, parece que un sistema de neuropéptidos intacto es necesario para mantener una tolerancia inmunológica normal.

4   ¿Están los neuropéptidos listos para su uso en clínica en esclerosis múltiple?

Las distintas evidencias expuestas anteriormente apuntan a que una terapia basada en la administración de neuropéptidos podría ser atractiva para el tratamiento de EM, ya que presenta una serie de ventajas frente a tratamientos actuales (véase la tabla 4). En primer lugar, tienen un amplio espectro de acción, regulando varias células y moléculas del sistema inmune claves en el desarrollo patológico de la EM, que los hacen más efectivos frente a tratamientos dirigidos contra un único componente de la enfermedad. Además, sus efectos son específicos, a través de receptores que están diferencialmente expresados en varios tipos celulares en nuestro organismo y que sufren procesos de regulación tras unión a ligando. Esto hace que su efecto no persista por largo tiempo, evitando así efectos de toxicidad. En relación a este aspecto, como productos endógenos, nuestro organismo tiene mecanismos naturales de eliminación y detoxificación de los mismos. Así, tanto los ensayos preclínicos en animales de experimentación, como algunos ensayos clínicos en humanos en distintas patologías, indican que la administración de neuropéptidos es segura, y aparentemente no se asocia a ningún efecto perjudicial colateral.[6] Por otro lado, los neuropéptidos atraviesan la barrera hematoencefálica y entran en el sistema nervioso central a través de transportadores específicos, especialmente en condiciones de inflamación, favoreciendo un efecto local de los mismos. En cualquier caso, el principal efecto terapéutico de los neuropéptidos en EAE se lleva a cabo en la periferia, regulando el balance de células Th1 autorreactivas y Treg y desactivando células presentadoras de antígeno y macrófagos en órganos linfoides secundarios. Por último, la inducción de Treg específicas de antígeno, además de favorecer la instauración de tolerancia inmune y por consiguiente la necesidad de no administrar el neuropéptido por un largo período de tiempo, evita un efecto inmunosupresor generalizado, como ocurre con otros tratamientos inmunomoduladores menos específicos.[7]

A pesar de todas estas potenciales ventajas del uso de neuropéptidos en EM, tenemos que tomar precauciones antes de trasladar estos conceptos a la clínica y su uso en humanos, ya que hasta ahora todos los ensayos han sido preclínicos usando modelos de experimentación de EM, y la experiencia en este campo nos indica que muchos de los agentes que mostraron ser atractivos en EAE luego han fallado en terapia de EM humana. En cualquier caso, un reciente estudio invita al optimismo en este sentido, ya que se ha visto que inhalación de VIP en pacientes con sarcoidosis, una enfermedad inflamatoria autoinmune sistémica que afecta

Ventajas

– Amplio espectro de acción a nivel celular y molecular: inhibe respuesta inflamatoria sistémica y
  local, reduce respuesta autorreactiva mediada por linfocitos Th1, induce la generación de Treg
  antígeno-específicas
– Alta potencia y especificidad: efectos mediados por receptor
– Baja toxicidad/efectos secundarios: sistemas de detoxificación naturales
– Alta penetrabilidad por su pequeño tamaño: atraviesan barreras, especialmente relevante en sistema
  nervioso central (mediado por transportadores específicos)
– Inducción de Treg: especificidad de antígeno, restauración de tolerancia inmunológica
– Capacidad de inducir neuroprotección y neurorregeneración: inhibición de apoptosis y factores
  neurotróficos

Desventajas

– Inestabilidad/degradación por peptidasas
– No permite administración oral

Soluciones

Incrementar estabilidad o proteger de degradación:

– Análogos no peptídicos o más estables
– Sustituciones de aminoácidos para incrementar la estabilidad de neuropéptido nativo
– Ciclar la estructura para incrementar estabilidad
– Combinación con inhibidores de peptidasas
– Combinación con proteínas séricas de unión a neuropéptidos para protegerlos de degradación

Incrementar potencia de acción:

– Combinación con inhibidores de fosfodiesterasas (disminuir degradación de AMP cíclico)
– Ingeniería de anticuerpos conteniendo neuropéptidos: *crosslinking* de receptores

Mejorar liberación del péptido:

– Terapia génica: adenovirus o lentivirus expresando genes de neuropéptidos
– «Caballos de Troya»: células inmunes expresando neuropéptidos
– Inserción en micelas o nanopartículas

Terapia celular antígeno-específica:

– Pulsar células dendríticas tolerogénicas con autoantígenos frecuentes identificados en pacientes con
  EM. Generación de Treg
– Traslación de los datos experimentales a condicones clínicas-GMP

Tabla 4. Ventajas de usar neuropéptidos en autoinmunidad. Desventajas y cómo solucionarlas.

principalmente al pulmón, reduce varios aspectos patológicos de la enfermedad como son
factores inflamatorios (especialmente el factor de necrosis tumoral TNF), activación de células
Th1 y monocitos, y al mismo tiempo incrementa los niveles de Treg en pulmón.[37] Un aspecto
importante que se debe también decidir es la conveniencia de usar los neuropéptidos como
droga o como inductores de una terapia celular basada en el uso de Treg o DCs tolerogénicas.
Como péptidos que son, tienen una serie de dificultades en su uso clínico relacionadas con

su baja estabilidad en soluciones y su degradación por parte de endopeptidasas del suero. Actualmente se están investigando diferentes estrategias para aumentar la estabilidad de los neuropéptidos, protegerlos de la degradación y mejorar su liberación cerca de la célula diana (véase la tabla 4).

Conclusiones

Nuestro sistema inmune está diseñado para responder y protegernos frente a un amplio abanico de patógenos. La autoinmunidad es el precio evolutivo que hemos tenido que pagar los humanos para estar cubiertos ante el ataque de cualquier patógeno. De acuerdo con la teoría de recombinación genética de los receptores de linfocitos T (TCR) o linfocitos B (inmunoglobulinas), tenemos la capacidad de generar alrededor de cien billones de clones diferentes, que reconocen todos los patógenos posibles, pero que de los cuales la mitad también reconocen total o parcialmente componentes tisulares propios. En vistas a no restringir demasiado su capacidad de protegernos frente a agentes extraños, en condiciones normales el sistema inmune ha desarrollado una serie de mecanismos, organizados en varios niveles, que evitan que se desarrolle cualquier respuesta de nuestro sistema inmune contra lo propio, un concepto que llamamos tolerancia inmunológica. Cuando se produce autoinmunidad, fallan varios de estos niveles de regulación implicados en tolerancia. Los factores que están implicados en el mantenimiento de esta tolerancia se están empezando a conocer recientemente. Es evidente que conocerlos nos serviría para manipular a nuestro sistema inmune a ser de nuevo tolerante en casos de autoinmunidad. Varias evidencias mostradas en este capítulo demuestran que varios neuropéptidos serían algunos de estos factores, y en analogía a la frase «el mayor resultado de la educación es la tolerancia» de la activista americana Helen Keller, incluida en su obra *Optimism* en 1900, anunciando sobre a lo que una sociedad debería tender para progresar en el tiempo, algunos de nuestros neuropéptidos están claramente educando nuestro sistema inmune a ser tolerante contra lo propio, permitiendo nuestra supervivencia.

BIBLIOGRAFÍA

1. Besedovsky H.O., del Rey A., Immune-neuro-endocrine interactions: facts and hypotheses, Endocr Rev, 1996; 17: 64-102.
2. Sternberg E.M., Neural regulation of innate immunity: a coordinated nonspecific host response to pathogens, Nat Rev Immunol, 2006, 6: 318-328.
3. González-Rey E., Delgado M., Anti-inflammatory neuropeptide receptors: new therapeutic targets for immune disorders?, Trends Pharmacol Sci, 2007; 28: 482-491.
4. Brain S.D., Cox H.M., Neuropeptides and their receptors: innovative science providing novel therapeutic targets, Br J Pharmacol, 2006; 147: S202-S211.
5. González-Rey E., Chorny A., Delgado M., Regulation of immune tolerance by anti-inflammatory neuropeptides, Nat Rev Immunol, 2007; 7: 52-63.
6. González-Rey E., Delgado-Maroto V., Moreira L.S., Delgado M., Neuropeptides as therapeutic approach to autoimmune diseases, Curr Pharm Des, 2010; in press.
7. Aktas O., Kieseier B., Hartung H., Neuroprotection, regeneration and immunomodulation: broadening the therapeutic repertoire in multiple sclerosis, Trends Neurosci, 2009; 33: 140-152.
8. Steinman L., Zamvil S.S., Virtues and pitfalls of EAE for the development of therapies for multiple sclerosis, Trends Immunol, 2005; 26: 565-571.
9. Bedoui S., Miyake S., Lin Y., Miyamoto K., Oki S., Kawamura N., *et al.* Neuropeptide Y (NPY) suppresses experimental autoimmune encephalomyelitis: NPY1 receptor-specific inhibition of autoreactive Th1 responses in vivo, J Immunol, 2003; 171: 3451-3458.

10. Theil M.M., Miyake S., Mizuno M., Tomi C., Croxford J.L., Hosoda H., *et al*. Suppression of experimental autoimmune encephalomyelitis by ghrelin, J Immunol, 2009; 183: 2859-2866.

11. Taylor A.W., Kitaichi N., The diminishment of experimental autoimmune encephalomyelitis (EAE) by neuropeptide alpha-melanocyte stimulating hormone (alpha-MSH) therapy, Brain Behav Immun, 2008; 22: 639-646.

12. Li H., Mei Y., Wang Y., Xu L., Vasoactive intestinal polypeptide suppressed experimental autoimmune encephalomyelitis by inhibiting T helper 1 responses, J Clin Immunol, 2006; 26: 430-437.

13. González-Rey E., Fernández-Martín A., Chorny A., Martín J., Pozo D., Ganea D., *et al*. Therapeutic effect of vasoactive intestinal peptide on experimental autoimmune encephalomyelitis: downregulation of inflammatory and autoimmune responses, Am J Pathol, 2006; 168: 1179-1188.

14. Poliak S., Mor F., Conlon P., Wong T., Ling N., Rivier J., *et al*. Stress and autoimmunity: the neuropeptides corticotropin-releasing factor and urocortin suppress encephalomyelitis via effects on both the hypothalamic-pituitary-adrenal axis and the immune system, J Immunol, 1997; 158: 5751-5756.

15. Kato H., Ito A., Kawanokuchi J., Jin S., Mizuno T., Ojika K., Ueda R., Suzumura A., Pituitary adenylate cyclase-activating polypeptide (PACAP) ameliorates experimental autoimmune encephalomyelitis by suppressing the functions of antigen presenting cells, Mult Scler, 2004; 10: 651-659.

16. Fernández-Martín A., González-Rey E., Chorny A., Ganea D., Delgado M., Vasoactive intestinal peptide induces regulatory T cells during experimental autoimmune encephalomyelitis, Eur J Immunol, 2006; 36: 318-326.

17. Bluestone J.A., Regulatory T-cell therapy: is it ready for the clinic?, Nat Rev Immunol, 2005; 5: 343-349.

18. Viglietta V., Baecher-Allan C., Weiner H.L., Hafler D.A., Loss of functional suppression by CD4+CD25+ regulatory T cells in patients with multiple sclerosis, J Exp Med, 2004; 199: 971-979.

19. González-Rey E., Delgado M., Vasoactive intestinal peptide and regulatory T-cell induction: a new mechanism and therapeutic potential for immune homeostasis, Trends Mol Med, 2007; 13: 241-251.

20. Pozo D., Anderson P., González-Rey E., Induction of alloantigen-specific human T regulatory cells by vasoactive intestinal peptide, J Immunol 2009; 183: 4346-4359.

21. Anderson P., González-Rey E., Vasoactive intestinal peptide induces cell cycle arrest and regulatory functions in human T cells at multiple levels, Mol Cell Biol, 2010; 30: 2537-2551.

22. Delgado M., Chorny A., González-Rey E., Ganea D., Vasoactive intestinal peptide generates CD4+ CD25+ regulatory T cells in vivo, J Leukoc Biol, 2005; 78: 1327-1338.

23. Nishida T., Taylor A.W., Specific aqueous humor factors induce activation of regulatory T cells, Invest Ophthalmol Vis Sci, 1999; 40: 2268–2274.

24. Taylor A., Namba K., In vitro induction of CD25+ CD4+ regulatory T cells by the neuropeptide alpha-melanocyte stimulating hormone (alpha-MSH), Immunol Cell Biol, 2001; 79: 358–367.

25. Chorny A., González-Rey E., Fernández-Martín A., Pozo D., Ganea D., Delgado M., Vasoactive intestinal peptide induces regulatory dendritic cells with therapeutic effects on autoimmune disorders, Proc Natl Acad Sci USA, 2005; 102: 13562-13567.

26. Delgado M., González-Rey E., Ganea D., The neuropeptide vasoactive intestinal peptide generates tolerogenic dendritic cells, J Immunol, 2005; 175: 7311-7324.

27. Luger T.A., Scholzen T.E., Brzoska T., Bohm M., New insights into the functions of α-MSH and related peptides in the immune system, Ann NY Acad Sci, 2003; 994: 133-140.

28. González-Rey E., Chorny A., Fernández-Martín A., Ganea D., Delgado M., Vasoactive intestinal peptide generates human tolerogenic dendritic cells that induce CD4 and CD8 regulatory T cells, Blood 2006; 107: 3632-3638.

29. Vaudry D., Falluel-Morel A., Bourgault S., Basille M., Burel D., Wurtz O., Fournier A., Chow B.K., Hashimoto H., Galas L., Vaudry H., Pituitary adenylate cyclase-activating polypeptide and its receptors: 20 years after the discovery, Pharmacol Rev, 2009; 61: 283-357.

30. Brenneman D.E., Neuroprotection: a comparative view of vasoactive intestinal peptide and pituitary adenylate cyclase-activating polypeptide, Peptides, 2007; 28: 1720-1726.

31. Miyake S., Yamamura T., Ghrelin: friend or foe for neuroinflammation, Discov Med, 2009; 8: 64-67.

32. Pan W., Kastin A.J., Urocortin and the brain, Prog Neurobiol, 2008, 84: 148-156.

33. Tan Y.V., Abad C., López R., Dong H., Liu S., Lee A., *et al*. Pituitary adenylyl cyclase-activating polypeptide is an intrinsic regulator of Treg abundance and protects against experimental autoimmune encephalomyelitis, Proc Natl Acad Sci USA, 2009; 106: 2012-2017.

34. Sun W., Hong J., Zang Y.C., Liu X., Zhang J.Z., Altered expression of vasoactive intestinal peptide receptors in T lymphocytes and aberrant Th1 immunity in multiple sclerosis, Int Immunol, 2006; 18: 1691-1700.

35. Delgado M., Robledo G., Rueda B., Varela N., O´Valle F., Hernández-Cortés P., *et al.* Genetic association of Vasoactive intestinal peptide with rheumatoid arthritis. Altered expression and signal in immune cells, Arthritis Rheum, 2008; 58: 1010-1019.

36. Paladini F., Cocco E., Cauli A., Cascino I., Vacca A., Belfiore F., *et al.* A functional polymorphism of the vasoactive intestinal peptide receptor 1 gene correlates with the presence of HLA-B*2705 in Sardinia, Genes Immun, 2008; 9: 659-667.

37. Prasse A., Zissel G., Lutzen N., Schupp J., Schmiedlin R., González-Rey E., *et al.* Inhaled vasoactive intestinal peptide exerts immuno-regulatory effects in sarcoidosis, Am J Respir Crit Care Med, 2010; 182; 540-548.

Capítulo 10

Neurodegeneración en esclerosis múltiple

B. Moreno

Introducción

Históricamente la esclerosis múltiple (EM) se ha considerado una enfermedad autoinmune desmielinizante con patogenia mediada por linfocitos Th1, pero hoy se reconoce como una enfermedad mucho más compleja con participación no sólo del sistema immune,[1] sino también con daño en los oligodendrocitos, las neuronas y los axones.[2,3] Los neuropatólogos normalmente se refieren a Charcot para describir las características que definen la patología de la EM, como por ejemplo inflamación y desmielinización, pero ya el mismo Charcot estaba al tanto de las alteraciones axonales en la placas de EM. En el borde de las lesiones de la médula espinal observó axones desmielinizados con diámetros crecientes, y en el centro de la placa, axones con inflamación. Más tarde, se dio cuenta de que en algunas lesiones muchos de los axones estaban dañados y admitió que debido a limitaciones de tipo técnico la presencia de degeneración axonal no podía excluirse definitivamente.[4] Durante este tiempo, Carl Fromann realizó una descripción en detalle de los cambios patológicos producidos en los axones en las lesiones de EM.[5] Observó que la formación de las lesiones no sólo producía la rotura de la vaina de mielina sino también la aparición de transección axonal. Así, en el inicio del siglo xx la gran mayoría de las características de la patología del axón en EM eran de conocimiento común para los neuropatólogos. Estudios recientes en este tema, sin embargo, añaden una nueva dimensión a la comprensión del problema y añaden nuevos datos cuantitativos más fiables sobre el daño axonal y la correlación con cambios en los parámetros de resonancia magnética de imagen (IRM).[6] Este tipo de datos definen de forma más precisa cuándo y de qué manera ocurre el daño axonal; por tanto, los investigadores tienen ahora la posibilidad de familiarizarse con la dimensión del sufrimiento axonal en la EM. Este nuevo conocimiento permitirá establecer las bases para las futuras correlaciones neuropatológicas entre la clínica y la IRM. Pero no sólo se produce daño axonal durante la EM, sino que también existe un importante daño neuronal y de los oligodendrocitos. La presencia de moléculas mediadoras de inflamación en el sistema nervioso central (SNC), además de la transección y degeneración axonal, puede provocar la muerte neuronal y de los oligodendrocitos.[7]

Conforme a lo descrito en diferentes artículos, la formación de nuevas neuronas funcionales se produce durante toda la vida desde células madre neuronales. Estas células madre con capacidad para diferenciar en nuevas neuronas residen en múltiples regiones del cerebro de mamíferos.[8] Por lo tanto, la neurogénesis es un proceso que ocurre y persiste en el cerebro adulto y contribuye a la reparación y la recuperación del sistema tras una lesión. Sin embargo, aunque se ha descrito que en determinados procesos de daño al cerebro como la isquemia cerebral o la desmielinización autoinmune inflamatoria[9] se produce un aumento de la neurogénesis, su capacidad terapéutica se cuestiona, ya que fracasa en la regeneración de neuronas funcionales que sean capaces de compensar el daño patológico generado, como ocurre en la EM. Es de vital importancia comprender que los mecanismos implicados en la degeneración axonal y neuronal están lejos de ser comprendidos en su totalidad, y por lo tanto, necesitamos modelos animales apropiados que permitan estudiar la patofisiología del daño axonal y neuronal, y probar diferentes estrategias neuroprotectoras.

1   Patología axonal

1.1   *Fases tempranas de la esclerosis múltiple*

El daño axonal como componente patológico de la EM fue descrito tiempo atrás por Charcot;[10] sin embargo, la gran mayoría de los estudios se han realizado en tejido de autopsias de pacientes que murieron por EM fulminantes o tras largos años con un curso crónico de la enfermedad. Según el análisis de este material tan limitado, en un primer momento se concluyó que el daño axonal ocurría temprano en la enfermedad y se correlacionó con la magnitud del proceso inflamatorio.[11,12] El daño axonal conduce a la transección de los axones y la formación de esferoides en la parte más proximal del axón.[12] Aunque existen evidencias de que la reducción axonal también ocurre en la sustancia blanca normal,[13,14] la gran mayoría de los axones sometidos a transección son axones desmielinizados y localizados en las lesiones. Todavía es un tema de debate si la desmielinización es una condición esencial o simplemente suficiente para el daño axonal, o si ambas condiciones son completamente independientes. La respuesta a este tipo de preguntas es realmente interesante en relación con las terapias en desarrollo para EM, que hasta el momento están más enfocadas a prevenir la inflamación y la desmielinización. En un estudio realizado por Bitsch y colaboradores en biopsias de 42 pacientes realizadas durante diez años,[3] se cuantificó la reducción axonal y los signos de daño axonal agudo en estadíos tempranos del desarrollo de la EM y se correlacionaron con la desmielinización y la inflamación. Los pacientes con EM secundaria progresiva mostraron la mayor acumulación de daño axonal, mientras que los pacientes con EM primaria progresiva, de forma un tanto sorprendente, mostraron pocos signos de daño axonal agudo. El daño axonal (definido como la acumulación de proteína precursora de amiloide, APP) se correlacionaba con el número de macrófagos y linfocitos T CD8 positivos en las lesiones, pero no con la expresión de factores mediadores de desmielinización como el factor de necrosis tumoral alfa (TNF-α) o la óxido nítrico sintasa inducible (iNOS). Por lo tanto, el daño axonal es, al menos en parte, un proceso independiente de la desmielinización y su patogenia podría ser también distinta (véase la figura 1).

1.1.1   *Papel de la inflamación en la patología axonal temprana*

Aunque los mecanismos de daño axonal durante fases tempranas de la EM se desconocen, la correlación con la actividad de la lesión sugiere la posibilidad de que este daño axonal sea provocado por mediadores inflamatorios. En estas fases tempranas, la neuropatología de la enfermedad consiste en un aumento de expresión de moléculas de adhesión en las células endoteliales activadas del cerebro, la rotura de la barrera hematoencefálica (BHE), la migración transendotelial hacia el SNC de linfocitos CD4$^+$ activados y macrófagos, y el desarrollo de

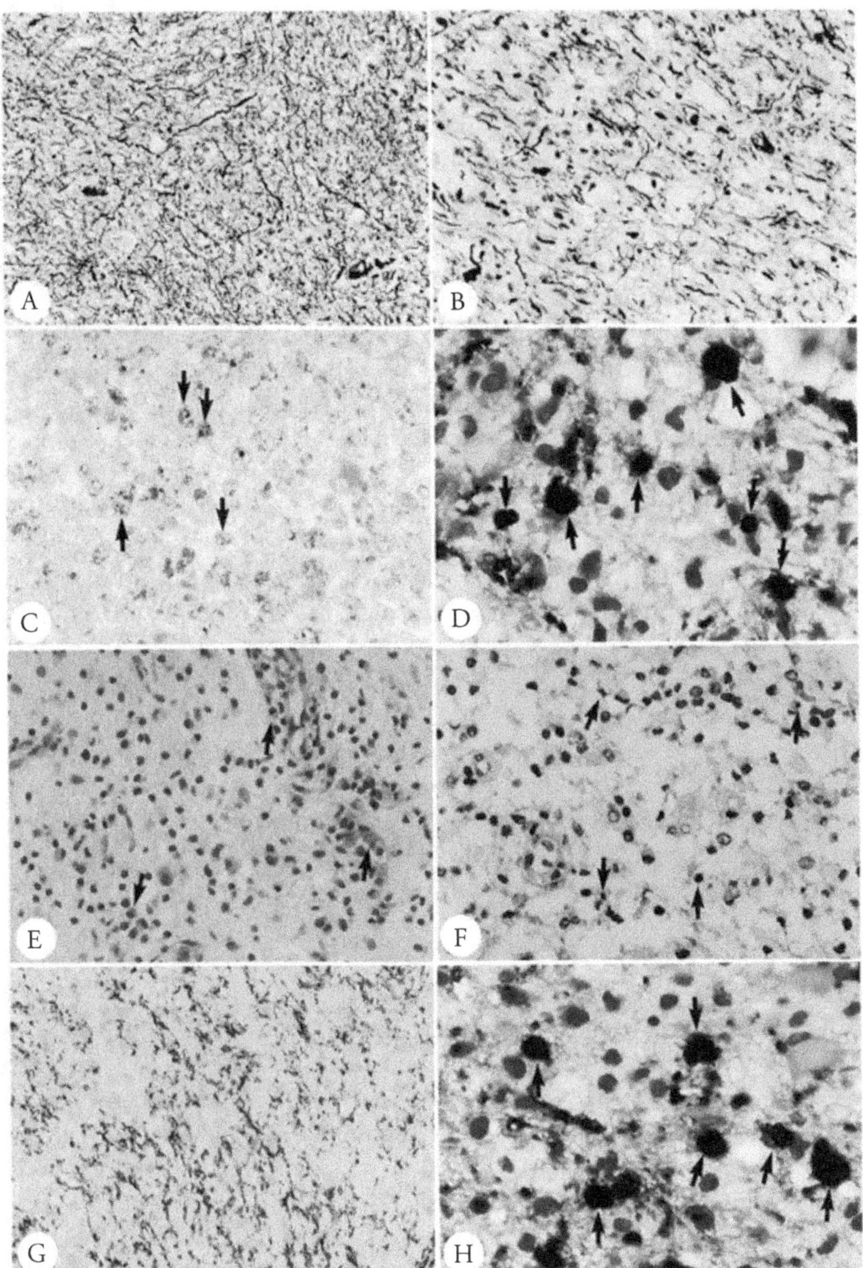

Figura 1. Impregnación de plata Bielschowsky's de la sustancia blanca con apariencia normal (A) y en una lesión desmielinizada activa con reducción axonal (B). Lesión desmielinizante activa, como indica la presencia de macrófagos que contienen PLP (C, flechas). Se muestran numerosos axones positivos para APP (D, flechas) presentes en la lesión. Lesión desmielinizada inactiva con macrófagos que contienen productos de degradación PAS positivos (E, flechas). Todavía se observan axones positivos para APP (F, flechas). Lesión con remielinización, se observan capas finas de mielina indicativas de remielinización (G) con presencia de daño axonal como muestra el marcaje APP positivo de los axones (H, flechas). Reproducido con permiso Brain 2000, 123: 1174-1183 Bitsch A. et al.

lesiones desmielinizantes multifocales. La observación microscópica de las placas revela infiltrados inflamatorios compuestos principalmente por linfocitos y macrófagos, áreas muy delimitadas de pérdida de mielina y proliferación astrocítica. Linfocitos T CD4[+] específicos para tres putativos antígenos del SNC (proteína mielínica básica, glicoproteína mielínica del oligodendrocito y proteína proteolipídica) activan la cascada inflamatoria en el SNC que de forma más que probable conduce a la desmielinización y la atrofia cerebral en modelos animales. La activación de los linfocitos T es necesaria para su migración al SNC a través de la BHE. Una vez dentro del SNC, los linfocitos Th1 CD4[+] activados secretan citocinas proinflamatorias como el interferón gamma (IFN-γ) o la interleucina (IL) 1β, que aumentan la expresión de moléculas de adhesión endoteliales como la molécula de adhesión vascular o la E-selectina. Para el reconocimiento de los antígenos de la mielina por parte de los linfocitos T CD4[+] es necesaria la expresión del complejo de histocompatibilidad de clase II (MHC-II) en las células presentadoras de antígeno del SNC. En condiciones normales, el SNC no expresa moléculas MHC-II, pero en EM, los linfocitos Th1 promueven la expresión de estas moléculas en microglía y astrocitos bajo la influencia del IFN-γ.

El daño axonal en EM también se ha relacionado con la presencia de linfocitos T citotóxicos con fenotipo CD8[+], que tienen la capacidad de reconocer y atacar células cerebrales expresando MHC-I.[15] Las neuronas no estaban consideradas como células de alerta inmunológica capaces de expresar moléculas MHC-I; sin embargo, tras la exposición a IFN-γ, las neuronas comienzan a expresar MHC-I.[16] Se ha demostrado que los linfocitos T citotóxicos CD8[+] interactúan con las neuritas y las transectan de una manera MHC-I dependiente del péptido.[17] Los macrófagos/microglía también desempeñan un papel importante en la respuesta inmune en el SNC que contribuye al daño axonal y la atrofia cerebral en pacientes con EM. Estas células secretan factores citotóxicos y tróficos que tienen efectos adversos en las neuronas, pero sirven para eliminar los residuos de mielina mediante fagocitosis. Los macrófagos y la microglía activados liberan mediadores inflamatorios como el TNF-α, el radical libre de óxido nítrico (NO) y el glutamato, que promueven tanto el daño neuronal como el axonal.[18]

1.1.2 *Depósitos de hierro y degeneración axonal temprana*

Otro de los factores que parece jugar un papel importante en el daño axonal y la atrofia cerebral en pacientes con EM son los depósitos de hierro. En áreas extensas de la sustancia gris en pacientes con EM se ha descrito hipointensidad T2 usando IRM (véase la figura 2) que refleja un incremento de los depósitos de hierro.[19] La hipointensidad en T2 se ha relacionado con la atrofia cerebral en estudios transversales y de forma independiente predice el consecuente desarrollo de la atrofia cerebral. Por lo tanto, existen razones para pensar que los depósitos de hierro están involucrados en la cascada de eventos relacionados con la fisiopatología neurodegenerativa en la EM. Una posibilidad es que el hierro contribuya de forma directa al daño del tejido mediante la generación de radicales libres. De forma alternativa, los depósitos de hierro pueden representar un epifenómeno vinculado con la atrofia cerebral.

1.1.3 *Alteraciones en los canales iónicos*

En axones dentro de lesiones activas desmielinizadas en pacientes con EM, se ha observado la acumulación de la subunidad formadora de poro de los canales de calcio dependientes de

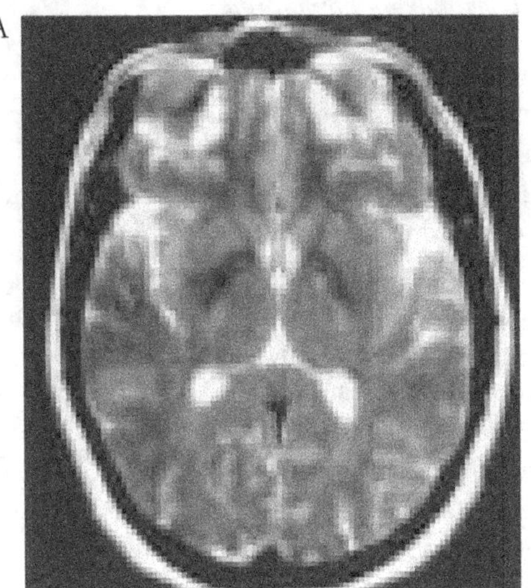
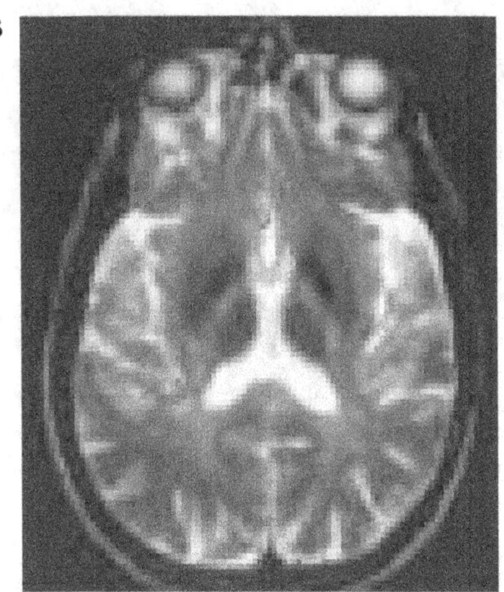

Figura 2. Hipointensidad T2 en resonancia magnética de imagen (IRM) de sustancia gris y atrofia cerebral asociada en esclerosis múltiple (EM). En sustancia gris de pacientes con EM ha sido descrita hipointensidad en imágenes T2 relacionada con discapacidad física, el curso clínico de la enfermedad, carga lesional por IRM y atrofia cerebral. La hipointensidad en T2 representa de forma probable depósitos de hierro patológicos. Se muestran imágenes axiales potenciadas en T2 de un voluntario normal (a) y de un paciente con RR-EM de la misma edad (b). En (b) podemos observar la marcada hipointensidad del núcleo profundo de la sustancia gris, incluyendo el tálamo y putamen. También se aprecia atrofia cerebral, incluyendo ampliación de los ventrículos y sulci. Reproducido con permiso J. Neuroimaging 2004 (14) 5s-10s. Minagar, A Pathogenesis of MS.

voltaje.[20] Esta distribución ectópica de los canales de calcio en la membrana del axón puede resultar en un incremento del flujo de calcio, y contribuir a la degeneración axonal, posiblemente a través de la activación de proteasas neutras.

Además, a lo largo de los axones con mielina y sanos, también encontramos otro tipo de canales, los canales de sodio dependientes de voltaje que se encuentran en los nodos de Ranvier, donde son necesarios para la conducción saltatoria. Las membranas intermodales del axón, normalmente cubiertas por mielina, no contienen suficientes canales de sodio para asegurar una conducción del impulso nervioso segura. La densidad de los canales de sodio puede incrementarse en la membrana de los axones desmielinizados previamente pobres en canales por poseer mielina. Esta importante adaptación proporciona las bases para la restauración del impulso nervioso en estas fibras. Pero los canales de sodio también pueden desempeñar un papel negativo proporcionando una ruta de flujo sostenido de sodio que impulsa un intercambio sodio-calcio reverso, lo cual puede provocar la activación de un conjunto de moléculas perjudiciales que incluyen proteasas y lipasas en los axones afectados energéticamente. En algunos axones situados en lesiones crónicas de EM, el daño de la maquinaria electrogénica daña la conducción nerviosa, contribuyendo al deterioro clínico, antes incluso de la degeneración axonal.[21]

1.1.4   *Papel de la degeneración walleriana en la patología axonal temprana*

En un reciente trabajo de Dziedzic y colaboradores[22] han estudiado la contribución de la degeneración walleriana en la pérdida axonal durante las fases más tempranas de la enfermedad en tejido de biopsias de 63 pacientes con EM. Aunque los cuerpos neuronales parecen estar preservados de forma relativa frente a las lesiones inflamatorias, los axones son más sensibles debido a su tamaño y forma inusual y su elevada actividad metabólica. Los axones son particularmente propensos al traumatismo mecánico, la isquemia, el estrés oxidativo y los mediadores inflamatorios. El daño focalizado en un axón conduce a la degeneración del segmento distal separado del cuerpo celular (degeneración walleriana), mientras el segmento proximal (todavía unido al cuerpo celular) puede también morir como resultado de su aislamiento de otras neuronas. La degeneración walleriana, en este trabajo, se visualizó mediante marcaje del receptor de neuropéptido Y, NPY-Y1R. Encontraron que los axones positivos para NPY-Y1R sometidos a degeneración walleriana estaban incrementados de forma significativa en la sustancia blanca cercana a las lesiones y en las lesiones mismas en comparación con la sustancia blanca normal. Estos resultados muestran la importancia de la degeneración walleriana en la patología axonal en estadios tempranos de EM y resaltan el papel que desempeña este proceso en el desarrollo de la discapacidad.

1.1.5   *Papel del glutamato y la excitotoxicidad*

Dos estudios importantes han abordado el papel del glutamato en la patogenia de la EM.[23,24] Se sospecha que los niveles elevados de glutamato libre producen la activación de los receptores de glutamato y el daño consecuente por excitotoxicidad tanto en neuronas como en oligodendrocitos y axones. En la patogenia de la EM, el glutamato puede ser liberado por los leucocitos activados durante la fase inflamatoria del SNC. La expresión de los receptores de glutamato y la utilización del glutamato están dañadas en la sustancia blanca en EM, un efecto posiblemente mediado por TNF-α. Esta alteración se propone como uno de los mecanismos subyacentes del elevado glutamato extracelular y del incremento de la excitotoxicidad por glutamato en EM. Además, también se ha observado en los axones localizados dentro de las lesiones en EM, un patrón alterado de expresión de los receptores metabotrópicos del glutamato.[24] Mediante el uso de inmunohistoquímica, Geurts y colaboradores estudiaron la expresión de los receptores de glutamato del grupo 1 (mGluR1α y mGluR5) y del grupo II (mGluR2/3) en doce pacientes de EM y siete controles. Los investigadores encontraron que los patrones de expresión tanto de los receptores del grupo I como los del grupo II eran diferentes en pacientes y en controles. Se encontró gran inmunorreactividad del receptor mGluR1α en el centro de lesiones activas desmielinizadas y en los bordes de las lesiones crónicas activas, así como en la sustancia blanca de apariencia normal. También se identificó un incremento difuso de la expresión de los receptores mGluR5 y mGluR2/3 en astrocitos reactivos en las lesiones. Estas alteraciones se asociaron con la presencia de neurofilamentos no fosforilados y APP, ambos indicadores de daño axonal. Estos resultados enfatizan el papel que desempeña el metabolismo alterado del glutamato y la expresión de los receptores de glutamato en el daño tanto de neuronas como de oligodendrocitos y axones.

1.1.6 Consecuencias de la patología axonal temprana

Las consecuencias de este daño axonal en etapas tempranas de la enfermedad son variadas. Los episodios de discapacidad neurológica reversible durante la fase remitente-recurrente (RR) de la EM se consideran causados por lesiones inflamatorias en áreas articuladas del SNC. Existen cuatro mecanismos que podrían contribuir a la remisión clínica: la resolución de la inflamación, la redistribución de los canales de sodio en el axón, la remielinización y la adaptación compensatoria del SNC.[25,26] Además, es importante tener en cuenta que durante la fase RR de la enfermedad una parte significativa de las lesiones no presenta síntomas clínicos. Mews y colaboradores[27] observaron pérdida axonal media de un 64 % en lesiones de EM en individuos sin síntomas neurológicos detectados. La falta de síntomas clínicos se atribuyó al área donde estaban localizadas las lesiones, a la redundancia neuronal, bajos niveles totales de pérdida axonal y la remielinización. Por lo tanto, parece probable que, aunque el daño axonal aparece al inicio de la enfermedad, permanece en forma subclínica durante la fase RR debido a que el SNC es capaz de compensar la pérdida neuronal a través de diversos mecanismos.

1.2 Daño axonal acumulado y progresión de la enfermedad

El hecho de que la degeneración axonal comience tan temprano en el desarrollo de la EM en ausencia de deterioro funcional obvio nos plantea cuestiones como cuál es la magnitud del daño axonal acumulado durante el curso de la enfermedad. Bjartmar y colaboradores[28] fueron capaces de cuantificar la pérdida axonal total en muestras de autopsias en diez lesiones crónicas inactivas de cinco pacientes con EM y deterioro funcional importante (escala de discapacidad neurológica, EDSS > 7,5). El marcador neuronal N-acetil aspartato (NAA), molécula producida por la mitocondria durante el metabolismo oxidativo, también fue cuantificado mediante cromatografía líquida de alto rendimiento (HPLC), ya que existen referencias previas que relacionan un descenso de los niveles de NAA, determinado mediante espectroscopia de resonancia magnética (ERM) con degeneración axonal.[29] En este trabajo se muestra que la pérdida axonal en lesiones de EM es de un 68 % y los niveles de NAA se encuentran reducidos de una forma significativa (> 50 %) en secciones de médula espinal con lesiones. Además, estos niveles reducidos de NAA se correlacionan con la pérdida axonal en las áreas de las lesiones. Estos datos apoyan la idea de que la pérdida axonal es la causa más importante de incapacidad neurológica irreversible en pacientes de EM con parálisis e indican que la reducción de NAA medido mediante ERM puede reflejar la pérdida axonal y, por lo tanto, ser una herramienta de diagnóstico de gran importancia (véase la figura 3).

En otro estudio realizado por Lovas y colaboradores[30] se observó una reducción axonal comparable al estudio anterior (61 %) en muestras de médula espinal de autopsias de pacientes con EM secundaria progresiva (SP), pero también anotaron que los axones con diámetro menor de 3,3 μm parecían estar más afectados que aquéllos con diámetros mayores. Sin embargo, esta observación puede ser debida a que en los axones dañados aparece un hinchamiento o hipertrofia y no realmente a una selección de los axones con diámetros menores, por lo que todavía está sin demostrar el hecho de que durante una pérdida axonal prolongada durante el desarrollo de la enfermedad determinadas poblaciones de axones sean más vulnerables a la transección que otras.

La magnitud de la pérdida axonal y la acumulación de APP en lesiones inactivas, así como el progreso de la discapacidad incluso en ausencia de actividad inflamatoria importante, sugiere

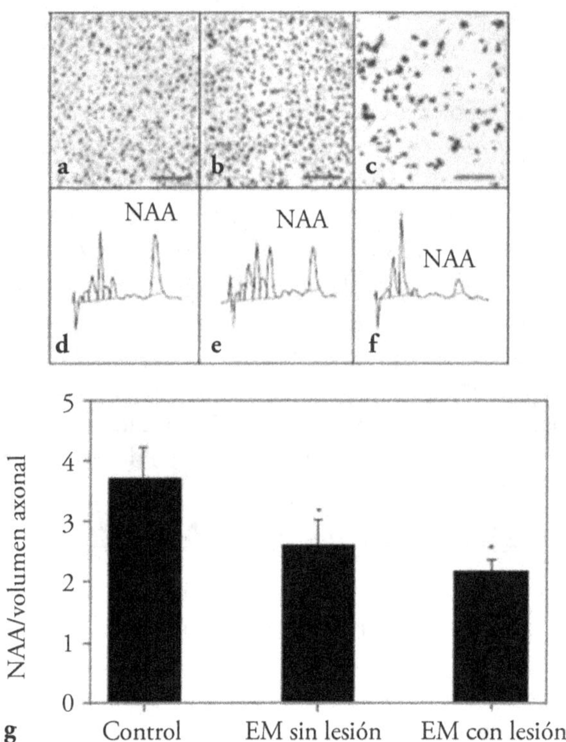

Figura 3. Los niveles de N-acetil aspartato (NAA) reducidos en médula espinal de esclerosis múltiple (EM) crónica reflejan pérdida y disfunción axonal. La densidad axonal fue determinada en secciones congeladas con tinción para neurofilamentos, y los niveles de NAA fueron determinados mediante cromatografía líquida de alto rendimiento (HPLC) en las secciones adyacentes. Se adjuntan imágenes que muestran en (a) sustancia blanca control, (b) sustancia blanca EM sin lesión, y (c) en lesión EM (escala= 40mm). También se muestran cromatogramas de HPLC de las secciones adyacentes a las mostradas en inmunotinción en (a), (b) y (c); (d), (e) y (f) corresponden a las secciones adyacentes a las mostradas en inmunotinción en (a), (b) y (c), respectivamente. (g) Niveles de NAA por volumen axonal en axones mielinizados y desmielinizados en muestras control y EM. La media de NAA por volumen axonal está reducida de forma significativa en axones mielinizados de EM sin lesión (30 %; p= 0,05) y en axones desmielinizados (42 %; p=0,01). Figura adaptada de Bjartmar C. et al. Annals of Neurol 2000. Reproducido con permiso de Current opinion in Neurology 2001, 14:271-278. Carl Bjartmar.

que otros mecanismos diferentes de la desmielinización inflamatoria contribuyen a la transección axonal en pacientes con SP-EM. En la mayoría de los pacientes con EM, la discapacidad neurológica crónica (SP) aparece entre 8 y 15 años tras el inicio de la enfermedad. El período antes de entrar en esta fase SP varía entre pacientes y puede depender de diferentes factores como la localización de las lesiones, la actividad de la enfermedad, la medicación o la susceptibilidad genética. La transición desde la EM-RR hasta la EM-SP y el consecuente desarrollo progresivo de la discapacidad permanente podría ocurrir cuando se supera un umbral de pérdida neuronal o axonal, o cuando la respuesta adaptativa del SNC está agotada.[26] Un estudio epidemiológico realizado en 1.844 pacientes por Confavreux y colaboradores[31] muestra grandes diferencias entre pacientes en el tiempo en años necesario para alcanzar un EDSS con puntuación de 4, pero el tiempo necesario para progresar de este EDSS 4 hasta la puntuación de 7, en cambio, era muy similar en todos los pacientes. Estos datos apoyan la interesante posibilidad de que la mayoría de los pacientes con EM desarrollan una degeneración axonal preprogramada.

2 Patología celular

2.1 Papel del glutamato, la excitotoxicidad en la neurona y el oligodendrocito

Los oligodendrocitos del SNC y las células de Schwann en el sistema nervioso periférico tienen como principal función la formación de la mielina que recubre los axones neuronales, pero estas células también tienen una función importante manteniendo la integridad funcional y la supervivencia a largo plazo de los axones.[32] Este importante requerimiento se refleja en la degeneración axonal observada en enfermedades neurológicas humanas en las que falla el apoyo de las células de la glía.

En el axón mielinizado, el requerimiento de un intercambio libre de metabolitos como la glucosa entre el medio extracelular y el axoplasma puede ser un grave problema. La capa de mielina crea una barrera de difusión para iones y pequeñas moléculas que es sólo interrumpida en los nodos de Ranvier, pero éstos normalmente se encuentran separados hasta por varios centenares de micras. Por lo tanto, más del 99 % del axón se ve sometido a una restricción importante en el intercambio libre de metabolitos. Klaus-Armin Nave propone que los oligodendrocitos (OL) son capaces de compensar al axón de su aislamiento físico mediante la aportación de un medio extracelular adecuado. Para ello utilizarían el sistema de canales como conexión entre su citosol y el cuello interior y los bucles paranodales del espacio periaxonal.[33] En EM se ha demostrado que existe daño de los OL debido a excitotoxicidad mediada por glutamato (véase la figura 4); en este caso, el aporte trófico que estas células dan a las neuronas y los axones se ve interrumpido de forma importante favoreciendo la muerte neuronal y axonal.

2.2 Apoptosis neuronal

La presencia de los mediadores inflamatorios en el SNC, además de la transección y degeneración axonal, pueden provocar muerte neuronal. Mediante la técnica de TUNEL e inmunohistoquímica para neurofilamentos, Peterson y colaboradores[7] examinaron veintidós lesiones corticales pertenecientes a siete pacientes con EM buscando apoptosis neuronal. Los investigadores identificaron 26 neuronas positivas para TUNEL en 10 de las 22 lesiones, y cuatro neuronas más, positivas también para TUNEL, fueron localizadas en la sustancia blanca de apariencia normal. Un descubrimiento curioso fue el hecho de que las neuronas apoptóticas fueron localizadas únicamente en lesiones crónicas activas e inactivas pero no en lesiones activas. Los mecanismos de apoptosis neuronal en la patogenia de la EM incluyen la activación de vías de señalización como la de caspasa 3 o Fas ligando. Es interesante destacar que la metilprednisolona, utilizada normalmente durante los brotes agudos en EM, incrementa la apoptosis neuronal mediante la inhibición de una vía endógena protectora como es la vía de proteína cinasa activada por mitógeno. Por lo tanto, podemos concluir que la muerte neuronal en la sustancia gris contribuye de forma importante a la atrofia del SNC.

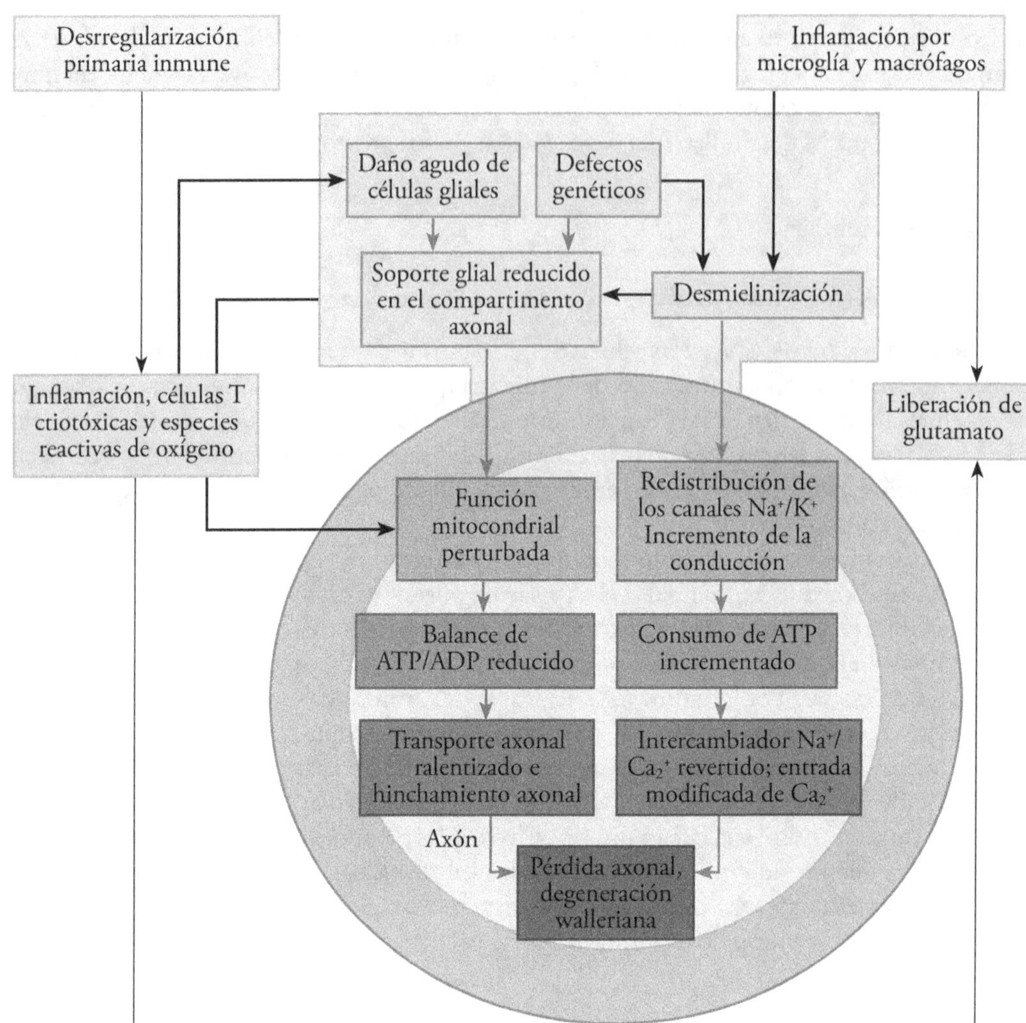

Figura 4. Neurodegeneración tras defectos en oligodendroglía y la pérdida de mielina. Se muestra una representación esqumática de dos hipotéticas vías para explicar la degeneración axonal y neuronal secundaria que ocurre en enfermedades en las que los oligodendrocitos (OL) se ven afectados. Ruta 1 (mostrada en rojo) representa la perturbación de un sistema de apoyo del axón independiente de la mielina pero que puede incluir un acoplamiento metabólico axón-glía. Se propone que la pérdida de este apoyo al axón puede provocar una reducción patológica del balance energético que llevaría a un descenso en la velocidad de transporte, hinchamiento axonal y en última instancia a la degeneración walleriana. Ruta 2 (mostrada en azul) representa las consecuencias de la desmielinización, normalmente en un contexto de inflamación y daño mitocondrial causado por la producción de especies reactivas de oxígeno (mostradas en rosa). El incremento del flujo de iones y la reorganización de la expresión de los canales iónicos a lo largo de los axones desmielinizados conduce al agotamiento de la energía y la descomposición axonal mediada por calcio. Esta descomposición axonal mediada por calcio está promovida por la excitotoxicidad e iniciada por la liberación de glutamato desde los axones, astrocitos y células inmunes dañadas. Señalar que las dos rutas están conectadas. En este modelo, el agotamiento de la energía axonal marca una vía final común en muchas enfermedades del SNC en las que la integridad de los oligodendrocitos se ve afectada. Modificada de Nave KA. Myelination and the trophic support of long axons. Nat Rev Neurosci 2010; 11(4): 275-83.

3 Alteración del transporte axonal y mitocondrial: consecuencias en esclerosis múltiple

Una de las principales alteraciones observadas en lesiones de EM durante el desarrollo de la enfermedad es la alteración del transporte axonal. La acumulación local de APP, así como la hinchazón en el lugar del daño axonal, indican bloqueo localizado del transporte fisiológico axonal. Kim y colaboradores en un artículo reciente[34] ofrecen una visión crítica sobre el mecanismo de perturbación de la integridad del axón en respuesta a los insultos inmunológicos. Los datos ofrecidos en este artículo muestran evidencias que apoyan la hipótesis de que en respuesta a ese tipo de insulto, la histona deacetilasa 1 (HDAC1) es exportada desde el núcleo e interacciona de forma competitiva con proteínas motoras, esto bloquea la eficiencia del transporte axonal y conduce a perturbaciones de la integridad axonal. En este mismo estudio revelan correlación directa entre la localización de HDAC1 y la regulación del transporte mitocondrial, en presencia de HDAC1 el transporte mitocondrial se mantiene en el soma neuronal pero no en las neuritas. Los mecanismos de tráfico mitocondrial en neuronas se ha estudiado de forma extensa. Las mitocondrias son las generadoras primarias de adenosín trifosfato (ATP) y reguladoras de los niveles de calcio intracelular, por lo tanto, su localización y transporte continuado es crítico para el mantenimiento de la salud del axón y la neurona. Sin embargo, los mecanismos por los cuales el bloqueo del transporte mitocondrial conlleva directamente su disfunción no están claros. Puede ser simplemente la privación de energía de los procesos más distales, pero esto daría lugar a una patología de degeneración retrógrada. Los procesos de acumulación sugieren un efecto local, tal vez el resultado de una falta de regulación localizada de calcio y la hinchazón mitocondrial. En la investigación relacionada con EM, ha emergido una hipótesis que relaciona la degeneración axonal que se observa en la fase crónica de la enfermedad directamente con el fallo mitocondrial.[35]

Los análisis realizados por el equipo de Kim nos ofrecen un primer posible marco «mecanístico» en el que podemos considerar la hipótesis mitocondrial sobre la degeneración axonal en EM.

BIBLIOGRAFÍA

1. Hellings N., Raus J., Stinissen P., Insights into the immunopathogenesis of multiple sclerosis, Immunol Res, 2002; 25(1): 27-51.
2. Kornek B., Lassmann H., Axonal pathology in multiple sclerosis. A historical note, Brain Pathol, 1999; 9(4): 651-656.
3. Bitsch A., Schuchardt J., Bunkowski S., Kuhlmann T., Bruck W., Acute axonal injury in multiple sclerosis. Correlation with demyelination and inflammation, Brain, 2000; 123(pt6): 1174-1183.
4. Charcot J.M., Leçons sur le maladies du systeme nerveux faites a la Salpetrière, 1880; Tome 1 4è ed.
5. Fromann C., Untersuchungen über die Gewebsveränderungen bei der multiplen Sklerose des Gehirns und Rückenmarks, Jena 1878.
6. Bruck W., Bitsch A., Kolenda H., Bruck Y., Stiefel M., Lassmann H., Inflammatory central nervous system demyelination: correlation of magnetic resonance imaging findings with lesion pathology, Ann Neurol, 1997; 42(5): 783-793.
7. Peterson J.W., Bo L., Mork S., Chang A., Trapp B.D., Transected neurites, apoptotic neurons, and reduced inflammation in cortical multiple sclerosis lesions, Ann Neurol, 2001; 50(3): 389-400.
8. Van Praag H., Schinder A.F., Christie B.R., Toni N., Palmer T.D., Gage F.H., Functional neurogenesis in the adult hippocampus, Nature, 2002; 415(6875): 1030-1034.
9. Picard-Riera N., Decker L., Delarasse C., Goude K., Nait-Oumesmar B., Liblau R., *et al.* Experimental autoimmune encephalomyelitis mobilizes neural progenitors from the subventricular zone to undergo oligodendrogenesis in adult mice, Proc Natl Acad Sci U S A, 2002; 99(20): 13211-13216.
10. Charcot J.M., Histology of sclerotic plaques (in French), Gazette Hôpitaux, 1868; 141: 554-558.

11. Ferguson B., Matyszak M.K., Esiri M.M., Perry V.H., Axonal damage in acute multiple sclerosis lesions, Brain, 1997; 120(Pt3): 393-999.

12. Trapp B.D., Peterson J., Ransohoff R.M., Rudick R., Mork S., Bo L., Axonal transection in the lesions of multiple sclerosis, N Engl J Med, 1998; 338(5): 278-285.

13. Davie C.A., Barker G.J., Thompson A.J., Tofts P.S., McDonald W.I., Miller D.H., 1H magnetic resonance spectroscopy of chronic cerebral white matter lesions and normal appearing white matter in multiple sclerosis, J Neurol Neurosurg Psychiatry, 1997; 63(6): 736-742.

14. Van Walderveen M.A., Kamphorst W., Scheltens P., Van Waesberghe J.H., Ravid R., Valk J., *et al.* Histopathologic correlate of hypointense lesions on T1-weighted spin-echo MRI in multiple sclerosis, Neurology, 1998; 50(5): 1282-1288.

15. Neumann H., Medana I.M., Bauer J., Lassmann H., Cytotoxic T lymphocytes in autoimmune and degenerative CNS diseases, Trends Neurosci, 2002; 25(6): 313-319.

16. Neumann H., Schmidt H., Cavalie A., Jenne D., Wekerle H., Major histocompatibility complex (MHC) class I gene expression in single neurons of the central nervous system: differential regulation by interferon (IFN)-gamma and tumor necrosis factor (TNF)-alpha, J Exp Med, 1997; 185(2): 305-316.

17. Medana I., Martinic M.A., Wekerle H., Neumann H., Transection of major histocompatibility complex class I-induced neurites by cytotoxic T lymphocytes, Am J Pathol, 2001; 159(3): 809-815.

18. Werner P., Pitt D., Raine C.S., Multiple sclerosis: altered glutamate homeostasis in lesions correlates with oligodendrocyte and axonal damage, Ann Neurol, 2001; 50(2): 169-180.

19. Bakshi R., Benedict R.H., Bermel R.A., Caruthers S.D., Puli S.R., Tjoa C.W., *et al.* T2 hypointensity in the deep gray matter of patients with multiple sclerosis: a quantitative magnetic resonance imaging study, Arch Neurol, 2002; 59(1): 62-68.

20. Kornek B., Storch M.K., Bauer J., Djamshidian A., Weissert R., Wallstroem E., *et al.* Distribution of a calcium channel subunit in dystrophic axons in multiple sclerosis and experimental autoimmune encephalomyelitis, Brain, 2001; 124(Pt6): 1114-1124.

21. Waxman S.G., Axonal dysfunction in chronic multiple sclerosis: meltdown in the membrane, Ann Neurol, 2008; 63(4): 411-113.

22. Dziedzic T., Metz I., Dallenga T., Konig F.B., Muller S., Stadelmann C., *et al.* Wallerian degeneration: a major component of early axonal pathology in multiple sclerosis, Brain Pathol, 2010; 2: 976-85.

23. Pitt D., Nagelmeier I.E., Wilson H.C., Raine C.S., Glutamate uptake by oligodendrocytes: implications for excitotoxicity in multiple sclerosis, Neurology, 2003; 61(8): 1113-1120.

24. Geurts J.J., Wolswijk G., Bo L., Van der Valk P., Polman C.H., Troost D., *et al.* Altered expression patterns of group I and II metabotropic glutamate receptors in multiple sclerosis, Brain, 2003; 126(Pt8): 1755-1766.

25. Waxman S.G., Demyelinating diseases-new pathological insights, new therapeutic targets, N Engl J Med, 1998; 338(5): 323-325.

26. Reddy H., Narayanan S., Arnoutelis R., Jenkinson M., Antel J., Matthews P.M., *et al.* Evidence for adaptive functional changes in the cerebral cortex with axonal injury from multiple sclerosis, Brain, 2000; 123(Pt11): 2314-2320.

27. Mews I., Bergmann M., Bunkowski S., Gullotta F., Bruck W., Oligodendrocyte and axon pathology in clinically silent multiple sclerosis lesion, Mult Scler, 1998; 4(2): 55-62.

28. Bjartmar C., Kidd G., Mork S., Rudick R., Trapp B.D., Neurological disability correlates with spinal cord axonal loss and reduced N-acetyl aspartate in chronic multiple sclerosis patients, Ann Neurol, 2000; 48(6): 893-901.

29. Pendlebury S.T., Lee M.A., Blamire A.M., Styles P., Matthews P.M., Correlating magnetic resonance imaging markers of axonal injury and demyelination in motor impairment secondary to stroke and multiple sclerosis, Magn Reson Imaging, 2000; 18(4): 369-378.

30. Lovas G., Szilagyi N., Majtenyi K., Palkovits M., Komoly S., Axonal changes in chronic demyelinated cervical spinal cord plaques, Brain, 2000; 123(Pt2): 308-317.

31. Confavreux C., Vukusic S., Moreau T., Adeleine P., Relapses and progression of disability in multiple sclerosis, N Engl J Med, 2000; 343(20): 1430-1438.

32. Lappe-Siefke C., Goebbels S., Gravel M., Nicksch E., Lee J., Braun P.E., *et al.* Disruption of Cnp1 uncouples oligodendroglial functions in axonal support and myelination, Nat Genet, 2003; 33(3): 366-374.

33. Nave K.A., Myelination and the trophic support of long axons, Nat Rev Neurosci, 2010; 11(4): 275-283.

34. Kim J.Y., Shen S., Dietz K., He Y., Howell O., Reynolds R., *et al.* HDAC1 nuclear export induced by pathological conditions is essential for the onset of axonal damage, Nat Neurosci, 2010; 13(2): 180-189.

35. Su K.G., Banker G., Bourdette D., Forte M., Axonal degeneration in multiple sclerosis: the mitochondrial hypothesis, Curr Neurol Neurosci Rep, 2009; 9(5): 411-417.

Capítulo 11

Regeneración en esclerosis múltiple

F. DE CASTRO

Introducción

Cada vez hay más evidencias experimentales que sugieren que deberían ensayarse nuevas terapias con que reparar los oligodendrocitos muertos en la esclerosis múltiple (EM). Éstas podrían ser perfectamente combinables con los diferentes tipos de inmunoterapia existentes. Diversos tipos celulares podrían protagonizar trasplantes con los que reponer la mielina perdida: desde células de Schwann y de la glía envolvente olfativa, hasta células madre embrionarias y células pluripotenciales inducidas, pasando por células mesenquimales, significativamente los precursores de oligodendrocitos. Estas últimas se encuentran de forma fisiológica y abundante en el sistema nervioso central (SNC) de personas sanas y enfermas y, además, protagonizan fenómenos de remielinización espontánea que, aunque no pueden evitar la progresión de la enfermedad, podrían ser objeto de potenciación de sus capacidades biológicas (de migración y diferenciación hacia oligodendrocitos mielinizantes, fundamentalmente, sin olvidar tampoco su proliferación y supervivencia) para conseguir una remielinización efectiva. La posibilidad de combinar la terapia celular y la farmacológica que potencie la remielinización endógena tampoco debe olvidarse, así como el desarrollo de biomarcadores y nuevas técnicas de imagen que permitan distinguir los grupos de pacientes idóneos para cada tratamiento y seguir su evolución. En este capítulo se revisan los descubrimientos más recientes que han llevado a considerar que la terapia regenerativa debería ser realidad al menos en un número significativo de casos de EM.

Aunque un número creciente de evidencias indican que el escenario es más complejo y que la enfermedad podría derivar de procesos independientes de la inflamación, comúnmente se considera que la EM es una enfermedad autoinmune de etiología desconocida en la que se altera la vaina de mielina y, posteriormente, mueren grupos de oligodendrocitos, las células mielinizantes del SNC.[1] En las fases más avanzadas de la enfermedad (incluyendo la fase secundaria progresiva), la inflamación persistente afecta a los axones que han perdido su vaina de mielina, lo que les priva de su aporte trófico, y a cambios de concentración de iones y otras sustancias inflamatorias que, en condiciones normales, no serían peligrosas para ellos.[2]

Hasta el momento, los tratamientos clínicos de la enfermedad se basan en diversos inmunomoduladores (desde el interferón beta hasta la mitoxantrona) que disminuyen de forma eficaz el número de brotes y la gravedad de los mismos, pero no reparan el daño tisular, su remielinización. También se han ensayado diversas sustancias potencialmente neuroprotectoras frente al componente neurodegenerativo de la EM.[2] Hoy existe un estado de opinión creciente que considera que promover la remielinización debería ser otra forma efectiva de tratar la enfermedad[2,3] y que todos estos abordajes (inmunomodulación, neuroprotección, reparación) deberían ser complementarios en un futuro. Las evidencias experimentales más recientes sugieren que la EM se inicia tempranamente a causa de procesos neurodegenerativos que ya han resultado deletéreos en el momento en que se manifiesta el primer síntoma clínico, por lo que urge investigar estrategias que, directamente, repongan los oligodendrocitos muertos.[2]

En este capítulo, se repasa el estado actual de los abordajes experimentales con los que se podría diseñar futuras terapias, tanto celulares como farmacológicas, que puedan resultar efectivas a la hora de reponer los oligodendrocitos muertos en la EM.

1 Precursores oligodendrogliales endógenos y remielinización espontánea

Durante el desarrollo, en lugares discretos dentro del tubo neural se generan precursores oligodendrogliales ya especificados (OPC, del inglés *oligodendrocyte precursor cell*) que migran para colonizar todo el SNC (incluida la sustancia gris) y, una vez en sus destinos finales, completar el proceso de diferenciación celular y ejercer su función fisiológica: formar la mielina del SNC.[4,5] En el SNC adulto de los primates se estima que aproximadamente el 5 % del total de las células que lo conforman son los denominados OPC endógenos, cuya función exacta se desconoce pero que, obviamente, debe de estar relacionada con la reposición de aquellos oligodendrocitos que mueran. La relación de estos OPC endógenos con la aparición de enfermedades como la EM sigue siendo un enigma: ¿aparecen los síntomas cuando la capacidad fisiológica de reponer oligodendrocitos muertos se ve superada o es que los OPC endógenos de los enfermos de EM son incapaces de responder de forma adecuada cuando los oligodendrocitos empiezan a verse afectados? En respuesta a la inflamación, estas células se activan, cambian de morfología y expresan genes que, fisiológicamente, no están expresados.[6] Aunque el proceso de remielinización es robusto en los roedores, es mucho más limitado en todos los primates.[7] Aun así, se sabe que la remielinización espontánea es un fenómeno importante que ocurre en la EM a expensas de células madre neurales y OPC endógenos, aunque esta reacción es insuficiente en muchos pacientes, la desmielinización se cronifica y, ya sin vuelta atrás, los axones desmielinizados comienzan también a dañarse.[8-11] En los márgenes que rodean las placas crónicas de EM es donde se ha descrito una mayor remielinización (zonas de penumbra), apareciendo axones rodeados de una fina capa de mielina de tipo central, aunque recientemente se ha descrito extensos procesos de remielinización en el 20 % de los pacientes de EM, independientemente de su forma clínica.[8] Cada vez se entiende más la EM como una enfermedad de los oligodendrocitos y también de las neuronas, y hay consenso general en considerar que, llegado el daño axonal, cualquier posibilidad de recuperación sintomática o morfo-funcional será significativamente menor. También la edad juega en contra de una posible remielinización, ya que los mecanismos de reclutamiento y diferenciación de los OPC se debilitan, tal y como ocurre en algunos procesos neurodegenerativos.[2] Sin embargo, un cierto optimismo prevalece en el campo de la EM cuando se habla de promover la remielinización endógena como una posibilidad terapéutica futura.[3]

2 Trasplante de células para la reposición de los oligodendrocitos muertos y la vaina de mielina

La remielinización del tejido dañado en el SNC de un paciente con EM podría abordarse trasplantando diversos tipos celulares que podrían reponer las células muertas, tal y como se ha visto en modelos animales de encefalitis alérgica experimental (EAE, el modelo animal de desmielinización por antonomasia): bien por simple diferenciación de las células transplantadas a oligodendrocitos maduros, bien por transdiferenciación o fusión celular.[3]

2.1 Trasplante de células madre mesenquimales

La fácil obtención de estas células las convierte en ideales para transplantar y tratar enfermedades muy diversas, incluidas las enfermedades neurológicas como la EM. El posible efecto inmunomodulador de las células madre mesenquimales está actualmente en ensayo clínico en diversos países. Estas células secretan un cóctel molecular que protege y repara el daño tisular, aunque sus efectos en EM distan de estar claros. Aunque estas células tienen capacidad de transdiferenciarse en células de estirpe neural, la posibilidad de que den lugar a células mielinizantes en las zonas lesionadas es remota,[12] pero no puede descartarse que promuevan indirectamente la oligodendrogliogénesis a partir de OPC endógenos.

2.2 Trasplante de precursores de oligodendrocitos

De entre todas las variantes de células madre, progenitores y precursores neurales conocidas, los OPC son, probablemente, las más estudiadas, amén de las más indicadas *a priori* para diferenciarse en oligodendrocitos maduros. Además, su número es muy considerable en el SNC de un individuo adulto[13] (véase la figura 1). Estas células son reclutadas hacia las zonas de lesión aunque fracasan en su intento de reparar el daño en los enfermos de EM.

La capacidad de los OPC (de diversas especies, incluidos de los seres humanos) transplantados en el parénquima nervioso de remielinizar las lesiones está demostrada en modelos animales de EM,[14-16] aunque menos que en modelos de desmielinización congénita. Sin embargo, las limitaciones concernientes al número de los OPC que pueden aislarse, el conocimiento dispar de las propiedades biológicas de estas células (crecientemente estudiadas en OPC de roedores, pero no en las aisladas de humanos) y los condicionantes derivados de los modelos animales de desmielinización han ralentizado notoriamente las expectativas despertadas por este tipo celular para el tratamiento de la EM. A fecha de publicación de este libro, tan sólo existe un ensayo clínico en marcha (concretamente, en fase de reclutamiento de pacientes) para tratar la enfermedad (NCT00283023), mientras que Geron Inc. ha abierto otro para tratar lesión medular traumática (OPC diferenciados desde células ES humanas). Los más recientes avances (véase más adelante) podrían modificar este escenario de limitaciones en un futuro no muy lejano y responder así al reciente llamamiento del Stem Cells in Multiple Sclerosis (STEMS) Consensus Group.[3]

Siempre en modelos murinos de desmielinización, las evidencias experimentales muestran cómo el transplante de células madre neurales cercano a las zonas de lesión remielinizan los axones desnudos de forma eficaz, aunque los resultados son más limitados cuando se transplantan por vía intravascular o intratecal.[3] Por tanto, hoy se considera que el efecto de estas células madre neurales en EM sería más bien un efecto circunstancial de tipo neuroprotector derivado de la secreción de un complejo cóctel de sustancias inmunomoduladoras y neurotróficas que limiten la inflamación y también induzcan la remielinización endógena (fenómeno denominado «plasticidad terapéutica»), pero no reparador *per se* de los oligodendrocitos muertos.[3] Aun

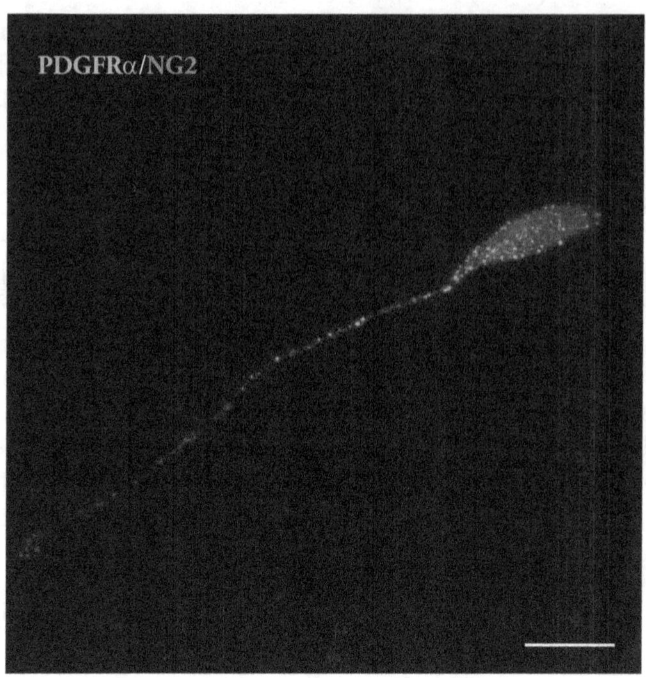

Figura 1. Precursor de oligodendrocitos (OPC) endógeno. Se trata de un OPC aislado a partir de una muestra quirúrgica de corteza cerebral de un varón de sesenta años de edad, intervenido por un astroglioma. El OPC ha sido fotografiado tras 15 días en cultivo y muestra una forma típica monopolar migratoria y se ha identificado con una doble inmunotinción para PDGFRα (fluorescencia verde) y NG2 (fluorescencia roja). La barra de escala representa 10 μm.

así, el hecho de que se puedan obtener los tres tipos principales de células neurales (neuronas, oligodendrocitos y astrocitos) a partir de células madre neurales aisladas de la sustancia blanca de cerebro humano adulto[17] mantiene abierta esta prometedora puerta para el tratamiento de enfermedades neurológicas incluyendo, lógicamente, las desmielinizantes.

Quizá la mayor limitación para el uso de células de estirpe neural en una hipotética terapia celular deriva del elevado número de células que debería obtenerse para plantear un transplante exitoso, algo que hoy, sin previa expansión *in vitro*, sólo podría obtenerse de SNC de fetos humanos, lo que añade una grave limitación ética y, además, necesitaría una inmunosupresión añadida para evitar el rechazo, sin duda un problema añadido.[3] Este problema numérico podría solventarse con la relativa abundancia de OPC en el SNC adulto, así como el potencial uso de las denominadas células madre pluripotentes inducidas (iPSCs, del inglés *induced pluripotent stem cells*), sobre todo si se combinase con fármacos que potenciasen la acción de las células. Otra opción sería modificar genéticamente estas células para potenciar sus propiedades neurorreparadoras.[18] Para este tipo de hipotéticos trasplantes, dada la distribución difusa de las placas en la mayoría de los enfermos de EM, la vía de administración más apropiada podría ser la intratecal,[3] aunque abordajes intraparenquimatosos selectivos cerca de las placas que dan más clínica podría ser una alternativa a considerar, según cada caso.

2.3 Trasplante de células madre embrionarias y de células madre pluripotentes inducidas

La obtención de cultivos muy puros de OPC a partir de células ES humanas y que pueden remielinizar de forma eficaz lesiones en modelos animales ha sido considerado un hito importante.[19,20] Aún así, los riesgos de desarrollo de teratocarcinomas desaconsejan, por el momento, el uso de células ES salvo para estudios farmacológicos *in vitro* para potenciar la diferenciación hacia fenotipo oligodendroglial mielinizantes.[3]

Sin duda, el descubrimiento relativamente reciente de las iPSCs ha venido a revolucionar el mundo del transplante de células madre,[21,22] ya que permite evitar muchos de los problemas éticos que éste planteaba.

2.4 Trasplante de glía envolvente olfativa

La glía envolvente olfativa es un tipo celular de gran accesibilidad que envuelve a los axones del primer par craneal en su camino desde la cavidad nasal al bulbo olfativo que, aunque fisiológicamente no forman mielina, son células potencialmente mielinizantes en el SNC que vienen siendo objeto de estudio desde hace años por sus posibilidades terapéuticas. De hecho, en modelos de desmielinización estas células pueden remielinizar los axones más gruesos, formando una mielina con un patrón típico de mielina periférica, aunque su capacidad de remielinizar de forma eficaz es limitada, sobre todo en primates.[3,23,24] Una de las peculiaridades más interesantes de la glía envolvente olfativa es que puede coexistir con los astrocitos y limitar su reacción frente al daño del SNC, lo que, *a priori*, debería ser una ventaja respecto a las células de Schwann, por ejemplo. Más que en EM, y dada su condición de actor principal en el caso quizás más destacable de regeneración axonal fisiológica en el sistema nervioso de mamíferos adultos, la utilización de las células de glía envolvente olfativa ha despertado gran interés cara a tratar la sección de axones en traumatismos de médula espinal,[7] aunque por desgracia todavía sin resultados concretos.

2.5 Trasplante de células de Schwann

Ya desde los estudios fundacionales sobre regeneración del sistema nervioso, Cajal y Tello mostraron cómo axones del SNC pueden servirse de implantes de nervios periféricos para regenerar y que las células de Schwann de estos implantes mielinizan los axones centrales regenerados. Además, la reacción inmunológica que destruye grupos de oligodendrocitos en la EM no ataca a las células de Schwann, por lo que se estudian desde hace décadas, aunque su efecto remielinizante se ve limitado tanto por la cicatriz glial como por la presencia de astrocitos reactivos.[25] A pesar de ello, en 2001 se llevó a cabo un ensayo clínico en fase-I, trasplantando células de Schwann autólogas en el cráneo de enfermos de EM (formas secundaria progresiva y primaria progresiva), que fue interrumpido porque, aun siendo un procedimiento quirúrgico seguro, las células morían en menos de cinco meses postrasplante.[3]

La remielinización de lesiones focales en la médula espinal de monos tras implante autólogo de células de Schwann[26] devolvió protagonismo experimental a estas células y, en un modelo murino de desmielinización, se han obtenido prometedores resultados trasplantando precursores embrionarios de células de Schwann, ya que éstos invaden mejor el SNC y remielinizan las lesiones de forma más efectiva que sus equivalentes aisladas de neonatos o adultos.[27] El reciente hallazgo de que se pueden diferenciar células de Schwann mielinizantes a partir de precursores aislados de derivados de la cresta neural tan accesibles como la piel y la papila del folículo piloso puede abrir nuevas puertas al futuro uso de estas células como terapia en EM.[12,28]

3   Terapias de potenciación de los precursores de oligodendrocitos endógenos

Lo que sabemos de la biología de los OPC se sabe por estudios en células aisladas durante el desarrollo embrionario y postnatal temprano y, casi exclusivamente, de roedores:[4,5] asumimos que los OPC endógenos del cerebro adulto (y aún más, del de los humanos, obviamente) son células de limitada capacidad proliferativa pero remarcable capacidad para migrar. En respuesta al daño desmielinizante y señales derivadas de la inflamación y/o destrucción de la mielina, los OPC endógenos son reclutados hacia los sitios de lesión y tratan de reparar el daño producido.[13,29] Si bien la remielinización puede ser incluso importante en las denominadas como lesiones activas, recubriendo los axones desnudos y recuperando la función, lo cierto es que fracasa en la fase crónica de las EM, probablemente por los cambios en la composición de la zona lesionada que se producen en el curso de la enfermedad,[30-35] aunque sigue ignorándose la causa última de que ello ocurra.[11,36] Favorecer que los OPC invadan las zonas de lesión y modular las señales «antidiferenciación» presentes en las lesiones parecen vías de abordaje interesantes para potenciar la remielinización endógena, todo ello aprovechando la ventana temporal crítica para reparar el daño a tiempo, antes de que se cronifiquen las placas y comiencen a dañarse, también, los axones.[11,36]

3.1   *Objetivo: que los precursores oligodendrogliares invadan las placas desmielinizadas*

En los últimos años se ha podido identificar en cerebros de pacientes con EM la presencia y/o cambio de moléculas de señalización que participan en la oligodendrogliogénesis. Así ocurre con dos semaforinas secretables (Sema3A y Sema3F), identificadas en el infiltrado glial que se forma alrededor de las lesiones activas en la sustancia blanca y también en neuronas.[37] De acuerdo con su efecto durante el desarrollo, donde la Sema3F atrae la migración de los OPC y la Sema3A los repele,[38] el balance Sema3F/Sema3A parece condicionar las lesiones desmielinizantes y cuanto mayor, más activa es la lesión, favoreciendo que estas lesiones sean todavía susceptibles de recuperarse, cuando menos parcialmente, al atraer un mayor número de los OPC endógenos[37] (véase la figura 2A).

Durante el desarrollo, Shh y FGF-2 son quimioatrayentes para los OPC y, sobre todo el segundo, es un factor motogénico para estas células.[39,40] En EM, ambas moléculas se identifican exclusivamente en placas desmielinizantes crónicas de la sustancia blanca: la expresión de Shh aumenta significativamente en la placa, la periplaca y también en sustancia blanca aparentemente normal,[41] mientras que la de FGF-2 se localiza, casi exclusivamente, en el mismo anillo periplaca crónica y en astrocitos perivasculares allí donde se rompe la barrera hematoencefálica de la sustancia gris[42] (véase la figura 2B). Paralelamente, un antagonista de FGF-2 vía el receptor FGFR1, la glicoproteína anosmina-1,[39] rellena la totalidad de las placas

A

B

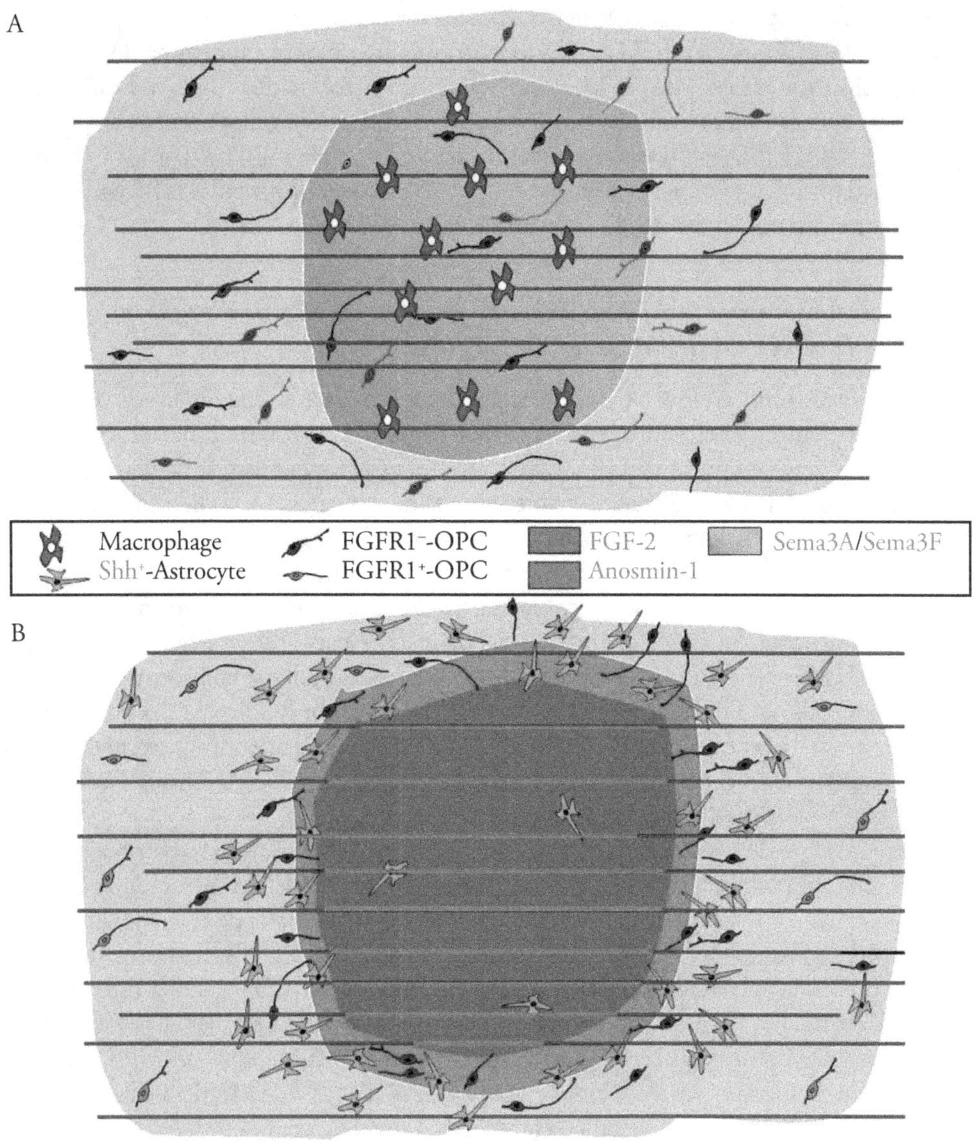

Figura 2. Representación esquemática de las posibles implicaciones funcionales de los cambios de expresión de Sema3A, Sema3F, Sonic Hedgehog, FGF-2 y anosmina-1 en placas de lesión de esclerosis múltiple.
A) En placas activas (donde hay remielinización espontánea) se observa sobreexpresión de Sema3A y Sema3F alrededor y dentro de las zonas de lesión. Tanto Shh como FGF-2 y anosmina-1 no están presentes, tal y como ocurre en condiciones control. B) En una lesión crónica (donde la remielinización espontánea raramente existe), el FGF-2 se expresa en un anillo alrededor de la placa de lesión, atrayendo, probablemente, los OPC- FGFR1⁺, mientras que la expresión de anosmina-1 está circunscrita a todo el interior de la zona desmielinizada, impidiendo la reparación de la mielina.[42] Shh está sobreexpresado por los astrocitos reactivos alrededor de la placa y en la sustancia blanca aparentemente normal y también, aunque menos, en el interior de la placa desmielinizada. En estas lesiones no se expresan ni Sema3A ni Sema3F. En esta figura se resumen los hallazgos publicados en: Williams y colaboradores (2007), Wang y colaboradores (2008) y Clemente y colaboradores (manuscrito en revisión).

crónicas y crónico-inactivas[42] (véase la figura 2B). Estas evidencias sugieren que la potenciación de algunas de estas señales (Shh, FGF-2) y/o la inhibición de otras (anosmina-1) podrían ser dianas de posible tratamiento de la EM. Además, la concentración de FGF-2 en LCR aumenta significativamente en los enfermos de EM con lesiones crónicas y crónicas-inactivas respecto de los que sólo tienen lesiones activas y la población control, y se ha propuesto como biomarcador de la enfermedad.[42] Recientemente se han identificado interrelaciones entre la Sema3A, el FGF y sus receptores durante el desarrollo, algo aún por explorar en la EM.

3.2 *Objetivo: promover la diferenciación de precursores oligodendrogliares a oligodendrocitos mielinizantes*

También en los últimos años se busca identificar fármacos que potencien la remielinización endógena. Un ejemplo es el tratamiento con Fyn-Rho-ROCK y la modulación de la PK-C, que remieliniza *in vitro* a partir de OPC,[43] aunque aún está por demostrar su efecto en la EM.

Una de las primeras vías de señalización celular identificadas en la diferenciación de los OPC fue la de Notch: al activarse, se inhibe la diferenciación hacia oligodendrocitos mielinizantes.[44] En lesiones crónicas de EM hay una saturación de uno de los ligandos de Notch-1, la contactina, y los OPC-Notch-1+ se acumulan alrededor del segmento desnudo de los axones, pero falla la translocación del segmento intracelular del receptor y resulta en un fallo en la formación de la mielina.[45] Aunque no puede descartarse que aumente la susceptibilidad de los OPC a la apoptosis, la sobreexpresión *in vitro* de TIP30 (inhibidor directo del transportador nuclear de Notch-1) bloquea su proceso de diferenciación a oligodendrocitos mielinizantes, lo que ha convertido a esta vía de tráfico intracelular en codiciado objetivo terapéutico.[45] Aun así, el papel de Notch en la EM es controvertido.[6]

La desrregulación de la vía de señalización de Wnt también se ha sugerido como responsable del fallo de remielinización efectiva en lesiones desmielinizantes y EM.[35] El factor de transcripción 4 de las células T (Tcf4) puede activar o reprimir los genes diana de la vía de señalización de Wnt y se ha detectado en el interior de lesiones activas de EM.[35,46,47] Además, en un modelo murino de lesión, la activación directa o indirecta de la catenina-β inhibe la diferenciación de los OPC y, con ello, la remielinización postlesión.[35] Ésta sería la primera evidencia de una vía de señalización (Wnt) propia de los OPC ya que, en los otros casos, los inhibidores de la remielinización endógena son producidos por los axones (PSA-NCAM, LINGO-1, Jagged-1, ácido hialurónico y anosmina-1). La diana terapéutica concreta sería *HYCCIN*, un gen importante para la mielinización en la especie humana[48] y cuya expresión es reprimida por Wnt.[35]

LINGO-1 (del inglés *leucine rich repeat and Ig domain containing neurite outgrowth inhibitor [Nogo] receptor-interacting protein-1*) se expresa sólo en neuronas e interviene en el proceso de mielinización, limitándola. La aplicación de anticuerpos anti-LINGO-1 promueve la mielinización *in vitro* y la remielinización en modelos animales, así como la recuperación de la velocidad de conducción en axones así remielinizados,[49] lo que ha promovido ensayos en humanos todavía en curso, que ven en LINGO-1 una diana para terapia neuroprotectora.

En vista de recientes hallazgos en células iPSC y ES humanas,[50] también sería interesante estudiar la interrelación de FGF-2, anosmina-1 y Wnt en las placas desmielinizadas y la posible inhibición de la diferenciación de OPC hacia células mielinizantes. Otros mecanismos involucrados en la diferenciación de los OPC, como la lactacistina o la endotelina-1, también podrían estar determinando ese estado en contra de la diferenciación de la oligodendroglía en las placas de lesión.

La eliminación de los restos de mielina después del insulto desmielinizante es rápido y eficiente en animales jóvenes, lo que contrasta con lo que ocurre en animales adultos/viejos, donde se observa menor reclutamiento y activación retardada de los macrófagos fagocíticos.[51] Además, se ha visto que la inyección de los restos de mielina en zonas desmielinizadas en roedores jóvenes induce un fallo en la diferenciación de los OPC endógenos y el subsiguiente fallo de la remielinización, aunque todavía no se ha identificado exactamente qué vías de señalización (y cuántas) están activadas en la fagocitosis de restos de mielina.[52]

4 Consideraciones finales: ¿puede pensarse en una terapia reparadora del daño en la esclerosis múltiple en un futuro a medio plazo?

El Stem Cells in Multiple Sclerosis (STEMS) Consensus Group ha escrito recientemente: «Ahora es el momento exacto de comenzar, prudentemente, a investigar la seguridad del trasplante de células madre en enfermedades neurológicas como la EM, y de desarrollar marcadores (neurorradiológicos, biomarcadores) que permitan evaluar el resultado de la terapia con células madre».[3] Hasta hoy, los obstáculos más importantes para plantear una terapia celular remielinizante son:[2,11]

- ¿Cómo asegurar que las células lleguen a los focos de una enfermedad multifocal (y a veces hasta difusa en su extensión)?
- ¿Qué eficacia cabe esperar en zonas donde el ambiente impide una remielinización endógena eficaz?
- Se necesitaría un número muy elevado de células, incluso de donantes incompatibles con el huésped, por lo que, además, se precisaría de una terapia inmunosupresora paralela.

Sin embargo, la disponibilidad de un número suficiente de OPC no debería ser una cuestión realmente limitante, ya que se puede incrementar significativamente con sólo aumentar la disponibilidad en las zonas desmielinizadas de la combinación de factores adecuada.[53] La opción de aprovechar los abundantes OPCs endógenos y potenciar sus propiedades biológicas para regenerar eficazmente el tejido perdido en la EM y remielinizar las lesiones es una estrategia plausible, y que debería contemplarse y potenciarse en el futuro inmediato.[3] Para que este tipo de abordajes puedan generalizarse es necesario estudiar detallada y exhaustivamente la composición molecular de las placas de desmielinización y las adyacentes, utilizando para ello las grandes plataformas de análisis genómico, proteómico y *microarrays,* en la línea de los publicados hasta la fecha,[46,47,54] pero enfocándolos en muestras de tejido cada vez más homogéneas para obtener resultados más claros sobre dianas terapéuticas a potenciar o antagonizar de cara a facilitar la acción reparadora de los OPC endógenos. La modulación adecuada de alguno/s de estos factores y/o su combinación con terapia celular son ejemplos esperanzadores en modelos animales.[54-56] La posible manipulación de los OPC para producir aquellos factores de interés podría resultar también de interés en EM, tal y como también se ha demostrado en modelos de lesión medular traumática.[57] Se ha propuesto que «terapias a medida», del tipo de las planteadas en algunos tipos de cáncer abordando la vía de Wnt, podrían utilizarse para generar un estado favorable a la diferenciación de los OPC en las placas de lesión.[6] Sea cual sea el tratamiento regenerativo, éste debería ser combinable, *a priori,* con los tratamientos inmunomoduladores existentes y/o futuros. [42,44]

Urge también encontrar y desarrollar biomarcadores de neuroprotección y reparación de la mielina (biomarcadores bioquímicos, electrofisiológicos, de RMN y/o PET) que nos puedan orientar acerca de la efectividad de hipotéticos tratamientos basados en las evidencias revisadas en este capítulo (terapia celular, farmacológica o combinada) en los pacientes de EM, así como identificar posibles grupos o subgrupos dentro de esta enfermedad.

BIBLIOGRAFÍA

1. Compston A., Coles A., Multiple sclerosis, Lancet, 2008; 372: 1502-1517.
2. Aktas O., Kieseier B., Hartunget H.-P., Neuroprotection, regeneration and immunomodulation: broadening the therapeutic repertoire in multiple sclerosis, Trends Neurosci 2010; 33: 140-152.
3. Martino G., Franklin R.J., Van Evercooren A.B., *et al.* Stem cell transplantation in multiple sclerosis: current status and future prospects, Nat Rev Neurol, 2010; 6: 247-255.
4. Rowitch D.H., Glial specification in the vertebrate neural tube, Nat Rev Neurosci, 2004; 5: 409-419.
5. De Castro F., Bribián A., The molecular orchestra of the migration of oligodendrocyte precursors during development, Brain Res Rev, 2005; 49: 227-241.
6. Fancy S.P.J., Kotter M.R., Harrington E.P., *et al.* Overcoming remyelination failure in multiple sclerosis and other myelin disorders, Exp Neurol, 2010. En prensa.
7. Radtke C., Spies M., Sasaki M., *et al.* Demyelinating diseases and potential repair strategies, Int J Dev Neurosci, 2007; 25: 149-153.
8. Patrikios P., Stadelmann C., Kutzelnigg A., *et al.* Remyelination is extensive in a subset of multiple sclerosis patients, Brain, 2006; 129: 3165-3172.
9. Patani R., Balaratnam M., Vora A., *et al.* Remyelination can be extensive in multiple sclerosis despite a long disease course, Neuropathol Appl Neurobiol, 2007; 33: 277-287.
10. Pluchino S., Muzio L., Imitola J., *et al.* Persistent inflammation alters the function of the endogenous brain stem cell compartment, Brain, 2008; 131: 2564-2578.
11. Franklin R.J.M., French-Constant C., Remyelination in the CNS: from biology to therapy, Nat Rev Neurosci, 2008; 9: 839-855.
12. Hunt D.P., Morris P.N., Sterling J., *et al.* A highly enriched niche of precursor cells with neuronal and glial potential within the hair follicle dermal papilla of adult skin, Stem Cells, 2008; 26: 163-172.
13. Chang A., Tourtellotte W.W., Rudick R., *et al.* Premyelinating oligodendrocytes in chronic lesions of multiple sclerosis, N Engl J Med, 2002; 346: 165-173.
14. Lachapelle F., Gumpel M., Baulac M., *et al.* Transplantation of CNS fragments into the brain of shiverer mutant mice: extensive myelination by implanted oligodendrocytes. I. Immunohistochemical studies, Dev Neurosci, 1983; 6: 325-334.
15. Groves A.K., Barnett S.C., Franklin R.J., *et al.* Repair of demyelinated lesions by transplantation of purified O-2A progenitor cells, Nature, 1993; 362: 453-455.
16. Windrem M.S., Schanz S.J., Guo M., *et al.* Neonatal chimerization with human glial progenitor cells can both remyelinate and rescue the otherwise lethally hypomyelinated shiverer mouse, Cell Stem Cell, 2008; 2: 553-565.
17. Nunes M.C., Roy N.S., Keyoung H.M., *et al.* Identification and isolation of multipotential neural progenitor cells from the subcortical white matter of the adult human brain, Nat Med, 2003; 9: 439-447.
18. Müller F.J., Snyder E.Y., Loring J.F., Gene therapy: can neural stem cells deliver?, Nat Rev Neurosci, 2006; 7: 75-84.
19. Keirstead H.S., Nistor G., Bernal G., *et al.* Human embryonic stem cell-derived oligodendrocyte progenitor cell transplants remyelinate and restore locomotion after spinal cord injury, J Neurosci, 2005; 25: 4694-4705.
20. Hu B.Y., Du Z.W., Li X.J., *et al.* Human oligodendrocytes from embryonic stem cells: conserved SHH signaling networks and divergent FGF effects, Development, 2009; 136: 1443-1452.
21. Takahashi K., Yamanaka S., Induction of pluripotent stem cells from mouse embryonic and adult fibroblast cultures by defined factors, Cell, 2006; 126: 663-676.
22. Marchetto M.C., Winner B., Gage F.H., Pluripotent stem cells in neurodegenerative and

neurodevelopmental diseases, Hum Mol Genet, 2010; 19(R1): R71-R76.

23. Franklin R.J., Gilson J.M., Franceschini I.A., *et al.* Schwann cell-like myelination following transplantation of an olfactory bulb-ensheathing cell line into areas of demyelination in the adult CNS, Glia, 1996; 17: 217-224.

24. Imaizumi T., Lankford K.L., Waxman S.G., *et al.* Transplanted olfactory ensheathing cells remyelinate and enhance axonal conduction in the demyelinated dorsal columns of the rat spinal cord, J Neurosci, 1998; 18: 6176-6185.

25. Kocsis J.D., Sasaki M., Transplantation of peripheral myelin forming cells to repair demyelinated axons, en Waxman E.G., ed., Multiple sclerosis as a neuronal disease, Elsevier Academic Press, Burlington-San Diego-London, 2005; 421-433.

26. Bachelin C., Lachapelle F., Girard C., *et al.* Efficient myelin repair in the macaque spinal cord by autologous grafts of Schwann cells, Brain, 2005; 128: 540-549.

27. Woodhoo A., Sahni V., Gilson J., *et al.* Schwann cell precursors: a favourable cell for myelin repair in the Central Nervous System, Brain, 2007; 130: 2175-2185.

28. McKenzie I.A., Biernaskie J., Toma J.G., *et al.* Skin-derived precursors generate myelinating Schwann cells for the injured and dysmyelinated nervous system, J Neurosci, 2006; 26: 6651-6660.

29. Wolswijk G, Chronic stage multiple sclerosis lesions contain a relatively quiescent population of oligodendrocyte precursor cells, J Neurosci, 1998; 18: 601-609.

30. Charles P., Reynolds R., Seilhean D., *et al.* Re-expression of PSA-NCAM by demyelinated axons: an inhibitor of remyelination in multiple sclerosis?, Brain, 2002; 125: 1972-1979.

31. John G.R., Shankar S.L., Shafit-Zagardo B., *et al.* Multiple sclerosis: re-expression of a developmental pathway that restricts oligodendrocyte maturation, Nat Med, 2002; 8: 1115-1121.

32. Back S.A., Tuohy T.M., Chen H., *et al.* Hyaluronan accumulates in demyelinated lesions and inhibits oligodendrocyte progenitor maturation, Nat Med, 2005; 11: 966-972.

33. Mi S., Miller R.H., Lee X., *et al.* LINGO-1 negatively regulates myelination by oligodendrocytes, Nat Neurosci, 2005; 8: 745-751.

34. Kuhlmann T., Miron V., Cui Q., *et al.* Differentiation block of oligodendroglial progenitor cells as a cause for remyelination failure in chronic multiple sclerosis, Brain, 2008; 131: 1749-1758.

35. Fancy S.P., Baranzini S.E., Zhao C., *et al.* Dysregulation of the Wnt pathway inhibits timely myelination and remyelination in the mammalian CNS, Genes Dev, 2009; 23: 1571-1585.

36. Miller R.H., Mi S., Dissecting demyelination, Nat Neurosci, 2009; 10: 1351-1354.

37. Spassky N., De Castro F., Le Bras B., *et al.* Directional guidance of oligodendroglial migration by class 3 semaphorins and netrin-1, J Neurosci, 2002; 22: 5992-6004.

38. Williams A., Piaton G., Aigrot M.S., *et al.* Semaphorin 3A and 3F: key players in myelin repair in multiple sclerosis?, Brain, 2007; 130: 2554-2565.

39. Bribián A., Barallobre M.J., Soussi-Yanicostas N., *et al.* Anosmin-1 modulates the FGF-2-dependent migration of oligodendrocyte precursors in the developing optic nerve, Mol Cell Neurosci, 2006; 33: 2-14.

40. Merchán P., Bribián A., Sánchez-Camacho C., *et al.* Sonic Hedgehog promotes the migration and proliferation of optic nerve oligodendrocyte precursors, Mol Cell Neurosci, 2007; 36: 355-368.

41. Wang Y., Imitola J., Rasmussen S., *et al.* Paradoxical dysregulation of the neural stem cell pathway sonic hedgehog-Gli1 in autoimmune encephalomyelitis and multiple sclerosis, Ann Neurol, 2008; 64: 417-427.

42. Clemente D., Ortega M.C., Arenzana F.J., *et al.* FGF-2/Anosmin-1: a new system to determine multiple sclerosis lesional severity [enviado].

43. Baer A.S., Syed Y.A., Kang S.U., *et al.* Myelin-mediated inhibition of oligodendrocyte precursor differentiation can be overcome by pharmacological modulation of Fyn-RhoA and protein kinase C signalling, Brain, 2009; 132: 465-481.

44. Wang S., Sdrulla A.D., DiSibio G., *et al.* Notch receptor activation inhibits oligodendrocyte differentiation, Neuron, 1998; 21: 63-75.

45. Nakahara J., Aiso S., Suzuki N., Factors that retard remyelination in multiple sclerosis with a focus on TIP30: a novel therapeutic target, Expert Opin Ther Targets, 2009; 13: 1375-1386.

46. Lock C., Hermans G., Pedotti R., *et al.* Gene-microarray analysis of multiple sclerosis lesions yields new targets validated in autoimmune encephalomyelitis, Nat Med, 2002; 8: 500-508.

47. Han M.H., Hwang S.I., Roy D.B., *et al.* Proteomic analysis of active multiple sclerosis lesions reveals therapeutic targets, Nature, 2008; 451: 1076-1081.

48. Zara F., Biancheri R., Bruno C., *et al.* Deficiency of hyccin, a newly identified membrane protein, causes hypomyelination and congenital cataract, Nat Genet, 2006; 38: 1111-1113.

49. Mi S., Hu B., Hahm K., *et al.* LINGO-1 antagonist promotes spinal cord remyelination and axonal integrity in MOG-induced experimental

autoimmune encephalomyelitis, Nat Med, 2007; 13: 1228-1233.

50. Ding V.M., Ling L., Natarajan S., *et al.* FGF-2 modulates Wnt signaling in undifferentiated hESC and iPS cells through activates PI3-K/GSK3beta signalling, J Cell Physiol, 2010. En prensa.

51. Zhao C., Li W.W., Franklin R.J., Differences in the early inflammatory responses to toxin-induced demyelination are associated with the age-related decline in CNS remyelination, Neurobiol Aging, 2006; 27: 1298-1307.

52. Kotter M.R., Li W.W., Zhao C., *et al.* Myelin impairs CNS remyelination by inhibiting oligodendrocyte precursor cell differentiation, J Neurosci, 2006; 26: 328-332.

53. Woodruff R.H., Fruttiger M., Richardson W.D., *et al.* Platelet-derived growth factor regulates oligodendrocyte progenitor numbers in adult CNS and their response following CNS demyelination, Mol Cell Neurosci, 2004; 25: 252-262.

54. Baranzini S.E., Galwey N.W., Wang J., *et al.* Pathway and network-based analysis of genome-wide association studies in multiple sclerosis, Hum Mol Genet, 2009; 18: 767-778.

55. Bambakidis N.C., Miller R.H., Transplantation of oligodendrocyte precursors and sonic hedgehog results in improved function and white matter sparing in the spinal cords of adult rats after contusion, Spine J, 2004; 4: 16-26.

56. Mastronardi F.G., Min W., Wang H., *et al.* Attenuation of experimental autoimmune encephalomyelitis and nonimmune demyelination by IFN-beta plus vitamin B12: treatment to modify notch-1/sonic hedgehog balance, J Immunol, 2004; 172: 6418-6426.

57. Harsan L.A., Steibel J., Zaremba A., *et al.* Recovery from chronic demyelination by thyroid hormone therapy: myelinogenesis induction and assessment by diffusion tensor magnetic resonance imaging, J Neurosci, 2008; 28: 14189-14201.

58. Cao Q., He Q., Wang Y., *et al.* Transplantation of ciliary neurotrophic factor-expressing adult oligodendrocyte precursor cells promotes remyelination and functional recovery after spinal cord injury, J Neurosci, 2010; 30: 2989-3001.

Capítulo 12

Biología de sistemas en esclerosis múltiple

N. Domedel-Puig, J. García-Ojalvo

Introducción

Una de las principales razones que han impedido hasta el momento desarrollar un tratamiento efectivo frente a enfermedades como la esclerosis múltiple (EM) es su carácter complejo. Dicho carácter se refleja en la existencia de múltiples factores asociados a un aumento en el riesgo de contracción de la enfermedad, entre los que se encuentran, en el caso particular de la EM, factores tanto genéticos como ambientales, e incluso infecciones víricas. Esta complejidad es un reflejo del hecho de que las redes de señalización bioquímica que subyacen a las respuestas celulares son sistemas de múltiples componentes (proteínas) afectados por una gran variedad de señales. Estos sistemas integran y procesan dichas señales de forma no lineal (la respuesta no es proporcional al estímulo), y por tanto, de manera no intuitiva. Adicionalmente, múltiples vías de señalización y circuitos de regulación genética actúan paralelamente, de forma coordinada, para dotar a la célula de todo su repertorio fisiológico. En consecuencia, puede ocurrir que perturbar un cierto componente celular para corregir un comportamiento determinado tenga consecuencias no esperadas en una función celular completamente distinta. Por otro lado, dadas la variabilidad y la heterogeneidad intrínsecas a todos los sistemas vivos, puede también pasar que una perturbación no tenga siempre el efecto esperado. Esto lleva a que terapias moleculares que han de funcionar sobre el papel tengan efectos secundarios anómalos, o que su efectividad esté lejos de ser perfecta.

Es necesario, por tanto, entender la célula desde un punto de vista global, no como un conjunto de partes (genes, proteínas) aisladas, sino como un equipo coordinado de elementos, cualesquiera de los cuales pueden tener un efecto importante (y no intuitivo) en cualquier otro. Éste es el enfoque aplicado por la biología de sistemas (BS), una disciplina que ha recibido un gran impulso en los últimos años y cuyo objetivo principal es entender las funciones celulares como propiedades que emergen de las redes de regulación y señalización celulares, en lugar de genes y proteínas individuales. Esta aproximación contrasta con la estrategia reduccionista empleada tradicionalmente por la biología para estudiar los organismos vivos que ha hecho posible tener un extensísimo catálogo de partes (órganos, tejidos, tipos celulares, organelos, biomoléculas), pero también ha demostrado tener ciertas limitaciones. Por ejemplo, uno de los grandes hitos de la biología molecular reciente ha sido el desciframiento del genoma humano en el año 2000. Esto ha permitido facilitar la tarea de encontrar los genes que componen nuestro código genético pero, dado este catálogo de genes, ¿comprendemos mejor su funcionamiento? ¿Sabemos cómo se controla la expresión de estos genes, cómo interaccionan las proteínas entre ellas, y cómo se comportan éstas a lo largo del tiempo? Cuestiones de este tipo exigen un cierto cambio de perspectiva, un paso del reduccionismo al holismo, y por ello

CICLO DE LA BIOLOGÍA
DE SISTEMAS

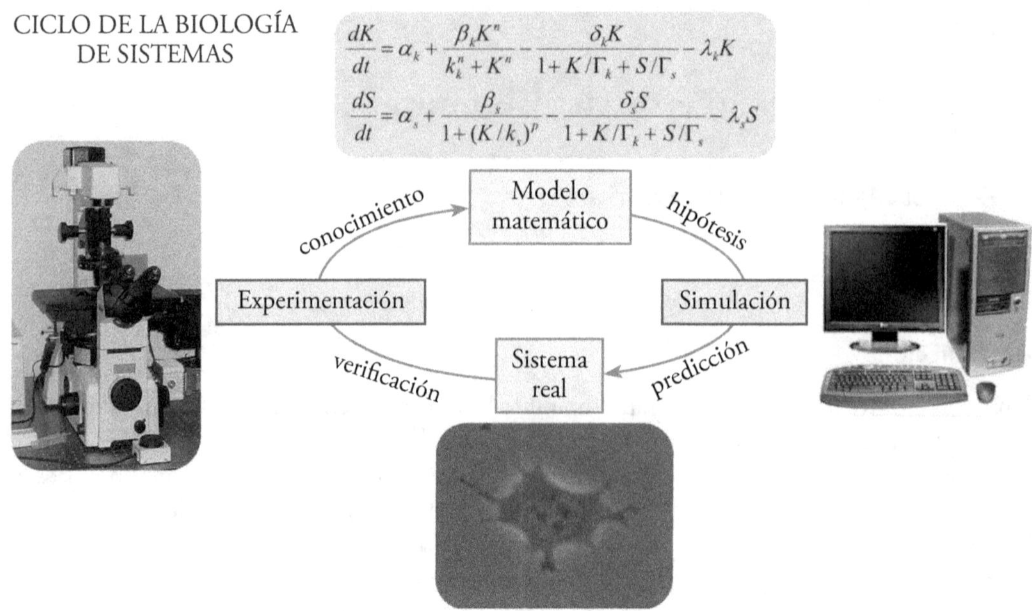

$$\frac{dK}{dt} = \alpha_k + \frac{\beta_k K^n}{k_k^n + K^n} - \frac{\delta_k K}{1 + K/\Gamma_k + S/\Gamma_s} - \lambda_k K$$

$$\frac{dS}{dt} = \alpha_s + \frac{\beta_s}{1 + (K/k_s)^p} - \frac{\delta_s S}{1 + K/\Gamma_k + S/\Gamma_s} - \lambda_s S$$

Figura 1. El ciclo de la biología de sistemas. Empezando desde la parte superior, el conocimiento biológico existente hasta el momento permite el desarrollo de un modelo matemático, que nos permitirá formular hipótesis basadas en los principios de diseño que se conocen. Estas hipótesis se comprueban mediante simulaciones numéricas del modelo, que generan predicciones. Las predicciones teóricas se usan para hacer predicciones concretas sobre el sistema real (la célula), que se verifican mediante la experimentación. El experimento realizado genera finalmente nuevo conocimiento que sirve para mejorar el modelo, y el ciclo vuelve a comenzar.

el atributo «global» en la definición de BS. Sin esto, los científicos nos encontramos con un enorme listado de componentes que no sabemos cómo interpretar.

Hiroaki Kitano, uno de los pioneros de la BS, enumera cuatro factores básicos que se deben considerar en este campo:[1] los componentes del sistema (volviendo al ejemplo del genoma, los genes), los mecanismos de control (vía regulación genética y señalización celular), la dinámica del sistema (los cambios en la expresión de los genes en el tiempo), y por último la existencia de estrategias de diseño (patrones estructurales recurrentes que proporcionen cierta funcionalidad al sistema). Para estudiar estos factores es imprescindible incorporar una herramienta adicional: la modelización matemática. Sin ella, se cae fácilmente en la paradoja ilustrada por Yuri Lazebnik en su ya famosa cita «cuantos más hechos conocemos, menos entendemos el proceso que estamos estudiando».[2] Lazebnik defiende la idea que la simple acumulación de datos experimentales –información– no se traduce en una mejora real en términos de conocimiento. En cambio, según este autor, la adopción de lenguajes formales por parte de las ciencias biomédicas contribuiría significativamente a entender los sistemas vivos, tal y como se viene haciendo en otras disciplinas como la física e ingeniería con sistemas inertes. Por este motivo en la BS se hace hincapié en el uso de modelos matemáticos formales para representar el sistema biológico a estudiar. Los modelos sirven para representar el objeto de estudio de forma abstracta, generalmente simplificada y absolutamente unívoca. Si se piensa en el circuito electrónico de nuestro ordenador, por ejemplo, está claro que, por su complejidad, dicho circuito debe ser representado sin margen para el error, o los técnicos sufrirían graves dificultades.

Utilizando otro símil, John Tyson describe la situación, en el caso particular de nuestro entendimiento del ciclo celular, como aquella a la que nos enfrentamos cuando encontramos una bolsa llena de piezas de rompecabezas. El objetivo es montar el rompecabezas, pero no tenemos la imagen del exterior de la caja, ni la seguridad de que todas las piezas del rompecabezas estén en la bolsa, ni tan sólo tenemos una mesa sobre la que colocar las piezas para ir montando el rompecabezas. La modelización matemática es esa mesa.[3] El *modus operandi* de la BS consiste en usar modelos para formular predicciones concretas, que deben ser probadas experimentalmente. Entonces, en función de los resultados obtenidos se decide mejorar el modelo, o no. El conocimiento avanza a base de seguir repetidamente este círculo de acciones, tal como muestra la figura 1.

1 Principios fundamentales de la biología de sistemas

Introduciremos la perspectiva de la biología de sistemas con una discusión de los cuatro ejes mencionados anteriormente, y postulados por Kitano.[1]

1.1 Componentes estructurales de las redes de regulación celular

A las técnicas básicas de biología molecular se han añadido en los últimos años una serie de métodos experimentales que permiten la identificación o detección de moléculas de forma masiva (en inglés, *high-throughput)*. Estas técnicas dan lugar a la obtención de grandes cantidades de información acerca de un sistema concreto, y por su relativa novedad se describirán brevemente a continuación. Se han creado nuevos términos, como genómica, transcriptómica, proteómica y metabolómica para referirnos al análisis de ADN, ARN, proteínas o metabolitos a gran escala, respectivamente. La genómica estudia el contenido en genes de un genoma entero mediante técnicas de secuenciación y análisis predictivo de localización de genes. La transcriptómica se centra en el análisis de la expresión de estos genes, en general mediante chips (o *microarrays)* que permiten la detección de ARNm en una muestra. La proteómica consiste en analizar el contenido proteico de un sistema mediante espectroscopia de masas o electroforesis en dos dimensiones. Por último, la metabolómica se dedica al estudio de los metabolitos del sistema.

En general, todas estas técnicas resultan en largas listas de moléculas presentes o ausentes en una muestra. El objetivo que se persigue generalmente es obtener información funcional a partir de estos datos. Para ello, la práctica habitual suele ser contrastar dos condiciones distintas: muestras *wild-type versus* muestras enfermas, o bien muestras de control *versus* muestras tratadas con el factor cuyo efecto se quiera determinar. Ello da lugar a listas de componentes de aparición diferencial (en el caso de chips de expresión, listas de genes con expresión diferencial en una y otra condición). Estas listas son fuente de componentes candidatos a desempeñar un papel importante en el sistema que se va a estudiar.[4]

El hecho de que dos proteínas se expresen simultáneamente bajo unas condiciones determinadas no implica que haya una interacción directa entre ellas. Sin embargo, es necesario conocer la red de conexiones que sustentan los componentes celulares, si se quiere construir modelos con capacidad predictiva. Las interacciones ADN-proteína se pueden identificar con diversos métodos experimentales como por ejemplo la inmunoprecipitación de cromatina, en combinación con estudios computacionales que permiten caracterizar energéticamente las interacciones entre promotores de ADN y factores de transcripción. Las interacciones proteína-proteína se identifican tradicionalmente con técnicas como el método de doble híbrido,[5] que tiene el inconveniente de presentar un alto nivel de error experimental y falsos positivos. En los últimos años se han desarrollado multitud de técnicas alternativas que permiten observar la dinámica de las interacciones proteína-proteína en células individuales,[6] como por ejemplo la transferencia de energía por resonancia de fluorescencia (FRET) y la espectroscopia de correlación cruzada de fluorescencia (FCCS), entre otras, que nos ofrecen una imagen mucho más precisa del conjunto de interacciones entre genes y proteínas que subyacen a las redes de regulación celular.

1.2 Mecanismos de control

Llegados a este punto uno puede preguntarse qué tiene que ver esta discusión con la EM. Para ilustrar la conexión, resulta útil dar una perspectiva histórica de la medicina como la que presenta Buchman.[7] El francés Claude Bernard (1813-1878), considerado por muchos el padre de la fisiología moderna, afirmaba que los animales viven en dos ambientes: un ambiente (o *milieu*) exterior donde el organismo se encuentra, y un ambiente interior donde los tejidos viven. Así, es conocido por su frase «la constancia del ambiente interno es la condición necesaria para una vida libre e independiente».[8] Por ello, Bernard creía que el objetivo último de todos los mecanismos corporales es el de mantener este *milieu* interior en condiciones constantes.

Siguiendo esta línea de pensamiento, el también fisiólogo Walter B. Cannon (1871-1945) acuñó y popularizó el término *homeostasis* para referirse al proceso fisiológico coordinado que mantiene los equilibrios de un organismo.[9] Es decir, un organismo se puede caracterizar por una serie de valores normales de sus parámetros, y cualquier desviación respecto a esta normalidad implica disfunción, o enfermedad. Según Cannon, el cuerpo dispone de una serie de mecanismos independientes de restauración de la homeostasis, que detectan y corrigen estas desviaciones. Por ello, el papel del médico ante una enfermedad, al menos en los países occidentales, consiste en sustituir el mecanismo de regulación fallido. La visión de este fisiólogo ha cuajado fuertemente en la medicina moderna, y así se ha aplicado repetidamente esta visión reduccionista para encontrar el mecanismo fallido que se encuentra detrás de cada enfermedad.

Téngase en cuenta que ya en la época de Cannon, otros fisiólogos, como Henderson, defendían una visión más integral de la fisiología, abogando por la idea de que los sistemas adquieren estabilidad mediante la interacción entre sus componentes, sin necesidad de mecanismos de regulación específicos o independientes. Esta idea derivaba de los estudios de Ludwig von Bertalanffy y Norbert Wiener en las décadas de 1930 y 1940, respectivamente.[10,11] A finales de la década de 1970, el descubrimiento de que el cuerpo humano no presenta un único estado estable, sino múltiples, sacudió de base el concepto de homeostasis. Estos resultados se deben mayoritariamente al investigador John Siegel, quien caracterizó muestras de enfermos bajo cuidado intensivo mediante un gran número de parámetros con alta resolución temporal.[12] Ello le permitió observar que los pacientes no ocupaban el espacio de posibles estados de forma continua. Por el contrario, observó que solamente ciertas regiones de dicho espacio eran ocupadas de forma estable, y que se podían producir transiciones de una región a otra. Un lector formado en matemáticas reconocerá inmediatamente esta descripción como la de un espacio de fases fisiológico, en el que las zonas que los pacientes tienden a ocupar con más frecuencia serían atractores[13] (véase el cuadro 1 para una definición de los términos usados habitualmente en biología de sistemas).

Definimos aquí, de forma breve, algunos de los términos básicos usados en la literatura de biología de sistemas, sobretodo los relacionados con sistemas dinámicos y no lineales:

- *Variable*. Cantidad que caracteriza el estado de una célula. Depende del fenómeno que se esté estudiando. En el caso de proteínas o ARNm se puede tratar de la concentración de ésta o del número absoluto de moléculas en una célula.
- *Parámetro*. Cantidad que determina el estado de una célula. De nuevo el número y el tipo de parámetros que usar dependen de las condiciones del estudio. Puede tratarse de la concentración de un metabolito o de una citocina, por ejemplo, o incluso de la temperatura de la muestra. Son magnitudes que no se ven afectadas por las variables que estamos estudiando.
- *Respuesta no lineal*. Aquella que no es proporcional al estímulo. Es necesaria para la existencia de atractores dinámicos.
- *Atractor*. Valor, o conjunto de valores, que toman las variables del sistema en régimen estacionario. Puede ser un valor constante o dinámico (por ejemplo, una oscilación periódica de amplitud y frecuencia bien determinadas e independientes del estado inicial de la célula). Un atractor constante recibe el nombre de punto fijo estable, y uno periódico, el de ciclo límite estable.
- *Estabilidad*. Un punto fijo o ciclo límite se dice que son estables cuando una pequeña perturbación de los mismos decae, y el sistema tiende de nuevo, al cabo de un tiempo relativamente corto, a ese estado. En caso contrario, si la perturbación crece, se dice que el estado es inestable.
- *Bifurcación*. Cambio cualitativo del atractor o atractores del sistema (en número y/o tipo) que ocurre cuando un parámetro sobrepasa un cierto valor umbral. Una bifurcación puede hacer que un punto fijo estable se haga inestable (bifurcaciones transcrítica y de horquilla), o que desaparezca debido a una colisión con otro punto fijo o ciclo límite inestable (bifurcación silla-nodo), o que se convierta en un ciclo límite estable (bifurcación de Hopf), entre otras.
- *Homeostasis*. Situación en la que hay un solo punto fijo estable en el sistema, de forma que cualquier perturbación del mismo relaja y la célula vuelve al estado inicial. Suele resultar de una realimentación negativa instantánea.
- *Biestabilidad*. Situación en la que la célula puede encontrarse en uno de dos estados estables distintos (ya sean puntos fijos o ciclos límites, o incluso atractores más complicados), para un mismo valor de los parámetros de control. La célula acabará en uno de los dos estados dependiendo de su condición inicial. Asimismo, perturbaciones de amplitud suficientemente grande pueden hacer que el sistema salte de un estado a otro.
- *Sensitividad*. Dependencia del estado del sistema de los valores de los parámetros que actúan sobre éste.
- *Modularidad*. Característica de una red de regulación celular con muchos componentes que hace que ésta se pueda descomponer en subredes (llamadas aquí motivos o circuitos celulares), que se pueden asociar con un comportamiento determinado del sistema global, de forma relativamente aislada del resto de la red.
- *Robustez*. Característica de una red de regulación celular que hace que su comportamiento no sufra cambios cualitativos frente a fluctuaciones en sus componentes o en su ambiente externo.

Cuadro 1. Términos básicos en biología de sistemas.

1.3   Dinámica de la regulación celular

Paralelamente a la constatación de la existencia de múltiples estados estables del organismo, las últimas dos décadas del siglo XX evidenciaron la existencia de un gran número de parámetros fisiológicos que no se mantienen constantes en el tiempo, sino que presentan oscilaciones. Un ejemplo evidente es el del ritmo circadiano, generado por un reloj multicelular situado en el núcleo supraquiasmático (NSQ), un conjunto de unas 10.000 neuronas que forma parte del hipotálamo. Este reloj ejerce un control oscilatorio, con un período de 24 horas, sobre todo el organismo, principalmente por vía hormonal. Estudios exhaustivos mostraron que las células del NSQ expresaban un conjunto de proteínas de forma periódica, incluso bajo niveles constantes de iluminación (en los cuales se suprimía la influencia del ciclo día-noche), aunque en este caso el período intrínseco de las células no es exactamente de 24 horas. Debido a sus implicaciones terapéuticas,[14] en las últimas décadas se ha dedicado un gran esfuerzo a diseccionar la red de genes y proteínas responsables de este reloj, convirtiéndose este sistema en uno de los primeros grandes éxitos de la biología de sistemas a la hora de entender el comportamiento emergente de una red compleja de regulación celular.[15]

El ritmo circadiano no es ni mucho menos el único caso de comportamiento rítmico al que se encuentran sometidas las células de un organismo. En los últimos años se ha producido un crecimiento explosivo del número de ritmos celulares observados tanto *in vitro* como *in vivo*. Estos relojes operan simultáneamente en la célula en un rango enorme de períodos, que van desde los segundos y minutos (señalización por calcio y adenosín monofosfato cíclico [AMPc], localización nuclear de múltiples factores de transcripción, glicólisis), pasando por horas (ciclos de transcripción, ciclo celular, señalización por NF-κB, respuesta de p53 a daño genético) y llegando incluso a meses (ritmicidad estacional). Cada uno de estos relojes está controlado por una red de genes y proteínas propia, cuyos elementos están sujetos a interacciones no lineales entre ellos[16] (las matemáticas nos enseñan que no pueden existir atractores periódicos sin interacciones no lineales). Una de las características principales de los sistemas no lineales es la existencia de *bifurcaciones*, que provocan cambios cualitativos en el número y naturaleza de los atractores del sistema cuando un cierto parámetro sobrepasa un valor crítico. El comportamiento oscilatorio suele provenir de una bifurcación que desestabiliza un estado de equilibrio del sistema, y hace que éste pase a caer en un atractor periódico (llamado ciclo límite).

Toda esta evidencia contribuyó a reforzar la idea de que los organismos vivos son sistemas no lineales, lo que añadió más argumentos en contra de las ideas reduccionistas de Cannon, dado que en un sistema no lineal no se puede aplicar el principio de superposición, según el cual la solución de un problema se puede obtener como la suma de las soluciones de subproblemas en los que se subdivide el problema principal. Las consecuencias clínicas de este carácter dinámico son inmediatas. En este sentido, por ejemplo, cabe destacar el trabajo de Michael Mackey y Leon Glass, quienes introdujeron el concepto de *enfermedad dinámica* tras estudiar fenómenos como la respiración tipo Cheyne-Stokes y las fluctuaciones en el nivel de leucocitos en sangre periférica que caracterizan la leucemia granulocítica crónica.[17] Las enfermedades dinámicas se pueden definir como aquellas en las que un sistema de control normal opera en una región del espacio de parámetros fisiológicos en la que el estado del organismo sufre oscilaciones anómalas, que corresponden a un comportamiento patológico.

El sistema inmune es especialmente sensible a los efectos dinámicos. Como se acaba de comentar, uno de los primeros ejemplos establecidos como enfermedad dinámica fue un tipo de leucemia. El hecho de que la respuesta inmune requiera normalmente la activación de la proliferación de un tipo determinado de células, que interactúan con muchas otras en el organismo, así como la gran dependencia de esta respuesta de complejas redes (no lineales) de señalización celular, hacen que las enfermedades que involucran el sistema inmune tengan fuertes características dinámicas. La EM no es una excepción, teniendo como una de sus características principales la existencia de dos tipos de variantes (véase la figura 2):

– Una variante recurrente-remitente, caracterizada por recaídas de días a semanas de duración, separadas por intervalos de meses a incluso años sin síntomas.
– Una variante progresiva, en la que las síntomas se agravan de forma continuada. Es razonable pensar que estas dos formas de la enfermedad corresponden a dos regímenes dinámicos distintos, que deberían ser reproducidos por cualquier modelo de la enfermedad.

1.4   Principios de diseño en redes de regulación celular

Uno de los primeros hechos que se pusieron de manifiesto al analizar redes de regulación genética era la sobrerrepresentación de ciertos patrones de conectividad entre conjuntos pequeños de genes, respecto a una hipotética distribución aleatoria entre todos los patrones que se podrían establecer. Uri Alon y colaboradores llamaron a estos patrones frecuentes *motivos genéticos,* sugiriendo que son los organizadores de la arquitectura de las redes genéticas existentes en la naturaleza.[18] Este tipo de razonamiento seguía la línea de pensamiento que empezó a apuntar a finales de la década de 1990, según la cual es el momento de pasar de una visión molecular de la biología celular a una modular.[19] Siguiendo este camino, durante la última década se han venido caracterizando multitud de motivos o circuitos celulares con funciones variadas, incluyendo osciladores, interruptores, pulsadores, sensores, etc.[20] Hay una serie de principios básicos bien establecidos, como puede ser el hecho de que una realimentación negativa de un gen sobre sí mismo (cuando, por ejemplo, la proteína expresada por el gen reprime su propia transcripción) tiene un comportamiento homeostático si la autorrepresión es instantánea, aumentando la estabilidad del estado de equilibrio del circuito. La realimentación negativa también puede dar lugar a oscilaciones, si ésta se produce con un retraso del orden de, o superior a, la escala de tiempo característica del sistema (dada habitualmente por el tiempo de vida media de la proteína). Por otro lado, una realimentación positiva suficientemente intensa puede dar lugar a biestabilidad en el sistema.[18]

Mención especial merecen los circuitos celulares que dan lugar a oscilaciones y otros tipos de comportamientos dinámicos (como activaciones transitorias no periódicas de la expresión genética). Estos comportamientos, discutidos en el apartado anterior, presentan unos requerimientos específicos a la arquitectura de los circuitos celulares que los originan, lo que hace más sencilla la identificación de dicha arquitectura que en el caso de comportamientos no dinámicos. Y lo que es más importante, las oscilaciones ofrecen unas restricciones estrictas sobre el conjunto de parámetros que ajustan el comportamiento observado, simplificando así la tarea encontrar los parámetros correctos del modelo.[21]

Otro de los principios de diseño a los que obedecen de forma genérica los sistemas vivos es la robustez, definida por ejemplo por Csete y Doyle[22] como la «preservación de ciertas características a pesar de incertezas en los componentes del sistema o del ambiente externo». Entendida de esta forma, la robustez es una propiedad esencial de los sistemas biológicos. Los sistemas robustos muestran tres grandes rasgos: adaptación, insensibilidad a cambios en los parámetros, y degradación controlada. Los principios de diseño desarrollados en ingeniería para aportar robustez a un sistema (sistemas de control por retroalimentación, redundancia, estabilidad estructural y modularidad) aparecen también en los sistemas biológicos.

2   Modelos matemáticos de regulación celular

Una vez establecidos los principios en los que se basa la biología de sistemas, se pasará a concretar un poco más las herramientas que se utilizan en esta aproximación a los sistemas vivos. Para ello en esta sección se repasan los diversos modelos que se han venido usando, teniendo en cuenta que el tipo de modelo depende en gran medida del objeto de estudio. El caso probablemente más sencillo es el de los grafos dirigidos, modelos consistentes en un conjunto de nodos que conectamos mediante vértices. Los nodos suelen representar genes, proteínas o metabolitos, y los vértices indican la existencia de una interrelación con direccionalidad conocida entre dos de ellos. En este caso, no se tiene en cuenta la dinámica del sistema, pero estos modelos resultan muy prácticos para describir grandes sistemas, como son las redes de interacciones proteína-proteína de la mayoría de especies. Este tipo de modelos sustentan muchas de las bases de datos existentes «en línea», como por ejemplo la Kyoto Encyclopedia of Genes and Genomes (KEGG),[23] a las que se puede incorporar fácilmente información adicional muy variada (secuencia, posición en el genoma, relación con enfermedades, existencia de ortólogos en otras especies, etc.). En cambio, las redes Bayesianas van un paso más allá porque incorporan información sobre la probabilidad de los nodos «hijos» en función de sus nodos «padres». Ello puede ayudar a establecer relaciones de causalidad entre nodos, y tiene como característica singular el hecho de que trata la incertidumbre de manera explícita.[24]

Entre los modelos que incluyen evolución temporal, podemos destacar en primer lugar las redes booleanas, que pueden entenderse como una extensión de los grafos dirigidos. En ellas, las especies bioquímicas se representan mediante variables que toman un valor binario: *ON* (1), o *OFF* (0), cuyo significado depende del tipo de nodo: si se trata de un gen, el estado *ON* representa aquél en el cual el gen se está transcribiendo; si se trata de una proteína, el estado *ON* significa que los niveles de la misma están por encima de un cierto umbral. El tiempo toma valores discretos, y la evolución temporal del sistema se especifica mediante una serie de reglas lógicas, las llamadas funciones booleanas, que dependen del estado del sistema en el tiempo anterior. Por ejemplo, si la expresión del gen A depende de la existencia del factor de transcripción B o C, podríamos decir: A*(t+1)* = B*(t)* o C*(t)*. En otras palabras, A*(t+1)*=1 cuando B*(t)*=1 o bien C*(t)*=1. Por su sencillez, las redes booleanas permiten establecer la dinámica de redes celulares relativamente grandes. Utilizando este tipo de representación, Kaufmann[25] hipotetizó a finales de la década de 1960 que los diferentes estados celulares que podía adquirir una célula al diferenciarse corresponderían a diferentes atractores en los que caía la red booleana subyacente para un determinado conjunto de parámetros.

Por su amplia aplicación en biología, las ecuaciones diferenciales ordinarias (EDO) merecen una mención especial. En ellas, se determina la evolución temporal de las variables de un sistema mediante la especificación de sus tasas de cambio instantáneas.[26] Este formalismo se basa en las siguientes suposiciones:

- Las concentraciones de las especies bioquímicas varían de manera continua y determinista.
- El sistema es espacialmente homogéneo, igual que un reactor bien mezclado.

Cuando la asunción de homogeneidad espacial no se mantiene, se pueden aplicar modelos espacialmente distribuidos en los que, como el nombre sugiere, se considera el espacio (además del tiempo) de forma explícita. En ellos, se usan las ecuaciones de reacción-difusión, en las cuales la difusión espacial de las especies bioquímicas se modela según sus diferencias de concentración en distintas localizaciones.[27] En este caso, las EDO se convierten en ecuaciones diferenciales en derivadas parciales (EDP). Una alternativa al uso de EDP consiste en tratar a las moléculas de un mismo tipo halladas en distintos compartimentos como si fueran variables distintas, lo que lógicamente requiere modelos con mayor número de ecuaciones.[28]

En contraste con los métodos descritos hasta ahora, el análisis de sistemas bioquímicos[29] (ASB) se centra en el uso de modelos no mecanísticos. En el ASB, los sistemas se describen mediante ecuaciones diferenciales en las que las interacciones entre especies bioquímicas se especifican mediante el producto de funciones de potencias. Estos modelos reciben el nombre de sistemas S, y aunque el uso exclusivo de potencias podría interpretarse como una limitación, los partidarios del ASB mantienen que ofrece grandes ventajas en términos de simplicidad y tratabilidad matemática.[30]

Por último, todos los formalismos mencionados hasta este punto tienen en común el hecho de ser deterministas. Una rama aparte de la modelización trata explícitamente con los eventos de tipo estocástico. De hecho, se ha demostrado que la aleatoriedad es una propiedad intrínseca de los sistemas biológicos cuando el número de moléculas involucradas es bajo.[31] Para explorar este fenómeno se han desarrollado en los últimos años numerosas herramientas de simulación estocástica.[32] La idea detrás de estos métodos es pasar de modelar cambios de concentración a modelar cambios en la probabilidad de una concentración a lo largo del tiempo. Empezando desde un estado específico (en cuanto al número de moléculas del sistema), los algoritmos de simulación estocástica avanzan mediante la simulación iterativa de qué reacción tendrá lugar, y cuándo tendrá lugar.

3   La esclerosis múltiple desde la perspectiva de la biología de sistemas

En los últimos años se han venido llevando a cabo un número importante de estudios[33] destinados a caracterizar la EM desde una perspectiva global. Para ello, se han realizado análisis comparativos de expresión génica mediante *microarrays* entre pacientes con EM y sujetos sanos, que han revelado en los primeros unos niveles anormalmente elevados de la actividad transcripcional de citoquinas, marcadores de la activación de células T, y otros factores inflamatorios. Así, análisis proteómicos mediante electroforesis bidimensional ofrecen resultados consistentes con los anteriores por lo que respecta a niveles de proteínas. Un análisis estructural de estas redes puede ofrecer información valiosa incluso desde el punto de vista terapéutico. Un ejemplo relevante es el estudio realizado por Villoslada y colaboradores,[4] en el que se reconstruyó una red transcripcional a partir de estudios de coexpresión obtenidos mediante transcripción inversa de reacción en cadena de la polimerasa (RT-PCR) e información biológica preexistente, usando inferencia Bayesiana. A partir de la observación de diferencias de conectividad entre pacientes con EM y controles, fue posible identificar una nueva diana terapéutica, *Jagged-1,* que pudo ser evaluada posteriormente a escala experimental. Esta diana no se podría haber determinado con el procedimiento habitual basado en análisis diferencial, pues no existían diferencias apreciables en la expresión de *Jagged-1* entre pacientes y controles.[34]

Este tipo de estudios ha permitido también identificar módulos o subredes transcripcionales cuya actividad en pacientes de EM es anómala en comparación con controles. Dichas subredes contienen familias de factores de transcripción importantes para el funcionamiento celular, entre las que se incluye NF-κB. Se ha de hacer notar que las redes obtenidas por estos métodos, basados en correlaciones en la expresión a nivel tanto transcripcional como proteómico, son funcionales pero no estructurales. Dicho de otro modo, la existencia de correlación entre la expresión de dos genes no quiere decir que estos genes interactúen de forma directa, como ya se ha comentado anteriormente en este capítulo. Para identificar mecanismos moleculares de los circuitos genéticos que subyacen la actividad inmunitaria es necesario disponer de métodos que permitan comprobar si un determinado patrón de conectividad funcional es generado por una hipotética arquitectura de conexiones estructurales. Este tipo de tareas pueden realizarse de forma muy efectiva mediante modelos matemáticos.

Una primera manera de determinar la arquitectura de la red que da lugar a un cierto patrón de correlación funcional es mediante métodos de ingeniería inversa.[22] Para ello se utilizan algoritmos iterativos en los que se realiza perturbaciones sistemáticas de los diferentes elementos de la red, con el objeto de identificar la arquitectura que mejor explica los datos experimentales. Este proceso es tremendamente laborioso en el caso de redes celulares grandes. Una posible solución a este problema es utilizar el hecho de que las redes celulares suelen ser modulares, y concentrar así nuestros esfuerzos en pequeños circuitos que puedan dar cuenta de determinados rasgos en el comportamiento celular. Si dicho comportamiento presenta características oscilatorias el problema queda aún mejor definido, pues como se han explicado anteriormente existen claras restricciones, tanto desde el punto de vista de la arquitectura como del valor de los parámetros, que han de cumplir los circuitos que presentan un tipo determinado de dinámica.

Uno de los ejemplos mejor documentados de comportamiento oscilatorio en células eucariotas es la localización nuclear del factor de transcripción NF-κB, que como hemos mencionado anteriormente ha sido asociado con actividad anómala en leucocitos de pacientes con EM. Se ha observado experimentalmente, incluso en células individuales,[6] que la cantidad de NF-κB en el núcleo oscila con un período de unas dos horas. Curiosamente, experimentos recientes (basados en medidas poblaciones, no en células individuales) parecen indicar que la familia de factores de transcripción STAT también sufre oscilaciones en sus niveles de activación por fosforilación,[35] con un período también de unas dos horas. Este hecho es interesante por varias razones. En primer lugar las vías de señalización de STAT y NF-κB están muy relacionadas entre sí, y ambas a su vez están vinculadas con la respuesta inflamatoria y el cáncer. En segundo lugar, la vía de STAT1 responde a interferón beta (IFN-β), citocina utilizada como terapia contra la EM. Dado que la efectividad del IFN-β está restringida a sólo una parte de los

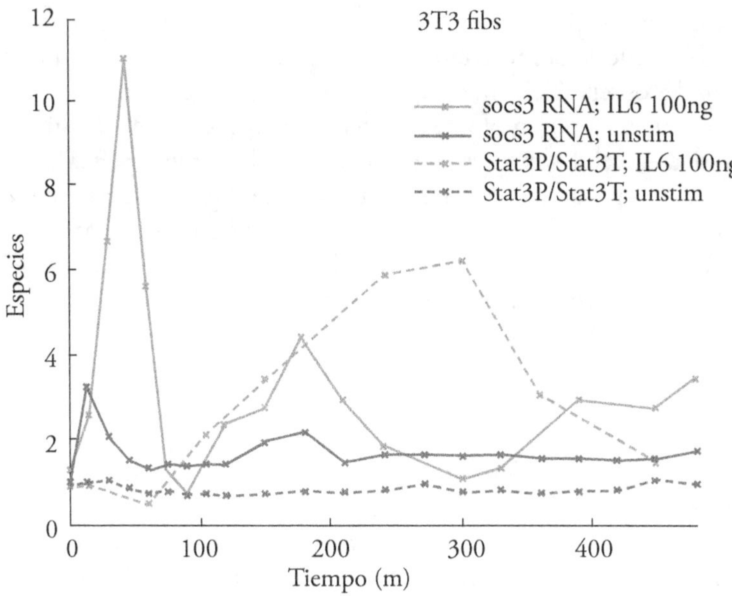

Figura 2. Oscilaciones en los niveles de STAT3 activo y SOCS3, en respuesta a señalización por IL-6, en fibroblastos. Las líneas continuas muestran los resultados correspondientes a las células estimuladas, y las líneas discontinuas muestran los resultados de los controles. Datos suministrados por Inna Pertsovskaya, Beatriz Moreno y Pablo Villoslada.

pacientes de EM, es importante determinar si esta heterogeneidad tiene una base molecular, en la que la vía de señalización de STAT1 puede desempeñar un papel relevante. Por último, y ya desde una perspectiva puramente fundamental, esta vía de señalización contiene un motivo formado por STAT1 y SOCS1, donde STAT1 activa la expresión de SOCS1, y éste reprime al primero. Se sabe que este tipo de motivo activador-represor constituye un principio de diseño que puede dar lugar a oscilaciones, y por tanto es interesante determinar si este circuito constituye el núcleo del oscilador. Resultados preliminares obtenidos a partir de un modelo matemático de este circuito muestran que esto es así, como se confirma a partir de experimentos en fibroblastos que permiten medir el nivel de expresión de STAT3-P y SOCS3 mediante RT-PCR, en respuesta a señalización por la citoquina IL-6 (véase la figura 2).

Por último, cabe recordar también que la EM es una enfermedad dinámica que involucra escalas de tiempo mucho más lentas que las que acabamos de comentar. Como se ha comentado anteriormente en este capítulo, la EM presenta dos variantes: una recurrente-remitente caracterizada por recaídas de días a semanas de duración con frecuencias habitualmente inferiores a 1,5 recaídas/año,[36] y una progresiva en la cual los síntomas empeoran de forma continuada y siempre creciente. Se ha de resaltar la diferencia de escalas con los fenómenos oscilatorios descritos en párrafos anteriores, cuyos períodos son del orden de horas, escala de tiempo que surge de forma natural de los tiempos característicos de los procesos transcripcionales involucrados en su generación. La escala de tiempos asociada con la dinámica recurrente-remitente no puede ser fijada, por tanto, a escala molecular. Una posibilidad razonable consiste en la existencia de mecanismos poblaciones, relacionados con el ritmo de activación de las células T en el marco de la respuesta del sistema inmune. Modelos poblaciones que están siendo desarrollados por el grupo de Pablo Villoslada muestran una dinámica de este estilo, con escalas de tiempo compatibles con las observables clínicamente. Una posibilidad alternativa es que la dinámica recurrente-remitente sea un ejemplo de régimen excitable, como el que subyace al estado de pluripotencialidad en células madres embrionarias.[37] El régimen excitable se caracteriza por respuestas de gran amplitud a pequeñas perturbaciones, que son generadas aleatoriamente y que tienen la forma de pulsos de excitación (en este caso las recaídas) de duración más o menos determinada. La frecuencia de los episodios vendría en este caso determinada por la amplitud de las fluctuaciones subyacentes (que en este caso tendrían la forma de alteraciones en el número basal de células T activadas).

Conclusión

La EM es una enfermedad compleja caracterizada por la existencia de múltiples factores (genéticos, ambientales, e incluso infecciosos), así como de comportamientos dinámicos acusados. Estos rasgos hacen de esta enfermedad un objeto de estudio natural para la biología de sistemas. Estudios recientes han aplicado tanto herramientas asociadas a la caracterización topológica de las redes celulares subyacentes a la enfermedad, como técnicas destinadas a identificar mecanismos moleculares en la respuesta de vías de señalización que determinan la respuesta inmune, a citocinas como el IFN-β, que se utiliza como terapia contra la EM con resultados no siempre satisfactorios. Es de esperar que el uso continuado de esta metodología sea capaz de arrojar nueva luz sobre las bases biológicas que subyacen a esta enfermedad, y contribuir a desarrollar terapias más efectivas contra ésta.

Bibliografía

1. Kitano H., Systems biology: a brief overview. Science, 2002; 295: 1662-1664.
2. Lazebnik Y., Can a biologist fix a radio? – Or, what I learned while studying apoptosis, Cancer Cell, 2002; 2: 179-180.
3. Tyson J.J., Models of cell cycle control in eukaryotes, J Biotechnol, 1999; 71: 239-244.
4. Palacios R., Goñi J., Martínez-Forero I., Iranzo J., Sepulcre J., Melero I., *et al.* A network analysis of the human T-cell activation gene network identifies Jagged1 as a therapeutic target for autoimmune diseases, PLoS ONE, 2007; 2: e1222.
5. Fields S., Song O.K., A novel genetic system to detect protein–protein interactions, Nature, 1989; 340: 245-246.
6. Spiller D.G., Buch C.D., Rand D.A., White M.R.H., Measurement of single cell dynamics, Nature, 2010; 465: 736-745.
7. Buchman T.G., Physiologic stability and physiologic state, J Trauma, 1996; 41(4): 697-701.
8. Bernard C., Leçons sur les phenomenes de la vie communs aux animaux et aux vegetaux, Baillere, Paris, 1878.
9. Cannon W.B., The wisdom of the body, Norton, New York, 1932.
10. Von Bertalanffy L., An outline of general system theory, Br J Philos Sci, 1950; 1(2): 134-165.
11. Wiener N., Cybernetics, Wiley, New York, 1948.
12. Siegel J.H., Cerra F.B., Coleman B., Giovannini I., Shetye M., Border J.R., *et al.* Physiological and metabolic correlations in human sepsis, Surgery, 1979; 88: 163-193.
13. Strogatz S.H., Nonlinear dynamics and chaos, Addison-Wesley, 1994.
14. Fu L., Lee C.C., The circadian clock: Pacemaker and tumour repressor, Nat Rev Cancer, 2003; 3: 350-361.
15. Goldbeter A., Computational approaches to cellular rhythms, Nature, 2003; 420: 239-245.
16. Goldbeter A., Biochemical oscillations and cellular rhythms: the molecular bases of periodic and chaotic behaviour, Cambridge University Press, Cambridge, 1997.
17. Mackey M.C., Glass L., Oscillation and chaos in physiological control systems, Science, 1977; 197: 287-289.

18. Alon U., Network motifs: theory and experiments, Nat Rev Genet, 2007; 8: 450-461.
19. Hartwell L.H., Hopfield J.J., Leibler S., Murray A.W., From molecular to modular cell biology, Nature, 1999; 402: C47-52.
20. Tyson J.J., Chen K.C., Novak B., Sniffers, buzzers, toggles and blinkers: dynamics of regulatory and signaling pathways, Curr Opin Cell Biol, 2003; 15: 221-231.
21. Kirk P.D.W., Toni T., Stumpf M.P.H., Parameter inference for biochemical systems that undergo a Hopf bifurcation, Biophys J, 2008; 95: 540-549.
22. Csete M.E., Doyle J.C., Reverse engineering of biological complexity, Science, 2002; 295: 1664-1669.
23. Kanehisa M., Goto S., Hattori M., Aoki-Kinoshita K.F., Itoh M., Kawashima S., *et al.* From genomics to chemical genomics: new developments in KEGG, Nucleic Acids Research, 2006; 34: D354-357.
24. Heckerman D., A tutorial on learning Bayesian networks. Technical Report MSR-TR-95-06, Microsoft Research Advanced Technology Division, 1995.
25. Kauffman S.A., Homeostasis and differentiation in random genetic control networks, Nature, 1969; 224: 177-178.
26. Alon U., An introduction to systems biology (ch. 2), Chapman and Hall/CRC, 2007.
27. Fall C.P., Marland E.S., Wagner J.M., Tyson J.J., Computational cell biology (ch. 7), Springer, 2002.
28. Von Dassow G., Meir E., Munro E.M., Odell G.M., The segment polarity network is a robust developmental module, Nature, 2000; 406: 188-192.
29. Savageau M.A., Biochemical systems analysis, Addison-Wesley, 1976.
30. Voit E.O., Computational analysis of biochemical systems, Cambridge University Press, Cambridge, 2000.
31. Raser J.M., O'Shea E.K., Noise in gene expression: origins, consequences, and control, Science, 2005; 309(5743): 2010-2013.
32. Wilkinson D.J., Stochastic modelling for systems biology, Chapman and Hall/CRC, 2006.
33. Noorbakhsh F., Overall C.M., Power C., Deciphering complex mechanisms in neurodegenerative diseases: the advent of systems biology, Trends Neurosci, 2009; 32(2): 88-100.
34. Villoslada P., Steinman L., Baranzini S.E., Systems biology and its application to the understanding of neurological diseases, Ann Neurol, 2009; 65: 124-139.
35. Yoshiura S., Ohtsuka T., Takenaka Y., Nagahara H., Yoshikawa K., Kageyama R., Ultradian oscillations of Stat, Smad, and Hes1 expression in response to serum, Proc Natl Acad Sci U S A, 2007; 104(27): 11292-11297.
36. Compston A., Coles A., Multiple sclerosis, Lancet, 2008; 372: 1502-1517.
37. Kalmar T., Lim C., Hayward P., Muñoz-Descalzo S., Nichols J., García-Ojalvo J., *et al.* Regulated fluctuations in Nanog expression mediate cell fate decisions in embryonic stem cells, PLoS Biol, 2009; 7(7): e1000149.

Capítulo 13 A

Estrategias terapéuticas en investigación preclínica para la esclerosis múltiple

C. Gil, D. I. Pérez, P. Ceballos, A. Martínez

Introducción

El desconocimiento de la etiología de la esclerosis múltiple (EM) hace que en la actualidad no exista un tratamiento efectivo para la misma, si bien existen diferentes terapias que alivian o retrasan los brotes de esta enfermedad. Sin embargo, las investigaciones básicas sobre la patología molecular de la EM proporcionan dianas terapéuticas nuevas sobre las que poder trabajar en la búsqueda de un fármaco eficaz.

Una diana farmacológica puede ser cualquier biomolécula, como proteínas, ácidos nucleídos, canales iónicos, etc., que se encuentre alterada en una enfermedad concreta y cuya modulación controlada produzca una mejoría o recuperación de la enfermedad. Tradicionalmente, los fármacos o principios activos han sido pequeñas moléculas de origen natural o sintético que interaccionan con la biomolécula, al estilo de la llave y la cerradura, produciendo un efecto terapéutico. Actualmente, con el desarrollo de la biotecnología y de la biología molecular, se abren las puertas a otro tipo de terapias, como las basadas en técnicas de inmunización activa o pasiva; los anticuerpos monoclonales, que eliminan células patógenas; la utilización de biomoléculas, como el ARN de interferencia que evita la expresión de una proteína concreta, o terapias génicas, todavía en un desarrollo incipiente, en las que se insertan copias funcionales de genes defectuosos o ausentes en el genoma de un individuo.

Desde que un fármaco o principio activo se descubre hasta que éste llega a ser un medicamento con prescripción al paciente, hay todo un largo camino que recorrer de investigación y desarrollo farmacéutico, con una tasa de éxito baja ya que sólo una de cada 10.000 moléculas nuevas llegará al mercado, que supone entre 12 y 14 años de trabajo y una inversión de más de 800 millones de euros en el mejor de los casos. Cuando un fármaco nuevo se descubre y muestra su eficacia en diferentes modelos animales, se inicia la etapa denominada de desarrollo, que lo convertirá en un medicamento distribuido por las farmacias. El desarrollo, en sus tres vertientes químico-farmacéuticas, preclínico y clínicas, está perfectamente establecido y reglamentado por las diferentes agencias reguladoras nacionales e internacionales.

Este capítulo, que resume algunas de las estrategias terapéuticas actualmente en investigación preclínica para la EM, presenta algunos de los resultados de los que pueden ser los fármacos del futuro, y que nunca estarán disponibles antes de los próximos 10-15 años. Los resultados aquí descritos, con eficacia probada en modelos animales habituales para la EM, como el de la encefalomielitis autoinmune experimental (EAE), y el de infección en el sistema nervioso central (SNC) con el virus de Theiler (TMEV), pueden, sin duda, estimular las ideas de los químicos médicos y el interés de la industria farmacéutica para conseguir ofrecer a los pacientes una terapia eficaz.

1   Inhibidores de fosfodiesterasas

Las fosfodiesterasas (PDE) son una familia de once isoenzimas encargadas de la hidrólisis del adenosín monofosfato cíclico (AMPc) y guanosín monofosfato cíclico (GMPc) y por lo tanto involucradas en numerosos procesos de regulación celular, entre ellos el proceso inflamatorio en el que los niveles de AMPc desempeñan un papel clave. Un hecho general, comprobado recientemente, es la expresión al alza de diversas PDE en enfermedades autoinmunes,[1] lo que sugiere que los inhibidores de las mismas podrían regular esta sobreactivación y convertirse, por tanto, en agentes terapéuticos eficaces. En modelos de EAE en ratones, ratas y primates se ha demostrado aumento de la sobreexpresión de PDE4,[2] mejorando el curso clínico de la enfermedad cuando son tratados con algunos de sus inhibidores, como el rolipram o mesopram. Sin embargo, los efectos secundarios adversos encontrados en clínica, como náuseas y vómitos, de los inhibidores de PDE4 limitan su potencial terapéutico real. Una alternativa en alza es inhibir otra PDE que regule el AMPc tanto en células periféricas como en SNC. El mejor candidato es PDE7 y, por tanto, sus inhibidores pueden ser una aproximación innovadora para mejorar la inflamación asociada a diversas enfermedades, entre ellas la EM.[3] Recientemente, se han hecho públicos los primeros resultados preliminares del tratamiento de un inhibidor de PDE7 en el modelo de Theiler, produciendo una clara mejoría de la sintomatología clínica,[4] lo que abre el futuro al desarrollo farmacéutico de estos nuevos principios activos.

2   Inhibidores de glucógeno sintasa cinasa 3

En los últimos años la glucógeno sintasa cinasa 3 (GSK-3) ha cobrado una gran relevancia en terapéutica por su papel clave en patologías neurodegenerativas e inflamatorias.[5] Por ello, sus inhibidores pueden llegar a ser una buena opción terapéutica para enfermedades como la EM. Además, los ratones transgénicos con sobreexpresión constitutiva de GSK-3 desarrollan EAE más grave y de manera más rápida que los ratones normales, mientras que el tratamiento con litio, el primer inhibidor de GSK-3 conocido y tratamiento de elección en los desórdenes bipolares, ha mostrado eficacia en la prevención de la EAE en ratones.[6] Todos estos datos apuntan a la utilidad de los inhibidores de GSK-3 en el tratamiento de la EM, y pueden apoyar un ensayo clínico con litio en estos pacientes. Por tanto, el desarrollo de moléculas pequeñas inhibidoras de esta enzima con menos efectos secundarios que el litio es sin duda una estrategia útil para el futuro tratamiento de la EM.

3   Inhibidores de *heat-shock proteins*

La respuesta al estrés, o al choque térmico *(heat-shock response,* HSR) se caracteriza, entre otras actividades, por la rápida expresión de proteínas de choque térmico *(heat-shock proteins,* HSP). La HSR disminuye la respuesta inflamatoria por supresión de la transcripción de factores de activación como NF-kB aumentando de esta manera la supervivencia celular durante el estrés. Los inhibidores de la HSP90 se convierten por tanto en candidatos útiles para la terapia de la EM. La eficacia *in vivo* de varios inhibidores de HSP90 como geldanamicina y su derivado menos tóxico, 17-alilamino-17-demetoxigeldanamicina,[7] ha sido probada en modelos murinos de EAE donde la reducción de la incidencia y de la gravedad de la enfermedad así como la supresión de la activación inflamatoria glial ha sido evidente. Sólo los estudios clínicos de este tipo de fármacos podrán demostrar su potencial terapéutico real.

4 Antagonistas del receptor de leucotrienos

Los leucotrienos (LT) son mediadores inflamatorios cuyos niveles se encuentran aumentados en el líquido cefalorraquídeo de pacientes de EM, así como en modelos murinos de EAE. La inhibición de los receptores de los LT con antagonistas específicos, como los inhibidores de las enzimas implicadas en la síntesis de los mismos, puede reducir la respuesta inflamatoria y convertirse en una terapia novedosa para la EM.[8] Se ha demostrado experimentalmente que la utilización de inhibidores de ciclooxigenasa 1 y 2 (COX-1/2), de fosfolipasa citosólica A2 (cPLA2-α) y 5-lipooxigenasa (5-LO), que intervienen en la síntesis de prostaglandinas y leucotrienos, retrasa el inicio y la severidad de la EAE murina.[9]

5 Neuropéptidos

En Japón y otras zonas orientales hay baja prevalencia de EM. Este hecho puede atribuirse entre otros factores al péptido RA1 presente en el arroz y que ha mostrado mejora neurológica en modelos de EAE tras su administración oral tanto aislado como en extracto de arroz. Recientemente, se ha comprobado cómo este péptido neuroprotector RA1 es producido por las células T reguladoras como mecanismo de autodefensa encontrándose ciertos compuestos, como el péptido IIIM1, que tras su administración oral es capaz de aumentar esta producción endógena.[10] La administración oral de IIIM1 en un modelo de EAE mejora los signos neurológicos, reduce la producción de IL-17, IL-12, IL-23 e interferón gamma y aumenta los niveles de células T reguladoras, por lo que puede llegar a ser una estrategia terapéutica prometedora.

Por otra parte, el tratamiento con el péptido vasoactivo intestinal (VIP) a roedores con EAE suprime la neuropatología de la enfermedad por disminución de la inflamación del SNC y bloqueo de la reactividad encefalitogénica de las células T, por lo que se convierte en un candidato para el tratamiento de la EM,[11] si bien su desarrollo puede presentar diferentes problemas técnicos por las pobres propiedades farmacocinéticas del compuesto.

6 Antagonistas de receptores purinérgicos

Los receptores de purinas pueden ser activados por adenosina (P1), por nucleótidos (P2Y) o por ATP (P2X). Algunos estudios han demostrado que los ratones carentes del receptor de adenosina A1AR tienen graves recaídas en EAE, y se observa una mayor desmielinización, daño neuronal, activación de macrófagos, expresión de genes proinflamatorios y supresión de genes antiinflamatorios. Se ha demostrado que el tratamiento con cafeína aumenta la expresión de A1AR en microglía, paliando la EAE, la que mejora adicionalmente administrando simultáneamente otros agonistas de adenosina.[12] La eficacia de la metiltioadenosina también ha sido descrita en un modelo de EAE,[13] mientras que otros estudios[14] apuntan a una mayor resistencia a la EAE en ratones carentes de la enzima CD73, necesaria para sintetizar adenosina extracelular. Por otra parte, se ha demostrado cómo la expresión de los receptores P2X(7) está aumentada en los axones aparentemente normales de los pacientes de EM y cómo la señalización de ATP a través de estos receptores puede aumentar la toxicidad de los oligodendrocitos.[15] Por ello, los antagonistas de P2X(7) adquieren relevancia terapéutica en el tratamiento futuro de la EM.

7   Factores neurotróficos

El factor de crecimiento neuronal (NGF) además de los numerosos efectos en la supervivencia neuronal, proliferación y diferenciación del sistema nervioso, actúa también en las células del sistema inmunitario. Un estudio llevado a cabo por administración intracerebral de NGF en un modelo de EAE ha mostrado una disminución considerable de los signos clínicos así como una ausencia de infiltrados en médula espinal.[16] Por tanto, agonistas de NGF con unas propiedades farmacocinéticas mejoradas que permitan una administración fácil al paciente podrían constituir una estrategia novedosa para el tratamiento de la EM.

8   Reparación axonal

La reparación del daño axonal que se produce por la falta de mielinización en la EM es una de las estrategias terapéuticas más buscadas en la actualidad y podría proporcionar fármacos que prevengan las deficiencias funcionales permanentes causadas por las lesiones de la EM.[17] Recientemente, el silenciamiento con un ARN de interferencia de la proteína Nogo-A, que inhibe el crecimiento axonal, ha producido recuperación funcional en un modelo de EAE murino, lo que confirma la hipótesis previa y abre una nueva vía a las investigaciones terapéuticas,[18] puesto que si se puede bloquear Nogo farmacológicamente estaríamos evitando el bloqueo del crecimiento axonal.

9   Remielinización

Un factor crítico para la reparación de la mielina es la migración de las células precursoras de oligodendrocitos, diseminadas en la materia blanca del cerebro adulto, a las zonas desmieliniza-das. Se ha comprobado que en estas zonas hay sobreexpresión de la proteína Sema 3A que actúa de inhibidor en este reclutamiento.[19] Por tanto, la inhibición de la producción de esta proteína puede resultar una estrategia útil a la hora de aumentar la reparación endógena de la mielina.

Recientemente se ha descrito un método basado en el pez cebra que permite la selección de nuevas moléculas con capacidad remielinizante.[20] De hecho, un inhibidor de la cinasa Src, una amina biogénica y el tioxantano, que interactúa con los receptores de adenosina, se han identificado como potenciales fármacos remielinizantes, cuyos estudios posteriores nos hablarán de su potencial terapéutico real.

Conclusiones

En este capítulo se ha querido mostrar las diferentes aproximaciones novedosas que, mostrando eficacia en modelos animales, pueden impulsar el diseño de diferentes estudios clínicos o mover nuevos candidatos a desarrollo clínico.

Una mención aparte, ya comentada en la introducción, tendrían las numerosas estrategias terapéuticas actualmente en desarrollo basadas en el uso de la biotecnología, como el trasplante de células madre hematopoyéticas, la utilización de anticuerpos monoclonales o la inducción de una tolerancia específica frente a un antígeno. Sin embargo, de momento su traslación a la clínica ha mostrado no sólo falta de eficacia sino también exacerbación de la enfermedad y reacciones de hipersensibilidad, por lo que queda todavía mucho camino que recorrer en este terreno, y el desarrollo de moléculas pequeñas con mecanismo de acción innovador, que son las que mayor potencial pueden ofrecer a corto y medio plazo para nuestros pacientes.

BIBLIOGRAFÍA

1. Mizrachi K., Aricha R., Feferman T., Kela-Madar N., Mandel I., Paperna T., *et al.* Involvement of phoshodiesterases in autoinmune diseases, J Neuroinmmunol, 2010; 220: 43-51.

2. Reyes-Irisarri E., Sánchez A.J., García-Merino J.A., Mengod G., Selecyive induction of cAMP phosphodiesterase PDE4B2 expression in experimental autoimmune encephalomyelitis, J Neuropathol Exp Neurol, 2007; 66: 923-931.

3. Gil C., Campillo N.E., Pérez D.I., Martínez A., Phosphodiesteresae 7 (PDE7) inhibitors as new drugs for neurological and anti-inflammatory disorders, Exp Opin Ther Patents, 2008; 18: 1127-1139.

4. Gil C., Redondo M., Pérez C., Martínez A., Susín C., Pérez-Castillo A., *et al.* Potential of PDE7 inhibitors for the treatment of multiple sclerosis, France-Spain Meeting on Multiple Sclerosis, Paris, May 2010.

5. Martínez A., Preclinical efficacy on GSK-3 inhibitors: towards a future generation of powerful drugs, Med Res Rev, 2008; 28: 773-796.

6. De Sarno P., Axtell R.C., Raman C., Roth K.A., Alessi D.R., Jope R., Lithium prevents and ameliorates experimental autoimmune encephalomyelitis, J Immunol, 2008; 181: 338-345.

7. Dello Russo C., Polak P.E., Mercado P.R., Spagnolo A., Sharp A., Murphy P., *et al.* The heat-shock protein 90 inhibitor 17-allylamino-17-demethoxygeldanamycin suppresses glial inflammatory responses and ameliorates experimental autoimmune encephalomyelitis, J Neurochem, 2006; 99: 1351-1362.

8. Mirshafiey A., Jaidi-Niaragh F., Immunopharmacological role of the leukotriene receptor antagonists and inhibitors of leuokotrienes generating enzymes in multiple sclerosis, Immunopharmacol Immunotoxicol, 2010; 32: 219-227.

9. Marusic S., Thakker P., Pelker J.W., Stedman N.L., Lee K.L., McKew J.C., *et al.* Blockade of cytosolic phospholipase A2 alpha prevents experimental autoimmune encephalomyelitis and diminishes development of Th1 and Th17 responses, J Neuroimmunol, 2008; 204: 29-37.

10. Shapira E., Brodsky B., Proscura E., Nyska A., Erlanger-Rosengarten A., Wormser U., Amelioration of experimental autoimmune encephalitis by novel peptides: involvement of T regulatory cells, J Autoimmun, 2010. En prensa.

11. González-Rey E., Fernández-Martín A., Chorny A., Martín J., Pozo D., Ganea D., *et al.* Therapeutic effect of vasoactive intestinal peptide on experimental autoimmune encephalomyelitis: down-regulation of inflammatory and autoimmune responses, Am J Pathol, 2006; 168: 1179-1188.

12. Chen G.Q., Chen Y.Y., Wang X.S., Wu S.Z., Yang H.M., Xu H.Q., *et al.* Chronic caffeine treatment attenuates experimental autoimmune encephalomyelitis induced by guinea pig spinal cord homogenates in Wistar rats, Brain Res, 2010; 1309: 116-125.

13. Moreno B., Hevia H., Santamaría M., Sepulcre J., Muñoz J., García-Trevijano E.R., *et al.* Methylthioadenosine reverses brain autoimmune disease, Ann Neurol, 2006; 60: 323-334.

14. Bynoe M.S., Mills J., Thompson L.F., CD73-deficient mice are resistant to experimental autoimmune encephalomyelitis, J Immunol, 2007; 178: 130.

15. Matute C., Torre I., Pérez-Cerdá F., Pérez-Samartín A., Alberdi E., Etxebarria E., *et al.* P2X(7) receptor blockade prevents ATP excitotoxicity in oligodendrocytes and ameliorates experimental autoimmune encephalomyelitis, J Neurosci, 2007; 27: 9525-9533.

16. Parvaneh T.A., Nerve growth factor prevents demyelination, cell death and progression of the disease in experimental allergic encephalomyelitis, Iran J Allergy Asthma Immunol, 2006; 5: 177-181.

17. Petratos S., Azari M.F., Ozturk E., Papadopoulos

R., Bernard C.C., Novel therapeutic targets for axonal degeneration in multiple sclerosis, J Neuropathol Exp Neurol, 2010; 69: 323-334.

18. Yang Y., Liu Y., Wei P., Peng H., Winger R., Hussain R.Z., *et al.* Silencing Nogo-A promotes functional recovery in demyelinating disease, Ann Neurol, 2010; 67: 498-507.

19. Williams A., Piaton G., Aigrot M.S., Belhadi A., Théaudin M., Petermann F., *et al.* Semaphorin 3A and 3F: key players in myelin repair in multiple sclerosis?, Brain, 2007; 130: 2554-2565.

20. Buckley C.E., Marguerie A., Roach A.G., Goldsmith P., Fleming A., Alderton W.K., *et al.* Drug reprofiling using zebrafish identifies novel compounds with potential pro-myelination effects, Neuropharmacology, 2010. En prensa.

Capítulo 13 B

Nuevas dianas terapéuticas en esclerosis múltiple

A. García Merino, A. J. Sánchez

Introducción

Desde la introducción de los interferones en el tratamiento de la esclerosis múltiple (EM) ha habido un considerable desarrollo terapéutico que ha logrado controlar en buena medida la primera fase de la enfermedad, en la que predominan los fenómenos inflamatorios, y es verosímil que pueda conseguirse un control satisfactorio con fármacos cada vez más eficaces. La progresión, rasgo básico de la fase tardía, hasta ahora sin terapia útil, está empezando a ser abordada con medicamentos que buscan objetivos como la neuroprotección.

Las anomalías de la respuesta inmune tanto en la periferia como en el sistema nervioso central (SNC) de la EM son altamente complejas y este capítulo pretende enumerar algunas dianas terapéuticas que han emergido en los últimos años a partir fundamentalmente de estudios en modelos animales. Prácticamente no han sido objeto de estudios en pacientes, pero ofrecen perspectivas y base racional como para ser estudiadas en ensayos controlados.

A continuación se enumeran reunidas en dos grupos: las relacionadas con la activación y señalización celular y las relacionadas con la neuroprotección. La clasificación es arbitraria, ya que algunas de ellas podrían incluirse en ambos grupos; además, se han dejado aparte por limitaciones de espacio otras extensamente estudiadas como las relativas a la excitotoxicidad del glutamato o a los canales iónicos en axones desmielinizados.

1 Activación y señalización celular

1.1 CD200

Es una molécula miembro de la superfamilia de las inmunoglobulinas que se expresa en neuronas. Su receptor CD200R1 se encuentra en microglía/macrófagos, células dendríticas, mastocitos, granulocitos y, en menor medida, en CD8$^+$, NK, NKT y CD4$^+$ Th2. En un modelo crónico de encefalomielitis autoinmune experimental (EAE) la activación de CD200R1 con una proteína de fusión mejoró la clínica y redujo la desmielinización y el daño axonal a través de la modulación de mecanismos clave en células mieloides, tanto en la periferia como en el SNC, facilitando la supervivencia de oligodendrocitos, lo que sugiere su posible utilidad en el tratamiento de la fase tardía de la EM.[1]

1.2 Notch

La vía de señalización de Notch está implicada en la comunicación intercelular y desencadena señales en el núcleo que regulan numerosos genes. Además, está presente en oligodendrocitos, células T, dendríticas y macrófagos e implicada en la patogenia de la EM. Los componentes de esta vía se expresan en abundancia en las lesiones de EM. La manipulación de la vía Notch previene o mejora el curso de la EAE posiblemente por dos mecanismos: atenuación de las respuestas Th1 y promoción de remielinización.[2]

1.3   Sistema renina–angiotensina-aldosterona

Este sistema es uno de los reguladores fundamentales del aparato cardiovascular. La renina degrada el angiotensinógeno para convertirlo en angiotensina 1, la cual a su vez es transformada por el enzima conversor a angiotensina 2. Ambas actúan a través de los receptores 1 y 2. En las lesiones de EM se detecta el receptor de AT1 abundantemente en infiltrados perivasculares de las placas activas. Utilizando inhibidores de la enzima de conversión de la angiotensina o bloqueantes del AT1R se ha observado supresión de la EAE y control de la misma una vez iniciada. Los mecanismos subyacentes son complejos y afectan tanto a la inmunidad adaptativa como a la innata. En otro estudio similar, tanto enalapril, un inhibidor clásico del enzima de conversión de la angiotensina, como losartán, un antagonista de AT1R, mejoraban la clínica de la EAE con una significativa reducción de células presentadoras de antígeno CD11b$^+$ y CD11c$^+$ con regulación a la baja de la expresión de quimiocinas[3] sin que afecte a la presión arterial.

1.4   Sistema quinina-calicreína

Las acciones de las quininas son complejas y tienen que ver con el control de la presión arterial y la inflamación. En estudios realizados en EAE se demostró que el receptor de quinina B1 es un modulador específico de la entrada de células Th17 al SNC: el uso de agonistas del receptor mejoraba la enfermedad que resultaba agravada por su antagonismo; además, los ratones transgénicos con doble deleción del gen de ese receptor tenían una enfermedad asimismo más grave.[4]

1.5   Adenosín monofosfato cíclico

Una estrategia utilizada para abordar el tratamiento de enfermedades inflamatorias crónicas ha sido la elevación del adenosín monofosfato (AMP) cíclico (AMPc) intracelular mediante el empleo de inhibidores específicos de enzimas implicados en su degradación como la fosfodiesterasa 4 (PDE4). Uno de estos inhibidores, rolipram, mostró efectos beneficiosos en EAE disminuyendo los signos clínicos, la infiltración celular en el SNC, la expresión de citoquinas o la activación de factores nucleares como el kappa B.[5] Su uso en terapia humana ha estado dificultado por la presencia de efectos secundarios como la inducción de emesis, planteándose la posible utilidad de otros fármacos que actúen inhibiendo la PDE7.[6]

1.6   Eritropoyetina

Además de su papel sobre la hematopoyesis, la eritropoyetina (EPO) ha demostrado potentes efectos neuroprotectores y antiinflamatorios en distintas situaciones de daño cerebral, incluidos modelos de EM. Es interesante señalar que en modelos de axonopatía distal, la EPO es capaz de prevenir la degeneración de los axones, lo que la haría ser considerada un producto útil para la EM. La EPO puede pasar la barrera hematoencefálica (BHE) y actuar directamente en el SNC desplegando acciones antioxidantes, neurotróficas, antiapoptóticas y antiinflamatorias. Se han dado los primeros pasos para su possible aplicación en pacientes con EM.[7]

1.7 *Osteopontina*

Se trata de una proteína que funcionalmente tiene por misión inhibir la apoptosis de las células proinflamatorias Th1 y Th17 en humanos,[8] lo que se traduce en un efecto neto proinflamatorio. En el SNC se expresa en astrocitos y endotelio y facilita la inducción de recaídas en EAE.[9] En transcriptos de cerebros de EM se encuentra muy abundantemente expresada. Su receptor es la integrina α4b1, que es la molécula específicamente bloqueada por natalizumab, y la inhibición de osteopontina puede ser un efecto adicional al de la mera alteración de la extravasación.[8]

1.8 *PPAR*

PPAR son las siglas de receptores de peroxisomas activados por proliferador, que pertenecen a una superfamilia de receptores nucleares que regulan la expresión de diversos genes. El papel biológico más importante de PPAR tiene que ver con la regulación del metabolismo de la glucosa y de los lípidos. Existen tres isoformas de PPAR: α, β/δ y γ. PPAR se expresa en células del linaje monocito/macrófago.

En EAE los agonistas PPAR-γ disminuyen la encefalitogenidad de las células T, y mejoran las fases crónicas de la enfermedad, aunque no la inicial, favoreciendo la protección de los axones. *In vitro,* su agonismo protege a las neuronas de diversos insultos como el excitotóxico. En pacientes con EM la expresion de PPAR-γ en células mononucleares de sangre periférica era menor que en controles. Hay numerosos datos que sugieren que estos agentes pueden ser útiles para el tratamiento de la EM, hecho interesante, dado que algunos de ellos como la pioglitazona y la rosiglitazona están en uso para la diabetes tipo II en la actualidad.[10]

2 Neuroprotección

2.1 *LINGO1*

LINGO es una proteína que se expresa en precursores de oligodendrocitos y neuronas. Su misión es regular negativamente la diferenciación de oligodendrocitos y la mielinización, así como la supervivencia neuronal y la reparación axonal. En ratones con deleción del gen de LINGO1, la inducción de EAE produce una enfermedad más suave sin alterar la capacidad encefalitógena de las células inflamatorias. En un modelo de EAE de rata con infusión intratecal de un anticuerpo contra esta proteína, la clínica era mucho más benigna que en los animales de control.[11]

2.2 *Nogo-A*

Nogo-A es una proteína presente en oligodendrocitos y en ciertas neuronas con un potente efecto inhibidor de crecimiento de neuritas. También se conoce como RTN4 y se une a su receptor NgR. En EAE, los animales deficitarios en Nogo desarrollan una enfermedad más leve; su antagonismo con anticuerpos generados en animales inmunizados mejoraba asimismo la EAE. El silenciamiento del gen con pequeños ARN de interferencia mejora la EAE mediante la promoción de la reparación axonal sin afectar la capacidad encefalitógena de las células T.[12]

2.3 *Contactina-2 y neurofascina*

La contactina-2 es una proteína homóloga de TAG1 que se expresa en región yuxtaparanodal por los oligodendrocitos, así como en neuronas de córtex y médula espinal. En pacientes se detectan anticuerpos y respuestas Th1 y Th17 frente a contactina-2. La transferencia pasiva de células T específicas de la proteína homóloga en roedores produce inflamación de sustancia gris en córtex y médula. La cotransferencia de monoclonales anti MOG genera, además, lesiones desmielinizantes extensas. Las respuestas inmunes humorales y celulares frente a esta proteína podrían explicar parte del daño producido a la sustancia gris en el curso de la EM y podrían ser otra de las dianas sobre las que actuar.

La neurofascina es una proteína neuronal que se localiza en nodos de Ranvier y oligodendrocitos. Mediante proteómica se ha demostrado en enfermos de EM la presencia de anticuerpos antifascina capaces de bloquear la conducción axonal de modo dosis-dependiente de complemento. Los anticuerpos antifascina si se transfieren a un modelo pasivo de EAE/MOG empeoran la clínica y producen daño axonal.[13]

2.4 *Calpaínas*

Las calpaínas son proteasas dependientes de calcio implicadas en la degradación de la mielina tanto en modelos experimentales como en la propia EM. La utilización de un inhibidor de calpaína en EAE suprimió el curso de la enfermedad, el daño axonal y la progresión,[14] lo que la hace muy interesante como diana en EM, si bien la consecución de inhibidores eficaces y tolerables de calpaína en humanos plantea aún numerosas dificultades.

2.5 *Sistema endocannabinoide*

El sistema endocannabinoide incluye un conjunto de receptores, fundamentalmente CB1 y CB2, cannabinoides endógenos, básicamente anandamida y 2-AG, y los enzimas encargados de su procesamiento. Los receptores CB1 están ampliamente distribuidos en el SNC; controlan diversas funciones, entre ellas la nocicepción, el movimiento, están relacionados con el aprendizaje y la memoria y desempeñan un papel neuroprotector. Los receptores CB2 se encuentran mayoritariamente en células del sistema inmune, fundamentalmente B, NK y monocitos, y regulan la inflamación, con desviación Th2, inducción de apoptosis, inhibición de migración, y están relacionadas con la supervivencia, proliferación y diferenciación de células neurales y no neurales. En modelos de EM los cannabinoides suprimen la enfermedad clínica, disminuyen las lesiones histológicas y ejercen efectos neuroprotectores.[15,16] En lesiones de EM hay amplia expresión de componentes del sistema endocannabinoide, y hay disrregulación detectable en fluidos periféricos. Desde el punto de vista conceptual la manipulación del sistema endocannabinoide es muy atractiva por la posibilidad de modular la inflamación autoinmune e inducir neuroprotección. Aunque la terapéutica con cannabinoides en humanos presenta gran complejidad, CB2 es una diana terapéutica de gran interés en ese sentido, con la ventaja de ejercer su acción sin efectos psicotrópicos.[17]

BIBLIOGRAFÍA

1. Liu Y., Bando Y., Vargas-Lowy D., *et al.* CD200R1 agonist attenuates mechanisms of chronic disease in a murine model of multiple sclerosis, J Neurosci, 2010; 30(6): 2025-2038.
2. Jurynczyk M., Selmaj K., Notch: a new player in MS mechanisms, J Neuroimmunol, 2010; 218: 3-11.
3. Stegbauer J., Kuczka Y., Vonend O., *et al.* Role of the renin–angiotensin system in autoimmune inflammation of the central nervous system, Proc Natl Acad Sci U S A, 2009; 106: 14942-14947.
4. Schulze-Topphoff U., Prat A., Prozorovski T., *et al.* Activation of kinin receptor B1 limits encephalitogenic T lymphocyte recruitment to the central nervous system, Nat Med, 2009; 15: 788-793.
5. Sánchez A.J., Puerta C., Ballester S., González P., Arriaga A., García-Merino A., Rolipram impairs NF-kappaB activity and MMP-9 expression in experimental autoimmune encephalomyelitis, J Neuroimmunol, 2005; 168(1-2): 13-20.
6. Giembycz M.A., Smith S.J., Phosphodiesterase 7A: a new therapeutic target for alleviating chronic inflammation?, Current Pharmaceutical Design, 2006; 12: 3207-3220.
7. Ehrenreich H., Fischer B., Norra C., *et al.* Exploring recombinant human erythropoietin in chronic progressive multiple sclerosis, Brain, 2007; 130: 2577-2588
8. Steinman L., New targets for treatment of multiple sclerosis, J Neurol Sci, 2008; 274(1-2): 1-4.
9. Hur E., Youssef S., Haws M., Zhang S., Sobel R., Steinman L., Osteopontin induced relapse and progression of autoimmune brain disease via enhanced survival of activated T cells, Nat Immunol, 2007; 8: 77-86.
10. Drew P.D., Xu J., Racke M.K., PPAR-gamma: therapeutic potential for multiple sclerosis, PPAR Res, 2008; 2008: 1-9.
11. Mi S., Sandrock A., Miller R.H., LINGO-1 and its role in CNS repair, Int J Biochem Cell Biol, 2008; 40(10): 1971-1978.
12. Yang Y., Liu Y., Wei P., *et al.* Silencing Nogo-A promotes functional recovery in demyelinating disease, Ann Neurol, 2010; 67(4): 498-507.
13. Derfuss T., Linington C., Hohlfeld R., *et al.* Axoglial antigens as targets in multiple sclerosis: implications for axonal and grey matter injury, J Mol Med, 2010 May 6.
14. Hassen G.W., Feliberti J., Kesner L., Stracher A., Mokhtarian F., Prevention of axonal injury using calpain inhibitor in chronic progressive experimental autoimmune encephalomyelitis, Brain Res, 2008; 1236: 206-215.
15. Sánchez A.J., González-Pérez P., Galve-Roperh I., García-Merino A., R-(+)-[2,3-Dihydro-5-methyl-3-(4-morpholinylmethyl)-pyrrolo-[1,2,3-de]-1,4-benzoxazin-6-yl]-1-naphtalenylmethanone (WIN-2) ameliorates experimental autoimmune encephalomyelitis and induces encephalitogenic T cell apoptosis: partial involvement of the CB(2) receptor, Biochem Pharmacol, 2006; 72(12): 1697-1706.
16. Docagne F., Muñetón V., Clemente D., *et al.* Excitotoxicity in a chronic model of multiple sclerosis: neuroprotective effects of cannabinoids through CB1 and CB2 receptor activation, Mol Cell Neurosci, 2007; 34(4): 551-561.
17. Arévalo-Martín A., García-Ovejero D., Gómez O., *et al.* CB2 cannabinoid receptors as an emerging target for demyelinating diseases: from neuroimmune interactions to cell replacement strategies, Br J Pharmacol, 2008; 153(2): 216-225.

PARTE II

CLÍNICA DE LA ESCLEROSIS MÚLTIPLE

Capítulo 1

Donde todo comenzó…: la historia de la esclerosis múltiple

D. González-Morón, P. Villoslada

Introducción

Hace 170 años que se describió por primera vez la esclerosis múltiple (EM), 60 años que se conoce su origen autoinmune y sólo 30 que se dispone de tratamientos que intentan limitar o evitar el daño. Sin duda el fin del camino aún está lejos, pero de eso se trata: de avanzar un poco más a partir de lo que otros legaron. Este capítulo busca recordar y homenajear a las personas que nos precedieron y «engendraron» nuestro conocimiento de la enfermedad. No hay que olvidar que el hombre de hoy es el resultado de su historia.

1   Los principios de la esclerosis múltiple en el mundo de la medicina

Sin duda, J. M. Charcot fue el primero en reconocer a la EM como una enfermedad distinta, desarrollar correlaciones clínico-anatomopatológicas y hasta especular con su fisiopatología. Sin embargo, las primeras menciones de la enfermedad hay que reconocérselas a Robert Carswell y Jean Cruveilhier. Ambos patólogos e ilustradores vivieron en el siglo xix e ilustraron las lesiones de la EM casi de forma simultánea.

1.1   *Jean Cruveilhier de Limoges*

Jean Cruveilhier nació en Limoges en 1791, hijo de un cirujano militar. A pesar de sus deseos de incorporarse al seminario, su padre le insistió para que estudiara medicina en la Universidad de Montpellier, en París. Quedó tan impresionado en su primera visión de los cadáveres que regresó a estudiar teología, pero nuevamente su padre intervino y retomó la medicina. Se licenció en 1811 y permaneció en París de la mano de Dupuytren, en la Salpetrière y la Charité. Estuvo encargado de la primera cátedra de Anatomía Patológica en la Facultad de Medicina.

Su atlas, *Anatomie pathologique du corps humain; descriptions avec figures lithographiées et coloriées, des diverses altérations morbides dont le corps humain est susceptible,* fue publicado en dos volúmenes con veinte entregas *(livraisons)* cada uno, entre 1835 y 1842. En él se describen numerosos casos de neuropatología, entre ellos las distintas causas de paraplejía. Resulta remarcable que Cruveilhier no se limitara a mostrar fascinantes ilustraciones de patología (como el resto de los atlas contemporáneos, por ejemplo el de Carswell) sino que, además, se interesó por agregar comentarios sobre la historia y el examen físico de los pacientes, recalcando la importancia de correlacionar los hallazgos de las autopsias con la clínica.[1]

Hitos en la historia de la esclerosis múltiple			
Fuente	**Persona**	**Fecha**	**Contribución**
Biografías/ relatos	Santa Lidwina	Finales del siglo xiv, principios del siglo xv	Uno de los primeros relatos de casos probables de esclerosis múltiple
	Halla	Principios del siglo xiv	Uno de los primeros relatos de casos probables de esclerosis múltiple
Relatos autobiográficos	Auguste d'Este	Principios y mediados del siglo xix	Primer caso cierto indiscutible de esclerosis múltiple
	Barbellion	Principios del siglo xx	Relato detallado sobre la experiencia de padecer esclerosis múltiple
Contribuciones científicas	Carswell	1838	Primeras ilustraciones anatomopatológicas de la esclerosis múltiple
	Cruveilhier	1842	Primeras ilustraciones anatomopatológicas de la esclerosis múltiple con datos clínicos
	Jean Marie Charcot (escuela francesa)	1868	Primera descripción detallada y precisa de la sintomatología de la esclerosis múltiple. Interpretación fisiopatológica. Tríada de Charcot. Difusión de la *sclérose en plaques* dentro de la comunidad científica
	Babinsky	Finales del siglo xix	Profundización de los hallazgos clínicos de Charcot
	Pierre Marie	Finales del siglo xix	Profundización de los hallazgos clínicos de Charcot. Fenómeno de Uhtoff
	Marburg (escuela alemana)	Siglo xix	Descripción de las formas agudas
	Moxon (escuela inglesa)	1873	Primera descripción en inglés
	James Dawson (escuela inglesa)	1916	Descripción microscópica y detallada de tejido cerebral y medular enfermo
	Kabat	1947	Identificación de la síntesis intratecal de γ-globulinas
	Thomas M. Rivers	1933	Primer modelo de encefalomielitis alérgica experimental. Primeras confirmaciones del origen autoinmune de la enfermedad
	Glaser y Merrit, Fog; Miller y Gibbons	1950-1953	Evidencia de la utilidad de la ACTH en las recaídas de la enfermedad
	Kurztke	1975	Estudios epidemiológicos en veteranos. Análisis del efecto de la raza, sexo, geografía, latitud, clima, migración, etc.

Tabla 1. Síntesis histórica de la esclerosis múltiple.

En la entrega 38, Cruveilhier ilustra el caso de Josephine Paget (el más concordante con EM), que tenía pérdida de visión, paraplejía y déficit propioceptivo. En otro caso, en la entrega 32, utiliza por primera vez el término *grise masses disséminées*.

En sus conferencias sobre la *sclérose en plaques disséminées*, Charcot atribuye a Cruveilhier el haber sido el primero en mencionar la enfermedad:

> «Encontramos mencionada por primera vez la esclerosis en placas en el *Atlas d'Anatomie Pathologique* de M. Cruveilhier (1835-1842), este libro admirable que debería ser consultado más seguido por todos aquellos que quieran evitarse el desencantamiento de los descubrimientos tardíos, de segunda mano, en Anatomía Patológica. Es en la 22.ª y 23.ª entrega que ustedes verán ilustradas las lesiones de la esclerosis en placas. Al costado pueden leer las observaciones clínicas de quienes pertenecen. (...) Antes de esta época, hasta donde llega mi conocimiento, no hay rastro en ningún lado de la esclerosis en placas».[2]

1.2 Robert Carswell

Robert Carswell nació en Paisley, Escocia, en 1793, y realizó su formación médica en Glasgow, Edimburgo, Lyon y París. Sus habilidades como dibujante pronto llamaron la atención del doctor John Thompson, un eminente cirujano y patólogo de Edimburgo, que lo incentivó a estudiar en París y a realizar un atlas ilustrando las distintas patologías. De esta manera, Carswell pasó dos años (1822-1824) recorriendo las salas y morgues de los hospitales de París y Lyon.

Tras obtener el título médico, en 1826, en Aberdeen, volvió a París, donde completó sus estudios en anatomía de la mano del célebre Pierre Louis. Entonces París era un brillante centro de investigación anatomopatológica donde se llevaban a cabo importantes conferencias en grandes anfiteatros.

En 1928 fue nombrado profesor de Anatomía en el University College de Londres, pero permaneció en París hasta 1931 completando sus dibujos, momento en que contaba con más de mil acuarelas de patología.[3]

En su regreso a Londres publicó el que sería su libro famoso: *Pathological anatomy: illustrations of the elementary forms of disease*. Originalmente, el libro se publicó en 12 fascículos, cada uno con cuatro láminas. En una de las primeras láminas aparecen dos casos de lesiones de médula espinal con atrofia, que son bien características de EM. Acompañando las ilustraciones escribe:

> «Me encontré con dos casos con una notable lesión en la médula espinal acompañada de atrofia. Uno de los pacientes estaba bajo el cuidado de Mons. Louis en el hospital La Pitié, el otro bajo el cuidado de Mons. Chomelt, en el hospital de La Charité, ambos afectados con parálisis. No vi a ninguno de los pacientes pero no puedo establecer que haya algo en las características de la parálisis o la historia de los casos que arroje alguna luz sobre la naturaleza de la lesión en la médula espinal.
>
> »Representé la apariencia observada en un caso en la lámina 4, figura 4, en la que la protuberancia también estaba afectada...
>
> »La superficie anterior de la médula espinal presentaba varios puntos de un cuarto a media pulgada de ancho con una forma irregular, de color amarillo amarronado. (...) La sustancia medular afectada era muy firme, un tanto transparente y atrófica...».[4]

Si bien Carswell no hizo descripciones clínicas de la enfermedad y Cruveilhier sólo algunos esbozos de ello, ambos ilustraron con detalle sus lesiones antes de que la *sclérose en plaques disséminées* fuera reconocida años más tarde de la mano de Charcot.

Resulta sorprendente que los dos anatomistas que armaban su atlas en la misma ciudad, en las mismas morgues, en el mismo momento, dibujen de forma independiente la misma enfermedad novedosa. Es muy probable que a lo largo de su actividad profesional se conocieran en algún momento entre 1826 y 1831, aunque esto no está documentado. De cualquier forma, numerosas fuentes demuestran que los pacientes que aparecen en los atlas de Carswell y Cruveilhier no son éstos.

A pesar de las afirmaciones de Charcot en La Salpetrière, es más probable que haya sido Carswell el primero en publicar sus imágenes de EM, ya que Josephine Paget (el caso ilustrativo de EM del atlas de Cruveilhier) aún estaba viva cuando el escocés publicó su atlas.[3]

1.3 La esclerosis en placas diseminadas recibe su nombre y se conoce en el mundo: J.M. Charcot

Jean Marie Charcot, maestro carismático y talentoso médico, es reconocido como el padre de la neurología por su trabajo en La Salpetrière, de París, durante la segunda mitad del siglo XIX. Gracias a su acceso al material de autopsias pudo establecer una correlación entre los datos clínicos y la anatomía patológica de las enfermedades, algo novedoso en su época.

A partir de 1968, en sus *Leçons sur les maladies du systéme nerveux,* realiza extraordinarias descripciones de sus pacientes y las distintas enfermedades que pueden afectar el sistema nervioso central, entre ellas la esclerosis en placas diseminadas *(sclérose en plaques disséminées)* y sus síntomas (véase la figura 1):

- Deterioro cognitivo. «Hay un marcado debilitamiento de la memoria, los pensamientos se forman lentamente; las facultades intelectuales y emocionales están desgastadas en su totalidad».[2]
- Ataxia sensitiva. «No debemos, sin embargo, olvidar que podemos encontrar algunos de los síntomas de ataxia (…) cuando los islotes de esclerosis (…) se diseminan a determinada altura de las columnas posteriores».[2]
- La «tríada de Charcot», nistagmus, disartria y ataxia por el compromiso de cerebelo y tronco de encéfalo. «… cuando el paciente desea elevar un vaso lleno de agua a sus labios, la agitación rítmica de la mano y antebrazo es poco notoria mientras sostiene el objeto, (…) pero (…) en el momento en que está logrando el objetivo, el vaso es (…) arrojado con violencia contra los dientes…».[2]

Charcot también documentó vértigo, trastornos visuales, paresia y alteraciones de la sensibilidad. En resumen, era consciente de la diseminación de los síntomas de la enfermedad y del curso con recaídas y remisiones, lo que aún hoy se considera que son elementos distintivos de la clínica de la enfermedad.

En los años siguientes, muchos de los alumnos de Charcot siguieron sus pasos: Babinsky escribió su tesis: *Étude anatomique et clinique sur la sclérose en plaques;* Gilles de la Tourette describió las pisadas en los pacientes atáxicos con esclerosis en placas, y Pierre Marie describió la oftalmoplejía externa e interna y el fenómeno de Uhtoff.

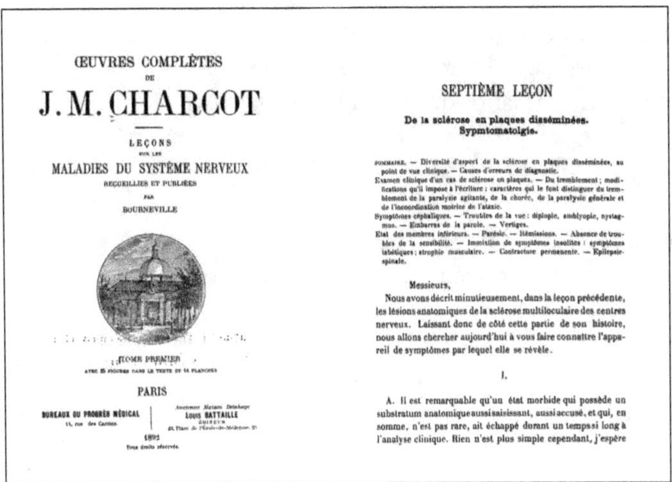

Figura 1. Obras completas de J.M. Charcot. Recopilación de sus lecciones en La Salpetrière, *publicada en 1892. Primera página de la publicación y de la séptima lección en la que describe la sintomatología de la esclerosis múltiple.*

La atención que se generó alrededor de la nueva enfermedad es una clara prueba de la influencia de Charcot dentro y fuera de Francia, lo que resultó en una rápida proliferación de la investigación en EM en otros países como Reino Unido. Es de destacar la contribución de dos de los principales representantes de la escuela inglesa: Moxon y Dawson.

Moxon fue el responsable en 1983 de la primera descripción de pacientes con EM en idioma inglés.

Dawson (1870-1927) llevó adelante en la Universidad de Edimburgo exhaustivas observaciones microscópicas de cerebros humanos con EM con precisas descripciones sobre la inflamación alrededor de los vasos y la desmielinización.

2   Las primeras historias

Casos probables de la enfermedad ya se conocían mucho antes del siglo xix. Las primeras huellas nos llegan a través de relatos de dos santos, tal y como se describe a continuación.

2.1   *Santa Lidwina de Schiedam*

En 1947, durante la reconstrucción de la posguerra de la ciudad holandesa de Shiedam, fue hallado el esqueleto de una mujer con múltiples anormalidades, más tarde identificado como perteneciente a santa Lidwina. Los resultados de su estudio anatómico en la Universidad de Leiden junto con los relatos bibliográficos de la santa sugieren que ella podría haber padecido EM.[5]

Santa Lidwina vivió desde 1380 a 1433. A la edad de 15 años se fracturó la cadera en una caída mientras patinaba. El absceso que se formó en el lugar de la fractura tardó en curar y la virgen comenzó a caminar con dificultad y a sufrir importantes dolores. A los 19 años sus dificultades para caminar empeoraron y a ello se sumó debilidad facial. En los siguientes 34 años la condición de Lidwina se fue deteriorando (dificultades para tragar, intensos dolores, perdió la visón de un ojo y tenía fotosensibilidad con el otro, parálisis de ambas piernas) con períodos de remisiones.[6] Finalmente, murió tras 38 años de enfermedad a la edad de 52 años.

2.2   San Thorlac

San Thorlac Thorhalli (1133-23 de diciembre de 1193) es el patrono de Islandia. Entre las sagas de san Thorlac que cuentan los milagros del santo[7] podemos encontrar la historia de Halldora:

> «Había una joven mujer llamada Halldora. Se enfermó de forma grave y tuvo que quedarse en cama. [...] No podía caminar, apenas podía sentarse y sus piernas estaban casi sin fuerza; tenía que ser trasladada a todos lados. A pesar de todas las oraciones ofrecidas por ella, sólo mejoró temporalmente. [...] Entonces un hombre dijo: "Creo que habrá un signo del poder milagroso del obispo Thorlac si cura a Halldora que ha permanecido en cama por tres años". [...] Cuando le fue posible abandonar las islas Halldora comenzó su viaje y fue llevada a Skalhort. (...) Tan pronto como vio la iglesia Skalhort su corazón se volvió más liviano; [...] pocos días más tarde [...] toda la asamblea [...] pudo ver que estaba completamente curada».[8]

2.3   Historias de enfermedad reflejadas en diarios personales

A lo largo de los años, artistas, poetas, escritores, entre otros, han dejado plasmado en diarios personales sus experiencias al padecer la enfermedad. Tal vez algunos de los casos más famosos y con mejores descripciones de la experiencia de padecer EM son los de Augustus D'Este y Bruce Frederick Cummings.

2.3.1   Augustus D'Este

Augustus D'Este, nieto de Jorge III y primo de la reina Victoria, padeció una enfermedad de 26 años con recaídas, remisiones y posteriormente síntomas progresivos que deja pocas dudas de que se tratara de EM. Durante ésta fue relatando sus síntomas e impresiones en diarios personales, cartas y otros manuscritos conservados por lady Augusta y su hijo.

Nacido el 13 de enero de 1794, tuvo una infancia y una adolescencia convencionales hasta 1822, cuando aparecieron sus primeros padecimientos:

> «En el mes de diciembre de 1822 viajé entre Ramsgate y las Tierras Altas de Escocia. [...] Poco después del funeral me vi obligado a hacer que me leyeran mis cartas y que escribieran las respuestas por mí, ya que mis ojos estaban tan atacados que [...] no podía distinguir la visión. [...] Poco después, me fui a Irlanda y sin que se le hiciera nada a mis ojos recuperaron completamente su fuerza y claridad de visión».

En los años siguientes volvió a perder y recuperar la visión tres veces. Después de 1826 la remisión fue sólo parcial y la enfermedad se convirtió progresivamente en debilitante. Sus síntomas incluyeron: debilidad, fatiga, impotencia sexual, incontinencia urinaria, ataxia, vértigo y deterioro cognitivo.

Recomendado por su padre, el duque de Sussex, visitó a renombrados médicos de su época que le indicaron múltiples tratamientos.

Ninguno de ellos diagnosticó la enfermedad de EM. En la época de los síntomas de D'Este, Carswell y Cruveilhier publicaban su atlas y faltaban 20 años para que Charcot la difundiera en el mundo médico.

Finalmente, D'Este murió en 1848.

2.3.2   W.N.P. Barbellion

W.N.P. Barbellion es el nombre de pluma que Bruce Frederick Cummings eligió para la publicación en 1919 de su libro: *El diario de un hombre decepcionado*.

Cummings nació en Barnstaple en 1889, amante de la naturaleza, a la edad de 13 años comenzó a escribir lo que en un principio era un cuaderno de anotaciones de historia natural. A los 18 años presentó sus primeros síntomas neurológicos. Luego, durante su enfermedad, en que tuvo debilidad y adormecimiento de las piernas, vértigo, depresión, disminución de la visión de un ojo, Cummings siguió registrando sus observaciones pasando gradualmente de notas científicas secas a un estilo literario de tono personal y de una gran honestidad. En él expresa sus ilusiones, decepciones, miedos y padecimientos.

Al sufrimiento que le ocasionaban sus síntomas se sumó la incertidumbre de no saber qué le estaba pasando. Consultó a varios especialistas pero ninguno le diagnosticó. En noviembre de 1915 trató de alistarse en el ejército británico, por lo que su médico le dio una carta cerrada y confidencial para presentar en el centro de reclutamiento. Cuando abrió el sobre, Cummings quedó estupefacto al saber que se le había diagnosticado EM y se había comunicado a su familia desde mucho antes.

A partir de ahí leyó sobre la enfermedad, pero no se animó a escribir el nombre dejando un espacio en blanco en lugar de las palabras esclerosis diseminada. A medida que la enfermedad avanzaba, Barbellion sufrió una profunda depresión e incluso contempla en su diario la posibilidad de un suicidio.

La última parte del diario contiene un poco de nostalgia, el análisis crítico de sí mismo y las comparaciones entre él y las personas sanas. En una de las acotaciones finales, escribe:

«Tendrás piedad de mí ¿verdad? Me siento solo, sin dinero, paralizado, y acabo de cumplir 28. Pero chasqueo mis dedos frente a tu cara y con igual arrogancia te compadezco. Me da mucha pena tu fluida buena suerte y la serenidad estancada de tu mente. Prefiero mi propio tormento. Me estoy muriendo, pero tú eres un cadáver. [...] No envidio tu absorción en los pequeños cuidados de una existencia común.

»Yo tengo sólo 28, pero condensé en esos pocos años una vida bastante larga: he amado, me he casado y he tenido una familia, he llorado y disfrutado; luchado y vencido, y cuando llegue la hora voy a estar contento de morir».[9]

El diario de un hombre decepcionado se publicó el 31 de marzo. Una nota al final del libro afirma: «Murió el 31 de diciembre (1917)».[9] En realidad, Cummings vivió durante casi dos años más. «El hecho es que –dijo Barbellion– nadie se atreve a permanecer vivo después de escribir un libro así».

Posterior a su publicación, el libro tuvo críticas opuestas. Más allá de toda discusión no hay duda de que *The journal of a disappointed man* es hoy considerado un clásico de la literatura inglesa.

3   Algunas consideraciones sobre la patogenia de la esclerosis múltiple

A finales del siglo xix, estaban perfectamente claros los síntomas de la EM, pero se sabía muy poco sobre su patogenia. Era necesaria más tecnología y un mejor conocimiento del sistema inmune para que muchas décadas después se lograra este objetivo.

En el origen de la EM coexistían dos hipótesis principales: Charcot, Muller y Strumpell creían en una etiología neurodegenerativa, mientras que Rindfleisch, Williamson y Dejerine sostenían que los cambios iniciales se debían a compromiso de los vasos sanguíneos e inflamación.

Rindfleisch, patólogo alemán, fue el primero en notar la relación entre las placas de EM y los vasos sanguíneos:

> «Si uno mira cuidadosamente porciones frescas de sustancia blanca comprometida, [...] se percibe incluso a simple vista un punto rojo o línea en el centro de cada foco, [...] la luz de un pequeño vaso agrandada por sangre. [...] Esto nos lleva a buscar la causa primaria de la enfermedad en una alteración de los vasos individuales y sus ramificaciones. Todos los vasos dentro del foco, e incluso aquellos que atraviesan el parénquima intacto adyacente, se encuentran en un estado de inflamación crónica».[10]

Asimismo, Rindfleisch describió los principales componentes de las placas de EM (infiltrados de células redondas, desmielinización, atrofia, tejido cicatrizal) y concluyó acertadamente que eran secundarios a inflamación crónica.

> «Tenemos que recapitular que tres cambios ocurren en paralelo: primero la alteración de los vasos sanguíneos, segundo la atrofia de los elementos nerviosos y tercero la metamorfosis del tejido conectivo».

Por el contrario, para Charcot era un trastorno primariamente de la glía:

> «Indudablemente, la multiplicación de núcleos y la hiperplasia concomitante de las fibras reticulares de la neuroglía constituyen el antecedente inicial, fundamental y necesario».[2]

Marburg sugirió que el tejido del SNC dañado es reemplazado por glía y observó abundantes fibras con vainas de mielina finas preguntándose si representaban desmielinización incompleta o remielinización. Consideraba a la EM una enfermedad desmielinizante causada por algún factor mielotóxico.

En la primera mitad del siglo xx las teorías continuaron siendo variadas.

Putman, neurólogo estadounidense, creía que el proceso era primariamente trombótico y hasta se preconizó el tratamiento con anticoagulantes, que fue abandonado cuando se vio que los riesgos eran mayores que los beneficios.

La hipótesis de un agente infeccioso y la posibilidad de transmisión generaron mucha controversia. Algunos alegaron haber transferido la enfermedad con la inyección de líquido cefalorraquídeo (LCR) de personas enfermas a animales, se especuló acerca de un papel patogénico de *Treponema pallidum* en la EM cuando éste fue descubierto y hasta se alegó haber aislado un supuesto virus, *Spherula insularis,* de cultivos de más del 90 % de pacientes con EM.[11]

Las teorías tóxicas, infecciosas y trombóticas dejaron lugar poco tiempo después al conocimiento del origen autoinmune de la enfermedad, con el advenimiento de la encefalitis alérgica experimental y los descubrimientos sobre γ-globulinas en el LCR de estos pacientes.

4   El laboratorio de la esclerosis múltiple

4.1   Bandas oligoclonales

En 1930, el galardonado con el premio Nobel, Arne Tiselius, desarrolló un método para separar fases móviles que correspondían a α, β y γ-globulinas en suero (electroforesis).

El bioquímico Elvin Kabat aprendió la electroforesis de fases móviles con Tiselius y la aplicó en LCR normal y patológico, y demostró el aumento de la fracción γ-globulina en pacientes con neurosífilis y EM, la mayoría con niveles normales de γ-globulina sérica, lo que demuestra la síntesis intratecal de anticuerpos en la EM. En su trabajo él concluye que «parte de la formación de γ-globulina puede tener lugar en los tejidos del sistema nervioso central y ser vertida hacia el líquido cefalorraquídeo».[12,13]

En los años subsiguientes se perfeccionaron las técnicas de separación de proteínas del LCR por electroforesis. Esto permitió a Denise Karcher y Armand Lowenthal identificar en 1960 subfracciones de γ-globulina ($γ_{1-6}$) en LCR de pacientes con EM, leucoencefalitis esclerosante subaguda, neurosífilis y tripanosomiasis africana.[14] El término *bandas oligoclonales* fue acuñado más tarde por el neurólogo Laterre, uno de los pioneros en utilizar la electroforesis en neuroinmunología y contribuyó enormemente a su implementación en la clínica.[15]

4.2   Encefalomielitis autoinmune experimental

Los primeros intentos de vacunas contra agentes virales (particularmente el virus de la rabia) causaron complicaciones ocasionales, como la parálisis o encefalitis con desmielinización de tejidos. El estudio posterior de estas reacciones y la capacidad de reproducirlos mediante la inyección de extractos de tejido neural en conejos sirvieron de plataforma para el desarrollo de modelos animales para la EM.

En 1933, Thomas Rivers, un virólogo de The Rockefeller Institute, inyectó extractos de cerebro normal de conejo en macacos Rhesus. La mayoría de los monos desarrolló una enfermedad del SNC aguda con infiltración de células inflamatorias y lesiones desmielinizantes. No pudo cultivarse ningún agente infeccioso a partir de los animales, lo que dejó de lado la teoría predominante hasta ese momento de un agente infeccioso causante de estas lesiones, introduciendo el concepto de la naturaleza autoinmune de la enfermedad.[16]

Los experimentos de Rivers fueron mejorados más adelante. En 1953, Lipton y Freund demostraron que la encefalomielitis podría transferirse. Paterson comprobó rápidamente que esto se podía lograr con la inyección de células de nódulos linfáticos, pero no con anticuerpos solos.[17]

Durante muchos años se creía que la encefalitis autoinmune experimental (EAE) estaba mediada por las células Th1 contra un solo antígeno (proteína básica de mielina); más tarde quedó claro que puede ser inducida por varias poblaciones de linfocitos T y que casi todas las proteínas del SNC son un antígeno potencial de la respuesta autoinmune.

5   La evolución del tratamiento en la esclerosis múltiple

A mediados del siglo XIX se probaban diversas estrategias, generalmente no basadas en el conocimiento científico de la enfermedad y con resultados escasos. Muchas veces también se confundía el beneficio del tratamiento con las fluctuaciones propias de la enfermedad.

Augustus D'Este, por ejemplo, recibió como indicaciones comer filetes de carne con vino dos veces al día, montar caballos, opio, aceite, baños y duchas calientes, hierro, mercurio y otras más (véase la figura 2).

Charcot probó distintas sustancias: inyecciones con oro y plata (que se utilizaban para la sífilis), fosfato de cinc, todas las cuales lo desilusionaron:

> «Tras lo precedente, ¿necesito detenerme mucho más en el tratamiento? Todavía no ha llegado el momento en que esta pregunta pueda abordarse seriamente. Yo no puedo hablarles más que de algunos ensayos probados hasta ahora, en los que los resultados desgraciadamente son poco favorables.
>
> »El cloruro de oro y el fosfato de cinc parecen haber empeorado los síntomas. La estricnina ha logrado algunas veces calmar el temblor, pero su efecto es siempre temporal. Otro tanto diría del nitrato de plata».[2]

Los tratamientos empíricos continuaron hasta la segunda mitad del siglo XX con la poca eficacia que los escasos conocimientos de la fisiopatología de la EM permitían. De hecho,

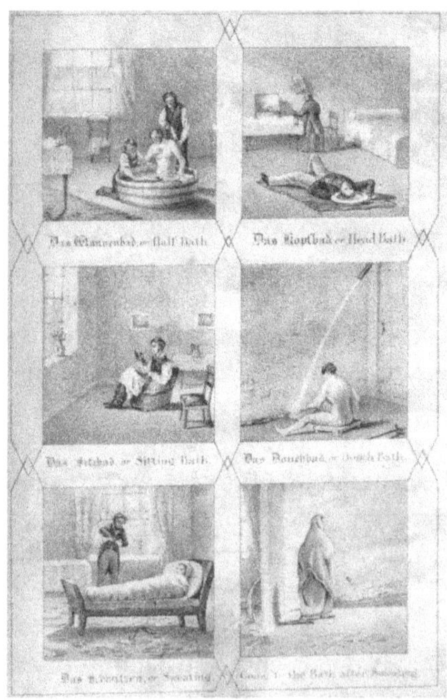

Figura 2. Cuartos de hidroterapia del establecimiento que Vincenz Priessnitz (1799-1851) creó en Graefenberg. Las curas con agua fría fueron unos de los tratamientos que recibió Augustus D'Este.

Pierre Marie, por ejemplo, apostó a la vacuna de Pasteur pensando en una etiología infecciosa de la enfermedad.[18]

Tras la Segunda Guerra Mundial el sistema inmune pasó a ser un importante objeto de estudio y se conoció la naturaleza inmune de la EM. A pesar de ello, los tratamientos seguían basados más en opinión que en evidencia firme.

En 1960 se redactaron los primeros criterios diagnósticos de la enfermedad y Kurtzke desarrolló una escala de discapacidad. Con estos elementos se pudo comenzar una nueva etapa de investigación científica en cuanto al tratamiento.

Así, en 1970 se publicó un estudio cooperativo en que se demostraba la eficacia de la hormona adrenocorticotropa (ACTH) *versus* placebo para las exacerbaciones,[19] lo que constituiría el tratamiento de primera elección hasta 1985, cuando fue reemplazada por la metilprednisilona.

En 1993 se publicó el primer trabajo aleatorizado, doble ciego, con interferón (IFN) β1b (Betaferon®), que fue aprobado por la Food and Drug Administration (FDA), y en los años subsiguientes fueron también aprobados e introducidos en el mercado los demás inmunomoduladores: IFN-β1a (Avonex® y Rebif®) y el acetato de glatiramer (Copaxone®).

6 Epidemiología

Los primeros estudios epidemiológicos sobre la EM se realizaron a principios del siglo xx. Richard Williamson e Isabel Williams reportaron la incidencia de la enfermedad en la Manchester Royal Infirmary y en el National Hospital en Londres.

La Primera Guerra Mundial posibilitó analizar diversas enfermedades entre los hombres reclutados para las armas. De esta manera, entre 1921 y 1922 Davenport estudió la frecuencia de la EM en el ejército de Estados Unidos y encontraron que la tasa más alta se hallaba en los estados que bordean los Grandes Lagos. También notó el aumento de frecuencia en distritos con habitantes escandinavos.[20]

Por su parte, Sydney Allison inició el estudio sistemático de la EM en poblaciones de Reino Unido en 1929, y se registró una prevalencia de $13/10^5$.[15] En 1962 Allison, Fog y Hyllested viajaron a las islas Faroes, Orkneys y Shetland, donde hallaron una prevalencia sorpresivamente alta ($153/10^5$ y $48/10^5$, respectivamente).[21]

El siguiente paso en la historia del conocimiento de la epidemiología de la EM fue llevado adelante por John Kurtzke. Aprovechó sus contactos con personal del ejército de Estados Unidos para estudiar 5.300 veteranos de la Segunda Guerra Mundial y el conflicto coreano con particular interés en los efectos de la raza, el sexo, la latitud, el clima y la migración en la EM. Así, identificó la preponderancia del sexo femenino y la raza blanca en la incidencia de EM, e introdujo el concepto de que la enfermedad se encuentra diseminada en bandas de prevalencia con un gradiente norte-sur: alto riesgo ($\geq 30/10^5$) en el norte de Europa, el norte de Estados Unidos, Canadá, sur de Australia y Nueva Zelanda; moderado riesgo ($5\text{-}29/10^5$) en el sur de Europa, sur de Estados Unidos y norte de Australia, y bajo riesgo ($\leq 5/10^5$) en Asia, Sudamérica y otras regiones.[22-27]

Conclusiones

Se ha recorrido un largo camino desde el siglo xix, momento en que tenemos las primeras referencias de síntomas de la enfermedad, hasta el día de hoy. Este camino no siempre ha sido recto y, si consideramos la historia de la Humanidad, puede considerarse muy nuevo. Aún hoy se sigue aprendiendo la fisiopatología (los mecanismos de desmielinización, degeneración axonal y regeneración), la historia natural, los mecanismos moleculares y mucho más, lo que esperamos que abra las puertas en un futuro a un tratamiento mejor.

BIBLIOGRAFÍA

1. Flamm E.S., The neurology of Jean Cruveilhier, Med Hist, 1973; 17: 343-355.
2. Charcot J.M., Bourneville D.M., Babinski J., *et al.* Oeuvres complètes de J. M. Charcot, Bureaux du Progrès médical, Paris, 1888, 9 v.
3. Murray T.J., Robert Carswell: the first illustrator of MS, Int MS J, 2009; 16: 98-101.
4. Carswell R., Pathological anatomy. Illustrations of the elementary forms of disease, Longman, Orme, Brown, Green and Longman, London, 1838; 218.
5. Swiderski R.M., Multiple sclerosis through history and human life, McFarland & Co., Jefferson, 1998; 210.
6. Kempis T. St. Lydwine of Schiedam, virgin Scully V, Translator, Burns & Oates, London, 1912; 210.
7. Thorlaks Saga. En Biskupa Sogur. En C EAM, ed., Vol. 13.2, Copenhague, 1978.
8. Holmoy T., A Norse contribution to the history of neurological diseases, Eur Neurol, 2006; 55: 57-58.
9. Barbellion W.N.P., Wells H.G., The journal of a disappointed man, Chatto & Windus, London, 1919; 1l.
10. E.R., Detail zur grauen Degeneration von Gehirn und Ruckenmark, Archiv fur Pathologische Anatomie und Physiologie und fuer Klinische Medizin (Virchow), 1863; 26: 474-483.
11. Moreira M.A., Tilbery C.P., Lana-Peixoto M.A., *et al.* Historical aspects of multiple sclerosis, Rev Neurol, 2002; 34: 379-383.
12. Kabat E.A., Glusman M., Knaub V., Quantitative estimation of the albumin and gamma globulin in normal and pathologic cerebrospinal fluid by immunochemical methods, Am J Med, 1948; 4: 653-662.
13. Kabat E.A., Moore D.H., Landow H., An electrophoretic study of the protein components in cerebrospinal fluid and their relationship to the serum proteins, J Clin Invest, 1942; 21: 571-577.
14. Lowenthal A., Vansande M., Karcher D., The differential diagnosis of neurological diseases by fractionating electrophoretically the CSF gammaglobulins, J New Drugs, 1960; 6: 51-56.
15. Holmoy T., The discovery of oligoclonal bands: a 50-year anniversary, Eur Neurol, 2009; 62: 311-315.
16. Rivers T.M., Sprunt D.H., Berry G.P., Observations on attempts to produce acute disseminated encephalomyelitis in monkeys, J Exp Med, 1933; 58: 39-53.
17. Paterson P.Y., Transfer of allergic encephalomyelitis in rats by means of lymph node cells, J Exp Med, 1960; 111: 119-136.
18. Compston A., McAlpine's multiple sclerosis. 4.ª ed. Churchill Livingstone Elsevier, Filadelfia, 2005; 982.
19. Rose A.S., Kuzma J.W., Kurtzke J.F., *et al.* Cooperative study in the evaluation of therapy in multiple sclerosis. ACTH vs. placebo--final report, Neurology, 1970; 20: 1-59.
20. Davenport C.B., Multiple sclerosis from the standpoint of geographic distribution and race, Arch Neurol, 1921; 8: 51-58.
21. Fog M., Hyllested K., Prevalence of disseminated sclerosis in the Faroes, the Orkneys and Shetland, Acta Neurol Scand, 1966; 42: Suppl 19: 19-11.
22. Kurtzke J.F., Beebe G.W., Norman J.E. Jr., Epidemiology of multiple sclerosis in U.S. veterans: 1. Race, sex, and geographic distribution, Neurology, 1979; 29: 1228-1235.
23. Kurtzke J.F., Beebe G.W., Norman J.E. Jr., Epidemiology of multiple sclerosis in US veterans: III. Migration and the risk of MS, Neurology, 1985; 35: 672-678.
24. Kurtzke J.F., Page W.F., Epidemiology of multiple sclerosis in US veterans: VII. Risk factors for MS, Neurology, 1997; 48: 204-213.
25. Kurtzke J.F., Page W.F., Murphy F.M., Norman J.E. Jr., Epidemiology of multiple sclerosis in US veterans. 4. Age at onset, Neuroepidemiol, 1992; 11: 226-235.
26. Norman J.E. Jr., Kurtzke J.F., Beebe G.W., Epidemiology of multiple sclerosis in U.S. veterans: 2. Latitude, climate and the risk of multiple sclerosis, J Chronic Dis, 1983; 36: 551-559.
27. Page W.F., Mack T.M., Kurtzke J.F., *et al.* Epidemiology of multiple sclerosis in US veterans. 6. Population ancestry and surname ethnicity as risk factors for multiple sclerosis, Neuroepidemiology, 1995; 14: 286-296.

Capítulo 2

Epidemiología de la esclerosis múltiple

O. Fernández, A. Rodríguez-Antigüedad

Introducción

La epidemiología estudia la frecuencia con la que ocurren las enfermedades en diferentes grupos y sus causas. La enfermedad no ocurre al azar, sino con patrones que reflejan la actuación de causas subyacentes. El principal objetivo de la epidemiología es demostrar la existencia de relaciones entre causas y efectos en la salud de la población.

La epidemiología puede clasificarse en dos grandes áreas: descriptiva y analítica. La epidemiología descriptiva determina la frecuencia y distribución del binomio salud/enfermedad en relación con las características de los sujetos, el tiempo y el lugar del estudio. Cuantifica la frecuencia de la salud/enfermedad, y las medidas más utilizadas son las tasas de incidencia, prevalencia y mortalidad. La incidencia se define como el número de casos nuevos de una enfermedad que se desarrollan en una población durante un período determinado; se suele utilizar el número de nuevos casos por cada 100.000 habitantes y año. La prevalencia cuantifica la proporción de individuos de una población que padecen una enfermedad o evento en un período determinado; se expresa como el número de casos por cada 100.000 habitantes en un día concreto (día de prevalencia). La tasa de mortalidad señala el número de fallecimientos atribuibles a una enfermedad en una población durante un período. Estos cocientes o tasas son medidas de frecuencia relativa y constituyen el instrumento que permite la comparación entre grupos y la evaluación de hipótesis.

La epidemiología analítica estudia la causalidad, mediante la observación o la experimentación y establece las relaciones entre los niveles de exposición de una población a determinados factores y el riesgo de padecer una enfermedad. La comparación de los estados de salud de diferentes poblaciones incluye el cálculo de tasas brutas y, para permitir su comparación, estandarizadas. El análisis simple del efecto de una exposición de un resultado o la enfermedad o una intervención en éstos comprende el cálculo de medidas absolutas del efecto (riesgo atribuible, diferencia de riesgos o diferencias de tasas) y medidas relativas (riesgo relativo, *odds ratio* y *hazard ratio*).

Las causas de una enfermedad hay que buscarlas entre los factores que conforman el triángulo epidemiológico: medioambiente/agente/huésped. La modificación en el equilibrio de este triángulo puede variar la frecuencia de la enfermedad, y por ello se consideran causas o determinantes de la enfermedad.

El medioambiente está formado por los factores extrínsecos que influyen en la existencia del agente, o bien la exposición o la susceptibilidad a éste, e incluye el ambiente físico, biológico y socioeconómico. El agente puede ser biológico, químico (tóxicos o alérgenos), físico (radiaciones ionizantes, etc.) o nutricional. En el proceso de enfermar el huésped aporta todos sus atributos que influyen en su respuesta a los agentes, e incluyen sus características genéticas, las adquiridas y otras características biológicas (edad, sexo, etc.). Por lo anterior, las variables de tiempo (período de incubación, cambios estacionales, etc.), lugar (zona geográfica) y persona (edad, raza, nivel socioeconómico, etc.) son las más examinadas por los epidemiólogos.

1   Estudios epidemiológicos

Los estudios epidemiológicos pueden considerarse como un ejercicio de medición, dado que sus objetivos siempre incluyen la obtención de estimaciones sobre la frecuencia de la enfermedad (incidencia, prevalencia, mortalidad), el efecto de alguno o algunos factores y las derivaciones de las medidas anteriores. En el diseño de un estudio se debe considerar:

- La *validez interna* se refiere al grado en el que los resultados de un estudio están libres de error y son válidos para la población estudiada. La validez interna depende de los sesgos, que son errores sistemáticos que pueden interferir en todas las fases de un estudio (diseño, implementación, análisis).

   - El *sesgo de selección* es la distorsión de la estimación del efecto estudiado debido a una selección inadecuada, lo que genera diferencias entre la muestra del estudio y la población de referencia.
   - El *sesgo de información* es producido por una medición inadecuada de las variables que obtiene resultados de mala calidad o sistemáticamente desiguales entre los miembros de cada grupo.
   - El *sesgo (o factores) de confusión* es consecuencia de la existencia de una segunda variable relacionada con la que es objeto del estudio y que también influye en la enfermedad.

   La validez interna también está determinada por el error aleatorio que es inherente a todos los métodos de muestreo. El error aleatorio se define como el error introducido en el estudio por las diferencias debidas al azar entre las estimaciones obtenidas en la muestra y el valor verdadero en la población.

- La *validez externa* indica en qué medida los resultados del estudio son extrapolables a otras poblaciones.

Hay diferentes maneras de clasificar los estudios epidemiológicos en función de sus diferentes características: descriptivo/analítico, transversal/longitudinal, experimental/observacional, retrospectivo/prospectivo. Un estudio puede incluirse en varias de las categorías anteriores (por ejemplo, estudio descriptivo longitudinal prospectivo).[1]

1.1   *Estudios epidemiológicos descriptivos*

Se realizan cuando se conoce poco la frecuencia de la enfermedad, su historia natural o los determinantes que la producen. Su objetivo es estimar la frecuencia de la enfermedad, las tendencias en la población y servir de base a posteriores estudios analíticos. El objeto de observación en este tipo de estudio pueden ser poblaciones o individuos (series de casos). Las series de casos pueden permitir identificar un perfil de pacientes y delimitar nuevas enfermedades (por ejemplo, la neuromielitis óptica). Las encuestas transversales o de prevalencia son un tipo de estudio observacional descriptivo en el que las mediciones (prevalencia de la exposición y efecto) se realizan en un único momento; son metodológicamente sencillos pero no suele ser útiles para establecer inferencias causales por la ambigüedad temporal (no sabemos si la exposición precede o no a la enfermedad, como por ejemplo, determinación de serologías frente al virus de Epstein-Barr).

1.2 Estudios epidemiológicos analíticos

Precisan un conocimiento previo de la enfermedad que permita establecer hipótesis causales. Su objetivo es justamente demostrar o refutar las hipótesis etiológicas o preventivas. Los estudios analíticos pueden ser *observacionales* (estudios *ecológicos*, de *casos y controles*, y de *cohortes*), o de *intervención* (ensayos clínicos o intervenciones comunitarias). Los estudios de cohorte consisten en el seguimiento de una o más cohortes de individuos que presenta diferentes grados de exposición a un factor de riesgo, en quienes se mide la aparición de la enfermedad o condición en estudio.

2 Dificultades para el diseño de estudios epidemiológicos de la esclerosis múltiple

La esclerosis múltiple (EM) presenta algunas características que hacen complicado el diseño y desarrollo de los estudios epidemiológicos: es una enfermedad relativamente rara, con unos períodos de inducción y latencia probablemente muy prolongados, sin una prueba diagnóstica patognomónica y muy heterogénea en su expresión clínica.

Dado que la EM es una enfermedad relativamente rara, es complicado el cálculo del tamaño de la población a estudiar, para estimar su frecuencia. Si empleamos poblaciones muy grandes perderemos muchos casos, pero si empleamos poblaciones muy pequeñas los resultados pueden ser no representativos de la realidad, y los resultados de ambos tipos de estudio no serán comparables (validez interna y externa).

La ausencia de una prueba diagnóstica patognomónica plantea como problema la propia identificación del caso dada la variabilidad de la enfermedad, que el diagnóstico se basa en criterios y que estos criterios diagnósticos se han ido modificando con los años, incorporando avances tecnológicos (resonancia magnética, RM) (sesgo de información).

Otro aspecto que se debe tener en cuenta en los estudios epidemiológicos sobre EM es el método utilizado para el reconocimiento de los casos. Se han descrito tres métodos, el asirio, el de la araña y el del pariente político. El método asirio consiste en la creación de un equipo dentro de una comunidad para identificar los casos (numerador) en un plazo breve (por ejemplo, el estudio puerta a puerta, en el que en general un número elevado de entrevistadores hace el estudio en una población no muy amplia en un breve plazo). El método de la araña consiste en lo opuesto: se trata de disponer de instalaciones médicas de excelencia a las que acuden los pacientes como a la tela de araña; se dispondría también de medios avanzados de registro. En el método del pariente político, el equipo investigador se instala en el área del estudio y se establece por un tiempo prolongado, escrutando a la población en el tiempo, y estableciendo relaciones en todos los ámbitos de la comunidad, que permitan localizar al mayor número de casos. Este tipo de estudios puede realizarse en zonas con pocos flujos migratorios y poblaciones relativamente reducidas.

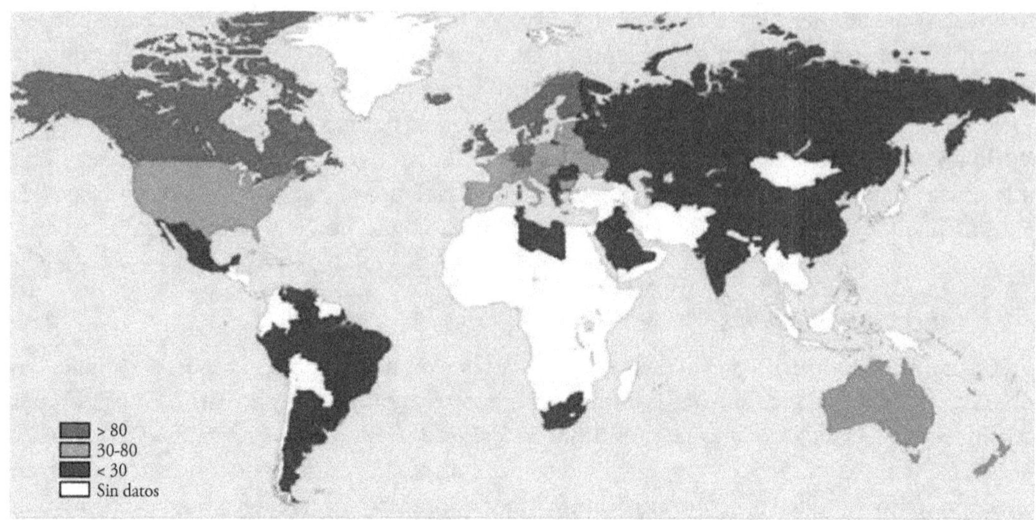

Figura 1. Epidemiología de la esclerosis múltiple en el mundo. Tasas crudas de prevalencia.

Es complicado estimar con precisión la incidencia en la EM debido a que se precisan estudiar poblaciones enormes durante poco tiempo u otras más pequeñas y abordables, pero durante períodos prolongados (unos 10 años). Sin embargo, la estimación de la incidencia es de notable utilidad para ayudar a inferir hipótesis causales, sobre todo si se identifica un «efecto tiempo».

Los estudios de mortalidad tienen un valor muy limitado en la EM para calcular su frecuencia debido a la calidad de los certificados de defunción. En la práctica, sólo el registro danés de EM[2] ha aportado datos precisos sobre mortalidad, pero principalmente sobre la evolución de la supervivencia de estos pacientes.

En la búsqueda de relaciones causales con la EM el diseño teórico ideal sería un estudio longitudinal prospectivo de una cohorte fija desde el nacimiento y suficientemente numerosa: obviamente es imposible. Sin embargo, cada vez hay más estudios de casos y controles retrospectivos de colectivos de los que se dispone de información histórica fiable (por ejemplo, personal militar).[3,4] En todo caso, el desarrollo actual de nuevas tecnologías de la información, diagnósticas y el mayor conocimiento de la enfermedad hacen prever el incremento en los próximos años de los estudios epidemiológicos analíticos sobre la EM.

3   Resultados de los estudios epidemiológicos

3.1   Epidemiología descriptiva

3.1.1   Distribución de la enfermedad según las tasas de frecuencia

- **Prevalencia**
  Los estudios de prevalencia han permitido apreciar una distribución irregular en todo el mundo; se han detectado mayores frecuencias entre los 40 y 60º de latitud Norte y

se ha apreciado un fenómeno muy similar en el hemisferio sur. Kurtzke definió zonas de riesgo alto (> 30 casos/100.000), riesgo medio (5-25) y bajo (< 5) en las décadas de 1970 y 1980.[5]

Posteriormente, al repetirse los estudios y realizar otros más detallados, se ha podido apreciar aumentos muy llamativos de las tasas de prevalencia, definiéndose estas zonas de riesgo en > 100, 50-100 y < 50.[6]

En Europa, se han decrito prevalencias elevadas, entre 100 y 200 en Reino Unido y países escandinavos; lo mismo ocurre en Estados Unidos y Canadá. En África, Asia y América del Sur, la enfermedad es infrecuente, aunque los estudios de que se dispone son aún escasos (véase la figura 1).

Los escasos datos epidemiológicos en Cuba y México cifran la prevalencia en esta zona entre 5-10 y 1,2-12, respectivamente. En Cuba y en la isla Martinica, donde la prevalencia comunicada es de 17, se publican cifras cada vez más elevadas. En Centroamérica (Guatemala, El Salvador, Honduras, Nicaragua, Costa Rica y Panamá), las prevalencias comunicadas son muy bajas (prevalencias de 1-2 casos/100.000).

En América del Sur, estudios realizados en Brasil, Argentina, Uruguay, Paraguay, Chile, Perú, Colombia y Venezuela comunican prevalencias entre 4 y 22 casos/100.000, con un gradiente de disminución en relación con la distancia al Ecuador, si bien no tan acusado como en zonas bien estudiadas del hemisferio Sur como Australia.[7]

A partir de 1970-1980, se han realizado numerosos estudios de prevalencia en el sur de Europa, y se han hallado frecuencias de riesgo medias (alrededor de 50 casos/100.000) y altas, como en Cerdeña (prevalencia 144). Persiste la incógnita de la tasa de prevalencia tan baja de Malta (prevalencia de 4 en 1978 y 13 en 1999), a pesar de la escasa distancia con Sicilia, donde el riesgo es alto, con prevalencias de 120.[8,9]

En España, se han publicado 30 estudios de prevalencia,[10] y se distinguen claramente dos períodos: uno, de 1968 a 1991, con tasas de prevalencia que oscilaban de 5 a 23 casos/100.000, y otro, de 1994 a 1999, con tasas de prevalencia que han oscilado de 32 a 65 casos/100.000. Estudios posteriores al año 2000 han mostrado cifras aún más elevadas, alrededor de 70-80 casos/100.000 (véanse la tabla 1 y la figura 2).

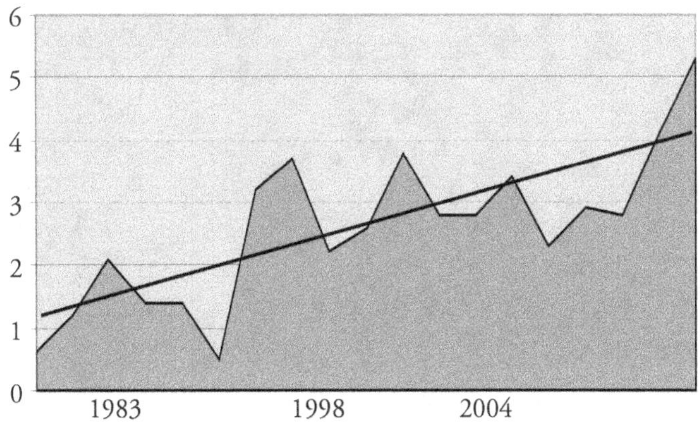

Figura 2. Evolución de la tasa de prevalencia de la esclerosis múltiple en España.

En 1994, publicamos una cifra de prevalencia de 53/100.000 en Vélez-Málaga, Málaga.[11] En un estudio paralelo, se encontró una cifra similar (58/100.000) en Vic, Barcelona.[12] En el año 2010, usando el método captura-recaptura, se ha demostrado en Málaga una prevalencia de 125/100.000 (intervalo de confianza [IC] del 95 %, $102/10^5$-$169,5/10^5$), muy similar a un estudio recientemente publicado del sur de Francia, en el que se usó la misma metodología.[13]

Año	Lugar	Latitud	Población	Prevalencia	Autor
1968	Cataluña (c)	42ºN	?	6	O. de la Riva
1983	Las Palmas de Gran Canaria (p)	29ºN	715.177	6	Sosa
1983	Cantabria (p)	43ºN	522.000	5	Miró
1986	Málaga (p)	37ºN	1.036.961	11	Fernández
1987	Aragón	42ºN	1.230.000	9	Barduzal
1988	Alicante	38ºN	133.915	17	Martín
1988	Salamanca	40ºN	368.055	11	Ruiz-Ezquerro
1988	Zamora	41ºN	224.369	12	Ruiz-Ezquerro
1988	Lanzarote	28ºN	60.000	15	García
1991	Gijón	43ºN	81.462	23	Uría
1991	Navarra	42ºN	516.000	16	Antón
1994	Vélez-M.	36º45′N	36.104	53(32-82)	Fernández
1994	Vic	41º50′N	71.985	57(40-74)	Bufill
1995	Segovia	40º55′N	53.774	56(36-76)	Sempere
1996	Gijón	43º35′N	33.520	65(38-92)	Uría
1997	Teruel	40º25′N	143.680	32(23-41)	Modrego Pardo
1998	Calatayud	41º20′N	58.591	58(39-78)	Pina
1998	Móstoles	40º20′N	195.979	43(35-54)	Benito-León
1998	Valladolid	41º39′N	92.632	58(44-76)	Tola
1999	Zamora	41ºN	207.475	44	Ruiz-Ezquerro
1999	Alcoi	38ºN	130.786	41(31-54)	Mallada-Frechín
2001	Vizcaya	43ºN	500.668	47.7	Antigüedad
2001	Menorca	39º47′N	67.009	69(50-92)	Casquero
2001	Las Palmas	28º40′N	81.507	42(28-58)	Hernández
2001	C. Ponent (Barc.)	41º50′N	1.046.969	48	Callén
2002	Vigo	44º15′N	275.000	28	Muñoz
2002	Las Palmas	28º40′N	82.623	78 (57-95)	Aladro
2003	Bajo Aragón	40º25′N	58.666	75 (52-97)	Modrego
2005	Las Palmas de Gran Canaria	28º20′N	82.623	78 (57-95)	Aladro
2007	Santiago de Compostela	42º53′N	90.188	79 (60-97)	Ares

Tabla 1. Epidemiología de la esclerosis múltiple en España. Estudios de prevalencia ordenados según año de realización.

- **Incidencia**

  Se puede afirmar que existen variaciones en la incidencia de la EM en el tiempo. Se han apreciado aumentos de incidencia (condado de Olmsted en Minnessota, Estados Unidos; Sassari en Cerdeña; condados de More y Romsdal en Noruega; etc.) y también disminuciones (Gotemburgo en Suecia o islas Órcadas en Dinamarca).

  Se han descrito focos y epidemias. Ambos tipos de hallazgos apoyan la existencia de un factor ambiental, pero son muy cuestionados, debido a dificultades metodológicas, y no han conducido a ninguna conclusión respecto a la causa de la enfermedad.

  Un estudio reciente sobre la distribución geográfica en el tiempo de la EM en Suecia pone de manifiesto cambios en la frecuencia de la enfermedad por áreas geográficas.[14] Este estudio pone de manifiesto que cambios marcados en la frecuencia de la enfermedad, en breves períodos, apuntan a la existencia de factores ambientales.

  La incidencia ha sido menos estudiada en España, pero varios estudios informan de incidencias muy variables, que oscilan entre 0,5 y 5,3 casos/100.000 (véanse la tabla 2 y la figura 3).[10]

- **Mortalidad**

  Los estudios de mortalidad requieren un sistema de codificación y un estándar muy alto de las fuentes de información, por lo que los datos comunicados sobre esta tasa deben ser valorados en consecuencia, con cierta cautela. En Dinamarca, la tasa es de 2,6/100.000. En Estados Unidos, de 1,3. El primer estudio de mortalidad realizado con rigor metodológico en España encuentra una tasa de 0,35 fallecimientos cada 100.000 habitantes/año, lo que sitúa a España entre los países de riesgo medio. Un estudio más reciente analiza la tasa de mortalidad ajustada por edad producida por EM, del año 1951 al año 1992, y aprecia un aumento desde 1951 a 1968; luego se produce un descenso en 1969 coincidente con el cambio de la séptima a la octava revisión de la Clasificación Internacional de Enfermedades (ICD), y luego se estabiliza a partir de 1970.[10]

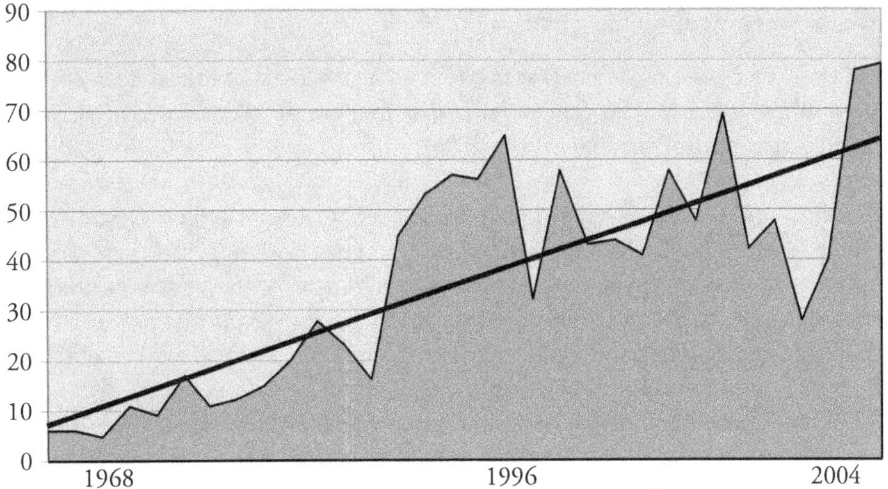

Figura 3. Evolución de la tasa de incidencia de la esclerosis múltiple en España.

Año	Lugar	Latitud	Población	Incidencia	Autor
1983	Las Palmas (p)	29ºN	715.177	0,6	Sosa
1983	Cantabria (p)	43ºN	522.000	1,2	Miró
1986	Málaga (provincia)	37ºN	1.036.961	2,1	Fernández
1988	Salamanca	40ºN	368.055	1,4	Ruiz-Ezquerro
	Zamora	41ºN	224.369	1,4	Ruiz-Ezquerro
1991	Navarra	42ºN	516.000	0,5	Antón
1995	Segovia	40º55′N	53.774	3,2	Sempere
1996	Gijón	43º35′N	33.520	3,7	Uría
1997	Teruel	40º25′N	143.680	2,2	Modrego Pardo
1998	Calatayud	41º20′N	58.591	2,6	Pina
	Móstoles	40º20′N	195.979	3,8	Benito-León
1999	Zamora	41ºN	207.475	2,8	Ruiz-Ezquerro
	Alcoi	38ºN	130.786	2,8	Mallada-Frechín
2001	Menorca	39º47′N	67.009	3,4	Casquero
	Las Palmas	28º40′N	81.507	2,3	Hernández
	C. Ponent (Barc.)	41º50′N	1.046.969	2,9	Callén
	Vizcaya	43ºN	500.668	2,8	Antigüedad
2003	Bajo Aragón	40º25′N	58.666	4,6	Modrego
2005	Las Palmas	28º40′N	58.666	4,1	Aladro
2007	Santiago de Compostela	42º53′N	90.188	5,3	Ares

Tabla 2. Epidemiología de la esclerosis múltiple en España. Estudios de incidencia ordenados según año de realización.

4   Estudios de epidemiología genética

Los estudios de epidemiología genética se basan en la observación inicial de la epidemiología descriptiva sobre las diferencias étnicas en la distribución de la enfermedad, así como en la observación de casos multifamiliares (15-20 %).

– *Estudios étnicos.* Éstos han permitido establecer la existencia de poblaciones aparentemente resistentes a la EM (lapones, maoríes de Nueva Zelanda, indios de Norteamérica, huteritas de Saskatchewan de Canadá, gitanos húngaros, etc.). Estos estudios han reconocido la importancia del antecedente escandinavo, que explicaría por sí solo la mayoría de los hallazgos epidemiológicos en Estados Unidos.

– *Estudios en familias.* Los factores de riesgo genéticos familiares, ajustados por edad, varían según el parentesco con el enfermo estudiado. Mientras que el riesgo de EM para la población general es del 0,1-0,2 %, los familiares en primer grado de un paciente con EM tienen un riesgo del 3-5 %. Los hijos de padre y madre afectados tienen un riesgo del 30 % de padecer la enfermedad. La concordancia entre gemelos monocigotos es también del 30 %, frente al 3-5 % en gemelos dizigotos, dato similar al riesgo de familiares en primer grado.[15] En general, las características clínicas de los pacientes con familiares afectados son similares a las de los casos esporádicos. Los estudios familiares también han permitido comprobar que los hijos adoptados que son parientes de sujetos afectos de EM no tienen mayor frecuencia de la enfermedad que la esperada en la población general, así como que la enfermedad no aumenta en los esposos de los sujetos afectos.

5   Estudios genéticos de ligamiento y asociación

Se ha descrito la asociación genética de la EM con el complejo mayor de histocompatibilidad, localizado en el brazo corto del cromosoma 6. La región clase II de este sistema se asocia fuertemente con la EM, en particular con el alelo HLA-DR2 y su correspondiente haplotipo DR15 (DRB1*1501, DRB5*0101, DQA1*0102, DQB1*0602). La asociación es fuerte en pacientes con EM de origen caucásico, pero puede apreciarse en la mayor parte de los grupos étnicos. En algunas poblaciones mediterráneas (Cerdeña, Turquía) y las islas Canarias se encuentra una asociación con el haplotipo DR4 (DRB1*0405, DQA1*0301, DQB1*0302), con o sin la unión a DR15.[10] En un mapeo genómico completo reciente, se ha demostrado definitivamente la asociación con la región HLA y, además, con los genes de las interleucinas (IL) 2 y 7.[16] La contribución de estos genes sería del 30 % al riesgo genético total, y la epistasis (interrelación) entre distintas regiones genéticas interviene en la susceptibilidad a padecer la enfermedad.

5.1   Estudios en emigrantes

A pesar de las debilidades inherentes a este tipo de estudios, a partir de los mismos se ha podido constatar la existencia de un período susceptible entre los 10 y los 15 años de edad, que el período mínimo de exposición es de 2 años y que el período de latencia es de 18-19 años. También se ha podido constatar que los hijos de los emigrantes de India, África e Indias Occidentales tienen la misma prevalencia que en Reino Unido. Datos muy similares se han obtenido en estudios con emigrantes realizados en Israel, lo que apoya la hipótesis ambiental.[10]

6   Estudios de epidemiología analítica

- **Estudios ecológicos**

  De entre los factores geoclimáticos destaca la asociación entre la EM y los climas fríos y, probablemente en relación con éstos, la humedad y la lluvia, así como con las infecciones respiratorias. La asociación con el suelo de turba y las coníferas se enmarca, probablemente, en el mismo tipo de relación.

  En cuanto a los aspectos socioculturales, se ha hallado asociación con la ingestión de grasa de origen animal, carne y productos de la granja. La asociación con la industrialización es algo más débil; en particular, se asociaría con zonas en las que hubiera fábricas de papel y con disolventes orgánicos.[17]

- **Estudios de casos y controles**

  Se han hallado relaciones con el antecedente escandinavo, la historia familiar positiva, el sexo femenino, los genes clase II del MHC, la latitud norte, la posesión de perros, vacunas, otros agentes ambientales como el tabaco y diversos virus.[10]

6.1   *Radiación solar y vitamina D*

Se ha relacionado el aumento de frecuencia de la enfermedad y su supuesta distribución latitudinal, con un déficit de vitamina D, debido a una reducción de la radiación solar en las áreas con mayor frecuencia.[18] Esta hipótesis está apoyada también por un estudio en enfermeras en Estados Unidos, que demuestra una correlación inversa entre la ingesta de suplementos de vitamina D y la frecuencia de la EM.[19] Asimismo, se ha visto que la probabilidad de padecer EM es mayor en los nacidos en los meses de primavera, implicando que la mayor parte del embarazo ha tenido lugar en los meses con menor irradiación solar y niveles más bajos de vitamina D.[20]

6.2   *Infecciones y esclerosis múltiple*

Los virus que se han relacionado con la etiología de la EM son: el virus del moquillo canino, el del sarampión, el de la varicela zóster, el de la encefalitis por garrapatas, el HTLV-I, el virus del herpes 6 (VHH 6), el virus de Epstein-Barr, el retrovirus asociado con la EM (MSRV) y diversas partículas retrovirales (MSRV/HERV-W, RGH/HERV-H). También se ha relacionado EM con el agente *Clamydophila pneumonie,* sin que se haya confirmado.[10]

El posible riesgo patogénico de la vacuna del virus de la hepatitis B (VHB) no se ha confirmado.[21] Un estudio de casos y controles confirma la ausencia de asociación entre las enfermedades típicas de la infancia y la EM. La amigdalectomía y la EM tampoco parecen relacionadas.[10]

Varios estudios de casos y controles relacionaron el contacto con perros con la predisposición a padecer EM,[22] pero esta asociación no se ha comprobado, ni otra asociación descrita con el virus de moquillo canino.[23] El contacto con gatos y pájaros se ha relacionado de manera inversa con la EM.[24]

6.3   *Virus de Epstein-Barr*

El riesgo de padecer EM es unas 10 veces mayor entre los individuos que experimentan una infección no diagnosticada por el virus de Epstein-Barr en la infancia temprana y de 20 veces entre las personas que desarrollan mononucleosis infecciosa más tardíamente.[25]

Aunque se ha descrito en alguna ocasión, no parece existir asociación entre las amalgamas dentales, empleadas por odontólogos y la EM.[26]

El consumo de tabaco podría estar relacionado con la EM según algunos estudios de casos controles y prospectivos.[27]

6.4   *Estudios de cohortes*

Se ha podido comprobar que las infecciones respiratorias preceden el 27 % de los brotes,[28] que la frecuencia de los brotes aumenta en el puerperio, que existe un descenso marcado del número de lesiones nuevas, medidas por la resonancia magnética durante el embarazo[29] y que los traumatismos craneoencefálicos no son un factor causal de la EM.[30]

Los estudios de focos (acumulaciones o *clusters*) analizan la acumulación de casos de EM en el tiempo o en el espacio, lo que presupone que una población determinada de un área concreta está expuesta en mayor grado a un determinado factor que el resto de la población, y que examinando detalladamente dicha población se puede llegar a conocer dicho factor. El caso más típico es el de las Islas Feroe, donde se produjo un incremento significativo de la incidencia de la enfermedad después de la Segunda Guerra Mundial, que se interpretó como un aumento epidémico producido por un factor infeccioso o un factor exógeno. No se ha demostrado de forma convincente que ninguno de los factores propuestos (virus del moquillo canino, infección diferida por el virus del sarampión, etc.) desempeñe un papel etiológico definitivo en la génesis de la EM. Se han descrito también acumulaciones de casos en algunas profesiones, como veterinarios o trabajadores del cinc, sin que tampoco en estos casos pueda llegarse a conclusiones definitivas.

Conclusión

Cada vez parece más probada la existencia de un factor genético de susceptibilidad, pero factores ambientales desconocidos explicarían mejor los cambios en la frecuencia de la enfermedad que se han descrito en varios países, entre ellos en España, donde podemos decir que estamos asistiendo no sólo a un aumento de la prevalencia por la existencia de un alto grado de sospecha de la enfermedad, mejores métodos diagnósticos y mayor supervivencia de los pacientes gracias a una mejor asistencia médica, sino que parece existir un aumento real de la frecuencia de la enfermedad, medida como incidencia; fenómeno que parece ocurrir también en los países del entorno del sur de Europa.

La explicación del aumento de la incidencia de la EM podría estar en relación con el aumento del resto de enfermedades autoinmunes, según la «hipótesis de la higiene», según la cual en los países desarrollados las enfermedades autoinmunes, y entre ellas la EM, están aumentando de prevalencia en sentido inverso al descenso de las infecciones durante la infancia. Durante las tres últimas décadas, gracias a los antibióticos, vacunas y a la mejora de la higiene y de las condiciones socioeconómicas, se ha experimentado un descenso de las infecciones infantiles que condicionarían las condiciones patogénicas necesarias para el desarrollo de enfermedades autoinmunes.

Bibliografía

1. Argimon J.M., Jiménez J., Métodos de investigación clínica y epidemiológica, Elservier España, 2004.
2. Brùnnum-Hansen H., Nils Koch-Henriksen N., Stenager E., Trends in survival and cause of death in Danish patients with multiple sclerosis, Brain, 2004; 127: 44-850.
3. Levin L.I., Munger K.L., Rubertone M.V., *et al.* Temporal relationship between elevation of Epstein-Barr virus antibody titers and initial onset of neurological symptoms in multiple sclerosis, JAMA, 2005; 293: 2496-2500.
4. Ahlgren C., Torén K., Odén A., Andersen O., A population-based case–control study on viral infections and vaccinations and subsequent multiple sclerosis risk, Eur J Epidemiol, 2009; 24(9): 541-552, 616.
5. Kurtzke J.F., The geographical distribution of multiple sclerosis – An update with special reference to Europe and the Mediterranean region, Acta Neurol Scand, 1980; 62: 65-80.
6. Pryse-Phillipis W., The epidemiology of multiple sclerosis. In: Cook S, ed. Handbook of multiple sclerosis, Marcel Dekker, Nueva York, 1990; 1-24.
7. Oehninger C., Rega I., Ketzoian C., Multiple sclerosis in South America, Rev Neurol (Paris), 2000; 156: 3S-163.
8. Dean G., Elian M., De Bono A.G., Asciak R.P., Vella N., Mifsud V., Aquilina J.J., Multiple sclerosis

in Malta in 1999: an update, J Neurol Neurosurg Psychiatry, 2002; 73(3): 256-260.

9. Grimaldi L.M., Salemi G., Grimaldi G., Rizzo A., Marziolo R., Lo Presti C., *et al.* High incidence and increasing prevalence of MS in Enna (Sicily), southern Italy, Neurology, 2001; 57(10): 1891-1893.

10. Fernández O., Fernández V., Guerrero M., Esclerosis múltiple, 2.ª ed, McGraw Hill-Interamericana, Madrid, 2005.

11. Fernández O., Luque G., San Román C., Bravo M., Dean G., The prevalence of multiple sclerosis in the sanitary district of Vélez Málaga, southern Spain, Neurology, 1994; 44: 425-429.

12. Bufill E., Blesa R., Galán I., Dean G., Prevalence of multiple sclerosis in the region of Osona, Catalonia, northern Spain, J Neurol Neurosug Psychiatry, 1995; 58: 577-581.

13. Sagnes-Raffy C., Gourraud P.A., Hannon V., Bourrel R., Laffontan M.A., Gaulene M.C., *et al.* Multiple sclerosis in Haute-Garonne: an important underestimate of prevalence, Revue d'Epidemiologie et de Sante Publique, 2010; 58: 23-31.

14. Landtblom A.M., Riise T., Kurtzke J.F., Further considerations on the distribution of multiple sclerosis in Sweden, Acta Neurol Scand, 2005; 111: 238-246.

15. Dyment D.A., Ebers G.C., Sadovnick A.D., Genetics of multiple sclerosis, Lancet Neurol, 2004; 2: 104-110.

16. Hafler D.A., Compston A., Sawcer *et al.* Risk alleles for multiple sclerosis identified by a genomewide study, N Engl J Med, 2007; 337: 851-862.

17. Granieri E., Exogeneous factors in the aetiology of multiple sclerosis, J Neurovirol, 2000; 6 Supl 2: 141-146.

18. Smolders J., Damoiseaux J., Menheere P., Hupperts R., Vitamin D as an immune modulator in multiple sclerosis, a review, J Neuroimmunol, 2008; 194(1-2): 7-17.

19. Munger K.L., Zhang S.M., O'Reilly E., *et al.* Vitamin D intake and incidence of multiple sclerosis, Neurology, 2004; 62: 60-65.

20. Willer C.J., Dymen D.A., Sadovnick A.D., Rothwell P.M., Murray T.J., Ebers G.C., Timing of birth and risk of multiple sclerosis: population based study, Brain, 2005; 330: 120.

21. Monteyne P., Andre F.E., Is there a causal link between hepatitis B vaccination and multiple sclerosis?, Vaccine, 2000; 18(19): 1994-2001.

22. Frutos-Alegría M.T., Beltrán-Blasco I., Quílez-Iborra C., Moltó-Jordà J., Díaz-Marín C., Matías-Guiu J., A control and case study of multiple sclerosis in the Alicante and Villajoyosa areas, Rev Neurol, 2002; 34: 1013-1016.

23. Hernan M.A., Zhang S.M., Lipworth L., Olek M.J., Ascherio A., Multiple sclerosis and age at infection with common viruses, Epidemiology, 2001; 12: 301-306.

24. Ghadirian P., Dadgostar B., Azani M.P., A case-control study of the association between socio-demographic, lifestyle and medical history factors and multiple sclerosis, Can J Public Health, 2001; 92: 281-285.

25. Thacker E.L., Mirzaei F., Ascherio A., Infectious mononucleosis and risk for multiple sclerosis: a meta-analysis, Ann Neurol, 2006; 59: 499-503.

26. Casetta I., Invernizzi M., Granieri E., Multiple sclerosis and dental amalgam: case-control study in Ferrara, Italy, Neuroepidemiology, 2001; 20: 134-137.

27. Riise T., Nortvedt M.W., Ascherio A., Smoking is a risk factor for multiple sclerosis, Neurology, 2003; 61: 1122-1124.

28. Kriesel J.D., White A., Hayden F.G., Spruance S.L., Petajan J., Multiple sclerosis attacks are associated with picornavirus infections, Mult Scler, 2004; 10: 145-148.

29. Confavreux C., Hutchinson M., Hours M.M., Cortinovis-Tourniaire P., Moreau T., Rate of pregnancy-related relapse in multiple sclerosis. Pregnancy in Multiple Sclerosis Group. N Engl J Med, 1998; 339(5): 285-291.

30. Siva A., Radhakrishnan K., Kurland L.T., O'Brien P.C., Swanson J.W., Rodríguez M., Trauma and multiple sclerosis: a population-based cohort study from Olmsted County, Minnesota, Neurology, 1993; 43: 1878-1882.

Capítulo 3

Clínica de la esclerosis múltiple

M.ª DEL PINO, J. OLASCOAGA, M. ARIAS

Introducción

La esclerosis múltiple (EM) es una entidad clínico-patológica de etiología desconocida, en la que están implicados distintos mecanismos patogénicos: autoinmunidad, inflamación y degeneración. El protagonismo de cada uno de ellos y el momento de su máxima participación son distintos en cada paciente, que además posee también un particular potencial neurorreparador. Todos estos hechos condicionan que la EM tenga una semiología clínica polimorfa y un curso evolutivo muy poco predecible: ¿es la EM una verdadera entidad nosológica o un síndrome? La diseminación espacial de sus múltiples lesiones, que afectan preferentemente a la sustancia blanca del sistema nervioso central (SNC), y la dispersión temporal de brotes y remisiones, combinados con períodos de estabilización y progresión del deterioro neurológico, enmarcan el perfil clínico de la EM. En los inicios de la segunda mitad del siglo XIX, Jean Martín Charcot describió con precisión las manifestaciones de la EM y trató de correlacionarlas con los hallazgos histopatológicos. La tríada de «temblor intencional, nistagmo y disartria» va inseparablemente unida al nombre del padre de la neurología clínica.

1 Comienzo: síndrome desmielinizante aislado

Cuando hablamos de EM, el término *brote* (recaída) hace alusión a un déficit neurológico focal, propiciado por una lesión desmielinizante, que dura al menos 24 horas. Los brotes, según afecten a uno o varios sistemas, se clasifican en monosintomáticos (monofocales) y polisintomáticos (multifocales). Todos los déficits que se presentan dentro del plazo de un mes se consideran como un mismo brote. Según la funcionalidad del sistema afectado, se distinguen los brotes eferentes (motores, ataxia) de los aferentes (sensitivos, visuales).

El primer brote de EM se conoce como síndrome clínico aislado o síndrome desmielinizante aislado (SDA). La descripción y denominación de los síntomas de inicio no es uniforme en las distintas series. Así, en unas se especifican, sin hacer mayor distinción, los «síntomas de tronco» o «lesión de vías largas», mientras que en otras se habla de «vértigo», «diplopía», y no se hace diferencia entre síntomas sensitivos o síntomas motores. Además, tales síntomas no siempre son bien recordados por los pacientes. Todo esto explica la gran variabilidad en la frecuencia de los síntomas del SDA presente en la literatura.[1,2]

En las revisiones más antiguas, la debilidad de miembros era la presentación más frecuente (40 %), con la neuritis óptica (NO) en segundo lugar (22 %), seguida de parestesias (21 %) y, en orden decreciente, diplopía, vértigo y trastornos vesicales.[2] En series posteriores, las parestesias ya aparecen en primer lugar, con un 40 %.[1] A partir de 1970, las series son más homogéneas, por un mejor conocimiento de la enfermedad y una mejor definición del síntoma de inicio. En la serie de Ontario,[3] el síntoma de presentación más frecuente fue el sensitivo (46,5 %), seguido de NO (22,9 %), diplopía y/o vértigo (17,6 %), ataxia y/o inestabilidad (13,7 %). En esta serie, la frecuencia de los síntomas de presentación variaba con la edad de inicio de la enfermedad: los síntomas motores eran tanto más frecuentes cuando más tardío era el inicio. En la extensa serie multicéntrica de Miller y colaboradores,[4] el 46 % de los pacientes se presentó con síntomas de vías largas, el 21 % con NO y el 20 % con síndrome de tronco. Por último, en los tres ensayos (CHAMPS, ETOMS y BENE-FIT) realizados con interferones en SDA, aparecían como síntomas de inicio la NO entre el 30 y el 50 % de los pacientes, síntomas medulares entre el 22 y el 34 % y síntomas de tronco-cerebelo entre el 21 y el 39 %.[5-7] En la anteriormente mencionada serie de Miller y colaboradores,[4] el 23 % tenía una presentación polisintomática, mientras que en otras este tipo de presentación varió desde el 6 al 47 %.[8-11] Estos datos se resumen en la tabla 1. Una de las mayores dificultades en el diagnóstico de la EM es determinar si existe diseminación espacial desde el punto de vista clínico: de ello depende la decisión sobre qué criterios adicionales de resonancia magnética (RM) son necesarios. De ahí que se considere crucial determinar si el inicio es mono o multifocal.[12]

2 Semiología clínica en el curso de la enfermedad

El abanico de manifestaciones clínicas de la EM es muy amplio: el enfermo puede presentar cualquier síntoma de disfunción del SNC y, en casos excepcionales, también del sistema nervioso periférico (SNP). De todos modos, es bien conocido que existen notables diferencias entre las poblaciones caucásicas y no caucásicas (africanos y orientales), ya que en éstas las formas opticoespinales son las más habituales.[1] Ya se ha comentado anteriormente la frecuencia

Serie	Síntoma	Frecuencia (%)
McAlpine	Debilidad miembros	40
	Neuritis óptica	22
	Parestesias	21
Universidad de Ontario	Sensitivos	46.5
	Neuritis óptica	22.9
	Diplopía/vértigo	17.6
	Ataxia/inestabilidad	13.7
Miller	Vías largas	46
	Neuritis óptica	21
	Tronco cerebral	20
CHAMPS	Neuritis óptica	30-50
ETOMS	Médula	22-34
BENEFIT	Tronco cerebral	21-39

Tabla 1. Síntomas de inicio según diferentes series.

Síntomas	Al inicio (%)	Durante el curso (%)
Visual/oculomotor	49	100
Paresia	42	88
Parestesias	41	87
Incoordinación	23	82
Genitourinario/intestinal	10	63
Cerebral	4	39

Tabla 2. Síntomas más frecuentes al inicio y durante el curso de la enfermedad.

y el tipo de SDA. En el período de estado, la semiología de disfunción visual, motora, sensitiva, del tronco cerebral y del cerebelo dominan el cuadro clínico (véase la tabla 2).[1,2]

2.1 Disfunción cortical

Las crisis comiciales y los cuadros de afasia y apraxia, agnosia suelen ser raros, aunque están recogidos en todas las series. Este tipo de síntomas, tanto como forma de comienzo como durante la evolución, siempre deben constituir un fenómeno de alerta para pensar en otras entidades o complicaciones.

2.2 Trastornos neurooftalmológicos

2.2.1 Neuritis óptica

En la mayoría de los casos se presenta con dolor en un ojo que se incrementa al moverlo y suele preceder a la disminución de la agudeza visual. Este dolor es más común en la NO retrobulbar. La disminución de la agudeza visual suele ser máxima en una semana y el inicio puede ser difícil de precisar, ya que en bastantes ocasiones los pacientes fueron conscientes del déficit, generalmente en forma de visión borrosa, al cerrar accidentalmente el ojo sano; posteriormente suele percibirse un escotoma central. En el examen del fondo de ojo, el nervio óptico aparece normal en dos tercios de los pacientes y sólo en unos pocos pueden observarse pequeñas hemorragias y grados variables de edema de papila. Otros datos presentes en la exploración suelen ser el defecto pupilar aferente y el fenómeno de Marcus Gunn: al iluminar el ojo afectado y tapar el sano sólo se produce una breve contracción pupilar seguida de una dilatación, porque predomina el reflejo fotomotor consensual del lado no afecto. El fenómeno de Uhthoff hace referencia al desencadenamiento o aumento de la visión borrosa provocada por fiebre, ejercicio físico o baño caliente, que determinan elevación de la temperatura corporal y disminución de la velocidad de conducción nerviosa. A veces, el fenómeno de Uhthoff es el único síntoma de una NO, de la que suelen quedar como secuelas pequeños déficits en la sensibilidad al contraste y en la percepción de los colores. El comienzo con NO bilateral se produce en la encefalitis diseminada aguda y en la enfermedad de Devic, mientras que es raro en la EM.

2.2.2   *Periflebitis retiniana,* pars planitis *y uveítis*

La dilatación de las venas de la retina con engrosamiento de sus vainas y presencia de hemorragias es frecuente en la NO desmielinizante, pero no es específica, ya que pueden observarse
también en casos de sarcoidosis, tuberculosis, toxoplasmosis y enfermedad de Eales. La inflamación de la úvea y del cuerpo ciliar, que contacta con el vítreo anterior y la terminación de
la retina *(pars planitis),* es mucho menos frecuente.

2.2.3   *Afectación de vías visuales después del nervio óptico*

Cualquier parte de las vías visuales puede afectarse en la EM, lo que puede generar múltiples
defectos campimétricos. No obstante, la hemianopsia sintomática es rara (1 % de los casos).
Esto es debido a que las lesiones tienen tendencia a localizarse alrededor de las vénulas y a que,
habitualmente, por su tamaño afectan a pequeñas porciones de los tractos.

2.2.4   *Afectación de motilidad ocular*

Los trayectos intraaxiales de los pares craneales oculomotores, así como las vías que los conectan
entre sí o con otros núcleos (núcleo rojo, núcleo de Cajal, oliva bulbar, formación paramediana
pontina, núcleos vestibulares, núcleos cerebelosos) se afectan con frecuencia en la EM, dando
lugar a cuadros de nistagmo, *opsoclonus,* flúter ocular, síndrome del uno medio (parálisis completa de los movimientos horizontales en un ojo y sólo abducción en el otro), oftalmoplejía
internuclear (parálisis o limitación de la aducción de un ojo con nistagmo del otro que abduce),
parálisis de mirada vertical, parálisis del III, IV o VI pares (véase la figura 1). La afectación
oculomotora es clave para diagnosticar las lesiones desmielinizantes localizadas en el tronco
cerebral. El nistagmo pendular adquirido, que determina oscilaciones en la posición primaria
de la mirada, suele producir oscilopsia y es el que más dificulta la visión.[13]

2.3   **Trastornos motores**

Las alteraciones motoras, y en concreto la debilidad, producidas por la EM derivan fundamentalmente de la afectación del haz corticoespinal (lesión de motoneurona superior) y pueden
tener distintas distribuciones (monoparesia, hemiparesia o paraparesia). Se acompañan de
espasticidad y espasmos flexores o extensores, hiperreflexia, *clonus* y signo de Babinski; éste
muchas veces es bilateral, aunque la debilidad sea sólo hemicorporal. Los cuadros de distonía,
mioclonus, parkinsonismos y disquinesias son menos frecuentes y muchas veces paroxísticos.[14]
Pueden existir amiotrofia y arreflexia (signos de segunda neurona) por afectación radicular
intraaxial. En fases avanzadas no son raras las neuropatías por compresión.

2.4   **Trastornos sensitivos**

El amplio recorrido de las vías sensitivas, desde la médula espinal hasta la corteza parietal, hace
que sea frecuente su afectación por las lesiones desmielinizantes. En la médula, suele haber
un nivel bajo el cual se produce la alteración sensitiva; en el tronco cerebral alto, la afectación

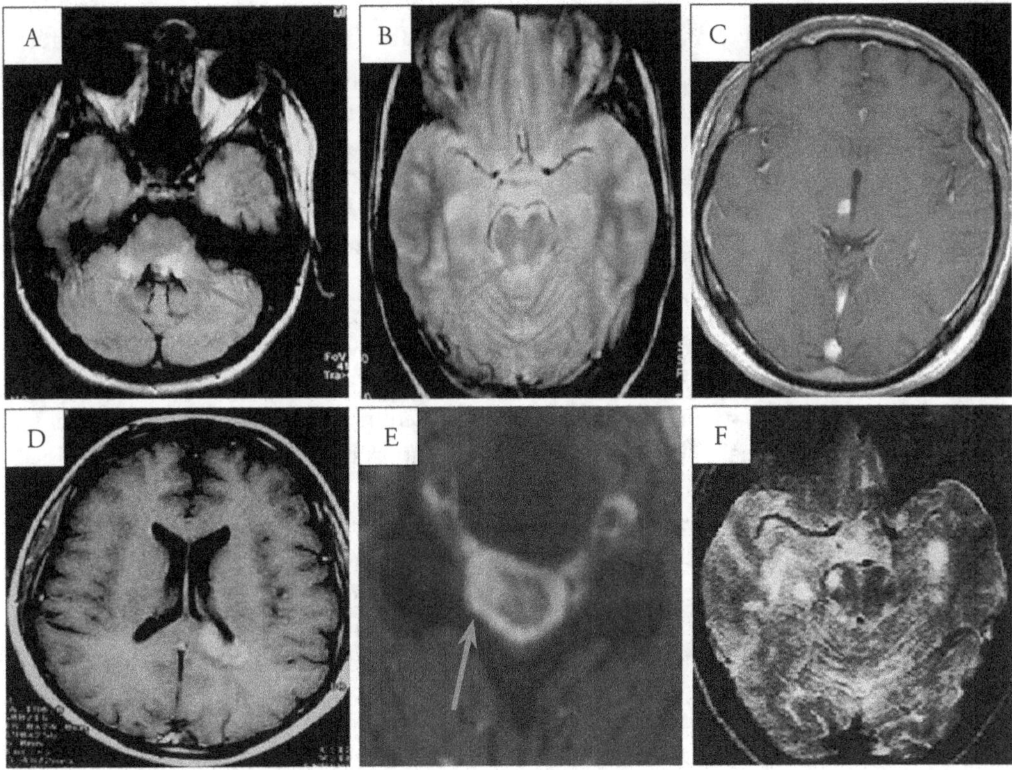

Figura 1. Estudios de RM de diversos pacientes con EM y distintos cuadros clínicos: A) RM-FLAIR: parálisis de los VI y VII pares izquierdos (lesiones en suelo del IV ventrículo); B) RM-T2: oftalmoplejía internuclear (lesión mesencefálica inferior única en SDA); C) RM-T1-Gd: parálisis de mirada vertical (lesión mesencefálica superior única en segundo brote); D) RM-T1-Gd: presentación pseudotumoral; E) RM-T2: síndrome cordonal lateral derecho (Brown-Séquard parcial con sensibilidad propioceptiva conservada); F) RM-T2: «autoscopia» (lesiones temporales, parietales y pedunculares).

de la sensibilidad profunda y superficial es conjunta; las lesiones subcorticales encefálicas pueden dar lugar a distribuciones pseudometaméricas de trastornos sensitivos que propician confusiones con lesiones del SNP. A este respecto, podemos decir que excepcionalmente la EM puede acompañarse de una verdadera afectación del SNP, con casos de mielinopatía combinada central y periférica,[15] o bien en lesiones de la porción intraaxial de las raíces motoras o sensitivas. Los síntomas sensitivos referidos son muy variados: hipoestesia, hiperestesia, disestesia térmica y dolor neuropático con hiperpatía (disminución del umbral algésico) y alodinia (un estímulo no doloroso desencadena dolor). La EM se asocia con cierta frecuencia a un síndrome fibromiálgico.

2.5 Disfunción del tronco cerebral

Además de los trastornos oculomotores, en la afectación del tronco cerebral por lesiones desmielinizantes pueden producirse afectación de vías vestibulares (vértigo y nistagmus), auditivas (hipoacusia y tinnitus), parálisis facial tanto supranuclear como periférica (muchas veces acompañada de afectación del sexto par por la cercanía del trayecto del facial y el núcleo del sexto en el suelo del cuarto ventrículo), afectación trigeminal (en forma de hipoestesia con o sin neuralgia) y afectación del gusto. La mioquimia facial (movimientos ondulantes en un lado de la cara) y el espasmo hemifacial son relativamente frecuentes. Más raros son los casos de hipo y vómitos. La afectación de núcleos vegetativos con disautonomía y disfunción cardiorrespiratoria puede ser causa de muerte en brotes de tronco.[16]

La afectación de las conexiones cerebelosas con el núcleo rojo y otras estructuras produce temblor tipo Holmes, que puede estar presente en reposo y al mantener una postura, pero causa unas oscilaciones amplias al intentar alcanzar un objetivo. Este tipo de temblor no es el más frecuente en la EM, ya que la mayoría de los pacientes presentan temblor postural y de acción (cinético), proximal y distal, que les produce importante discapacidad.[17]

La disfagia es frecuente en la EM y se produce por afectación bilateral de vías motoras (parálisis pseudobulbar) y más raramente por parálisis de nervios glosofaríngeo, vago e hipogloso (parálisis bulbar).

Comentario aparte merece la disartria, síntoma muy frecuente en la EM, que puede derivar de la afectación de diversas vías, lo que da lugar a distintos problemas articulatorios del lenguaje: la palabra escandida (sílabas separadas) es típica de disfunción cerebelosa; la disartria con hipofonía se produce por disfunción de vías extrapiramidales; la disartria acompañada de risa y llanto espasmódicos caracteriza al síndrome pseudobulbar.

2.6   *Disfunción del cerebelo y vías cerebelosas*

Ataxia de línea media, disartria con palabra escandida, nistagmo y dismetría apendicular son frecuentes en la afectación de cerebelo y vías cerebelosas. También puede determinar vértigo por disfunción arquicerebelosa (cerebelo vestibular). El cerebelo no sólo juega un papel decisivo en el control postural y del movimiento sino que también interviene como modulador de funciones cognitivas y emocionales. Por su amplio número de conexiones aferentes y eferentes, es un órgano clave en la EM y su disfunción mantiene una estrecha relación con la discapacidad funcional del paciente.

2.7   *Afectación medular*

La mielitis transversa completa es rara en la EM. Más frecuentes son los cuadros parciales en forma de síndrome de Brown-Séquard (hemilesión medular) (véase la figura 1), también los síndromes de cono medular (pueden producir arreflexia aquílea y confundirse con afectación del SNP) y el síndrome cordonal posterior. Algunos casos con lesiones extensas por encima de C4 pueden determinar insuficiencia respiratoria con necesidad de ventilación mecánica.

Las formas de EM primaria progresiva (EM-PP) suelen cursar con cuadros de mielopatía de instauración insidiosa, en las que se va desarrollando paraparesia espástica, que puede acompañarse de ataxia y, un mayor o menor grado, de disfunción esfinteriana y trastornos sexuales.

2.8 Síntomas paroxísticos

Numerosos son los síntomas de carácter breve y transitorio (no deben considerarse brotes), que presentan los pacientes con EM; muchas veces se desencadenan por un estímulo sensitivo o un acto motor. Entre ellos destacamos las crisis tónicas, el signo de Lhermitte, la neuralgia del trigémino y del glosofaríngeo y otros dolores en extremidades, la ataxia, disartria y diplopía, la aquinesia, distonia y las disquinesias paroxísticas. Cuadros de prurito intenso y transitorio en la cabeza, hombros o extremidades han sido descritos en algunos pacientes. Personalmente hemos observado un cuadro paroxístico de reduplicación de la percepción del propio cuerpo (autoscopia) (véase la figura 1), que ahora se considera una disfunción de la unión temporoparietooccipital no dominante.[18] La transmisión efáptica, que viene a ser la estimulación patológica de una determinada vía nerviosa denudada por la desmielinización por los impulsos de otra vía vecina, constituye uno de los mecanismos patogénicos principales de los síntomas paroxísticos.

2.9 Fatiga

Una sensación de cansancio físico y mental, no proporcional al ejercicio físico y trabajo intelectual realizado, constituye una queja frecuente, presente en dos tercios de los pacientes con EM.[19] La fatiga no guarda una estrecha relación con el grado de discapacidad, no tiene el perfil de la astenia depresiva, suele ser más intensa en las primeras horas de la tarde y, en la mayoría de los casos, empeora con el calor.

2.10 Trastornos del sueño

En la EM están descritos cuadros de somnolencia diurna y ataques irresistibles de sueño diurno, que recuerdan al síndrome de narcolepsia-cataplejía. Se producen por desconexión entre los distintos centros reguladores de las fases del sueño; puede encontrarse disminución de hipocretina en el LCR, tal como ocurre en la mayoría de los casos de narcolepsia.[20] También se ha publicado un caso de síndrome de Kleine-Levin con hipersomnia, hiperfagia e hipersexualidad, que puede atribuirse a disfunción hipotalámica.[21]

2.11 Trastornos de los esfínteres y disfunción sexual

Los síntomas de disfunción del control de la micción, en forma de urgencia, incontinencia y retención urinaria, son relativamente frecuentes en la EM, sobre todo en mujeres. Estos síntomas se producen por espasticidad o hipotonía vesical y aumento o disminución del reflejo de vaciado, en conjunción con disinergia del músculo detrusor. La disminución del reflejo de vaciado se atribuye a lesiones protuberanciales y la disinergia del detrusor a lesiones medulares.[22] La disfunción del vaciado vesical es causa de importante estrés y malestar para los pacientes que la padecen.

El estreñimiento afecta a más de la mitad de los pacientes con EM, independientemente del grado de discapacidad funcional global, con el que guarda una mayor correlación la incontinencia fecal.

Los trastornos de la función sexual son frecuentes en la EM. En el varón, la impotencia y dificultades para la eyaculación y el orgasmo son las quejas principales, que se correlacionan con los trastornos de esfínteres y con el grado de discapacidad general. En las mujeres, la pérdida de la libido y la capacidad para alcanzar el orgasmo son comunes. En esta problemática de la función sexual, influyen también la espasticidad y la fatiga, además del importante papel de factores psicológicos.

2.12 Cuadros neuropsiquiátricos

El deterioro cognitivo afecta a un porcentaje importante (entre uno y dos tercios del total) de pacientes con EM y puede objetivarse ya en fases iniciales; se cree que está infradiagnosticado. Déficit de atención, deterioro de memoria, alteraciones del razonamiento abstracto y procesado lento de la información son las alteraciones capitales.[23, 24] Este importante problema se trata con más detalle en otro capítulo.

La depresión es frecuente en la EM.[25] Se ha discutido mucho si es secundaria a la carga lesional o bien reactiva a las expectativas de discapacidad que trae consigo el diagnóstico de la enfermedad; en todo caso, es más frecuente en la EM (riesgo del 50 % de depresión mayor) que en otras enfermedades crónicas productoras de discapacidad (riesgo del 12 % de depresión mayor). La tasa de suicidios es el doble de lo habitual. Las lesiones en el fascículo arcuato del hemisferio dominante se han correlacionado con cuadros depresivos.[26]

No son tan frecuentes los trastornos de personalidad ni las conductas de adicción (ludopatía, adicción al sexo, drogodependencia), aunque se observan en casos puntuales. Excepcionalmente la EM puede iniciarse con un cuadro psicótico, que también puede presentarse en otros momentos de su evolución. La euforia es relativamente frecuente: se relaciona con el deterioro cognitivo y depende (también en parte la depresión) de afectación frontal subcortical. No son excepcionales los cuadros conversivos, que es preciso valorar con cautela para distinguirlos de verdaderos brotes. También pueden presentarse trastornos facticios y de simulación.

3 Formas evolutivas principales

Hoy en día sabemos, fundamentalmente por estudios de RM realizados en sujetos asintomáticos, que, en muchos casos, la EM lesiona el sistema nervioso años antes de que el enfermo presente los primeros síntomas. Después de esta fase preclínica, el comienzo de la enfermedad puede ser insidioso o en forma de brote. Teniendo en cuenta el modo de inicio de las manifestaciones clínicas, podemos distinguir dos variedades o formas principales de EM:

- Forma con brotes y remisiones (EM-RR), o sea, con episodios de déficit neurológico más o menos abruptos, seguidos de una recuperación completa o parcial; esta forma afecta al 80 % de los casos;
- Forma primaria y progresiva (EM-PP) de deterioro neurológico insidioso, que se da en el 20 % restante.

Transcurrido un tiempo variable, la mitad de los pacientes con EM-RR van a presentar, sin relación con brotes, empeoramiento progresivo de su función neurológica, transformándose en una forma secundaria progresiva (EM-SP). Algunas EM-SP presentan brotes aislados en su evolución. Un 15% de las EM-RR son consideradas benignas, ya que tienen escasos brotes, de los que se recuperan satisfactoriamente, de modo que transcurridos más de 10-15 años conservan una plena capacidad para llevar una vida normal. Hasta un 35 % de las formas de EM-PP pueden experimentar brotes, motivo por el que se denominan primarias recidivantes (EM-PR). Algunos pacientes presentan formas agudas y graves de la enfermedad, en las que se producen extensas áreas de desmielinización. Estas forman pueden ser mortales, sobre todo si afectan al tronco cerebral. También se han descrito casos con lesiones de aspecto tumoral (presentación pseudotumoral de la EM), que pueden cursar con síndrome de hipertensión endocraneal, acompañado de cefalea y alteración de conciencia, además de déficits focales corticales y subcorticales del hemisferio afectado (véase la figura 1). En la figura 2 se representan gráficamente las variedades evolutivas de la EM.[27]

4 Historia natural: los datos de múltiples series clínicas

Por diversos trabajos, basados en los estudios de series clínicas, tanto hospitalarias como poblacionales, y en los análisis de los brazos placebo de los ensayos, conocemos la historia natural de la EM sin intervención terapéutica.[3,28] Este hecho ha permitido diseñar ensayos clínicos para evaluar potenciales fármacos modificadores de la evolución de la enfermedad. Determinar el valor predictivo sobre el curso de la EM de distintas variables como la edad, el sexo, el SDA, la frecuencia de recaídas y el intervalo entre ellas, las secuelas tras un brote y, sobre todo, el grado de discapacidad, ha sido uno de los objetivos principales de muchos estudios. Desconocemos si

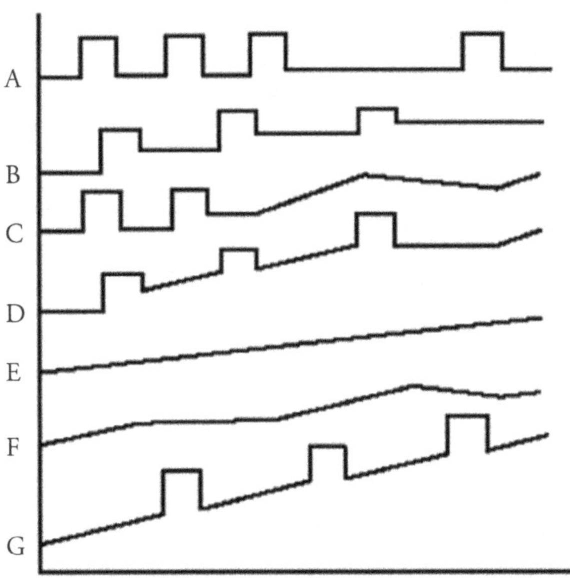

Figura 2. Representación esquemática de los perfiles evolutivos de distintas formas de EM: A. EM-RR que apenas acumula discapacidad tras cada brote; B. EM-RR con discapacidad tras cada brote; C. EM-SP; D. EM-SP con brotes; E. EM-PP; F. EM-PP con períodos de estabilización; G. EM-PR: progresiva con brotes.

las formas benignas de EM dependen de factores ambientales o genéticos. Otros datos, como el deterioro cognitivo o la calidad de vida, apenas se han contemplado en los estudios de historia natural.[27] En este capítulo se resume la historia natural de la EM basada en los datos clínicos, mientras que en otros se detalla la aportación de los estudios complementarios.

En la mayoría de las series se utiliza para cuantificar la discapacidad la Expanded Disability Status Scale (EDSS) de Kurtzke (véase la tabla 3). Tal instrumento de medida ha sido bastante cuestionado, por ser una escala ordinal con una distribución bimodal (los pacientes permanecen en cada grado de la escala un tiempo no uniforme), pero ha sobrevivido a todas las críticas.

Sistemas funcionales	
1. Función piramidal	
0.	Normal
1.	Signos anormales sin discapacidad
2.	Discapacidad mínima
3.	Paraparesia o hemiparesia leve o moderada, monoparesia grave
4.	Paraparesia o hemiparesia marcada, tetraparesia moderada o monoplejía
5.	Paraplejía, hemiplejía o tetraparesia marcada
6.	Tetraplejía
V.	Desconocida
2. Función cerebelosa	
0.	Normal
1.	Signos anormales sin discapacidad
2.	Ataxia leve
3.	Ataxia moderada del tronco o las extremidades
4.	Ataxia grave de todas las extremidades
5.	Discapacidad para realizar movimientos coordinados debido a la ataxia
V.	Desconocida
X.	Se añade a cada cifra cuando la presencia de debilidad (función piramidal de grado 3 o mayor) dificulta el examen
3. Función del tronco cerebral	
0.	Normal
1.	Presencia de signos
2.	Nistagmo moderado u otra discapacidad leve
3.	Nistagmo grave, debilidad extraocular marcada o discapacidad moderada relacionada con otros pares craneales
4.	Disartria marcada u otra discapacidad significativa
5.	Discapacidad para deglutir o hablar
V.	Desconocida
4. Función sensitiva	
0.	Normal
1.	Disminución de la sensibilidad vibratoria y del reconocimiento táctil de figuras sobre la piel en 1 o 2 extremidades
2.	Ligera disminución de la sensibilidad táctil, dolorosa o postural y/o disminución moderada de la sensibilidad vibratoria en 1 o 2 extremidades o disminución de la sensibilidad vibratoria exclusivamente en 3 o 4 extremidades

Continúa

3.	Disminución moderada de la sensibilidad táctil, dolorosa o postural y/o pérdida de la sensibilidad vibratoria principalmente en 1 o 2 extremidades o ligera disminución de la sensibilidad táctil o dolorosa y/o disminución moderada de todas las pruebas propioceptivas en 3 o 4 extremidades
4.	Disminución marcada de la sensibilidad táctil o dolorosa, o pérdida de la propiocepción, solas o asociadas, en 1 o 2 extremidades o disminución moderada de la sensibilidad táctil o dolorosa y/o disminución importante de la sensibilidad propioceptiva en más de 2 extremidades
5.	Pérdida de la sensibilidad en 1 o 2 extremidades como característica predominante o disminución moderada de la sensibilidad táctil o dolorosa y/o pérdida de la propiocepción en la mayor parte del cuerpo por debajo de la cabeza
6.	Pérdida de la sensibilidad por debajo de la cabeza como característica predominante
V.	Desconocida
5. Función visual	
0.	Normal
1.	Escotoma con agudeza visual corregida mejor que 20/30
2.	Escotoma con agudeza visual máxima corregida de 20/30-20/59 en el ojo peor
3.	Escotoma de gran tamaño en el ojo peor, o disminución moderada en los campos, pero con una agudeza visual máxima (corregida) de 20/60 a 20/99
4.	Disminución significativa del campo visual con una agudeza visual máxima corregida de 20/100-20/200 en el ojo peor; grado 3 más agudeza visual de 20/60 o menos en el ojo mejor
5.	Agudeza visual máxima corregida menor de 20/200 en el ojo peor; grado 4 más agudeza visual máxima de 20/60 o menos en el ojo mejor
6.	Grado 5 más agudeza visual máxima de 20/60 o menos en el ojo mejor
V.	Desconocida
X.	Se añade a los grado 0-6 cuando existe palidez temporal
6. Función intestinal y vesical	
0.	Normal
1.	Goteo al inicio de la micción, urgencia miccional o retención urinaria de grado leve
2.	Goteo inicial, urgencia y retención intestinal o urinaria de grado moderado o incontinencia urinaria infrecuente
3.	Incontinencia urinaria frecuente
4.	Necesidad de sondaje prácticamente constante
5.	Pérdida de función vesical
6.	Pérdida de la función vesical e intestinal
V.	Desconocida
7. Función cerebral (o cognitiva)	
0.	Normal
1.	Alteración del estado de ánimo (sin afectar a la puntuación de la EDSS)
2.	Deterioro leve de la actividad mental
3.	Deterioro moderado de la actividad mental
4.	Deterioro marcado de la actividad mental (síndrome cerebral crónico moderado)
5.	Demencia o síndrome cerebral crónico grave o incompetente
V.	Desconocida
8. Otras funciones	
0.	Ninguna
1.	Cualquier otro signo neurológico atribuible a la EM (especifíquese)
V.	Desconocida

Continúa

Escala ampliada del estado de discapacidad (EDSS)	
0	Exploración neurológica normal (grado 0 en todos los sistemas funcionales [SF]; en las funciones mentales se acepta el grado 1)
1.0	Ninguna discapacidad, mínimos signos en 1 SF (grado 1 en cualquier función, excepto funciones mentales)
1.5	Ninguna discapacidad, mínimos signos en más de un FS (más de un grado 1, excepto funciones mentales)
2.0	Discapacidad mínima en un SF (grado 2 en uno de ellos y 0 o 1 en el resto)
2.5	Discapacidad mínima en dos SF (grado 2 en 2 SF y 0 o 1 en el resto)
3.0	Discapacidad moderada en un SF (grado 3 en un SF y 0 o 1 en el resto), o discapacidad leve en 3 o 4 SF (grado 2 en 3-4 SF y 0 o 1 en el resto), aunque con plena capacidad de ambulación
3.5	Plena capacidad de ambulación con discapacidad moderada en un SF (1 grado 3) y grado 2 en 1 o 2 SF, grado 3 en 2 SF o grado 2 en 5 SF (0 o 1 en el resto)
4.0	Plena capacidad de ambulación sin ayuda, autosuficiente durante un período máximo de 12 horas diarias, pese a una discapacidad relativamente grave de grado 4 en 1 SF (0 o 1 en el resto), o bien una combinación de grados menores que excedan los límites establecidos en los puntos anteriores. Capacidad de andar unos 500 metros sin ayuda ni descanso
4.5	Plena capacidad de ambulación sin ayuda durante gran parte del día; capacidad de trabajar la jornada completa, no obstante presentar ciertas limitaciones para realizar una actividad plena o necesitar ayuda mínima; caracterizado por una discapacidad relativamente grave consistente habitualmente en grado 4 en un SF (0 o 1 en el resto) o una combinación de grados menores que excedan los límites de los puntos anteriores. Capaz de andar unos 300 metros sin ayuda ni descanso
5.0	Capacidad de andar unos 200 metros sin ayuda ni descanso. Discapacidad lo suficientemente grave como para afectar a la actividad diaria habitual. Equivalente a un 5 en un solo SF y 0 o 1 en el resto, o una combinación que supere las especificaciones del punto 4.0
5.5	Capacidad de andar unos 100 metros sin ayuda ni descanso; discapacidad lo suficientemente grave como para impedir la actividad diaria habitual. (Equivalente a un grado 5 en un solo SF y 0 o 1 en el resto o una combinación de grados menores que suelen superar a los del punto 4.0)
6.0	Necesidad de ayuda intermitente o constante unilateral (bastón, muleta o corsé) para andar unos 100 metros con o sin descanso. (Equivalente a combinaciones de más de dos grados 3+ en los SF)
6.5	Necesidad de ayuda bilateral constante (bastones, muletas o corsé) para andar unos 20 metros sin descansar. (Equivalente a combinaciones de más de dos grados 3+ en los SF)
7.0	Incapaz de andar más de 5 metros incluso con ayuda y limitado esencialmente a permanecer en silla de ruedas; capaz de desplazarse solo en la silla de ruedas y de levantarse de ella; permanece en la silla de ruedas unas 12 horas diarias. (Equivalente a combinaciones de más de un grado 4+ de los SF)
7.5	Incapaz de dar unos cuantos pasos; limitado a permanecer en silla de ruedas; puede necesitar ayuda para levantarse de la silla; capaz de desplazarse solo en la silla, aunque no todo el día; puede necesitar una silla de ruedas con motor. (Equivale a combinaciones de más de un grado 4+ de los SF)
8.0	Limitado esencialmente a estar en cama o sentado o a ser trasladado en silla de ruedas, aunque puede permanecer fuera de la cama gran parte del día; capaz de realizar gran parte del aseo personal; puede utilizar las manos eficazmente. (Equivale a combinaciones de grado 4+ en varios sistemas)

Continúa

8.5	Limitado a permanecer en cama gran parte del día; puede utilizar parcialmente las manos y realizar algunas labores de aseo personal. (Equivale a combinaciones de grado 4+ en varios sistemas)
9.0	Paciente encamado y no válido; puede comunicarse y comer. (Equivale a combinaciones de grado 4+ en la mayoría de los sistemas)
9.5	Paciente encamado y no válido total, incapaz de comunicarse eficazmente y de comer o de deglutir. (Equivale a combinaciones de grado 4+ en casi todos los sistemas)
10	Muerte por EM

Tabla 3. Sistemas funcionales y escala ampliada del estado de discapacidad (EDSS).

La tasa de brotes disminuye con el tiempo de evolución, de modo que durante el primer año es de 1-2 brotes, mientras que, transcurridos 10 años, desciende a 0,3-0,5 brotes por año.[29] El número de brotes durante los primeros dos años se ha relacionado con el pronóstico a largo plazo. Runmarker y Andersen[30] encontraron una tasa de tres o más brotes, en los primeros cinco años, sólo en el 11 % de sus pacientes; más del 50 % de los pacientes restantes presentaron un único brote. Del mismo modo, un intervalo pequeño entre el primero y el segundo brote indica una mayor actividad en las fases iniciales, lo que conllevaría un peor pronóstico a largo plazo.[31] La persistencia de secuelas tras el primer brote constituye un factor de mal pronóstico y se relaciona con la rápida aparición de la fase progresiva. En la cohorte del Hospital Vall d'Hebron (Barcelona), el 44 % de los pacientes mejoró en 1 punto o más en la EDSS, transcurrido un mes desde el inicio del brote; a los tres meses, mejoró el 56 % y a los seis meses, el 52 %.[32]

En varios estudios se ha encontrado que alrededor de un 50 % de los pacientes con EM-RR pasaban a EM-SP a los 10-15 años del inicio de la enfermedad.[3] No obstante, posteriormente se ha demostrado que la rapidez de evolución a la fase progresiva depende no tanto de los años transcurridos desde el inicio de la enfermedad, sino de la edad de inicio.[33] Así, los pacientes más jóvenes tardarían más tiempo en iniciar la progresión, y sin embargo, llegarían a una edad más temprana a una discapacidad más grave (EDSS de 8). En el mismo estudio se comprobó que los hombres llegaron a una puntuación de 8 en la EDSS más rápidamente y a una edad más temprana que las mujeres. El hecho de llegar a EM-SP en edad más avanzada o con un grado inferior en la EDSS no predecía, necesariamente, un peor resultado posterior. En la fase progresiva, la discapacidad progresa una media de 0,5 puntos de la EDSS por año.[34]

En relación a la rapidez de aparición de la discapacidad, se pensaba, hace años, que aproximadamente uno de cada dos pacientes precisaría un apoyo para caminar (EDSS de 6) a los 15 años del inicio de la EM.[30] Sin embargo, estudios más recientes sugieren que la progresión es mucho más lenta y, así, aumenta un punto de la escala EDSS por cada 10 años.[35] Tremlett y colaboradores sugieren que la evolución sería incluso más benigna en las formas de EM-RR y estiman que tardarán unos 28 años de media para llegar a una puntuación de 6 en la EDSS.[33]

El «modelo jerárquico evolutivo» de Weinshenker hace alusión a la correlación entre la gravedad de las secuelas del primer brote con el grado de progresión ulterior de la discapacidad. El «modelo amnésico» de Confavreux contrapone tal hipótesis, al demostrar este autor que, en las formas progresivas, los plazos temporales de progresión de la discapacidad, a partir de una EDSS de 4, no dependen ni de la forma clínica inicial ni de la presencia o ausencia de brotes.[36]

Otras variables clínicas relacionadas con un inicio más precoz de la fase progresiva son: el sexo masculino, la clínica inicial piramidal o cerebelosa, el inicio multisintomático, el breve intervalo de tiempo entre el primero y el segundo brote y la persistencia de secuelas tras el primer brote.[37] Sin embargo, trabajos más recientes han demostrado que las recaídas dentro de los primeros 5 años afectan a la progresión de la enfermedad sólo a corto plazo y su impacto a la larga es mínimo.[38] Por otra parte, el mismo grupo canadiense ha corroborado que la progresión de la discapacidad es más lenta que la hallada en anteriores estudios longitudinales; además demostraron que ni el género masculino ni un inicio tardío se asocian, necesariamente, a una peor evolución de la enfermedad. Del mismo modo, defienden que el comienzo de la enfermedad en edad tardía no es un factor de mal pronóstico y no repercute a largo plazo.[38]

En las formas de EM-PP, los estudios de historia natural, realizados en la última década del siglo XX, demostraron, de modo global, que los pacientes tardaban unos 6-8 años en llegar a una EDSS de 6.[30] Otras series han encontrado hasta un 25 % de pacientes que no requerían apoyo para caminar transcurridos 25 años desde el inicio de los síntomas.[39] En esta misma cohorte se identificaron dos indicadores de progresión lenta en la EMPP: inicio con síntomas sensitivos y comienzo a edad temprana.[39]

Aunque no existe un consenso general, se considera EM infantil cuando se inicia antes de los 16 años. En estos casos, la probabilidad de alcanzar una forma progresiva es menor y tarda más tiempo que en los adultos. De todos modos, debe tenerse en cuenta que muchos pacientes infantiles alcanzarán discapacidad importante (EDSS de 6) en edad más temprana que los adultos. Algunos autores presentan datos de enfermedades infantiles más agresivas, y así, en un estudio longitudinal de 116 pacientes, un 43 % llegó a una EDSS de 6 al cabo de 10 años y casi el 60 % presentó forma progresiva en dicho plazo de tiempo.[40] Esto podría incitar a adoptar intervenciones terapéuticas precoces en este espectro de pacientes.

La supervivencia media tras el diagnóstico de la EM se cifra, actualmente, en unos 35 años.[41] No obstante, hay casos de supervivencia netamente superior, hecho que podría relacionarse con los tratamientos inmunomoduladores y con una atención más continuada y especializada de los pacientes. La discapacidad física, el curso progresivo y el inicio con clínica cerebelosa condicionarían tasas menores de supervivencia; todo lo contrario ocurriría en mujeres jóvenes con SDA sensitivo o NO y escasos brotes.[42]

BIBLIOGRAFÍA

1. McDonald I., Compston A.Q., The symptoms and signs of multiple sclerosis. En: Compston A., Confavreux Ch., Lassmann, MacDonald I., Miller D., Noseworthy J., *et al.*, eds. McAlpine's Multiple sclerosis, 4.ª ed., Churchill Livingstone-Elsevier, Filadelfia, 2006; 287-346.

2. Lublin F.D., Reingold S.C., Clinical features and subtypes of multiple sclerosis. En: McDonald W.I., Noseworthy J.H., eds. Multiple sclerosis 2, Butterworth-Heinemann, Filadelfia, 2003; 13-19.

3. Weinshenker B.G., Bass B., Rice G.P.A., Noseworthy J., Carriere W., Baskerville J., *et al.* The natural history of multiple sclerosis: a geographically based study. 1. Clinical course and disability, Brain, 1989; 112: 133-146.

4. Miller D., Barkhof F., Montalbán X., Thompson A., Filippi M., Clinically isolated syndromes suggestive of multiple sclerosis, part I: natural history, pathogenesis, diagnosis, and prognosis, Lancet Neurol, 2005; 4: 281-288.

5. Jacobs L.D., Beck R.W., Simon J.H., Kinkel R.P., Brownscheilde C.M., Murray T.J., *et al.* Intramuscular interferon beta-1a therapy initiated during a first demyelinating event in multiple sclerosis. CHAMPS study group, N Engl J Med, 2000; 343: 898-904.

6. Comi G., Filippi M., Barkhof F., Durelli L., Edan G., Fernández O., *et al.* Effect of early interferon

treatment on conversion to multiple sclerosis: a randomized study, Lancet, 2001; 357: 1576-1582.

7. Kappos L., Polman C.H., Freedman M.S., Edan G., Hartung H.P., Miller D.H., *et al.* Treatment with interferon beta-1b delays conversion to clinically definite and McDonald's MS in patients with clinically isolated syndrome, Neurology, 2006; 67: 1242-1249.

8. Tintoré M., Rovira A., Río J., Nos C., Grivé E., Sastre-Garriga J., *et al.* New diagnostic criteria for multiple sclerosis: application in first demyelinating episode, Neurology, 2003; 60: 27-30.

9. Eriksson M., Anderson O., Runmarker B., Clinical prediction in multiple sclerosis, Mult Scl, 2003; 9: 264-274.

10. Achiron A., Barack Y., Multiple sclerosis –from probable to definite diagnosis: a 7-year prospective study, Arch Neurol, 2000; 57: 974-979.

11. Nielsen J.M., Pohl C., Polman C., Barkhof F., Freedman M.S., Edan G., *et al.* MRI characteristics are predictive for CDMS in monofocal, but not in multifocal patients with a clinically isolated syndrome, BMC Neurology, 2009; 9: 1-9.

12. Uitdehaag B., Kappos L., Bauer L., Fredman M.S., Miller D., Sandbrink R., *et al.* Discrepancies in the interpretation of clinical symptoms and signs in the diagnosis of multiple sclerosis. A proposal for standarization, Mult Scler, 2005; 11: 227-231.

13. Frohman E.M., Frohmann T.C., Zee D.Z., McColl R., Galetta S., The neuro-ophthalmology of multiple sclerosis, Lancet Neurol, 2005; 4: 111-121.

14. Tranchant C., Bathia K.P., Marsden C.D., Movement disorders in multiple sclerosis, Mov Disord, 1995; 10: 418-423.

15. Arias M., Requena I., Pereiro I., Cabello A., Multiple sclerosis and hypertrophic demyelinating neuropathy, J Neurol Neurosurg Psychiatry, 1992; 55: 857.

16. Barnett M.H., Prineas J.W., Relapsing and remitting multiple sclerosis: pathology of the newly forming lesions, Ann Neurol, 2004; 55: 458-468.

17. Alusi S.H., Worthington J., Glickman S., Bain P.G., A study of tremor in multiple sclerosis, Brain, 2001; 124: 720-730.

18. Arias M., Constenla I.R., Iglesias S., Arias-Rivas S., Dapena D., Sesar A., The autoscopic phenomena in neurological clinic: a study of two cases, J Neurol Sci, 2007; 263: 223-225.

19. Iriarte J., Subirá M.L., Castro P., Modalities of fatigue in multiple sclerosis: correlation with clinical and biological factors, Mult Scler, 2000; 6: 124-130.

20. Oka Y., Kanbayashio T., Mezaki T., Iseki K., Matsubayashi J., Murakami G., *et al.* Low CSF hypocretin-1/orexin A associated with hipersomnia secondary to hypothalamic lesion in a case of multiple sclerosis, J Neurol, 2004; 251: 855-856.

21. Testa S., Opportuno A., Gallo P., Tavolato B., A case of multiple sclerosis with an onset micking the Kleine-Levin syndrome, Ital J Neurol Sci, 1987; 8: 151-155.

22. Araki I., Matsui M., Ozawa K., Takeda M., Kuno S., Relationship of bladder dysfunction to lesion in multiple sclerosis, J Urol, 2003; 169: 1384-1387.

23. Rao S.M., Leo G.J., Bernardin L., Unverzagt F., Cognitive dysfunction in multiple sclerosis. I. Frequency, patterns and predictions, Neurology, 1991; 41: 692-696.

24. Ron M.A., Feinstein A., Multiple sclerosis and the mind, J Neurol Neurosurg Psychiatry, 1992; 55: 1-3.

25. Siegert R.J., Abernethy D.A., Depression in multiple sclerosis: a review, J Neurol Neurosurg Psychiatry, 2005; 76: 469-475.

26. Pujol J., Bello J., Deus J., Martí-Vilalta J.L., Capdevila A., Lesions in the left arcuate fasciculus region and depressive symptoms in multiple sclerosis, Neurology, 1997; 49: 1105-1110.

27. Lublin F.D., Reingold S.C., Defining the clinical course of multiple sclerosis; results of an international survey. National Multiple Sclerosis Society (EE.UU.). Advisory Committee on new agents in multiple sclerosis, Neurology, 1996; 46: 907-911.

28. Confavreux C., Aimard G., Devic M., Course and prognosis of multiple sclerosis assessed by the computed data processing of 349 patients, Brain, 1980; 103: 281-300.

29. Patzold U., Pocklington P.R., Course of multiple sclerosis: first results of a prospective study carried out of 102 MS patients from 1976-1980, Acta Neurol Scand, 1982; 65: 248-266.

30. Runmarker B., Andersen O., Prognostic factors in multiple sclerosis. Incidence cohort with twenty live years of follow-up, Brain, 1993; 116: 117-134.

31. Trojano M., Avolio C., Manzari C., Calò A., De Robertis F., Serio G., *et al.* Multivariate analysis of predictive factors of multiple sclerosis course with a validated method to assess clinical events, J Neurol Neurosurg Psychiatry, 1995; 58: 300-306.

32. Nos C., Sastre-Garriga J., Borrás C., Río J., Tintoré M., Montalbán X., Clínical impact of intravenous methylprednisolone in attacks of multiple sclerosis, Mult Scler, 2004; 10: 413-416.

33. Tremlet H., Paty D., Devonshire V., Disability progression in multiple sclerosis is slower than previously reported, Neurology, 2006; 66: 172-177.

34. Weinshenker B.G., Rice G.P.A., Noseworlhy J.M., Carriere W., Baskerville J., Ebers G.C., The natural history of multiple sclerosis: a geographically based study. 3. Multivariate analysis of predictive

factors and models of outcome, Brain, 1991; 114: 1045-1056.

35. Pittock S.J., Mayr W.T., McClelland R.L., Jorgensesn N.W., Weigand S.D., Noseworthy J.H., *et al.* Change in MS-related disability in a population-based cohort. A 10-year follow-up study, Neurology, 2004; 62: 51-59.

36. Confavreux C., Vukusic S., Adeleine P., Early clinical predictors and progression of irreversible disability in multiple sclerosis: an amnesic process, Brain, 2003; 126: 770-782.

37. Riise T.. Gronning M., Fernández O., Lauer K., Midgard R., Minderhoud J.M., *et al.* Early prognostic factors for disability in multiple sclerosis, a european multicenter study, Acta Neurol Scand, 1992; 85: 212-218.

38. Tremlett H., Yousefi M., Devonshire V., Rieckmann P., Zhao Y., UBC neurologists. Impact of multiple sclerosis relapses on progression diminishes with time, Neurology, 2009; 73: 1616-1623.

39. Koch M., Kingwell E., Rieckmann P., Tremlett H., The natural history of primary progressive multiple sclerosis, Neurology, 2009; 73: 1996-2002.

40. Boiko A., Vorobeychik G., Paty D., Devonshire V., Sadovnick D., Early onset multiple sclerosis: a longitudinal study, Neurology, 2002; 59: 1006-1010.

41. Bronnum-Hansen H., Koch-Henricksen N., Hyllested K., Survival of patients with multiple sclerosis in Denmark: a nationwide, long-term epidemiologic survey, Neurology, 1994; 44: 1901-1907.

42. Wallin M.T., Page W.F., Kurtzke J.E., Epidemiology of multiple sclerosis in US veterans. VIII. Long-term survival ofter onset of multiple sclerosis, Brain, 2000; 123: 1677-1687.

Capítulo 4 A

Trastornos psiquiátricos en la esclerosis múltiple

D. Muñoz

Introducción

Cuando se habla de neuropsicología de una enfermedad, en general se hace referencia a dos escenarios distintos, aunque en muchas ocasiones se solapan; el primero son las alteraciones de la esfera cognitiva, y el segundo, las alteraciones del estado anímico y la conducta. En este apartado se hace referencia a este segundo grupo.

La esclerosis múltiple (EM) es una enfermedad que, además de síntomas físicos discapacitantes, puede afectar a la función cognitiva y emocional, no menos discapacitantes que la anterior, si bien menos reconocida. Hasta la fecha, sin embargo, en la literatura, cuando se hace referencia a las alteraciones neuropsicológicas, casi sistemáticamente se describen los problemas cognitivos, y en ocasiones, la depresión asociada a los anteriores o independiente de ellos. No obstante, otras alteraciones psiquiátricas de la esfera afectiva o conductual no son infrecuentes. En algunas series, alrededor del 80 % de los pacientes padece alguna alteración neuropsicológica, entendida como los síntomas derivados de un mal control de las emociones y una mala utilización de los recursos de respuesta al estrés.[1] La depresión y la ansiedad son las más prevalentes,[2] como en todas aquellas enfermedades que tengan como común denominador la cronicidad y más aún la discapacidad progresiva.

Se ha centrado el interés, además, en estudiar la influencia que pueden tener en relación con la evolución de la enfermedad y su abordaje terapéutico.

1 Epidemiología

Las cifras de prevalencia de alteraciones psiquiátricas en la EM son muy variables, en función de los criterios clínicos de su inclusión, que varían desde simples sentimientos de tristeza a depresión mayor; de irritabilidad a síntomas agresivos, y de los receptores de las encuestas dirigidas a la detección de los problemas, ya que varían en función de que se pregunte al paciente, a la pareja o a otros familiares o amigos. Así las cosas, en general, y según mejora el diseño de los estudios, se considera que el 50 % de los pacientes con EM tiene problemas afectivos o conductuales, entre los cuales la depresión y la ansiedad son los más frecuentes.

Hasta fechas bastante recientes, las manifestaciones psiquiátricas eran consideradas, cuantitativa y cualitativamente, un síntoma menor de la enfermedad, al considerarse las limitaciones sensitivomotoras las más importantes, por la discapacidad «visible» que ocasionan.

Algunas otras razones por las que no se detectaban los trastornos psiquiátricos de forma adecuada pueden ser: *1)* que no se consideraban como tal las alteraciones afectivas como la depresión o la ansiedad; *2)* porque se daba prioridad a los trastornos motores; y, finalmente,

3) porque al considerarse la EM una enfermedad de la mielina no se buscaban síntomas más específicos de la sustancia gris.

Sin embargo, existen varias razones para pensar que las alteraciones psiquiátricas son más frecuentes que lo descrito:

1. Porque la sustancia gris se afecta en la EM de forma importante y desde el comienzo.
2. Porque en todas las enfermedades autoinmunes, como el lupus, la artritis reumatoide, etc., existe una prevalencia mayor de alteraciones psiquiátricas que en la población sin estas afecciones.[3]
3. Por el carácter discapacitante de la enfermedad y la incertidumbre pronóstica, en un grupo de pacientes jóvenes que empiezan a formar su vida laboral y familiar.

Las alteraciones psiquiátricas, como síntomas de comienzo, son relativamente infrecuentes: 0,2-2 %,[4,5] a pesar de que, al ser la EM una enfermedad del sistema nervioso central (SNC), era de esperar que formaran parte preferencial de la sintomatología inicial. Cuando esto ocurre, es un factor predictivo de mala evolución de la enfermedad.[6]

Aquí se describen, en primer lugar, los síndromes clínicos psiquiátricos por orden de prevalencia, sus causas y posible mecanismo, así como el manejo. En segundo lugar, se presenta el estudio realizado por nosotros, enfocado a los rasgos de personalidad, su prevalencia, origen e influencia en la evolución de la EM.

2 Síndromes clínicos psiquiátricos en los pacientes con esclerosis múltiple

2.1 Depresión

2.1.1 Generalidades

Ya desde tiempos de Charcot se sabe que los pacientes con EM tienen tendencia a la fatiga mental, que es el equivalente a lo que se denomina «enlentecimiento del procesamiento de la información», y los trastornos afectivos, especialmente la depresión.[7]

Un siglo después, en 1978,[8] Burnfield, a raíz de ser diagnosticado de EM, llevó a cabo un análisis de los problemas psicológicos con los que los pacientes se encuentran al inicio y durante la evolución de la enfermedad. Este autor realizó una descripción basada en la información que aportaban los pacientes durante la visita médica, mediante encuestas de autoevaluación o visitas domiciliarias, cuando las condiciones físicas de los pacientes así lo requerían. El objetivo de su estudio fue detectar los problemas afectivos con los que los pacientes se encontraban al serles comunicado el diagnóstico, y en segundo lugar, dar un toque de atención a los médicos sobre la forma en la que se debe dar la información a los pacientes.

2.1.2 Epidemiología

Burnfield realiza unas descripciones de algunos detalles que ahora nos parecen «de moda», pero que ya estaban presentes hace más de 30 años.[8] En su descripción refiere frecuentes cambios de humor, falta de concentración e irritabilidad, síntomas que atribuye a una depresión reactiva ante el diagnóstico en las fases iniciales, y a los «síntomas invisibles», como la fatiga o el dolor, o bien la alteración esfinteriana, cuando la enfermedad está más avanzada. En estas fases, además, encuentra un porcentaje elevado de euforia inmotivada, cuyo origen lo atribuye a un mecanismo de defensa para huir de la depresión.

La depresión constituye el síntoma psiquiátrico más prevalente en pacientes con EM, con cifras que oscilan entre el 27 y el 54 %,[9] mayor que otras enfermedades neurológicas o controles sanos (47 % *versus* 15 %), si bien como síntoma de comienzo es poco frecuente[10] (0,2-3 %).[11] Probablemente la revisión más reciente es la realizada por Lo Fermo y colaboradores,[6] en la cual encontró, en una población de 682 pacientes, una prevalencia del 56 % de alteraciones afectivas, con episodios de depresión mayor y lo que es más importante, una respuesta a los fármacos muy mala. La depresión afecta a la calidad de vida de los pacientes[12] y, asociada a la ansiedad, en algunos estudios se observa que pueden aumentar el número de brotes[13] y de suicidios, sobre todo en los primeros cinco años del diagnóstico, y jóvenes menores de 30 años.

2.1.3 Manifestaciones clínicas

Se entiende por depresión un estado de infelicidad y tristeza. Generalmente se acompaña de todo un cortejo no bien definido por los pacientes, como astenia, falta de interés por las actividades de la vida diaria, trastornos del sueño, baja concentración, despertares precoces, tristeza, llanto frecuente y abandono del cuidado personal. En los varones puede producir irritabilidad, con alteraciones de la libido. Motivado o no por lo anterior, los pacientes se vuelven introvertidos, con tendencia a la hostilidad y la inadaptación social, con deterioro de la calidad de vida,[14] sobre todo en pacientes jóvenes con diagnóstico reciente.

Se considera depresión mayor cuando tiene al menos cinco de los siguientes síntomas: pérdida de interés o placer por las actividades habituales, disminución de peso o de apetito, insomnio, enlentecimiento psicomotor, pérdida de energía o sensación de fatiga, disminución de la capacidad de pensar, concentrarse o tomar decisiones e ideas de suicidio.[15,16]

Factores que se han asociado a la aparición o agravamiento de esta son: ansiedad, alexitimia, grado de discapacidad físico, mal soporte sociofamiliar,[17] fatiga crónica[18] y deterioro cogniti-vo;[19] si bien aún no está claro si es la depresión la que puede empeorar la funciones cognitivas, o al contrario.[20]

2.1.4 Etiopatogenia

Es muy difícil compartimentar las causas de la depresión en esta afección, porque tanto factores exógenos como el diagnóstico, o endógenos, como las alteraciones bioquímicas, están íntimamente correlacionados. No obstante, a efectos didácticos se diferencian en dos grupos: exógenas y endógenas.

- *Causas exógenas.* Probablemente son las más importantes. Se trata de una respuesta emocional a una enfermedad crónica, potencialmente invalidante, en una edad en la que empiezan los pacientes a desarrollar su vida familiar y laboral.[21] Se denomina también *depresión reactiva* y es común a todas las enfermedades crónicas, como la artritis reumatoide. Sin embargo, estudios posteriores no han encontrado relación lineal con la discapacidad física, sólo con la fatiga,[22] ya señalada por Minden como «síntomas invisibles», junto con el dolor y los trastornos del sueño. Sin embargo, en los foros internacionales aún se debate si la fatiga es causa o consecuencia de la depresión y, sobre todo, si la depresión es realmente el origen de la fatiga, así como el rendimiento en los test cognitivos de los pacientes deprimidos.

- *Causas endógenas.* Sobre el origen endógeno, varios autores han buscado algún sustrato patológico, mediante la imagen, con estudios estructurales de resonancia magnética (RM), como Feinstein, o alteraciones en el equilibrio bioquímico cerebral. En 1976,[23] Young y colaboradores señalaron las estructuras del tronco y el diencéfalo como causantes de los síntomas depresivos. Schifer y colaboradores,[24] en 1983, demostraron que los pacientes con lesiones cerebrales tenían más incidencia de depresión que los controles con lesiones desmielinizantes fuera del SNC.

    Posteriormente, otros autores han realizado estudios dirigidos a localizar, de una forma más precisa, la topografía y las características de las lesiones causantes de los síntomas depresivos. Como era de esperar, es más frecuente en pacientes con afectación hemisférica, sobre todo en las regiones frontales,[25] temporal[26,27,25] y parietal,[25,28] y el fascículo arcuato izquierdo,[29] e insulares,[30] con un grado de atrofia cerebral[25] y del eje hipotálamo-hipofisario,[31] y especialmente con lesiones situadas en el hemisferio izquierdo.

    En estudios funcionales con tomografía por emisión de positrones (PET) se observan alteraciones en la perfusión de estructuras límbicas, sustancia blanca periventricular e hipometabolismo cerebral.[25] La alteración estructural en estas áreas da lugar a una desconexión de circuitos corticosubcorticales con la disfunción del sistema límbico.[26,32]

    Además de los cambios estructurales, se han encontrado alteraciones bioquímicas por disfunción del eje hipotálamo-hipófisis-adrenal, con disminuciones de la noradrenalina y serotonina, y el sistema inmune.[31,33,34,29] Sobre esta última hipótesis-origen de la depresión en alteraciones bioquímicas del eje hipotálamo-hipofisis-adrenal, se apoyan los que promueven un tratamiento antidepresivo muy temprano, para evitar o enlentecer la actividad inflamatoria.

    En resumen, el origen de la depresión en la EM es multifactorial: personalidad premórbida (rasgo obsesivo), más alteraciones bioquímicas hormonales, más alteraciones estructurales por afectación de territorios ligados a las emociones, como el hipotálamo y la corteza frontotemporal izquierda, y acontecimientos externos como la propia enfermedad dan lugar al síndrome depresivo en toda su expresión.

2.1.5 *Tratamiento*

Las interrelaciones entre los sistemas inmune, nervioso y endocrino son bien conocidas. Estos tres sistemas comparten células, receptores, neuropéptidos y neurotransmisores, de forma que, actuando sobre alguno de estos elementos, la evolución natural de los pacientes podría cambiar de forma significativa, aspecto que no se ha estudiado.Sin embargo, no hay muchos estudios dirigidos a valorar la eficacia y la seguridad de fármacos antidepresivos en EM.Se dispone de un único ensayo aleatorizado controlado con desimipramina.[35]

Fármaco antidepresivo	Efecto sobre SNC
Citalopram	Sedante
Fluoxetina	Estimulante del estado anímico
Paroxetina	Sedante
Sertralina	Estimulante
Venlafaxina	Estimulante

Tabla 1. Goldman, 2005.

Se han publicado estudios con inhibidores selectivos de la recaptación de serotonina (ISRS), con buenos resultados. La terapia electroconvulsiva ha sido eficaz en el manejo de depresiones mayores refractarias,[36] pero se describieron aumentos en el riesgo de brotes del 20 %. [37]

La terapia cognitivo-conductual mostró muy buenos resultados, sola o en combinación con antidepresivos.[38] En un estudio de 16 semanas, el beneficio que aportó fue igual al obtenido con la sertralina: no sólo mejoró la depresión, sino también los rendimientos cognitivo y conductual.[39]

Si bien en todas las enfermedades el tratamiento personalizado debe ser una prioridad, en EM es una necesidad. Los antidepresivos ansiolíticos, como la trazodona, se deben evitar cuando la fatiga está presente, y los inhibidores de la recaptación de serotonina no se deben administrar si existe un elevado grado de ansiedad o temblor (véase la tabla 1).

Aunque muchos de estos fármacos son estimulantes, en ocasiones producen un efecto paradójico, por lo que es conveniente recomendar a los pacientes que tomen la medicación al inicio del tratamiento, por la mañana, y si se observa somnolencia, por la noche.

Asimismo, también algunos de estos productos pueden producir o empeorar disfunciones sexuales. En esos casos el más recomendable sería la venlafaxina.

Tampoco hay grandes estudios sobre el tratamiento temprano de la depresión, pero la utilización de citalopram, fluoxetina, sertralina u otros antidepresivos, junto con técnicas de terapia conductual y psicoterapia, pueden ayudar no sólo a mejorar la calidad de vida de los pacientes, a disminuir el número de suicidios y el deterioro cognitivo mejorando la atención, sino también la evolución natural de la enfermedad, mediante tratamientos muy tempranos.

2.2 Ansiedad

Es el segundo síntoma en orden de frecuencia. Las cifras de prevalencia varían entre el 14 y el 41 %, con predominio en las mujeres,[40] y es más importante cuando se comunica el diagnóstico.[41] En muchas ocasiones va asociada a la depresión, las ideas de autolisis, el consumo de alcohol y la alteración de las relaciones sociales.[42]

En un estudio reciente, las tasas de prevalencia de ansiedad se distribuyen de la siguiente forma:[43]

– Ansiedad generalizada: 7,8 %.
– Trastornos de pánico: 10 %.

– Alteración obsesiva compulsiva: 8,6 %.
– Ansiedad social: 7,8 %.

La ansiedad se ha relacionado con un aumento del número de brotes,[44] por lo que su control con ansiolíticos puede disminuirlos.

2.3   Euforia

Definida como un estado de autocomplacencia físico y mental, fuera de contexto de la situación total. Se diferencia de la manía por la ausencia de alteraciones vegetativas o manierismos. Probablemente sea el segundo en orden de prevalencia, y se manifiesta por un estado anímico de indiferencia, felicidad y optimismo, cuando el paciente está en una silla de ruedas, por ejemplo o, lo que es peor, a veces con una marcadísima ataxia, que nos asusta a los clínicos, y se niegan a utilizar apoyo para caminar.

Fue Vulpian, en 1886,[45] el primero en describir el «optimismo mórbido», aunque hasta 1904, Hoffman no lo integró como síntoma de la EM. Brown y Davis, en 1922,[46] hablan de un 90 % de alteraciones del estado mental, de las que el 70 % eran euforia patológica. Cottrell y Wilson, en 1927,[47] encuentran una prevalencia de un 63 % de euforia, un 10 % de deprimidos y un 84 % «optimismo anormal». Estos autores la consideraron un síntoma patognomónico de la EM. Sorprende que estos mismos autores sólo detectaran un 2 % de deterioro cognitivo. Está claro que era la época de la semiología francesa, en la que los síntomas constituían las bases del diagnóstico, sin baterías de pruebas ni escalas. Las descripciones de Charcot eran según los gestos de la cara. En 1969, Surridge[48] encuentra un 25 % de pacientes con euforia patológica. La situación afectiva la describe de forma dual: por una parte, están objetivamente eufóricos, pero se reconocen deprimidos. Este autor encuentra ya relación entre la euforia patológica y el deterioro cognitivo (p < 0,001), así como negación de su discapacidad (p < 0,01).

Formaba parte, junto con el temblor y la ataxia, hace unos treinta años, de la triada diagnóstica de la EM.[30] Actualmente, las cifras de prevalencia de la misma se cifran en un 27 %, asociada siempre a fases muy evolucionadas de la enfermedad.[49] Algunos estudios la han relacionado con atrofia frontal y dilatación de ventrículos por atrofia subcortical.

2.4   Labilidad emotiva

También llamado síndrome de incontinencia emocional, porque los pacientes muestran fluctuaciones rápidas del estado de ánimo, y pasan de la risa al llanto sin motivo justificado.[50]

Surridge lo encontró en un 10 % de sus pacientes de EM. Es la misma incidencia que la encontrada por Feinstein, y siempre en fases muy evolucionadas de la enfermedad, asociado en muchas ocasiones a deterioro cognitivo y EDSS elevadas.[51]

Es un síntoma muy discapacitante no sólo para los pacientes, sino también para sus familiares. La escala más utilizada para la valoración de la labilidad emotiva es la versión adaptada para esclerosis múltiple de la Pathological Laughter and Crying Scale, la Neurological Study-Lability Scale.[52] El origen parece ser una desconexión del centro cerebral que controla las emociones. Es un fenómeno de origen similar al síndrome pseudobulbar y, como ella, es frecuente en otras afecciones neurológicas como el Parkinson, la demencia o la esclerosis lateral amiotrófica

(ELA). Se cree que es el resultado de la interrupción de los mecanismos inhibidores de la risa y el llanto del tronco cerebral sobre la corteza, por interrupción debida a lesiones de los haces cerebro-ponto-cerebelosos.[53]

Por otra parte, también se ha atribuido este síntoma a una disrregulación del sistema monoaminérgico.[50]

2.4.1 Tratamiento

El tratamiento más indicado es la terapia conductual combinada con ISRS.[54] Generalmente, estos pacientes responden muy rápido al tratamiento (1-3 días). Si los ISRS son eficaces, la alternativa son los tricíclicos[55] o la venlafaxina,[56] la duloxetina,[57] o la lamotrigina en los refractarios.[58]

2.5 Trastorno bipolar

Es un síntoma poco frecuente en la EM, aunque su presencia triplica a la de la población general, y se calcula que es de alrededor del 13 %.[59] Si bien algunos autores lo relacionan con deterioro cognitivo,[60] otros lo atribuyen a factores genéticos, sobre todo los que muestran hipersensibilidad a los corticoides.[61] Se asocia a lesiones bilaterales del lóbulo temporal.[62] Se han descrito mejorías con litio, ácido valproico, carbamazepina o antipsicóticos. En el caso que hayan sido inducidas por corticoides, se recomienda utilizar litio a dosis bajas, de forma profiláctica, cuando éste se tenga que utilizar.[63]

2.6 Manifestaciones psicóticas

Las alteraciones psicóticas son poco frecuentes, tan poco, que algunos autores dudaban de la relación causal, y más bien lo atribuyeron a una asociación casual. Sin embargo, recientemente los estudios sugieren una incidencia de entre el 2 y el 3 % superior a la población normal.[64]

Los síntomas de la psicosis de los pacientes con EM son similares a los de la esquizofrenia, salvo que difieren en la edad de comienzo más tardía, delirios de persecución con respuesta emocional congruente; mejor pronóstico, resolución más rápida de los síntomas, mejor respuesta al tratamiento y pocos brotes.[62]

En cuanto a la etiopatogenia, no parece haber predisposición genética. En un estudio dirigido a buscar las alteraciones estructurales mediante RM, Reiss y colaboradores encontraron una asociación con las lesiones localizadas en el lóbulo temporal izquierdo;[65] otros autores la relacionan con grandes lesiones bilaterales del lóbulo temporal.[62]

Otros autores encuentran similitudes entre la EM y la esquizofrenia en forma de evolución (curso en brotes, misma edad, etc.), y lo atribuyen a un factor externo que produce ambas entidades, probablemente la exposición a un virus.[66] En ocasiones puede ser el síntoma de inicio, y en esos casos es todo un reto el diagnóstico.

En cuanto al tratamiento, no se ha realizado ningún estudio dirigido a ver la eficacia de ningún fármaco. Por sentido común, el tratamiento dependerá de si es una alteración sintomática, en cuyo caso será tratado con neurolépticos; se ha encontrado una buena respuesta con clozapina[67] y pobre con risperidona.[68] Si es posible, deben utilizarse fármacos no sedantes a dosis bajas para no aumentar la fatiga y atípicos para evitar los efectos extrapiramidales. Si se trata de manifestación de un brote, deberá tratarse con corticoides como todos los brotes, y no se han encontrado empeoramientos con éstos.[69,70] En general, tienen muy mal pronóstico cuando aparecen al comienzo de la enfermedad,[6] a diferencia del buen pronóstico que se había referido la revisión de Fernstein.

Según nuestra experiencia personal, hay una incidencia del 15 % de alteraciones psicóticas, de las cuales en un 1 % fueron la primera manifestación de la enfermedad. Nunca hemos tenido problemas con los corticoides, pero la respuesta a los inmunomoduladores ha sido muy pobre, y se trata de pacientes que han evolucionado a formas progresivas en menos de 10 años de evolución.

2.7 Psicoterapia

Para todas las alteraciones del estado anímico se recomiendan estrategias que controlen el pensamiento inadecuado como:

- Dar información relevante, concreta y clara sobre la enfermedad.
- Enseñar al paciente a identificar este tipo de pensamientos.
- Generar, en su lugar, pensamientos útiles y alternativos de contenido positivo.
- Detectar las causas de estrés.
- Enseñar a prevenir las respuestas al estrés, aprendiendo a anticipar y prevenir respuestas negativas.
- Mentalizar al paciente sobre la importancia de su actitud con las relaciones familiares y personales.
- Mejorar la autoestima, que el paciente sea consciente de sus posibilidades.
- Autoinstrucciones positivas, internalizar mensajes que llevan a la persona a afrontar, de forma satisfactoria, situaciones que le generan problemas.
- Resolución de problemas: aprender a identificar los problemas, valorarlos en su justa medida, relativizarlos y solucionarlos.

3   Rasgos de personalidad en pacientes con esclerosis múltiple

La experiencia clínica sugiere que puede haber una personalidad peculiar en los pacientes con EM y que determinados rasgos de personalidad evolucionan peor. Sin embargo, apenas hay referencias sobre alteraciones de la personalidad, en el sentido de personalidad premórbida, o hablando de forma más genérica, rasgos de personalidad en pacientes con EM. ¿Por qué? Porque en nuestra opinión una actuación psicoterapéutica precoz y personalizada puede ayudar a modificar la evolución de la enfermedad. Como el propio Millon (1998)[71] afirma: «La medicina ha aprendido que ni los síntomas —los estornudos y las toses— ni tampoco las infecciones intrusas —los virus y las bacterias— son la clave de la salud o la enfermedad. Más bien, el último determinante es la competencia de la propia capacidad defensiva del cuerpo. Así, también en la psicopatología la clave del bienestar psicológico no es ni la ansiedad ni la depresión, ni los estresores de la temprana niñez o de la vida contemporánea. Más bien es el equivalente mental del sistema inmunológico del cuerpo, la estructura y el estilo de procesos psíquicos que representan nuestra capacidad general de percibir y de afrontar nuestro mundo psicosocial, es decir, el constructo psicológico que denominamos *personalidad*».

Existen diferencias cualitativas, más que cuantitativas, entre los rasgos de personalidad y los síndromes clínicos, si bien, constituyen un *continuum* en el que es difícil precisar dónde termina uno y empieza el otro, porque depende de las diferencias en cuanto a flexibilidad ante el entorno y la capacidad de adaptarse a ésta, en individuos con los mismos principios y mecanismos de desarrollo, y sobre rasgos básicos similares entre personalidades del mismo tipo, sean normales o patológicas.

Estas diferencias son básicamente las siguientes:

– Los rasgos de personalidad son estables, conforman un patrón, estilo habitual de respuesta, esquizoide, obsesivo, histriónico. En su desarrollo intervienen tanto factores biológicos como ambientales.
– Los síndromes clínicos, en cambio, son transitorios, fluctuantes, reactivos a circunstancias, como la ansiedad o la depresión de las que hablamos antes.

La personalidad la forman una serie de factores internos que determinan que la conducta de una persona a lo largo del tiempo sea distinta de las demás.[72] El estado anímico o la conducta pueden cambiar durante la vida, pero no la personalidad. Por lo tanto, parece sumamente importante estudiar la misma para determinar el valor predictivo sobre la evolución o desarrollo de la enfermedad.

Se han descrito cambios de personalidad (si ello fuera posible) en un 40,7 % de los pacientes con EM,[48] con irritabilidad (35 %), apatía (20 %), desinhibición (13 %) y labilidad emotiva (42 %), y se han descrito, como síntomas independientes de la discapacidad y años de evolución, la apatía (31 %) y la labilidad emotiva (42 %).[73] Sin embargo, éstos son síntomas de la enfermedad más que rasgos de personalidad, que es lo que este capítulo pretende estudiar. Podemos destacar que aquellos artículos que hacen referencia a «personalidad» la enfocan desde una perspectiva diferente; su relación con el deterioro cognitivo, en función del grado de atrofia cerebral y resultados de test neuropsicológicos es una constante . Más recientemente hay algún artículo que intenta correlacionar los diferentes rasgos de personalidad en pacientes con EM recurrente-remitente (EM-RR), y los resultados obtenidos en estudios de RM funcional. Se pretende determinar así el impacto de «los rasgos de personalidad» sobre la actividad cerebral en pacientes con EM. Se observó que los pacientes con EM, respecto al grupo control, presentaban mayor tendencia a la extraversión y el neuroticismo. Se observó que los pacientes con rasgos extrovertidos presentaban mayor actividad en lóbulo frontoparietal.[74] Se piensa que los síntomas se deben a las alteraciones de circuitos que conectan el sistema límbico con la región frontal, sobre todo las situadas en el cíngulo frontal anterior, se han relacionado con la apatía y la indiferencia, mientras que las del circuito orbitofrontal lo hacen con la irritabilidad, labilidad emotiva, desinhibición y conducta social inapropiada.[75]

La discapacidad temprana en algunos pacientes puede tener su origen tanto en la alteración neurológica, como en las dificultades de adaptación psicosocial, agravados por la disfunción cortical y los problemas de comportamiento que esta enfermedad conlleva. Se observa que desde un estadio temprano aparecen alteraciones de las funciones cognitivas (lenguaje, memoria). Las funciones cognitivas, la actividad de la enfermedad, el estado psicológico y la localización de las placas siguen un mismo camino. En otro estudio, se hace referencia a los cambios que sufren los pacientes diagnosticados de EM, que podrían tener implicaciones en la forma en que se perciben y son percibidos por otros. Para ello, se procura examinar en qué grado las autopercepciones de los pacientes son congruentes con como ellos son percibidos por otros (compañeros o familiares). Los análisis de correlación revelaron una buena correspondencia entre el paciente y el compañero para el grupo de pacientes con la forma recurrente-remitente, pero no en pacientes secundariamente progresivos. A su vez, los pacientes se tasaron más alto que sus compañeros les tasaron en extraversión y franqueza. Se concluye que estas discrepancias en el modo en que los propios pacientes y compañeros ven la «personalidad del paciente» son probablemente multidimensionales y pueden tener causas neurológicas y/o psicológicas.[76]

Por otro lado, se intentan relacionar el grado de discapacidad, las características propias de la enfermedad, los estilos defensivos y la autoestima con las complicaciones psiquiátricas más prevalentes en la EM. Para ello se utilizaron: cuestionario de salud general, lista de comprobación de angustia, cuestionario de estilo de defensa y escala de autoestima, entre otros. Las probabilidades de desarrollar un complicación psiquiátrica, según este cuestionario, eran 6,7 veces mayores entre pacientes comparados a controles y 9,3 veces mayores entre pacientes con inicio reciente de la enfermedad, comparado con aquellos pacientes con largo tiempo

Rasgos	% de pacientes en los que el rasgo es predominante (PREV > 75)	% de pacientes en los que el rasgo tiene significación a nivel clínico (PREV > 85)	% total de pacientes que puntúan por encima de la media de la población general
Patrones clínicos			
Compulsivo	21,14	14,28	41,42
Narcisista	5,71	5,71	11,42
Histriónico	8,57	1,43	10,00
Depresivo	1,43	1,43	2,86
negativista	1,43	1,43	2,86
Dependiente	2,86	0	0
Esquizoide	1,43	0	0
Antisocial	1,43	0	0
Evitativo	0	0	0
Agresivo	0	0	0
Autodestructivo	0	0	0
Patología grave			
Paranoide	1,43	0	1,43
Esquizotípico	0	0	0
Límite	0	0	0

Tabla 2. Prevalencia de los rasgos de personalidad.

Síndromes	% de pacientes con sintomatología (PREV > 75)	% de pacientes en los que el síndrome tiene significación clínica (PREV >85)	% total de pacientes que puntúan por encima de la media de la población general
Síndromes			
Trastorno de ansiedad	17,14	22,86	40
Trastorno somatomorfo	20	11,43	31,43
Trastorno distímico	20	4,28	24,28
Trastorno bipolar	11,43	1,43	12,86
Dependencia de alcohol	1,43	0	1,43
Dependencia de sustancias	0	0	0
Trastorno por estrés postraumático	0	0	0
Síndromes graves			
Trastorno delirante	5,71 %	0	5,71
Trastorno del pensamiento	2,86 %	1,43	4,29
Depresión mayor	4,28 %	0	4,28

Tabla 3. Prevalencia de los síndromes clínicos.

de evolución de la misma. Las complicaciones psiquiátricas estaban asociadas a la edad del inicio de la enfermedad y el grado de discapacidad. La hostilidad introvertida, la adopción de actitud de defensa y la baja autoestima también fueron estrechamente asociadas a varias formas de angustia psicológica, síntomas sobre todo depresivos. Los autores concluyen que los neurólogos deberían identificar y modificar el tratamiento, si estos marcadores de personalidad, que indican el agotamiento de los recursos del paciente de enfrentarse con la tensión física y psicológica de la enfermedad, están presentes.[16] En otro estudio se compara el impacto de las diferentes características de personalidad en los sentimientos de fatiga en EM con respecto al daño físico. Utilizando cuestionarios que evalúan la experiencia de fatiga y rasgos de personalidad y, por otro lado, la valoración del estado físico mediante la escala de estado de discapacidad, se observó que la presencia de rasgos aumentados de «neuroticismo», y «excitabilidad» y niveles disminuidos de «extraversión» sobre fatiga era mucho más alta que el impacto sobre el daño físico.[77]

En un estudio reciente realizado en nuestro centro observamos que el patrón de personalidad más prevalente es el «compulsivo», caracterizado por una importante necesidad de control acerca de sí mismos y de lo que ocurre en su entorno, otorgándole una excesiva relevancia al orden, la planificación y el perfeccionismo. Cerca de la mitad de los pacientes puntúan en esta escala por encima de la población general y un 34,48 % de ellos obtienen puntuaciones significativas clínicas, de manera que es probable que estas características de personalidad estén interfiriendo de alguna forma en su capacidad para adaptarse. El resto de patrones de personalidad son poco frecuentes y su significación clínica es mucho menor (véanse la tablas 2 y 3 y la figura 1).

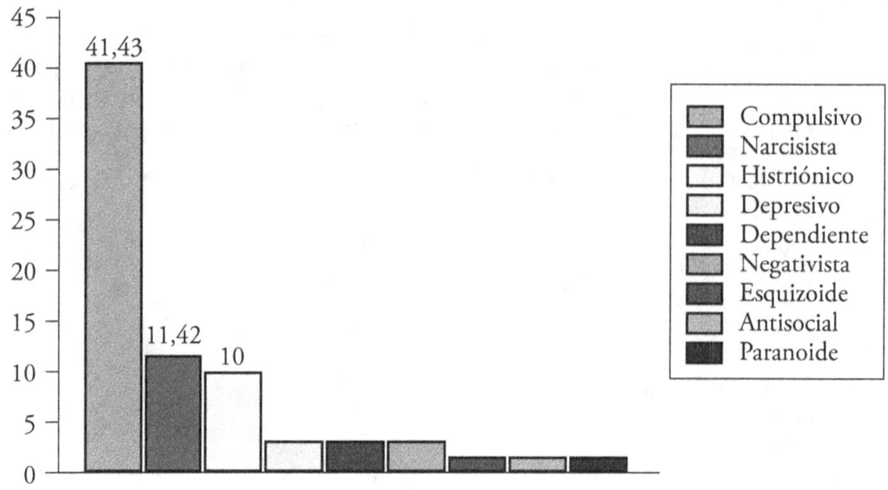

Figura 1. Perfil medio de personalidad.

Tratándose de personas con una enfermedad que conlleva problemas físicos importantes esta escala no es interpretable como un síndrome mental aunque sí como un índice del grado de sintomatología física que padecen.

El trastorno de ansiedad es la enfermedad psíquica más prevalente en nuestra muestra y el porcentaje de sujetos en los que tiene importancia clínica es también muy elevado. El trastorno distímico (relacionado con sentimientos de tristeza prolongados en el tiempo aunque con una intensidad menor que en la depresión mayor) y el bipolar (asociado a cambios frecuentes en el estado anímico) presentan también una importante prevalencia en nuestra muestra, aunque si tenemos en cuenta su escasa significación clínica (pocas puntuaciones

Relación con características sociodemográficas y de evolución					
Escalas del MCMI-III	**EDSS**	**Sexo**	**Tiempo de evolución**	**Forma evolutiva**	**Edad**
Síntomas somáticos	P = 0.000	NS	NS	NS	NS
Devaluación	P = 0.001	NS	NS	NS	NS
Depresión mayor	P = 0.002	NS	NS	NS	NS
Dependiente	P = 0.03	NS	NS	NS	NS
Negativista	P = 0.03	NS	NS	NS	NS
Esquizoide	P = 0.04	NS	NS	NS	NS
Equizotípico	P = 0.04	NS	NS	NS	NS
Distímico	P = 0.006	NS	NS	NS	NS
Dependencia de sustancias	NS	P=0.04	NS	NS	NS

Tabla 4. Relación con características sociodemográficas y de evolución de la esclerosis múltiple.

Escalas del MCMI-III	EDSS	Edad	Sexo	Forma evolutiva	Años de evolución
Síntomas somáticos	P = 0.004	NS	NS	NS	NS
Síntomas distímicos	P = 0.003	NS	NS	NS	NS

Tabla 5. Análisis de subgrupo: puntuaciones > de 85 en las escalas clínicas de Millon y su relación con el resto de las variables.

superiores a PREV > 85) es más probable que se trate de formas leves más que de trastornos con entidad clínica (véase tablas 4 y 5).

El grado de discapacidad evaluado mediante la escala EDSS es la variable más asociada a los rasgos y síndromes clínicos, y la relación con el resto de las escalas del MCMI-III es prácticamente inexistente. Teniendo en cuenta el contenido de las escalas clínicas que aparecen significativamente relacionadas con la escala EDSS, parece que son los sentimientos de tristeza y aislamiento los que más se relacionan con el grado de discapacidad (véase la tabla 5). Si se tienen en cuenta las puntuaciones en las escalas del MCMI-III que aparecen con significación clínica y, por tanto, probable interferencia en la vida de la persona, la asociación con variables sociodemográficas y de evolución es todavía más reducida, y existe solamente entre el grado de discapacidad y la sintomatología somática, por un lado, y los sentimientos crónicos de tristeza y desgana, por otro.

En definitiva, apenas existe relación entre variables sociodemográficas y de evolución con la presencia de síndromes o rasgos clínicos. El grado de discapacidad es la única variable analizada que aparece relacionada con estos aspectos, aunque no con todos los patrones de personalidad ni todos los síndromes clínicos.

En nuestro estudio, con unos resultados preliminares, hemos detectado determinados rasgos de personalidad en los pacientes de EM, que pueden ser muy útiles para detectar de forma precoz los riesgos de psicopatología, lo que puede ser de gran ayuda para prevenirla o tratarla precozmente.

- *Prototipo compulsivo* (45 %): son pacientes que muestran preocupación por el orden, el perfeccionismo, el control mental e interpersonal, a expensas de la flexibilidad y espontaneidad. Construcción del mundo en términos de reglas, normas, programaciones de tiempo y jerarquías: rígidos e indecisos, suelen alterarse frente a ideas y hábitos nuevos. Se consideran entregados al trabajo, dignos de confianza, meticulosos y eficientes. Temen el error o los juicios equivocados. Valoran en exceso los aspectos de sí mismos que tienen que ver con la perfección, la disciplina, la prudencia y la lealtad. Son expresivamente disciplinados e interpersonalmente respetuosos. Estos pacientes lo pasan francamente mal y se deprimen con frecuencia, porque de repente se encuentran con algo tan importante como su salud, que no pueden controlar, y para rematar todo es incertidumbre: el pronóstico, el diagnóstico, su origen… Necesitan ser detectados precozmente para prevenir la ansiedad y la depresión.
- *Prototipo histriónico* (14 %): son pacientes expresivamente dramáticos y teatrales, buscadores de atención, comportamiento sexualmente seductor o provocador y sugestionable. Se consideran sociables, estimulantes y encantadores. Consideran sus relaciones más

íntimas de lo que lo son en realidad. Emociones rápidamente cambiantes y superficiales. Son difíciles de manejar en la práctica clínica habitual.

– *Prototipo narcisista* (10 %): sorprende la cantidad de narcisistas. El prototipo narcisista se caracteriza por ser expresivamente arrogante con indiferencia hacia los derechos de los demás. Consideran las normas superficiales o inaplicables para ellos. Son interpersonalmente explotadores y carecen de empatía. Su autoimagen admirable: creen que son personas de mérito, especial, que merecen una gran admiración. Estos pacientes aceptan muy mal sus limitaciones físicas, y suelen demandar gran cantidad de servicios sanitarios, pero tienen menos tendencia a la depresión, aunque sí a la irritabilidad.

Bibliografía

1. Ron M.A., Logsdail S.J., Psichiatryc morbidity in multiple sclerosis: a clinical and MRIstudy, Psychol Med, 1989; 19: 887-895.
2. Díaz Olavarrieta C., Cummings J.L., Velázquez J., García de la Cadena C., J Neuropsychiatry Clin Neurosci, 1999; 11(1): 51-57.
3. Hyphantis T.N., Bai M., Siafaka V., Georgiadis A.N., Voulgari P.V., Mavreas V., *et al.* Psychological distress and personality traits in early rheumatoid arthritis: a preliminary survey, Rheumatol Int, 2006; 26(9): 828-836.
4. Lyoo I.K., Seol H.Y., Byun H.S., *et al.* Unsusoected multiple sclerosis in patients with psychiatric disorders: a magnetic resonance imaging study, J Neuropsychiatry Clin Neurosci, 1996; 8: 54-59.
5. Jongen P.J., Psychiatric onset of multiplesclerosis, J Neurol Sci, 2006; 245: 59-62.
6. Lo Fermo S., Barone R., Patti F., *et al.* Outcome of psychiatric symptoms presenting at onset of multiple sclerosis: a retrospective study, Mult Scler, 2010.
7. Charcot J.-M., Leçons sur les maladies du foie, des voies biliaires et des reins, Progrès Médical, Paris, 1877.
8. Burnfield A., Burnfield P., Common psychological problems in multiple sclerosis, Br Med J, 1978; 1: 1193-1194.
9. Minden S.L., Mood disorders in multiple sclerosis: diagnosis and treatment, J Neurobiol, 2000; 6: 160-167.
10. Matthews W.B., Multiple sclerosis presenting with acute remitting psychiatric symptoms, J Neurol Neurosurg Psychiatry, 1979; 42: 859-863.
11. Asghar-Ali A.A., Taber K.H., Hurley R.A., *et al.* Pure neuropsychiatric presentation of multiple sclerosis, Am J Psychiatry, 2004; 161: 226-231.
12. Buchanan R.J., Zhu L., Schiffer R., *et al.* Rural urban analyses of health-related quality of life among people with multiple sclerosis, J Rural Health, 2008; 24: 244-245.
13. Papuc E., Pawlowska B., Personality features in multiple sclerosis patients with a relapsing-remitting course of the disease, Psychiatr Pol, 2005; 39: 669-678.
14. Hyphantis T.N., Christou K., Kontoudaki S., Mantas C., Papamichael G., Goulia P., *et al.* Disability status, disease parameters, defense styles, and ego strength associated with psychiatric complications of multiple sclerosis, Int J Psychiatry Med, 2008; 38(3): 307-327.
15. Zorzon M., Masi R., Nasuelli D., *et al.* Depression and anxiety in multiple sclerosis. A clinical and MRI study in 95 subjects, J Neurol, 2001; 248: 416-421.
16. Beiske A.G., Svensson E., Sandanger I., *et al.* Depression and anxiety amongs multiple sclerosis patients, Eu J Neurol, 2008; 15: 239-245.
17. Gay M.C., Vrignaud P., Garite C., *et al.* Predictors of depression in multiple sclerosis patients, Acta Neurol Scand, 2010; 121(3): 161-170.
18. Alarcia R., Ara J.R., Martin J., *et al.* Factores predictores de depresión en la esclerosis múltiple, Neurología, 2004; 19(7): 364-368.
19. Arnett P.A., Higginson C.I., Voss W.D., Depressed mood in multiple sclerosis: relationship to capacity-demanding memory and attentional functioning, Neuropsychology, 1999; 13(3): 434-446.
20. Arnett P.A., Barwick F.H., Beeney J.E., Depression in multiple sclerosis: review and theorical proposal, J Int Neuropsychol Soc, 2008; 14(5): 691-742.
21. Voss W.D., Arnett P.A., Higgison C.I., *et al.* contributing factors to depressed mood in multiple sclerosis, Arch Clin Neuropsychol, 2002; 17: 103-115.
22. Maor Y., Olmer L., Mozes B., The relation between objective and subjective impairment in cognitive function among multiple sclerosis patients--the role of depression, Mult Scler, 2001; 7(2): 131-135.
23. Young A.C., Saunders J., Ponsford J.R., Mental changes as an early feature of multiple sclerosis, J Neurol Neurosurg Psychiatry, 1976; 39: 1008-1013.

24. Schiffer R.B., Caine E.D., Bamford K.A., *et al.* Depressive episodes in patients with multiple sclerosis, Am J Psychiatry, 1983; 140: 1498-1500.

25. Bakshi R., Czarnecki D., Shaik Z.A., *et al.* Brain MRI lesions and atrphy are related to depression in multiple sclerosis, Neuroreport, 2000; 11: 1153-1158.

26. Berg D., Supprian T., Thomae J, *et al.* Lesion pattern in patients with multiple sclerosis and depression, Mult Scler 2000; 6: 156-162

27. Honer W.G., Hurwitz T., Li D.K., *et al.* Temporal lobe involvement in multiple sclerosis patients with psychiatric disorders, Arch Neurol 1987; 44: 187-190

28. Rao SM; Reingold SC, Ron MA, *et al.* Workshop on neurobehavioral disorders in multiple sclerosis. Diagnosis, underlying disease, natural history, and therapeutic intervention. Bergamo, Italy. June 25-27, 1992, Arch neurol, 1993; 50: 658-663.

29. Pujol J, Bello J, Deus J, *et al.* Beck depression inventory factors related to demyelinating lesions of the left arcuate fasciculus region, Psych Res, 2000: 151-159.

30. Feinstein A., The clinical neuropsychiatriy of multiple sclerosis, University Press, Cambridge; 1999.

31. Fassbender K., Schmidt R., Mossner R., *et al.* Mood disorders and dysfunction of the hypothalamic-pituitary-adrenal axis in multiple sclerosis, Arch Neurol, 1998; 55: 66-72.

32. Sabatini U., Pozilli C., Pantano P., *et al.* Involvement of the limbic system in multiple sclerosis patients with depressive disorders, Biol Psychiatry, 1996; 39: 970-975.

33. Foley F.W., Tragout U., Laroca N.G., *et al.* A prospective study of depression and immune dysregulation in multiple sclerosis, Arch Neurol, 1992; 49: 238-244.

34. Mohr D.C., Goodkin D.E., Islar J., *et al.* Treatment of depression is associated with suppression of non-especific and antigen-specific Th1 responses in multiple sclerosis, Arch Neurol, 2001; 58: 1081-1086.

35. Schiffer R.B., Wineman N.M., Antidepressant pharmacotherapy of depression associated with multiple sclerosis, Am J Psychiat, 1990; 147: 1493-1497.

36. Krystal A.D., Coffey C.E., Neuropsichiatric considerations in the use of electroconvulsive therapy, J Neuropsych Neurological Sci, 1997; 9: 283-292.

37. Mattingly G., Baker K., Zorumski C.F., *et al.* Multiple sclerosis and ECT: Possible value of gadolinium- enhanced magnetic resonance scans for identifying high-risk patients, J Neuropsych Clin Neurosci, 1992; 4: 145-151.

38. Larcombe N.A., Wilson P.H., An evaluation of cognitive –behavior therapy for depression in patients with multiple sclerosis, Br J Psychiatry, 1984; 145: 366-371.

39. Mohr D.C., Gooodkin D.C., Bachetti P., Psychological stress and the subsequent appereance of a new brain MRI en lesions MS, Neurology, 2000; 55(1): 55-61.

40. Beiske A.G., Svensson E., Sandagner I., Depression and anxiety amongst multiple sclerosis, Eur J Neurol, 2008; 15(3): 239-245. Epub 2008.

41. Janssens A.C., Buljevac D., Van Dorno P.A., Prediction of anxiety and distress following diagnosis of multiple sclerosis: a two-year longitudinal study, Mult Scler, 2006; 12: 794-801.

42. Feinstein A., Neuropsychiatry symptoms associates with multiple sclerosis, J Neurol, 2007; 252 Suppl 2: 1173-1176.

43. Korostil M., Feinstein A., Anxiety disorders and their clinical correlates in multiple sclerosis patients, Mult Scler, 2007; 13: 67-72.

44. Buljevac D., Hop W.C., Reedeker W., *et al.* self reported stressful life events and exacerbations in multiple sclerosis: prospective study, BMJ, 2003; 327: 646.

45. Vulpian A., Maladies du systeme nerveux, Doin, Paris, 1886; 104-108.

46. Brown S., Davis T.K., The mental symptoms of multiple sclerosis, Arch Neurol Psych, 1922; 7: 629.

47. Cottrell S.S., Wilson K., The affective symptomatology of disseminated sclerosis, J Neurol Psychopath, 1926; 7: 1.

48. Surridge D., An investigation into some psychiatric aspect of multiple sclerosis, Br J Psychiat, 1969; 115: 749-764.

49. Rabins P.V., Euphoria in multiple sclerosis, En Rao S.M., ed. Neuro-behavioural aspects of multiple sclerosis, Oxford University Press, Nueva York, 1990; 180-185.

50. Woztel H.S., Ozter T.J., Anderson C.A., Pathological laughing and crying: epidemiology, patholophisiology and treatment, CNS Drugs, 2008; 22(7): 531-545.

51. Feistein A., Feinstein K., Gray T., *et al.* Prevalence and Nerobehavioral correlates of pathological laughing and crying in multiple sclerosis, Arch Neurol, 1997; 54(9): 1116-1121.

52. Moore S.R., Gresham L.S., Bromberg M.B., *et al.* A self report measure of affective lability, J Neurol Neurosurg Psychiatry, 1997; 63: 89-93.

53. Parvizi J., Anderson S.W., Martin C.O., *et al.* Pathological laughter and crying: a link to the cerebellum, Brain, 2001; 124: 1708-1719.

54. Nahas Z., Arlinghaus K.A., Kotrla K.J., *et al.* Rapid response of emotional incontinence to selective serotonin reuptake inhibitors, J Neuropsych Clin Neurosci, 1998; 10: 453-455.

55. Robinson R.G., Parikh R.M., Lipsey J.R., *et al.* Pathological laughing and crying following

stroke:validation of a measurement scale and a double-blind treatment study, Am J Psychiatry, 1993; 150; 286-293.

56. Smith A.G., Montealegre-Orejuela M., Douglas J.E., *et al.* Venlafaxine for pathological crying after stroke, J Clin Psychiatry, 2003; 64: 731-732.

57. Ferentinos P., Paparrigopoulos T., Rentzos M., *et al.* Duloxetine for pathological laughing and crying, Int J Neropsychopharmacol, 2009; 12(10): 1429-1439.

58. Ramasubbu R., Lamotrigine treatment for post-stroke pathological laughing and crying, Clin Neuropharmcaol, 2003; 26(5): 233-235.

59. Joffe R.T., Lipper G.P., Gray T.A., *et al.* Mood disorders and multiple scleroses, Arch Neurol, 1987; 44: 376-378.

60. Serra-Mestres J., Demencia en los trastornos desmielinizantes. En Alberca R., Lopez-Póusa S., eds., Enfermedad de Alzheimer y otras demencias, Panamericana, Madrid, 1998; 701-710.

61. Minden S.L., Orav J., Schildkraut J.J., Hypomanic reactions to ACTH and prednisone treatment for multiple sclerosis, Neurology, 1988; 44: 376-378.

62. Feinstein A., Du Boulay G., Ron M.A., Pssychotic illness in multiple sclerosis. A clinic and magnetic resonance imaging study, Br J Psychiatric, 1992; 61: 680-685.

63. FalK W.E., Mahnke M.W., Posknazer D.C., Lithium prophylaxis of corticotropun-induced psychosis, JAMA, 1979; 241(10): 1011-1012.

64. Patten S.B., Treatment of neuropsychiatric syndromes in multiple sclerosis, Exp Rev Neurother, 2005; 5: 413-420.

65. Reiss J.P., Sam D., Sareen J., Psychosis in multiple sclerosis associated with temporal lobe lesion on serial MRI scan, J Clin Neurosci, 2006; 13: 282-284.

66. Sanders V.J., Felisan S., Wadell A., *et al.* Detection of heperviridiae in postmortem multiple sclerosis brain tissue and controls by polymerase chain reaction, J Neurovirl, 1996; 2(4): 249-258.

67. Chong S.A., Ko S.M., Clozapine treatment of psychosis associated with multiple sclerosis, Can J Psychiatry, 1997; 42: 90-91.

68. Castellano-Pinedo F., Galindo R., Adeva-Bartolomé M., Zurdo M., Trastorno delirante agudo como manifestación de un brote de esclerosis múltiple, Neurología, 2004; 19(6): 323-325.

69. Modrego P.J., Ferrandez J., Familial multiple sclerosis with repetitive relapses of manic psychosis in two patients, Behav Neurol, 2000; 12: 175-179.

70. Iñiguez C., Campos R., Larrode P., *et al.* Tratamiento con esteroides de la psicosis aguda relacionada con la esclerosis múltiple, Rev Neurol, 2000; 31: 841-844.

71. Millon T., The Millon Clinical Multiaxial Inventory-III manual, National Computer Systems, Minneapolis, 1997.

72. Child L., Personality in culture. En Borgatta E.F., Lambert W.W., ed. Handbook of personality theory and research,Rand McNally, Chicago, 1968; 83.

73. Figved N., Klevan G., Myhr K.M., *et al.* Neuropsychiatric symptoms in patients with multiple sclerosis, Acta Psychiatr Scand, 2005; 112: 463-468.

74. Gioia M.C., Cerasa A., Valentino P., Fera F., Nisticò R., Liguori M., *et al.* Neurofunctional correlates of personality traits in relapsing-remitting multiple sclerosis: an fMRI study, Brain Cogn, 2009; 71(3): 320-327.

75. Cummings J.L., Frontal-subcortical circuits and human behavior, Arch Neurol, 1993; 50: 873-880.

76. Benedict R.H., Wahlig E.L., Topciu R.A., Englert J., Schwartz E., Chapman B., *et al.* Personality traits in women with multiple sclerosis: discrepancy in patient/partner report and disease course, J Psychosom Res, 2009; 66(2): 147-154. Epub 2008 Nov 22.

77. Merkelbach S., König J., Sittinger H., Personality traits in multiple sclerosis (MS) patients with and without fatigue experience, Acta Neurol Scand, 2003; 107(3): 195-201.

Capítulo 4 B

Déficit cognitivo y mapeo cerebral en la esclerosis múltiple

J. Sepulcre

Introducción

El deterioro cognitivo en la esclerosis múltiple (EM) ha sido una manifestación bien conocida de la enfermedad desde sus primeras descripciones clínicas.[1,2] Hace ya más de un siglo Jean-Martín Charcot describía la existencia de un «debilitamiento de la memoria, enlentecimiento del pensamiento conceptual y cierto aplanamiento en la vida intelectual y afectiva» en pacientes con EM. En la EM se produce daño del tejido cerebral que afecta fundamentalmente a la sustancia blanca (SB) o tractos de conectividad, que puede originar tanto déficits somatosensoriales y motores como cognitivos específicos. Sin embargo, no fue hasta las décadas de 1960 y 1970 cuando se empezaron a utilizar instrumentos neuropsicológicos y psicométricos apropiados para el estudio de la cognición en la EM, y en la década de 1980 cuando se comenzó a correlacionar este fenómeno con la neuroimagen de los pacientes.[3] El interés por el estudio de estos déficits ha ido creciendo de forma notable debido a la enorme influencia que suponen para el funcionamiento personal, social y laboral de los pacientes. En este sentido se ha comprobado que los déficits cognitivos están relacionados con una menor tasa de empleo, limitaciones en la interacción social y un mayor grado de dependencia, lo que reduce la calidad de vida de las personas con EM.[4]

1   Prevalencia, características e historia natural

La prevalencia aproximada del deterioro cognitivo se ha descrito de forma consistente entre el 40 y el 60 % de los pacientes con EM.[4-7] El perfil del deterioro cognitivo es variable en cada caso, pero se afectan con mucha frecuencia la memoria explícita, la memoria de trabajo, la atención (en sus tres modalidades: selectiva, dividida y sostenida), la velocidad de procesamiento de la información, las habilidades visuoespaciales y la función ejecutiva;[7-12] también la memoria autobiográfica parece afectarse con frecuencia en las etapas avanzadas.[13] Tampoco la afectación de las habilidades del lenguaje es excepcional en el transcurso de la enfermedad.[14-17] Otros déficits como las afasias o cuadros de demencia grave,[12,18] aunque posibles, son raros. Sin embargo, aunque de forma grupal pueden encontrarse ciertas similitudes del perfil cognitivo entre los pacientes, la EM se caracteriza por una gran variabilidad interindividual. En el pasado se utilizó el término *patrón cognitivo subcortical* para definir el conjunto de déficits observados en estas personas. Este concepto implica la existencia de déficits en las funciones ejecutivas, los procesos de recuperación de la memoria frente a los de almacenamiento, las capacidades atencionales y especialmente la velocidad de procesamiento de la información. Sin embargo, en los últimos años diversos estudios apuntan a que este patrón de déficits no se ajusta con exactitud al encontrado en la EM.

En muchas ocasiones las alteraciones cognitivas en la EM pueden pasar inadvertidas. El examen clínico rutinario utilizado en las consultas neurológicas, como por ejemplo el Minimental de Folstein, ha demostrado no ser sensible en la detección de los déficits de estos pacientes.[19] Otro factor es el escaso tiempo del que se dispone en la consulta neurológica diaria, lo que es especialmente relevante para un deterioro muchas veces complejo y no evidente de forma inmediata a los ojos del clínico. Además, también se une una creencia errónea sobre la aparición del deterioro cognitivo en la EM exclusivamente tras largos años de evolución de la enfermedad.[11,20,21] Por último, las alteraciones del ánimo, la fatiga moderada-severa o una importante incapacidad física también pueden enmascarar diversos déficits cognitivos al alterar su percepción o evaluación.

La historia natural del deterioro cognitivo de la EM aún no se ha descrito de forma consistente. La mayoría de los estudios encargados de analizar de forma longitudinal los cambios cognitivos desde etapas tempranas hasta las fases más avanzadas han adolecido de importantes deficiencias metodológicas, como potencia estadística y seguimiento escasos, la ausencia de control multivariante o, directamente, resultados contradictorios.[9] De entre todos ellos, se podría destacar, por ser el más riguroso desde un punto de vista metodológico, el de Amato y colaboradores.[22] En este estudio se observó una afectación cognitiva inicial que implicaba el deterioro de la memoria verbal y el razonamiento abstracto, a la que tras 10 años de seguimiento se le añadieron déficits en la memoria visuoespacial o la atención. En este trabajo también pudo observarse un aumento de la prevalencia del deterioro cognitivo entre un 26 y un 56 % durante los 10 años de seguimiento. Pero también aquí se observan datos controvertidos, ya que en un estudio posterior y con un tiempo de seguimiento similar ha propuesto la existencia de un patrón cognitivo inverso, es decir, una afectación inicial en la memoria visuoespacial y la atención con la aparición posterior de un empeoramiento en la memoria verbal.[23] Otro aspecto interesante, del cual actualmente apenas existen datos, y con una gran relación con la historia natural del deterioro cognitivo en la enfermedad, es el empeoramiento cognitivo agudo que los sujetos presentan cuando tienen un brote o reactivación de la EM. En este sentido, Foong y colaboradores describieron que los pacientes en período de exacerbación tenían empeoramiento significativo en test de memoria y atención, y además, en la fase de resolución y desaparición de lesiones captantes de gadolinio se objetivaba una mejoría en los test de atención.[24]

Otro tema central en el estudio del deterioro cognitivo en la EM es si existe un perfil diferencial respecto al tipo y/o la gravedad de los déficits entre los distintos subtipos de EM. En este sentido, los datos más concluyentes parecen ser los que afirman que las formas progresivas, en general, muestran un empeoramiento aumentado o un rango mayor de afectación cognitiva que la forma en brotes, exceptuando para la fluidez verbal.[25,26] Por otro lado, otros estudios han encontrado también que el curso progresivo de la enfermedad se asocia a empeoramiento de la memoria verbal[27] o mayor deterioro en tareas complejas asociadas a la atención y la función ejecutiva.[28] Es decir, hay cierto consenso sobre la existencia de diferencia importante en el rango de afectación cognitiva entre las formas en brote y las progresivas, pero las diferencias entre las formas progresivas no parecen ser concluyentes.[29]

2   Evaluación neuropsicológica

El deterioro cognitivo adquirido en la EM es, por tanto, un problema central y con una gran prevalencia en la enfermedad que provoca una discapacidad creciente de aparición, incluso, en etapas tempranas de la evolución y con un gran impacto sociolaboral en adultos jóvenes. Por todos estos motivos, han sido muchos los esfuerzos por desarrollar herramientas neuro-psicológicas capaces de detectar de forma precoz el declive cognitivo en estos pacientes.[19,30-32] Como se ha comentado previamente, hoy se sabe que la utilización de test breves habituales en la práctica clínica neurológica para el cribado de otros tipos de deterioros cognitivos, como el Minimental Test Examination no tiene ninguna utilidad real en esta afección.[19] En este sentido, la Batería Repetible Breve Neuropsicológica de Rao (BRB-N) ha sido la batería neuropsicoló-gica más aceptada y extendida en su utilización, tanto en la investigación como en la práctica clínica, para la detección, la evaluación y el seguimiento del deterioro cognitivo de la EM.[7,25,32,33] Para desarrollar esta batería, se evaluó una muestra amplia de pacientes con EM y controles sanos y se analizó una gran variedad de test neuropsicológicos, y finalmente se escogieron sólo los test que discriminaban mejor entre ambos grupos.[32] Por todo ello, la batería fue elaborada como una exploración corta (de entre 25 y 30 minutos de duración), con una fiabilidad y una sensibilidad grandes para la identificación de los dominios cognitivos afectados en la EM y con un mínimo solapamiento entre la mayoría de los dominios cognitivos explorados.[32] En concreto, esta batería se compone de cinco test, de los cuales cuatro tienen dominios con gran especificidad, los test que exploran memoria verbal, visuoespacial, de trabajo y de fluidez verbal, y uno con un mayor grado de solapamiento con el resto de dominios cognitivos, el que explora la velocidad de procesamiento de la información.[7] La BRB-N se ha normativizado a otras lenguas diferentes del inglés, su idioma original, con una validez excelente tanto interna como externa,[33,34] y también se ha normativizado en población hispanohablante.[7]

3   Mapeo cerebral del deterioro cognitivo mediante resonancia magnética

El desarrollo de la resonancia magnética (RM) cerebral y sus herramientas de análisis asociadas ha supuesto un avance esencial dentro del ámbito de la EM, y ha influido de forma decisiva en sus criterios diagnósticos. La técnica de RM aplicada al campo de la neurología persigue la obtención de imágenes del sistema nervioso central (SNC) utilizando la combinación de las propiedades físicas de los campos magnéticos y ondas de radiofrecuencia. En los últimos años se ha asistido al desarrollo vertiginoso de herramientas informáticas dirigidas al procesamiento y el análisis de imágenes de RM cerebral que han permitido comprender mucho mejor la fisio-patología de la EM. En concreto, se han desarrollado diferentes métodos computacionales para realizar de forma fiable y válida la segmentación cerebral (separación de sus componentes principales: líquido cefalorraquídeo, sustancia blanca [SB] y sustancia gris [SG]).[35-40] Y para el estudio de la relación entre las lesiones y la sintomatología, por medio de los llamados mapas de probabilidad de lesiones[41-43] (véanse las figuras 1 y 2).

Estos avances han provocado un gran aumento de los estudios destinados a mapear el de-terioro cognitivo en la EM. El estudio de variables no regionales de RM en el campo de la EM ha sido una constante desde hace una década, aproximadamente. En concreto, el deterioro cognitivo se ha estudiado en relación con la carga lesional total, el número de lesiones o el volumen total de éstas. Inicialmente, la atención se dirigió hacia la carga lesional medida en secuencias T2, pero más tarde se pretendió ganar en especificidad de daño tisular utilizando las secuencias T1.[44] Sin embargo, los datos obtenidos del estudio de estas variables no han sido del todo concluyentes hasta la fecha. Por ejemplo, el efecto del volumen total de lesiones

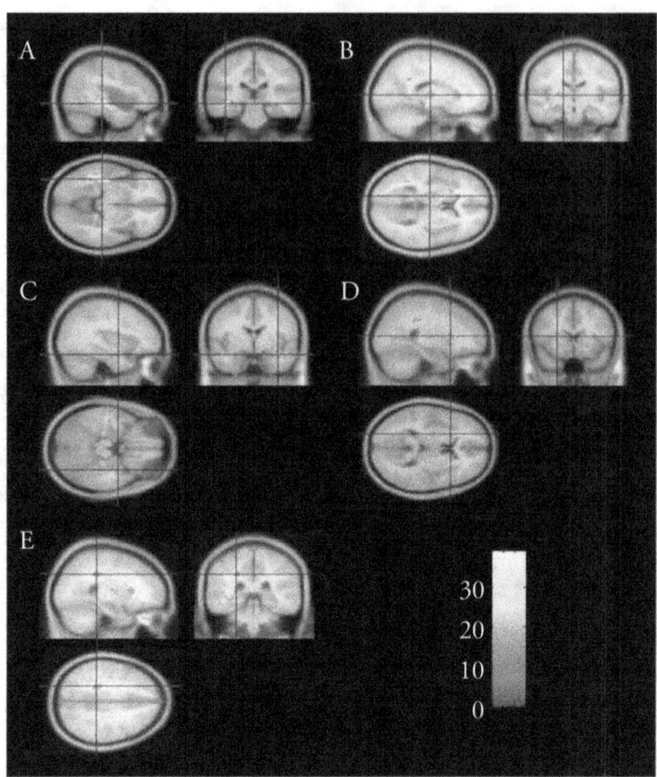

Figura 1. Detalle en tres proyecciones espaciales (axial, coronal y sagital) de regiones de lesión de la sustancia blanca asociadas al empeoramiento del test de almacenamiento de memoria episódica verbal.

en secuencias T2[45-53] o T1[48-50,53,54] de RM se ha correlacionado con frecuencia, de forma significativa, con el declive cognitivo de estos pacientes, pero otros trabajos han descrito resultados poco significativos[49] o incluso sin significación.[55,56] Aunque el número de estudios que ha encontrado una asociación significativa es mayor que los que no lo han hecho, las correlaciones en los primeros no han sido realmente altas, lo que plantea la posibilidad de la existencia de otras variables más específicas o con asociaciones más intensas. En resumen, la contribución de la carga lesional, medida con variables no regionales, al deterioro cognitivo de la EM continúa siendo bastante controvertida.

Por otra parte, la afectación o descenso del volumen cerebral global, o más específicamente del volumen total de SB o SG, también ha sido objeto de estudio en relación con el deterioro cognitivo en la EM. También aquí los resultados obtenidos en los diferentes estudios no han sido del todo concluyentes, ya que, en ocasiones, puede encontrarse en la literatura asociaciones significativas con alguna de las fracciones cerebrales[23,49,56-59] y, sin embargo, bajas o moderadas[49,57] o directamente no significativas[53,60,61] en otros estudios.

La localización de las lesiones de SB como factor esencial para la explicación del declive cognitivo en los diferentes dominios afectados en la EM parece ser una hipótesis mucho más sólida que las centradas en variables no regionales de RM. Una de las primeras aproximaciones

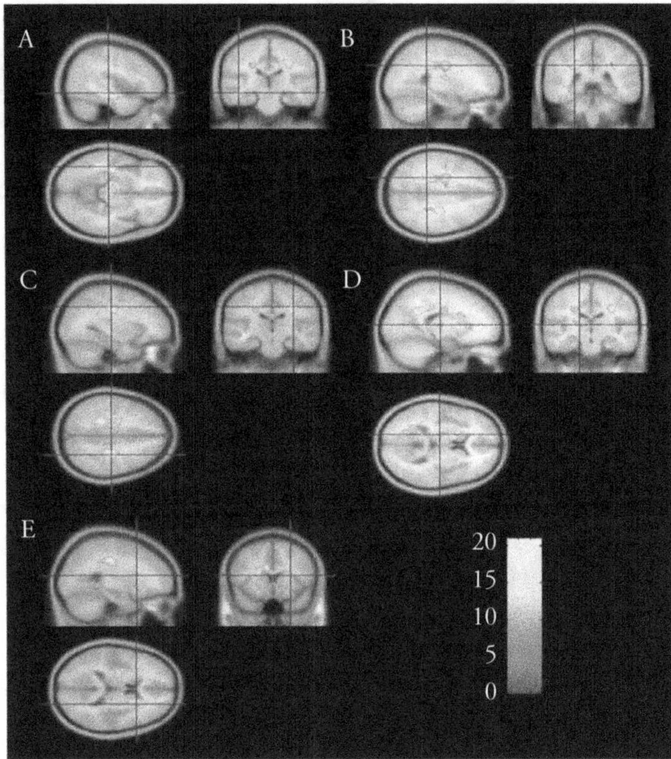

Figura 2. Detalle en tres proyecciones espaciales (axial, coronal y sagital) de regiones de lesión de la sustancia blanca asociadas al empeoramiento del test de recuperación de memoria episódica verbal.

en este campo fue el estudio del cuerpo calloso. En él se ha visto, desde hace años, dada su afectación frecuente en la EM, una de las estructuras potencialmente más sugerentes, y a la vez con evidencias importantes, para explicar el deterioro cognitivo[9,60] y los déficits de integración o procesamiento de la información.[45,62]

Un paso más allá ha sido el estudio de la topografía de las lesiones de la SB y el empeoramiento específico de diferentes dominios cognitivos.[23,46-48,63-72] Como resultado de estos estudios se ha observado que la afectación de regiones frontales,[23,46,69,70] temporales[23] y parietales[69] se relaciona con un declive de la memoria explícita, fundamentalmente en su modalidad verbal. También alteraciones en ambos lóbulos temporales[73] o lesiones en los lóbulos parietales parecen relacionarse con el empeoramiento de la memoria visuoespacial en personas con EM.[71] Otro dominio cognitivo, como la atención, se ha relacionado con lesiones en las zonas temporal, occipital y astas frontales[23] así como la frontoparietal.[69,74] Asimismo, la memoria de trabajo y la función ejecutiva parecen empeorar con lesiones frontales,[47,64,65,71] frontoparietales[69,71] y temporales.[71] No obstante, a pesar de todas las aportaciones descritas anteriormente, es importante destacar que el estudio y la caracterización de la topografía lesional de la SB en la EM han sido muy dificultosos hasta el desarrollo actual de las técnicas de análisis basadas en el y mapas de probabilidad de lesiones en el *voxel*.[41-43] En este sentido, recientemente se ha observado que las lesiones visibles de SB se correlacionan de forma directa con el deterioro cognitivo de la EM en términos de una relación específica del dominio en la memoria episódica y de trabajo.[42,43] Por ejemplo, el déficit de la memoria episódica verbal en la EM está relacionado con la existencia de lesiones de la SB en áreas con importantes implicaciones en su función (véanse las figuras 1 y 2). El déficit en el almacenamiento de memoria verbal se relaciona con lesiones en ambos lóbulos temporales (véanse las figuras 1 A y C), especialmente en el lóbulo temporal izquierdo (véase la figura 1 A), pero también en las áreas yuxtatalámicas (véase la figura 1 B), el brazo anterior de la cápsula interna (vía talamofrontal; véase la figura 1 D) y el centro semioval izquierdo yuxtacortical a BA 40 (véase la figura 1 E). Por otra parte, el déficit en la recuperación de la memoria verbal se relaciona con lesiones similares a las encontradas anteriormente durante el almacenamiento (véase la figura 2), pero con una gran relevancia de lesiones en vías largas anteroposteriores localizadas en ambos centros semiovales, particularmente los fascículos longitudinales y occipitofrontales superiores (véanse las figuras 1 B y C).[75] Por todo ello, puede interpretarse que la afectación de la recuperación de la memoria verbal en la EM está influida tanto por la alteración de las vías locales temporales como de las vías largas frontoparietales, más relacionadas con procesos cognitivos más activos y complejos.[76-80]

4 Estudios relacionados con el deterioro cognitivo y la atrofia regional de la sustancia gris

En la actualidad, también se conoce que la afectación regional de la SG parece cumplir un papel importante en el deterioro cognitivo de la EM. Varios trabajos han descrito la relación entre la atrofia regional de la SG y el empeoramiento de ciertos dominios cognitivos.[52,58,73] En concreto, la atrofia frontal, a través de mediciones locales del córtex frontal superior, se ha relacionado con el deterioro de la memoria verbal, la memoria visuoespacial, la atención o el razonamiento abstracto.[52] Otra aportación importante en este campo ha sido la realizada por Morgen y colaboradores en relación con la atrofia regional de la SG, utilizando una metodología estadística *voxel*-a-*voxel*.[58] El deterioro cognitivo se asoció a la existencia de una atrofia cortical en regiones frontales, parietales y temporales, lo que sugiere que el componente neurodegenerativo de la SG desempeña un papel importante en el deterioro cognitivo de estos pacientes.

Por otra parte, en la actualidad aún existe una laguna de conocimiento importante sobre la verdadera relación entre las lesiones de la SB y la atrofia cortical. En este sentido, dentro del campo del deterioro cognitivo es fundamental no sólo conocer que las lesiones, por un lado, o la atrofia de la SG, por otro, participan en él, sino también qué relación tienen ambos factores entre sí, ya que parece evidente que la interconectividad entre regiones de la SG a través de la SB es un sistema totalmente integrado y que sus relaciones hacen posible la cognición humana.[79] Varios trabajos han aportado datos sobre este aspecto: por ejemplo, se ha observado una asociación negativa entre el volumen total de lesiones y la atrofia de la SG[81] o el hipometabolismo de la SG,[82] y aún más interesante, la existencia de un hipometabolismo en áreas corticales cercanas a lesiones de la SB.[83] Pero, a pesar de estas evidencias, continúa sin conocerse el mecanismo exacto de afectación de la SG, es decir, si esta alteración se debe a un fenómeno neurodegenerativo primario o secundario a las lesiones de la SB.[71,73] Como consecuencia, podría postularse que el deterioro cognitivo en la EM está originado por la afectación primaria de la SB más la afectación secundaria de la SG, por la afectación primaria de ambos componentes o por la combinación de una afectación primaria de la SB más una afectación primaria y una secundaria de la SG. La confirmación de dichas hipótesis, a pesar de todos los estudios realizados, continúa en la actualidad sin respuesta. Parece evidente que ambos factores, tanto la alteración de la SB como la de la SG, son importantes para el deterioro cognitivo en la EM; pero, hoy por hoy, su origen es desconocido. En definitiva, existen hoy evidencias indirectas (sin metodologías *voxel*-a-*voxel)* de que las lesiones desempeñan un papel central; también se dispone de evidencias de que la atrofia de SG tiene un papel relevante (esta vez sí con metodología *voxel*-a-*voxel),* pero se continúa sin conocer si la afectación cortical relacionada con el deterioro cognitivo en la EM se debe a una neurodegeneración primaria o secundaria.

5   Otras técnicas de estudio del deterioro cognitivo en la esclerosis múltiple

Por último, es importante mencionar que otras técnicas de RM menos convencionales (técnicas de espectroscopia, difusión, transferencia de magnetización o RM funcional), de medicina nuclear o técnicas neurofisiológicas se han utilizado con frecuencia para la exploración del deterioro cognitivo en la EM. Concretamente, pueden destacarse los trabajos comentados más adelante. En relación con las técnicas dirigidas al estudio de daño microscópico difuso, se ha descrito la existencia de una relación importante entre este tipo de alteración no visible en secuencias habituales (SB y SG aparentemente normales) y el deterioro cognitivo en la EM.[50,53,84] De esta manera, se ha hecho patente que no sólo la disrupción axonal macroscópica e intensa puede provocar alteraciones cognitivas, sino que un daño axonal más incipiente o microscópico también parece aportar su varianza dentro de la explicación de la alteración cognitiva en la EM. Otro hallazgo de interés es la presencia de alteraciones frontales en el giro cingular[72] o en el hemisferio derecho[85] analizadas por medio de espectroscopia (disminución del cociente N-acetil-aspartato/creatina) en pacientes con EM y su correlación con el deterioro cognitivo. Con técnicas de espectroscopia se ha descrito que el daño axonal en áreas de tronco encéfalo como el *locus coeruleus* son importantes en los déficits atencionales en la EM.[86] Por otro lado, las técnicas de neuroimagen funcional han sido muy utilizadas en el estudio de las alteraciones cognitivas en la EM, centrándose, de forma mayoritaria, en tareas de atención o memoria de trabajo.[78-80,87-95] Estos trabajos han descrito que los pacientes con EM, incluso en etapas tempranas de la enfermedad, tienen, por ejemplo, reserva funcional reducida, alteración en la modulación de la interconectividad entre áreas, reclutación de áreas cerebrales compensatorias o incremento de actividad en áreas cerebrales, y las regiones implicadas con más frecuencia en tareas atencionales y de memoria de trabajo han sido las frontales, parietales y temporales. También es interesante resaltar en este apartado que se ha descrito la existencia de aumento de activación cortical en relación directa con el aumento del daño tisular, indicando un posible efecto de reorganización tisular por desinhibición cortical.[94] Otras técnicas de neuroimagen funcional como las derivadas de medicina nuclear se han utilizado en ocasiones para estudiar las alteraciones cognitivas en la EM. En concreto, se ha descrito una reducción del metabolismo de la glucosa en áreas como el hipocampo y el tálamo en pacientes con alteración de la memoria episódica,[96] o correlación entre la reducción del metabolismo de oxígeno o glucosa cortical global y el grado de deterioro cognitivo.[82,97] Por último, diferentes aproximaciones con herramientas neurofisiológicas han servido para estudiar la disfunción cognitiva en la EM. Una de estas aproximaciones ha sido el estudio de la onda P300, un componente positivo de alta latencia relacionado con funciones cognitivas, como la atención y la velocidad de procesamiento, que se ha descrito alterada en pacientes con EM y deterioro cognitivo.[98-100] Por otro lado, también se han utilizado estas técnicas para el estudio concreto de dominios cognitivos especialmente alterados en la EM como la memoria de trabajo[20,101] y se han identificado defectos de coherencia en vías de interconectividad cortas y largas.[102]

Conclusión

El deterioro cognitivo adquirido que se produce en la EM es un fenómeno frecuente, con gran prevalencia y potencialmente fuente de discapacidades graves permanentes entre los pacientes. Además, este declive cognitivo puede tener un impacto importante a nivel socio-laboral si tenemos en cuenta que la EM se presenta típicamente en adultos jóvenes en edad de trabajar. En resumen, el deterioro cognitivo en la EM continúa siendo un reto esencial para la práctica clínica asistencial y la investigación.

BIBLIOGRAFÍA

1. Charcot J.M., Lectures on the diseases of the nervous system delivered at La Salpetriere. New Sydemham Society, London; 1877.
2. Ombredane, A., Les troubles mentaux de la sclerosis en plaques, PUF, Paris; 1929.
3. Richardson J.T., Robinson A., Robinson I., Cognition and multiple sclerosis: a historical analysis of medical perceptions, J Hist Neurosci, 1997; 6: 302-319.
4. Rao S.M., *et al.* Cognitive dysfunction in multiple sclerosis. II. Impact on employment and social functioning, Neurology, 1991; 41(5): 692-696.
5. Peyser J.M., *et al.* Cognitive function in patients with multiple sclerosis, Arch Neurol, 1980; 37(9): 577-579.
6. Rao S.M., *et al.* Cognitive dysfunction in multiple sclerosis. I. Frequency, patterns, and prediction, Neurology, 1991; 41(5): 685-691.
7. Sepulcre J., *et al.* Cognitive impairment in patients with multiple sclerosis using the Brief Repeatable Battery-Neuropsychology test, Mult Scler, 2006; 12(2): 187-195.
8. Achiron A., Barak Y., Cognitive impairment in probable multiple sclerosis. J Neurol Neurosurg Psychiatry, 2003; 74(4): 443-446.
9. Bobholz J.A., Rao S.M., Cognitive dysfunction in multiple sclerosis: a review of recent developments, Curr Opin Neurol, 2003; 16(3): 283-288.
10. Demaree H.A., *et al.* Speed of information processing as a key deficit in multiple sclerosis: implications for rehabilitation, J Neurol Neurosurg Psychiatry, 1999; 67(5): 661-663.
11. Dujardin K., Donze A.C., Hautecoeur P., Attention impairment in recently diagnosed multiple sclerosis, Eur J Neurol, 1998; 5(1): 61-66.
12. Rao S.M., Neuropsychology of multiple sclerosis, Curr Opin Neurol, 1995; 8(3): 216-220.
13. Kenealy P.M., *et al.* Autobiographical memory in advanced multiple sclerosis: assessment of episodic and personal semantic memory across three time spans, J Int Neuropsychol Soc, 2002; 8(6): 855-860.
14. Sepulcre J., *et al.* Syntactic and lexical access abilities are impaired in patients with multiple sclerosis. 35th Annual Neuroscience Meeting, Washington, 2005-35th ANM.
15. Lethlean J.B., Murdoch B.E., Performance of subjects with multiple sclerosis on test of hugh-level language, Aphasiology, 1997; 11: 39-57.
16. Kujala P., Portin R., Ruutiainen J., Language functions in incipient cognitive decline in multiple sclerosis, J Neurol Sci, 1996; 141(1-2): 79-86.
17. Friend K.B., *et al.* Language functions in patients with multiple sclerosis, Clin Neuropsychol, 1999; 13(1): 78-94.
18. Achiron A., *et al.* Aphasia in multiple sclerosis: clinical and radiologic correlations, Neurology, 1992; 42(11): 2195-2197.
19. Beatty W.W., Goodkin D.E., Screening for cognitive impairment in multiple sclerosis. An evaluation of the Mini-Mental State Examination, Arch Neurol, 1990; 47(3): 297-301.
20. Pelosi L., *et al.* Working memory impairment in early multiple sclerosis. Evidence from an event-related potential study of patients with clinically

isolated myelopathy, Brain, 1997; 120(Pt 11): 2039-2058.

21. Ruggieri R.M., *et al.* Cognitive impairment in patients suffering from relapsing-remitting multiple sclerosis with EDSS < or = 3.5, Acta Neurol Scand, 2003; 108(5): 323-326.

22. Amato M.P., *et al.* Cognitive dysfunction in early-onset multiple sclerosis: a reappraisal after 10 years, Arch Neurol, 2001; 58(10): 1602-1606.

23. Piras M.R., *et al.* Longitudinal study of cognitive dysfunction in multiple sclerosis: neuropsychological, neuroradiological, and neurophysiological findings, J Neurol Neurosurg Psychiatry, 2003; 74(7): 878-885.

24. Foong J., *et al.* Neuropsychological deficits in multiple sclerosis after acute relapse, J Neurol Neurosurg Psychiatry, 1998; 64(4): 529-532.

25. Huijbregts S.C., *et al.* Differences in cognitive impairment of relapsing remitting, secondary, and primary progressive MS, Neurology, 2004; 63(2): 335-339.

26. Sepulcre J., *et al.* Cognitive impairment in patients with multiple sclerosis using the brief repeatable battery neuropsychology test, Mult Scler, 2006; 12(2): 187-195.

27. Gaudino E.A., *et al.* A comparison of memory performance in relapsing-remitting, primary progressive and secondary progressive, multiple sclerosis, Neuropsychiatry Neuropsychol Behav Neurol, 2001; 14(1): 32-44.

28. De Sonneville L.M., *et al.* Information processing characteristics in subtypes of multiple sclerosis, Neuropsychologia, 2002; 40(11): 1751-1765.

29. Foong J., *et al.* A comparison of neuropsychological deficits in primary and secondary progressive multiple sclerosis, J Neurol, 2000; 247(2): 97-101.

30. Aupperle R.L., *et al.* Three screening batteries to detect cognitive impairment in multiple sclerosis, Mult Scler, 2002; 8(5): 382-389.

31. Benedict R.H., *et al.* Minimal neuropsychological assessment of MS patients: a consensus approach, Clin Neuropsychol, 2002; 16(3): 381-397.

32. Rao S., A manual for the brief repeatable battery of neuropsychological tests in multiple sclerosis. Section of Neuropsychology, Medical College of Wisconsin, Milwaukee; 1990.

33. Boringa J.B., *et al.* The brief repeatable battery of neuropsychological tests: normative values allow application in multiple sclerosis clinical practice, Mult Scler, 2001; 7(4): 263-267.

34. Solari A., *et al.* Comparison of two brief neuropsychological batteries in people with multiple sclerosis, Mult Scler, 2002; 8(2): 169-176.

35. Ashburner J., Friston K.J., Voxel-based morphometry--the methods, Neuroimage, 2000; 11(6 Pt 1): 805-821.

36. Ashburner J., Friston K.J., Why voxel-based morphometry should be used, Neuroimage, 2001; 14(6): 1238-1243.

37. Rudick R.A., *et al.* Use of the brain parenchymal fraction to measure whole brain atrophy in relapsing-remitting MS. Multiple Sclerosis Collaborative Research Group, Neurology, 1999; 53(8): 1698-1704.

38. Smith S.M., *et al.* Accurate, robust, and automated longitudinal and cross-sectional brain change analysis, Neuroimage, 2002; 17(1): 479-489.

39. Chard D.T., *et al.* The reproducibility and sensitivity of brain tissue volume measurements derived from an SPM-based segmentation methodology, J Magn Reson Imaging, 2002; 15(3): 259-267.

40. Bermel R.A., *et al.* A semiautomated measure of whole-brain atrophy in multiple sclerosis, J Neurol Sci, 2003; 208(1-2): 57-65.

41. Charil A., *et al.* Statistical mapping analysis of lesion location and neurological disability in multiple sclerosis: application to 452 patient data sets, Neuroimage, 2003; 19(3): 532-544.

42. Sepulcre J., *et al.* Brain pathways of verbal working memory: a lesion-function correlation study, Neuroimage, 2009; 47(2): 773-778.

43. Sepulcre J., *et al.* Mapping the brain pathways of declarative verbal memory: evidence from white matter lesions in the living human brain, Neuroimage, 2008; 42(3): 1237-1243.

44. Comi G., *et al.* Assessment of the damage of the cerebral hemispheres in MS using neuroimaging techniques, J Neurol Sci, 2000; 172 Suppl. 1: S63-S66.

45. Rao S.M., *et al.* Correlation of magnetic resonance imaging with neuropsychological testing in multiple sclerosis, Neurology, 1989; 39(2 Pt 1): 161-166.

46. Swirsky-Sacchetti T., *et al.* Neuropsychological and structural brain lesions in multiple sclerosis: a regional analysis, Neurology, 1992; 42(7): 1291-1295.

47. Arnett P.A., *et al.* Relationship between frontal lobe lesions and Wisconsin Card Sorting Test performance in patients with multiple sclerosis, Neurology, 1994; 44(3 Pt 1): 420-425.

48. Comi G., *et al.* A multiparametric MRI study of frontal lobe dementia in multiple sclerosis, J Neurol Sci, 1999; 171(2): 135-144.

49. Camp S.J., *et al.* Cognitive function in primary progressive and transitional progressive multiple sclerosis: a controlled study with MRI correlates, Brain, 1999; 122(Pt 7): 1341-1348.

50. Filippi M., *et al.* Changes in the normal appearing brain tissue and cognitive impairment in multiple sclerosis, J Neurol Neurosurg Psychiatry, 2000; 68(2): 157-161.
51. Ciccarelli O., *et al.* Disability and lesion load in MS: a reassessment with MS functional composite score and 3D fast FLAIR, J Neurol, 2002; 249(1): 18-24.
52. Benedict R.H., *et al.* Frontal cortex atrophy predicts cognitive impairment in multiple sclerosis, J Neuropsychiatry Clin Neurosci, 2002; 14(1): 44-51.
53. Rovaris M., *et al.* Cognitive dysfunction in patients with mildly disabling relapsing-remitting multiple sclerosis: an exploratory study with diffusion tensor MR imaging, J Neurol Sci, 2002; 195(2): 103-109.
54. Camp S.J., *et al.* A longitudinal study of cognition in primary progressive multiple sclerosis, Brain, 2005; 128(Pt 12): 2891-2898. Epub 2005 Jul 27.
55. Fulton J.C., *et al.* MR lesion load and cognitive function in patients with relapsing-remitting multiple sclerosis, AJNR Am J Neuroradiol, 1999; 20(10): 1951-1955.
56. Zivadinov R., *et al.* MRI techniques and cognitive impairment in the early phase of relapsing-remitting multiple sclerosis, Neuroradiology, 2001; 43(4): 272-278.
57. Catalaa I., *et al.* MR imaging quantitation of gray matter involvement in multiple sclerosis and its correlation with disability measures and neurocognitive testing, AJNR Am J Neuroradiol, 1999; 20(9): 1613-1618.
58. Morgen K., *et al.* Evidence for a direct association between cortical atrophy and cognitive impairment in relapsing-remitting MS, Neuroimage, 2005; 13: 13.
59. Amato M.P., *et al.* Neocortical volume decrease in relapsing-remitting MS patients with mild cognitive impairment, Neurology, 2004; 63(1): 89-93.
60. Edwards S.G., Liu C., Blumhardt L.D., Cognitive correlates of supratentorial atrophy on MRI in multiple sclerosis, Acta Neurol Scand, 2001; 104(4): 214-223.
61. Bermel R.A., *et al.* Bicaudate ratio as a magnetic resonance imaging marker of brain atrophy in multiple sclerosis, Arch Neurol, 2002; 59(2): 275-280.
62. Pelletier J., *et al.* A longitudinal study of callosal atrophy and interhemispheric dysfunction in relapsing-remitting multiple sclerosis, Arch Neurol, 2001; 58(1): 105-111.
63. Comi G., *et al.* Brain MRI correlates of cognitive impairment in primary and secondary progressive multiple sclerosis, J Neurol Sci, 1995; 132(2): 222-227.
64. Foong J., *et al.* Executive function in multiple sclerosis. The role of frontal lobe pathology, Brain, 1997; 120(Pt 1): 15-26.
65. Rovaris M., *et al.* Relation between MR abnormalities and patterns of cognitive impairment in multiple sclerosis, Neurology, 1998; 50(6): 1601-1608.
66. Miki Y., *et al.* Isolated U-fiber involvement in MS: preliminary observations, Neurology, 1998; 50(5): 1301-1306.
67. Moriarty D.M., *et al.* Memory dysfunction in multiple sclerosis corresponds to juxtacortical lesion load on fast fluid-attenuated inversion-recovery MR images, AJNR Am J Neuroradiol, 1999; 20(10): 1956-1962.
68. Lazeron R.H., *et al.* Neuropsychological impairment in multiple sclerosis patients: the role of (juxta)cortical lesion on FLAIR, Mult Scler, 2000; 6(4): 280-285.
69. Sperling R.A., *et al.* Regional magnetic resonance imaging lesion burden and cognitive function in multiple sclerosis: a longitudinal study, Arch Neurol, 2001; 58(1): 115-121.
70. Nocentini U., *et al.* Patterns of cognitive impairment in secondary progressive stable phase of multiple sclerosis: correlations with MRI findings, Eur Neurol, 2001; 45(1): 11-18.
71. Lazeron R.H., *et al.* Brain atrophy and lesion load as explaining parameters for cognitive impairment in multiple sclerosis, Mult Scler, 2005; 11(5): 524-531.
72. Staffen W., *et al.* Magnetic resonance spectroscopy of memory and frontal brain region in early multiple sclerosis, J Neuropsychiatry Clin Neurosci, 2005; 17(3): 357-363.
73. Benedict R.H., *et al.* Regional lobar atrophy predicts memory impairment in multiple sclerosis, AJNR Am J Neuroradiol, 2005; 26(7): 1824-1831.
74. Pujol J., *et al.* The effect of medial frontal and posterior parietal demyelinating lesions on stroop interference, Neuroimage, 2001; 13(1): 68-75.
75. Wakana S., *et al.* Fiber tract-based atlas of human white matter anatomy, Radiology, 2004; 230(1): 77-87. Epub 2003 Nov 26.
76. Fuster J.M., Memory networks in the prefrontal cortex, Prog Brain Res, 2000; 122: 309-316.
77. Fuster J.M., Prefrontal neurons in networks of executive memory, Brain Res Bull, 2000; 52(5): 331-336.
78. Au Duong M.V., *et al.* Modulation of effective connectivity inside the working memory network in patients at the earliest stage of multiple sclerosis, Neuroimage, 2005; 24(2): 533-538. Epub 2004 Nov 24.
79. Au Duong M.V., *et al.* Altered functional connectivity related to white matter changes inside the

working memory network at the very early stage of MS, J Cereb Blood Flow Metab, 2005; 25(10): 1245-1253.

80. Audoin B., *et al.* Magnetic resonance study of the influence of tissue damage and cortical reorganization on PASAT performance at the earliest stage of multiple sclerosis, Hum Brain Mapp, 2005; 24(3): 216-228.

81. Tedeschi G., *et al.* Brain atrophy and lesion load in a large population of patients with multiple sclerosis, Neurology, 2005; 65(2): 280-285.

82. Blinkenberg M., *et al.* Cortical cerebral metabolism correlates with MRI lesion load and cognitive dysfunction in MS, Neurology, 2000; 54(3): 558-564.

83. Jeffery D.R., *et al.* Cortical deficits in multiple sclerosis on the basis of subcortical lesions, Mult Scler, 2000; 6(1): 50-55.

84. Zivadinov R., *et al.* MRI techniques and cognitive impairment in the early phase of relapsing-remitting multiple sclerosis, Neuroradiology, 2001; 43(4): 272-278.

85. Christodoulou C., *et al.* Cognitive performance and MR markers of cerebral injury in cognitively impaired MS patients, Neurology, 2003; 60(11): 1793-1798.

86. Gadea M., *et al.* Spectroscopic axonal damage of the right locus coeruleus relates to selective attention impairment in early stage relapsing-remitting multiple sclerosis, Brain, 2004; 127(Pt 1): 89-98. Epub 2003 Sep 23.

87. Cader S., *et al.* Reduced brain functional reserve and altered functional connectivity in patients with multiple sclerosis, Brain, 2005; 26: 26.

88. Hillary F.G., *et al.* An investigation of working memory rehearsal in multiple sclerosis using fMRI, J Clin Exp Neuropsychol, 2003; 25(7): 965-978.

89. Chiaravalloti N., *et al.* Cerebral activation patterns during working memory performance in multiple sclerosis using FMRI, J Clin Exp Neuropsychol, 2005; 27(1): 33-54.

90. Sweet L.H., *et al.* Functional magnetic resonance imaging of working memory among multiple sclerosis patients, J Neuroimaging, 2004; 14(2): 150-157.

91. Sweet L.H., *et al.* Functional magnetic resonance imaging response to increased verbal working memory demands among patients with multiple sclerosis, Hum Brain Mapp, 2006; 27(1): 28-36.

92. Li Y., *et al.* Differential cerebellar activation on functional magnetic resonance imaging during working memory performance in persons with multiple sclerosis, Arch Phys Med Rehabil, 2004; 85(4): 635-639.

93. Wishart H.A., *et al.* Brain activation patterns associated with working memory in relapsing-remitting MS, Neurology, 2004; 62(2): 234-238.

94. Mainero C., *et al.* fMRI evidence of brain reorganization during attention and memory tasks in multiple sclerosis, Neuroimage, 2004; 21(3): 858-867.

95. Staffen W., *et al.* Cognitive function and fMRI in patients with multiple sclerosis: evidence for compensatory cortical activation during an attention task, Brain, 2002; 125(Pt 6): 1275-1282.

96. Paulesu E., *et al.* Functional basis of memory impairment in multiple sclerosis: a[18F]FDG PET study, Neuroimage, 1996; 4(2): 87-96.

97. Sun X., *et al.* Clinical significance of reduced cerebral metabolism in multiple sclerosis: a combined PET and MRI study, Ann Nucl Med, 1998; 12(2): 89-94.

98. Polich J., *et al.* P300 in multiple sclerosis: a preliminary report, Int J Psychophysiol, 1992; 12(2): 155-163.

99. Honig L.S., Ramsay R.E., Sheremata W.A., Event-related potential P300 in multiple sclerosis. Relation to magnetic resonance imaging and cognitive impairment, Arch Neurol, 1992; 49(1): 44-50.

100. Triantafyllou N.I., *et al.* Cognition in relapsing-remitting multiple sclerosis: a multichannel event-related potential (P300) study, Acta Neurol Scand, 1992; 85(1): 10-13.

101. Ruchkin D.S., *et al.* Event-related brain potential evidence for a verbal working memory deficit in multiple sclerosis, Brain, 1994; 117(Pt 2): 289-305.

102. Leocani L., *et al.* Electroencephalographic coherence analysis in multiple sclerosis: correlation with clinical, neuropsychological, and MRI findings, J Neurol Neurosurg Psychiatry, 2000; 69(2): 192-198.

Capítulo 5

Diagnóstico de la esclerosis múltiple

J.M.ª Prieto, C. Calles

> *«Debemos rehusar hacer el diagnóstico de esclerosis múltiple si está ausente la multiplicidad de los síntomas, y antes de realizar este diagnóstico debemos descartar que esta multiplicidad no es debida a otros factores distintos de la esclerosis múltiple.»*
>
> Foster Kennedy.
> On the diagnosis of multiple sclerosis, 28: 524-31.
> Proc Assoc Res Nerv Ment Dis, 1950.

Introducción

El diagnóstico de la esclerosis múltiple (EM) es fundamentalmente clínico y en las pruebas complementarias no existen alteraciones patognomónicas de la enfermedad. Sin embargo, estas pruebas pueden ser necesarias ante la sospecha de una enfermedad desmielinizante para la confirmación del diagnóstico.

El objetivo de las pruebas utilizadas es documentar la diseminación de las lesiones en espacio y tiempo, confirmar la presencia de inflamación intratecal y excluir condiciones que puedan simular una enfermedad desmielinizante.

1 Métodos diagnósticos

Los métodos utilizados en el diagnóstico de la EM son:

- Resonancia magnética (RM).
- Examen de líquido cefalorraquídeo (LCR).
- Potenciales evocados (PE).
- Tomografía de coherencia óptica (OCT).

1.1 Resonancia magnética

La RM es la técnica más sensible en la identificación de las lesiones que aparecen en la EM. Tiene una sensibilidad próxima al 100 % para detectar lesiones desmielinizantes características de la EM, permite demostrar la diseminación espacial y temporal que caracteriza a la enfermedad así como descartar otros procesos inflamatorios, vasculares o tumorales que inicialmente pudieran comportarse como una EM.[1] En pacientes con síndrome clínico aislado, la evidencia de sucesivas lesiones radiológicas clínicamente silentes acorta el tiempo para el diagnóstico de EM.[2]

Las lesiones desmielinizantes pueden caracterizarse en las imágenes de RM por su localización, morfología, intensidad de señal y grado de captación de gadolinio.[3] Las placas en fase aguda aparecen como áreas de alta intensidad de señal en las secuencias potenciadas en T2. La captación de gadolinio en las secuencias T1 se relaciona con el daño de la barrera hematoencefálica asociado con la inflamación y se han descrito dos patrones de captación:

– Captación uniforme que refleja la aparición de nuevas lesiones.
– Captación en anillo que indica reactivación de lesiones antiguas.

Las imágenes de RM potenciadas en T2 constituyen el test diagnóstico más sensible para demostrar diseminación espacial, pero su especificidad es moderada; las imágenes en T1 con gadolinio son muy específicas, al diferenciar lesiones captantes y no captantes. Por ello, la utilización de ambas secuencias proporciona una especificidad óptima.

Los hallazgos de imagen típicos que son sensibles y específicos para el diagnóstico de EM incluyen placas a lo largo de la unión callososeptal y la extensión perivenular (Dawson *finger).*[3]

Además de detectar lesiones en el cerebro, la RM puede detectar lesiones medulares. La mayoría se localizan en la médula cervical, tienden a ser multifocales y asimétricas, muestran un incremento de intensidad de la señal en T2 y con frecuencia, captación de gadolinio.

Para las formas clínicas de presentación no medular debe realizarse una RM cerebral, pero si las lesiones no son suficientes para apoyar diseminación en espacio, la RM medular adicional puede ser útil en el diagnóstico. Para las formas de presentación medular, la investigación inicial debe ser una RM medular principalmente para excluir otros diagnósticos alternativos y si posteriormente se sospecha EM, debe realizarse una RM cerebral para identificar lesiones adicionales.[3]

La administración de contraste en la EM incrementa la fiabilidad de las imágenes de RM al permitir detectar lesiones activas y desempeña un papel importante en la demostración de diseminación en tiempo según los criterios revisados de McDonald.[4] La captación de contraste también ayuda a excluir diagnósticos alternativos, como otros procesos inflamatorios y los tumores. Por estas razones se recomienda la utilización de contraste en el diagnóstico y evaluación inicial de la EM.

En los últimos años se están desarrollando nuevas técnicas de RM que permiten detectar de forma específica, sencilla y reproducible fenómenos de inflamación, degeneración y daño axonal e identificar cambios en la activación cortical atribuibles a fenómenos de plasticidad cerebral.[5] Entre estas técnicas destacan la espectroscopia por resonancia magnética de protón, la transferencia de magnetización, la difusión por RM y la RM funcional.

1.2   Examen de líquido cefalorraquídeo

Los hallazgos en el LCR permiten asegurar que los síntomas de los pacientes con EM o las lesiones encontradas en la RM son de naturaleza inflamatoria y todos los aspectos del análisis del LCR pueden ayudar a distinguir la EM de otras causas de inflamación sistémica, como vasculitis o infección crónica.[6]

Estudios en el LCR para el diagnóstico de la EM:[2]

- *Recuento celular.* Suele ser normal o existir discreta pleocitosis, pero ante un recuento superior a 50 células han de plantearse otras alternativas diagnósticas.
- *Citología.* Las células que se suelen encontrar en la EM son linfocitos, predominantemente CD4[+].
- *Cociente de albúmina.* No suele alterarse.
- *Síntesis intratecal de inmunoglobulina (Ig) G.* Hallazgo característico de la EM que puede calcularse de forma cuantitativa o cualitativa:

  - Índice IgG: es la forma más sencilla de demostrar de forma cuantitativa la síntesis intratecal. Se calcula del siguiente modo: (IgG del LCR/IgG del suero)/(albúmina del LCR/albúmina del suero) y en condiciones normales es menor de 0,77. Valores superiores indican síntesis intratecal de IgG, hallazgo característico de la EM.
  - Bandas oligoclonales (BOC) de IgG (estudio cualitativo) (véase la figura 1): es la forma más sensible y específica para demostrar síntesis intratecal. La presencia de dos bandas en el LCR, no presentes en el suero, implica síntesis intratecal de IgG y ocurre en el 96 % de los pacientes con EM. El método más adecuado es el isoelectroenfoque seguido de una tinción inmunoespecífica para las moléculas de IgG.[6]

- *BOC de IgM.* Predicen la aparición de los brotes, peor evolución de la EM y mayor probabilidad de conversión de los síndromes clínicos aislados a EM, sobre todo si presentan especificidad frente a lípidos.[7,8]
- *Proteína 14-3-3.* Su presencia en el LCR predice nuevos brotes en los síndromes clínicos aislados.[9]

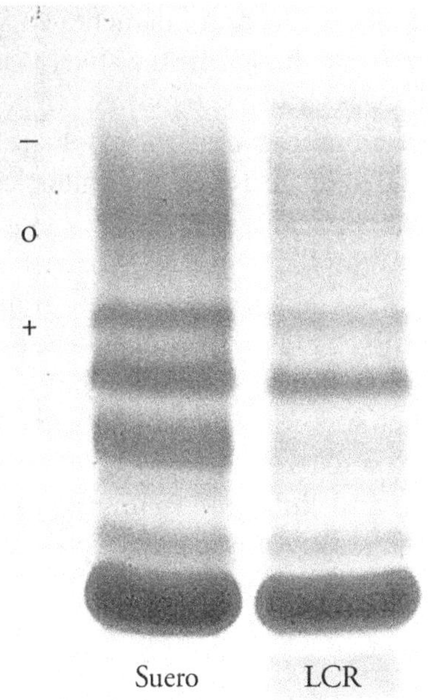

Figura 1.

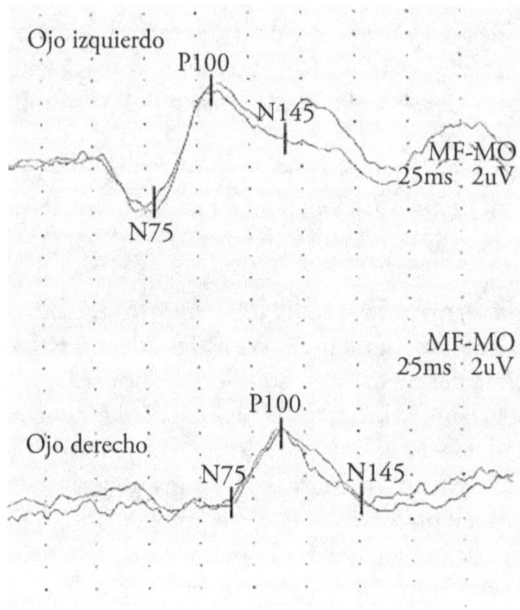

Figura 2.

1.3 Potenciales evocados

Los PE relacionados con estímulos se utilizan para la valoración de la función en algunas vías nerviosas (visual, acústica, somatosensitiva y motora) y proporcionan una medida fiable de la desmielinización. El diagnóstico de la EM se fundamenta en la demostración de lesiones diseminadas en espacio y tiempo; por esto, los PE se utilizan en el diagnóstico de la EM, ya que permiten definir la afectación de las vías sensitivas o motoras en pacientes con pocos síntomas o que demuestran lesiones que no han producido sintomatología.[2]

El análisis sistemático de la utilidad de los PE en el diagnóstico de la EM establece como recomendaciones que los potenciales evocados visuales (PEV) son útiles en el diagnóstico de EM (hasta un 85 % de los pacientes con PEV patológicos tienen una EM confirmada por su evolución y otras pruebas diagnósticas), mientras que los PE somatosensoriales sólo pueden recomendarse como posiblemente útiles y los PE acústicos del tronco no han presentado suficientes evidencias para poder ser recomendados como una herramienta útil en el diagnóstico de la EM.[10] Por esta razón, en los actuales criterios diagnósticos de McDonald, los únicos PE utilizables en el proceso diagnóstico son los PEV.[11]

La alteración más específica de desmielinización en un PEV es el aumento de la latencia de la onda P100 con morfología conservada (véase la figura 2).

1.4 Tomografía de coherencia óptica

Es una técnica no invasiva que permite medir el grosor de la capa de fibras nerviosas de la retina y disponer de imágenes anatómicas de alta resolución a partir de las cuales es posible obtener datos cuantitativos sobre los cambios en la arquitectura estructural que se producen en la retina como consecuencia del proceso neurodegenerativo en la EM.[11] Se utiliza para detectar pérdida axonal en la capa de fibras nerviosas de la retina y diversos trabajos sugieren su posible utilidad como marcador de actividad y daño axonal en la EM.[12]

2 Criterios diagnósticos

A pesar del desarrollo de nuevas técnicas de neuroinmunología, neuroimagen y neurofisiología, en los últimos sesenta años no se han modificado estos criterios de forma sustancial, de forma que para establecer un diagnóstico de la enfermedad es preciso tener en cuenta dos principios básicos:

- El diagnóstico de la EM es clínico.
- Para establecer ese diagnóstico es precisa la demostración de diseminación espacial y temporal de las lesiones.

El mejor conocimiento de la enfermedad, junto con la descripción de distintas formas evolutivas y la aparición de nuevas técnicas de diagnóstico han dado lugar a la elaboración de diferentes criterios diagnósticos que se establecían en forma de probabilidad de sufrir la enfermedad (Allison y Millar, 1954; McAlpine y colaboradores, 1955; Schumacher y colaboradores, 1968; Rose y Ellison, 1976). La confirmación definitiva se establecía tras un estudio de anatomía patológica. En 1983, Poser y colaboradores[13] propusieron unos criterios complejos cuya finalidad era establecer el diagnóstico con la mayor precisión y precocidad posible según criterios clínicos y del LCR.

Desde el punto de vista clínico el paciente con EM con una evolución característica en brotes se describe como aquel que presenta «síntomas monofocales y signos multifocales», pero la existencia de métodos terapéuticos que modifican la evolución de la enfermedad obliga a establecer el diagnóstico lo más rápidamente posible. Cuando el paciente presenta una clínica multifocal las dificultades son menores, pero en los casos monofocales o en el primer episodio supuestamente desmielinizante, la demostración de diseminación espacial y temporal exige la realización de pruebas paraclínicas cuya interpretación puede ser compleja (véase el esquema 1).

Los avances en los estudios del LCR y neurofisiológicos, y fundamentalmente el desarrollo de técnicas de neuroimagen, generaron una revolución en esos criterios que en el año 2001 llevó a una nueva propuesta en la que la RM cobraba un mayor protagonismo.[14] En función de estos nuevos criterios se establecieron dos niveles de certeza diagnóstica (EM y EM posible) y al mismo tiempo se definía la forma PP. Por otra parte, en los pacientes con «clínica de dos o más brotes con dos o más lesiones clínicamente objetivas» no eran precisos más requisitos para establecer el diagnóstico de EM. Sin embargo, la mayor aportación de estos nuevos criterios fue en relación con el síndrome neurológico aislado (CIS), lo que dio lugar a múltiples estudios comparativos de sensibilidad y especificidad entre los criterios de Poser y de McDonald[15,16,17] que obligaron a una revisión de estos últimos en el año 2005.

Los criterios vigentes en la actualidad son de aplicación universal en la clínica y en los múltiples ensayos clínicos y fueron establecidos por un panel de expertos en 2005.[4] Estos nuevos

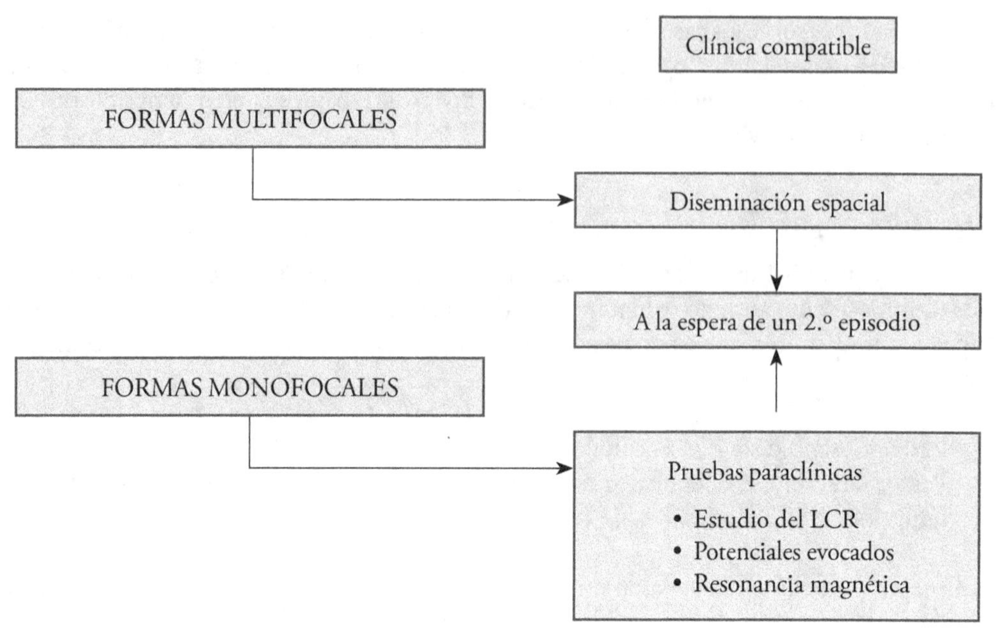

Esquema 1. Algoritmo diagnóstico clínico.

criterios dan gran relevancia a los hallazgos en RM y admiten la posibilidad de establecer el diagnóstico de EM en pacientes con un único episodio clínico cuando la RM demuestra lesiones desmielinizantes en el SNC diseminadas en tiempo y espacio. En la tabla 1 se establecen estos criterios diagnósticos.

Con los nuevos criterios, la especificidad diagnóstica se mantiene (92 % *versus* 94 % de los criterios de 2001) y se aumenta de forma notable la sensibilidad (77 % *versus* 46 % de los criterios de 2001), tanto en lo que se refiere a la diseminación espacial (95 % *versus* 79 %) como a la temporal (77 % *versus* 49 %).

Los nuevos criterios aportan importantes ventajas sobre todos los previos:

– Simplifican el diagnóstico de la EM progresiva.
– Clarifican el papel de la RM medular, el LCR y los PE.
– Definen los criterios de diseminación espacial y temporal.

En relación con la EM primaria progresiva es posible establecer el diagnóstico siempre que el paciente tenga clínica progresiva de al menos un año de evolución asociada a dos de los siguientes criterios: RM medular con al menos dos lesiones de hiperseñal que suelen abarcar no más de un cuerpo vertebral y son de localización posterior en la médula o una RM cerebral con al menos nueve lesiones (o cuatro lesiones con PE visuales patológicos) o bien un LCR con bandas oligoclonales de IgG. En esta forma clínica es obligada la realización sistemática de estudios del LCR y de PE visuales. Con estos criterios no es necesaria la realización de PE auditivos ni de los PE somatosensoriales.

Clínica de dos o más brotes con dos o más lesiones objetivas	No necesita más requisitos, ya que existe diseminación en tiempo y espacio
Clínica de dos o más brotes con una sola lesión clínicamente objetiva	Diseminación en el espacio demostrada por RM o ≥ 2 lesiones en RM y LCR (+) o nuevo brote de localización diferente
Clínica de un brote con dos o más lesiones clínicamente objetivas	Diseminación en el tiempo demostrada por RM o un 2.º brote clínico
Un brote (monosintomático) con una lesión (síndrome clínico aislado)	Diseminación en el espacio por RM o ≥ 2 lesiones en RM y LCR (+) y diseminación temporal por RM o un 2.º brote clínico
Forma primaria progresiva	Progresión continua ≥ un año y dos RM cerebral (+) (9 lesiones en T2 o ≥ 4 lesiones en T2 con PEV +) (2) RM medular (+) (≥ 2 lesiones en T2) (3) LCR (+)

Tabla 1. Criterios de McDonald, 2005.

Se habla de diseminación espacial cuando se cumplen al menos tres de los siguientes cuatro criterios:

- Lesión positiva al gadolinio o al menos nueve lesiones en T2 si no hay lesiones positivas al gadolinio.
- Al menos una lesión infratentorial.
- Al menos una lesión yuxtacortical.
- Al menos tres lesiones periventriculares.

Es importante señalar que con estos criterios las lesiones espinales cuentan igual que las cerebrales, que una lesión espinal equivale a una lesión infratentorial y que una lesión espinal positiva al gadolinio equivale a una cerebral positiva al gadolinio.

Respecto a la diseminación temporal ésta queda establecida en al menos una de las siguientes dos circunstancias:

- Lesión positiva al gadolinio en una región diferente de la causante del brote detectada en una segunda RM, tres meses después.
- Una nueva lesión en T2 en otra RM realizada al menos 30 días después del primer episodio.

Aunque se clarifican muchos aspectos diagnósticos importantes, con los nuevos criterios aún hay discrepancias pendientes de resolver.

En los criterios de diseminación temporal se exige un mínimo de 30 días para las lesiones T2 y al menos tres meses para las lesiones captantes de gadolinio.

La captación de gadolinio se utiliza como un criterio de diseminación temporal pero no espacial.

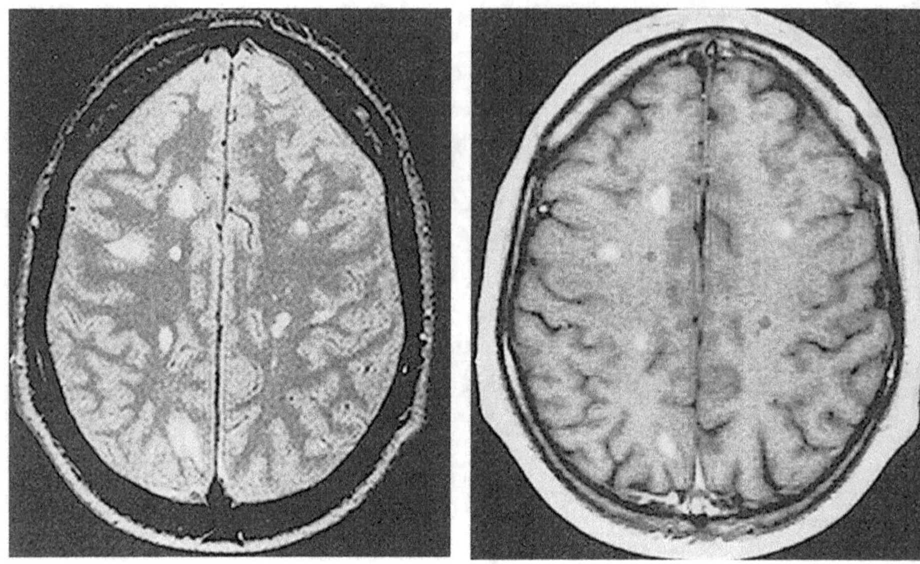

Figura 3. Resonancia magnética cerebral en T2 (izquierda) y con contraste (derecha) con lesiones de distinta edad tras un primer episodio neurológico.

Una RM en la que hay lesiones captantes de gadolinio y otras que no lo captan sugiere que las lesiones tienen una edad diferente, por lo que no debería ser obligada la realización de una nueva RM (véase la figura 3).

En 2006, el grupo de Swanton y colaboradores[18] sugirió una simplificación de los criterios de neuroimagen, lo que ha llevado al desarrollo posterior de estudios que intentan clarificar si esa simplificación aporta ventajas sin aumentar el número de falsos diagnósticos, al aumentar la sensibilidad en detrimento de la especificidad,[19] sobre todo en las formas primarias progresivas de la enfermedad.[20] Por el momento, los criterios actualmente válidos y aceptados a escala internacional son los de McDonald, 2005, y son los que se aconsejan en la actualidad en la *Guía oficial para el diagnóstico y tratamiento de la esclerosis múltiple* de la Sociedad Española de Neurología.[2]

Encefalomielitis aguda diseminada	Infecciones crónicas:
Lupus eritematoso sistémico	– Enfermedad de Lyme
Síndrome antifosfolípido	– Sífilis meningovascular
Síndrome de Sjögren	– Encefalitis por VIH
Enfermedad de Behçet	– Panencefalitis esclerosante subaguda
Vasculitis del SNC	– Enfermedad de Whipple
Enfermedades vasculares no inflamatorias:	Linfoma cerebral primario
– CADASIL	Enfermedades mitocondriales
Sarcoidosis	

Tabla 2. Entidades que pueden causar lesiones múltiples del sistema nervioso central con un curso remitente-recidivante (adaptada de McAlpine's Multiple Sclerosis).

Ataxias hereditarias y paraplejías
Leucodistrofias:
  – Adrenoleucodistrofia
  – Leucodistrofia metacromática
  – Enfermedad de Krabbe
  – Leucodistrofia dominante de aparición
    en el adulto
  – Enfermedad de la sustancia blanca evanescente
  – Enfermedad de Alexander
  – Displasia oculodentodigital
	Déficit de vitamina B_{12}
	Xantomatosis cerebrotendinosa
	Fenilcetonuria
	Atrofia multisistémica
	Síndromes paraneoplásicos
	Enfermedad celíaca
	Ataxia cerebelosa con anticuerpos anti-GAD
	Enfermedad de motoneurona

Tabla 3. Enfermedades que provocan lesiones en diferentes zonas del sistema nervioso central, pero generalmente con manifestaciones asimétricas y curso progresivo (adaptada de McAlpine's Multiple Sclerosis).

3   Diagnóstico diferencial de la esclerosis múltiple

La EM es una enfermedad que puede cursar con diversidad de síntomas y signos, y por ello, en ocasiones, ha de establecerse un diagnóstico diferencial amplio con otras entidades:[21]

– Entidades que pueden causar lesiones múltiples del SNC y que presentan un curso remitente-recidivante (véase la tabla 2).

Síndromes medulares	*Crónicos:* – Compresión – Mielopatía cervical espondilótica – Malformación de Chiari – Malformación dural – Mielopatía asociada al HTLV-1 – Mielopatía no compresiva – Esclerosis lateral primaria – Esclerosis lateral amiotrófica	*Agudos:* – Compresión – Infarto medular – Mielitis transversa – Mielitis aguda necrosante
Síndromes visuales	*Crónicos*	*Agudos:* – Neuropatía óptica isquémica anterior – Neuropatía óptica hereditaria de Leber – Neurorretinitis – Neuropatía óptica inflamatoria crónica recidivante – Neuritis óptica paraneoplásica
Síntomas migratorios sensitivos		
Mielinólisis central pontina		

Tabla 4. Síndromes aislados o monosintomáticos del sistema nervioso central que sugieren una única lesión de sustancia blanca (adaptada de McAlpine's Multiple Sclerosis).

- Enfermedades que provocan lesiones en diferentes zonas del SNC, pero generalmente con manifestaciones asimétricas y curso progresivo (véase la tabla 3).
- Síndromes aislados o monosintomáticos del SNC que sugieren una única lesión de sustancia blanca (véase la tabla 4).
- Síntomas no orgánicos que pueden simular las manifestaciones clínicas y el curso de la EM.

En 2008, un panel de expertos internacional desarrolló unas recomendaciones para abordar el diagnóstico diferencial de la EM,[22] cuyos objetivos principales son:

- Exclusión de potenciales diagnósticos alternativos a EM.
- Diagnóstico diferencial de síndromes clínicos aislados (CIS) más frecuentes, sugestivos de EM.
- Diferenciación entre la EM y otras enfermedades desmielinizantes inflamatorias idiopáticas «no-EM».

Ejemplos de signos de alarma clínicos mayores	Posibles diagnósticos alternativos
Lesiones óseas	Histiocitosis
Afectación pulmonar	Sarcoidosis, granulomatosis linfomatoide
Neuropatía craneal múltiple	Meningitis crónica, enfermedad de Lyme
Neuropatía periférica	Déficit de B_{12}, adrenoleucodistrofia
Xantomas tendinosos	Xantomatosis cerebrotendinosa
Enfermedad cardíaca	Infartos cerebrales múltiples, abscesos cerebrales secundarios a endocarditis
Miopatía	Encefalopatía mitocondrial, síndrome de Sjögren
Afectación renal	Vasculitis, enfermedad de Fabry, LES
Signos extrapiramidales	Enfermedad de Whipple, atrofia multisistémica, enfermedad de Wilson
Livedo reticularis	Síndrome antifosfolípido, LES, síndrome de Sneddon
Retinopatía	Enfermedad mitocondrial, enfermedad de Susac
Diabetes insípida	Sarcoidosis, histiocitosis
Manifestaciones hematológicas	Púrpura trombótica trombocitopénica, déficit B_{12}, enfermedad de Wilson, déficit de cobre
Úlceras mucosas	Enfermedad de Behçet
Miorritmia	Enfermedad de Whipple
Afectación hipotalámica	Sarcoidosis, histiocitosis
Abortos espontáneos o eventos trombóticos	Síndrome antifosfolípido, púrpura trombótica trombocitopénica
Amiotrofia	ELA, siringomielia
Poliartralgias	Lupus, enfermedad de Lyme
Exantema	Lupus, enfermedad de Lyme

Tabla 5. Signos de alarma clínicos mayores y posibles diagnósticos alternativos (adaptada de Miller y col.).

Ejemplos de signos de alarma radiológicos mayores	Posibles diagnósticos alternativos
Trombosis de senos venosos cerebrales	Enfermedad de Behçet, vasculitis, meningitis crónica
Infartos corticales	Enfermedad embólica, púrpura trombótica trombocitopénica, vasculitis
Hemorragias/microhemorragias	Angiopatía amiloide, enfermedad de Moya-Moya, CADASIL, vasculitis
Captación meníngea	Meningitis crónica, sarcoidosis, vasculitis SNC
Calcificaciones	Cisticercosis, toxoplasmosis, enfermedad mitocondrial
Afectación selectiva de lóbulo temporal anterior y frontal inferior	CADASIL
Infartos lacunares	Enfermedad isquémica hipertensiva, CADASIL, síndrome de Susac
Lesiones captantes persistentes	Linfoma, glioma, vasculitis, sarcoidosis
Captación simultánea de todas las lesiones	Vasculitis, linfoma, sarcoidosis
Hiperintensidad en T2 en núcleo dentado	Xantomatosis cerebrotendinosa
Hiperintensidad en T1 en el núcleo pulvinar	Enfermedad de Fabry, encefalopatía hepática, toxicidad por manganeso
Lesiones de tronco infiltrativas de gran tamaño	Enfermedad de Behçet, glioma pontino
Predominancia de lesiones en unión corticosubcortical	Infartos embólicos, vasculitis, leucoencefalopatía multifocal progresiva

Tabla 6. Signos de alarma radiológicos mayores y posibles diagnósticos alternativos (adaptada de Miller y col.).

3.1   Exclusión de potenciales diagnósticos alternativos a la esclerosis múltiple

Establecen una serie de signos de alarma *(red flags)* mayores, intermedios y menores tanto clínicos (véase la tabla 5) como de RM (véase la tabla 6), que ante su presencia se ha de plantear un diagnóstico alternativo a la EM.

3.2   Diagnóstico diferencial de síndromes clínicos aislados más frecuentes sugestivos de esclerosis múltiple

Las presentaciones más frecuentes de CIS afectan al nervio óptico, la médula espinal, el tronco o los hemisferios cerebrales, estableciendo para cada una de ellas las características típicas que aparecen en la EM; hechos menos frecuentes pero que pueden aparecer en la EM, y hechos atípicos para una EM (véase la tabla 7).

Este panel de expertos elabora también algoritmos diagnósticos para cada una de las tres presentaciones más frecuentes de CIS (véanse los esquemas 2, 3 y 4).

Hechos clínicos típicos de CIS vistos en EM	Hechos clínicos menos frecuentes de CIS en EM	Hechos atípicos para CIS en EM
Nervio óptico – Neuritis óptica unilateral – Dolor con movimientos oculares – Visión borrosa parcial y principalmente central – Papila normal o edema leve	– Neuritis óptica bilateral simultánea – No dolor – No percepción de la luz – Edema de papila moderado o severo – Uveítis (leve, posterior)	– Neuropatía óptica progresiva – Dolor orbitario continuo e intenso – Pérdida de visión completa y persistente – Neurorretinitis – Uveítis (anterior y severa)
Tronco/cerebelo – Oftalmoplejía internuclear bilateral – Ataxia y nistagmo multidireccional – Parálisis del VI par – Parestesias faciales	– Oftalmoplejía internuclear bilateral, parálisis facial, mioquimia – Sordera – Síndrome del uno y medio – Neuralgia trigémino – Espasmos tónicos paroxísticos	– Oftalmoplejía completa externa, parálisis de la mirada vertical – Parálisis del III par – Neuropatía sensitiva trigeminal progresiva – Distonía focal, tortícolis
Médula espinal – Mieolopatía parcial – Signo de L'Hermitte – Parestesias – Urgencia miccional, incontinencia, disfunción eréctil – Paraparesia espástica progresiva asimétrica	– Mielitis transversa completa – Radiculopatía, arreflexia – Pérdida segmentaria de la sensibilidad termo-algésica – Síndrome de Brown-Sequard parcial – Incontinencia fecal	– Lesión en el territorio de la arteria espinal anterior – Síndrome de la cola de caballo – Nivel sensitivo para todas las modalidades – Síndrome de Brown-*sequard* completo
Hemisféricos – Deterioro cognitivo subcortical leve – Hemiparesia	– Epilepsia – Hemianopsia	– Encefalopatía – Ceguera cortical

Tabla 7. Hallazgos clínicos en pacientes con primer brote de esclerosis múltiple (EM).
(Adaptada de Miller y col.).

3.3 *Diferenciar entre la esclerosis múltiple y otras enfermedades desmielinizantes inflamatorias idiopáticas «no-EM»*

Los hallazgos clínicos, radiológicos e inmunológicos pueden ayudar a distinguir entre la EM y otras entidades desmielinizantes inflamatorias idiopáticas no-EM; entre éstas las más frecuentes son:

- La neuromielitis óptica de Devic (NMO).
- La encefalomielitis aguda diseminada (EAD).

3.3.1 *Neuromielitis óptica de Devic*

Es una enfermedad desmielinizante del SNC que afecta preferentemente a los nervios ópticos y a la médula espinal; aunque en un 10 % de los casos puede tener un curso monofásico, en

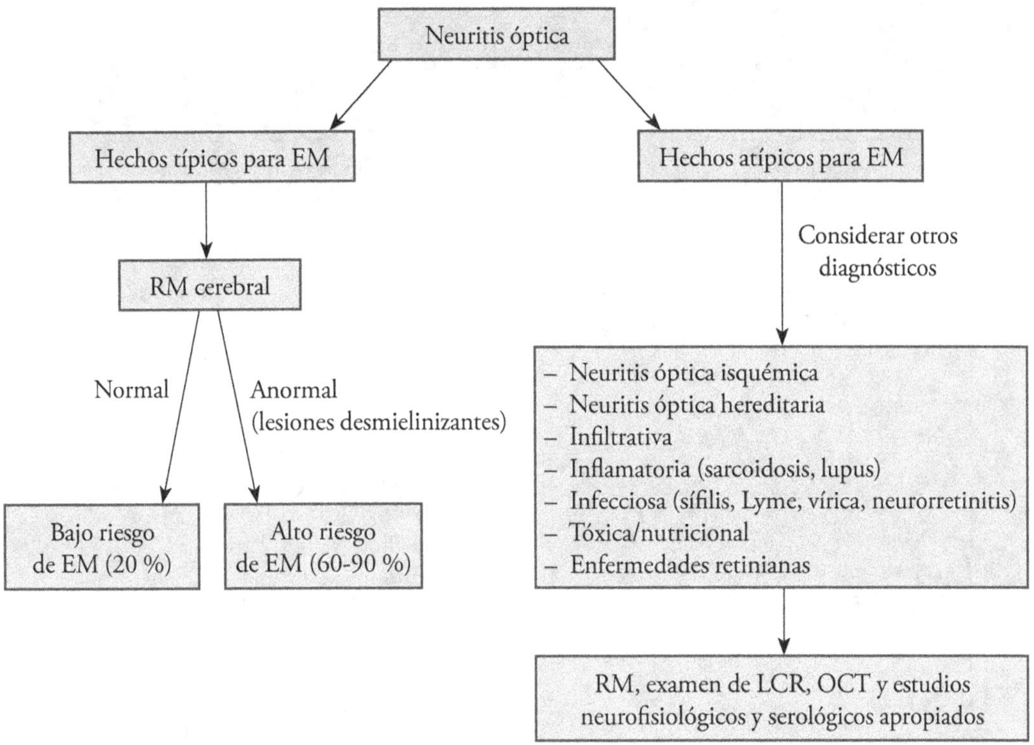

Esquema 2. Diagnóstico diferencial de la presentación con neuritis óptica (adaptado de Miller et al.).

la mayoría de los pacientes es una entidad recurrente, lo que puede dificultar su distinción de la EM.

Las características clínicas que distinguen la NMO de la EM es la predilección de la NMO por cursar con episodios de mielitis grave, que a menudo se manifiesta como una mielitis transversa completa y episodios graves de neuritis óptica que suelen tener menor recuperación que en la EM.[23]

La afectación cerebral clínica es infrecuente y la RM cerebral suele ser normal o mostrar lesiones no típicas de la EM, que suelen tener predilección por las regiones con expresión elevada de aquoporina 4, incluyendo el hipotálamo, la médula y otras áreas del tronco cerebral.

A diferencia de lo que ocurre en la EM, en la NMO las lesiones medulares son extensas (afectan a tres o más segmentos vertebrales contiguos), son moderadamente expansivas, hiperintensas en T2, pueden ser hipointensas en T1 y mostrar captación de gadolinio.

Las BOC en el LCR sólo se detectan en un 10-20 % de los pacientes, a diferencia de la EM (70-90 %). En un 30 % de los pacientes, durante un episodio de mielitis, el LCR puede mostrar pleocitosis linfocitaria con abundantes neutrófilos.

En los últimos años, se ha descrito un marcador serológico altamente específico de NMO, los anticuerpos antiaquoporina 4 (NMO-IgG), útil para el diagnóstico diferencial de la EM.[24]

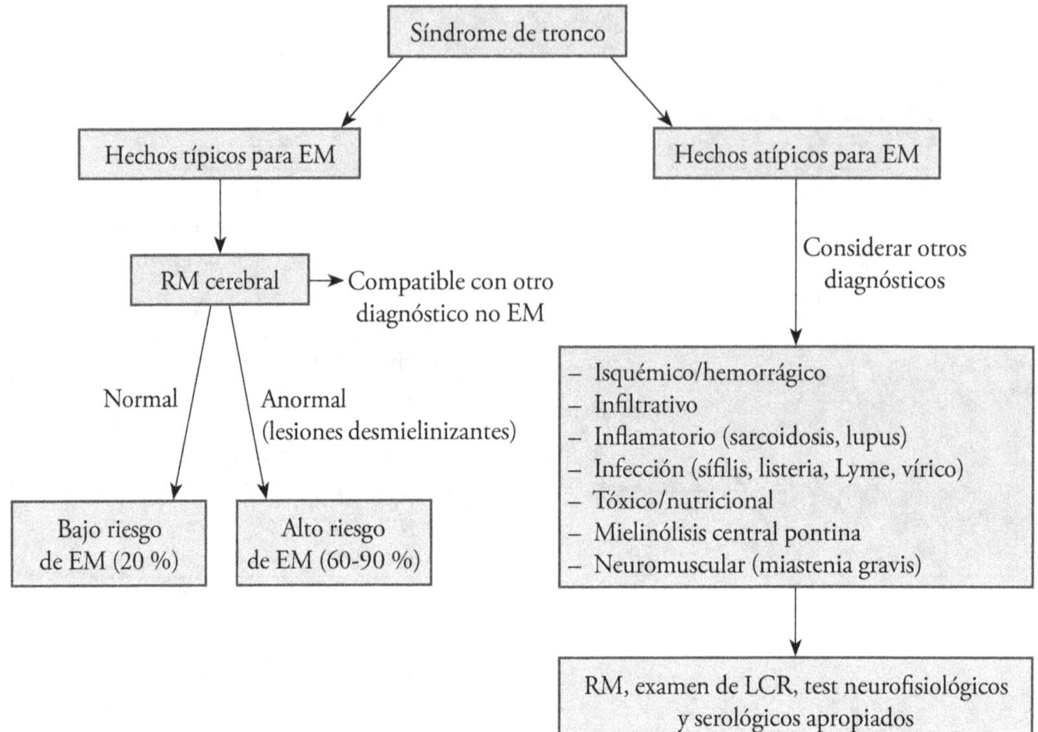

Esquema 3. Diagnóstico diferencial de la presentación con síndrome de tronco
(adaptado de Miller et al.).

3.3.2 *Encefalomielitis aguda diseminada*

La EAD es una enfermedad inflamatoria desmielinizante que suele desarrollarse después de procesos infecciosos víricos o tras vacunaciones, generalmente tiene un curso monofásico, aunque se han descrito recurrencias en un 10 % de los casos, y es una entidad más frecuente en niños.

Con frecuencia tiene una evolución aguda, con encefalopatía, a menudo asociada a convulsiones, y múltiples signos neurológicos focales (ataxia, alteración de pares craneales, signos motores o sensitivos).

Aunque la RM no es específica, la presencia de múltiples lesiones supra o infratentoriales de predominio subcortical, en combinación con lesiones que afectan a la sustancia gris profunda y la actividad inflamatoria en todas las lesiones, son más características de la EAD que de la EM.[25] Asimismo, si existen lesiones medulares, son longitudinalmente extensas, a diferencia de lo que sucede en la EM. En la EAD, las BOC en el LCR suelen ser negativas.

A pesar de estas diferencias entre la EAD y la EM, en ocasiones es difícil diferenciarla de un primer episodio fulminante de EM.

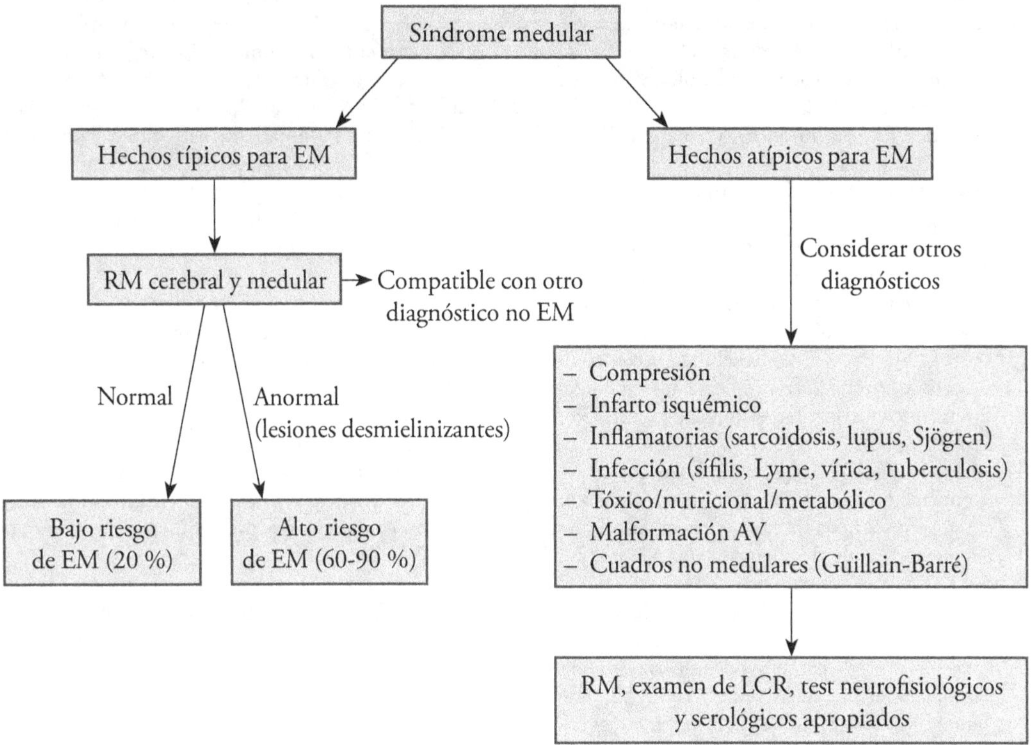

Esquema 4. Diagnóstico diferencial de la presentación con síndrome medular (adaptado de Miller et al.).

Bibliografía

1. Charil A., Yousry T.A., Rovaris M., *et al.* MRI and the diagnosis of multiple sclerosis: expanding the concept of no better explanation, Lancet Neurol, 2006; 5: 841-852.

2. Guía Oficial para el Diagnóstico y Tratamiento de la Esclerosis Múltiple 2007. Comité *ad hoc* del Grupo de Estudio de Enfermedades Desmielinizantes. Sociedad Española de Neurología, Prous Science, Madrid, 2007.

3. Lövblad K.O., Anzalone N., Dörfler A., Essig M., Hurwitz B., Kappos L., *et al.* MR imaging in multiple sclerosis: review and recommendations for current practice, AJNR Am J Neuroradiol, 2010; 31(6): 983-899.

4. Polman C.H., Reingold S.C., Edan G., *et al.* Diagnostic criteria for multiple sclerosis: 2005 revisions to the McDonald Criteria, Ann Neurol, 2005; 58: 840-846.

5. Filippi M., Rocca M.A., Novel MRI approaches to assess patients with multiple sclerosis, Curr Opin Neurol, 2010; 23: 212-217.

6. Freedman M.S., Thompson E.J., Giovannoni G., *et al.* Recommended standard of cerebrospinal fluid analysis in the diagnosis of multiple sclerosis, Arch Neurol, 2005; 62: 863-870.

7. Villar L.M., Sádaba M.C., Roldán E., *et al.* Intrathecal síntesis of oligoclonal IgM against myelin lipids predicts an aggressive disease course in MS, J Clin Invest, 2005; 115: 187-194.

8. Villar L.M., Masjuan J., González-Porqué P., *et al.* Intrathecal IgM synthesis is a prognostic factor in multiple sclerosis, Ann Neurol, 2003; 53: 222-226.

9. Martínez-Yélamos A., Saiz A., Sánchez-Valle R., *et al.* 14-3-3 protein in the CSF as a prognostic marker in early multiple sclerosis, Neurology, 2001; 57: 722-724.

10. Gronseth Gary S., Ashman Eric J., Practice parameter: the usefulness of evoked potentials in identify-

ing clinically silent lesions in patients with suspected multiple sclerosis (an evidence-based review): report of the Quality Standards Subcommitte of the American Academy of Neurology, Neurology, 2000; 54: 1720-1725.

11. Sergott R.C., Frohman E., Glanzman R., *et al.* OCT in MS Expert Panel. The role of optical coherence tomography in multiple sclerosis: expert panel consensus, J Neurol Sci, 2007; 263: 3-14.

12. Sepulcre J., Murie-Fernández M., Salinas-Alaman A., *et al.* Diagnostic accuracy of retinal abnormalities in predicting disease activity in MS., Neurology, 2007; 68: 1488-1494.

13. Poser C.M., Paty D.W., Scheinberg L., *et al.* New diagnostic criteria for multiple sclerosis: guidelines for research protocols, Ann Neurol, 1983; 13: 227-231.

14. McDonald W.I., Compston A., Edan G., *et al.* Recommended diagnostic criteria for multiple sclerosis: guidelines from the international panel on the diagnosis of multiple sclerosis, Ann Neurol, 2001; 50: 121-127.

15. Dalton C.M., Brex P.A., Miszkiel K.A., *et al.* Application of the new McDonald criteria to patients with clinically isolated syndromes suggestive of multiple sclerosis, Ann Neurol, 2002; 52: 47-53.

16. Tintoré M., Rovira A., Río J., *et al.* New diagnostic criteria for multiple sclerosis. Application in first demyelinating episode, Neurology, 2003; 60: 27-30.

17. Fangerau T., Schimrigk S., Haupts M., *et al.* Diagnosis of multiple sclerosis: comparison of the Poser criteria and the new McDonald criteria, Acta Neurol Scand, 2004; 109: 385-389.

18. Swanton J.K., Fernando K.T., Dalton C.M., *et al.* Modification of MRI criteria for multiple sclerosis in patients with clinically isolated syndromes, J Neurol Neurosurg Psychiatry, 2006; 77: 830-833.

19. Montalbán X., Tintoré M., Swanton J., *et al.* MRI criteria for MS in patients with clinically isolated syndromes, Neurology, 2010;74:427-434.

20. Montalbán X., Sastre-Garriga J., Filippi M., *et al.* Primary progressive multiple sclerosis diagnostic criteria: a reappraisal, Mult Scler, 2009; 15: 1459-1465.

21. Miller D., Compston A., The differential diagnosis of multiple sclerosis, en McAlpine's Multiple Sclerosis, A. Compston, I. McDonald, J. Noseworthy, H. Lassmann, D. Miller, K. Smith, H. Wekerle, C. Confavreux, editores, Churchill-Livingstone, Edimburgo; 2006.

22. Miller D.H., Weinshenker B.G., Filippi M., *et al.* Differential diagnosis of suspected multiple sclerosis: a consensus approach, Mult Scler, 2008; 14: 1157-1174.

23. Wingerchuk D.M., Lennon V.A., Pittock S.J., Lucchinetti C.F., Weinshenker B.G., Revised diagnostic criteria for neuromyelitis optica, Neurology, 2006; 66: 1485-1489.

24. Weinshenker B.G., Wingerchuk D.M., Neuromyelitis optica: clinical syndrome and the NMO-IgG autoantibody marker, Curr Top Microbiol Immunol, 2008; 318: 343-356.

25. Poser C.M., Brinar V.V., Disseminated encephalomyelitis and multiple sclerosis: two different diseases - a critical review. Acta Neurol Scand, 2007; 116: 201-206.

Capítulo 6

Estudio del líquido cefalorraquídeo en la esclerosis múltiple

M. Espiño, L.M.ª Villar, J.C. Álvarez-Cermeño

1 El líquido cefalorraquídeo

La esclerosis múltiple (EM) es una enfermedad neurológica desmielinizante del sistema nervioso central cuyo diagnóstico se basa en la evidencia clínica de dispersión de las lesiones en tiempo y espacio. Sin embargo, en numerosas ocasiones es necesario el empleo de otras pruebas paraclínicas como la resonancia nuclear magnética (RNM), los potenciales evocados y el estudio del líquido cefalorraquídeo (LCR) para aumentar la precisión del diagnóstico. El análisis del LCR es extremadamente útil cuando las lesiones en RNM carecen de especificidad como en pacientes de avanzada edad, o cuando la presentación clínica es atípica. Además tiene especial importancia en el diagnóstico diferencial de la EM para excluir infecciones u otros procesos inflamatorios.[1]

El 80 % de la producción del LCR ocurre en los plexos coroideos y el 20 % restante es generado en el epéndimo. La producción tiene lugar por un proceso combinado de difusión pasiva, pinocitosis y transferencia activa. Su producción varía entre 0,3 a 0,6 ml/min. y se renueva aproximadamente entre tres y cuatro veces por día, produciéndose entre 500 y 700 ml de LCR diariamente.

El LCR se compone de un 99 % de agua. En condiciones normales es transparente y contiene entre otros componentes glucosa, sales inorgánicas, iones y proteínas. La mayoría de las proteínas presentes en el LCR derivan de la sangre (80 %) y el resto son producidas intratecalmente (20 %).

2 El líquido cefaloraquídeo en el diagnóstico

Las técnicas actuales para el análisis del LCR no están estandarizadas de forma rigurosa. Existe una gran variabilidad desde el punto de vista de la especificidad, sensibilidad, reproducibilidad y precisión entre los diferentes laboratorios. Como consecuencia de ello, en 1994 y 2005 grupos de expertos publicaron una serie de recomendaciones para el estudio del LCR y suero para el diagnóstico de la EM.[2,3] El estudio de rutina para ello debe incluir el recuento celular, niveles de proteínas y albúmina en suero y LCR, glucosa y lactato entre otros.

El análisis celular debe llevarse a cabo dentro de las dos horas posteriores a la obtención del LCR con el fin de minimizar la destrucción de las células. Valores de hematíes altos, por encima de 5×10^9/l, indican habitualmente una punción traumática, lo que conlleva que otros parámetros cuantitativos estén contaminados con las moléculas hemáticas. El recuento de leucocitos, principalmente linfocitos T, por encima de los valores normales (más de cinco células por mm³) puede observarse en un 34 % de los pacientes con EM mientras que valores por encima de 50 células/mm^3 no son usuales en EM y obligan a hacer un diagnóstico diferencial de la enfermedad. La aparición de neutrófilos en LCR siempre es patológica y sugiere infección.

La concentración de proteínas totales en LCR en la EM raramente supera 50 mg/dl. Actualmente se recomienda que este parámetro se sustituya por el cociente de albúmina en LCR y suero ya que presenta una mayor precisión a la hora de detectar disfunción en la barrera hematoencefálica (BHE). La albúmina del suero se produce en el hígado. En condiciones normales, una parte difunde al LCR, hasta un límite. Por ello, el cociente de albúmina: [Albúmina en LCR]/[albúmina en suero] permanece en valores inferiores a 5×10^{-3} en sujetos normales. Si la BHE se altera aumenta dicho cociente pues difunde más albúmina al LCR, dada su mayor concentración sérica. Además, el cociente de albúmina se emplea como variable en las fórmulas de los diferentes índices que cuantifican la síntesis intratecal de inmunoglobulinas.

1.1 Síntesis intratecal de inmunoglobulinas

1.1.1 Inmunoglobulina G

El hallazgo fundamental en el LCR de los pacientes con EM es la detección de la síntesis intratecal de IgG, presente en el 96 % de los mismos. Dicha síntesis se puede estudiar por métodos cualitativos o cuantitativos. Los primeros son mucho más sensibles.

De igual modo que sucede con la albúmina, la IgG del LCR proviene en gran medida del suero en condiciones normales. Existen distintas fórmulas matemáticas para estudiar la síntesis intratecal de IgG. Estos índices se han desarrollado para estudiar qué parte de dicha proteína se ha sintetizado en el SNC y cuál se ha filtrado del suero. Para dilucidar esto, se estudia siempre la producción de IgG en LCR en función del cociente de albúmina. El más usado actualmente es el índice de Tibbling o índice de IgG que se calcula mediante la siguiente fórmula:

$$\text{Índice de IgG} = \text{IgG}_{LCR}/\text{IgG}_{suero} : \text{albúmina}_{LCR}/\text{albúmina}_{suero}$$

Valores superiores a 0,77 de este cociente indican síntesis intratecal de IgG.

Los métodos cualitativos para estudiar la síntesis intratecal de IgG se basan en la detección de bandas oligoclonales (BOC) de IgG en el LCR de los pacientes. El método de elección para su estudio es el isoelectroenfoque (IEF) sobre geles de agarosa seguido de inmunodetección con anticuerpos anti-IgG. Otros métodos como la electroforesis en geles de agarosa o el IEF en geles de poliacrilamida han caído prácticamente en desuso. Se considera positiva la prueba cuando se observan dos o más bandas en el LCR que no aparecen en suero.[2]

Los cinco patrones clásicos que nos podemos encontrar cuando se estudia la presencia de BOC de IgG en LCR y suero son (véase la figura 1):

- *Patrón I:* presencia de IgG policlonal (no se identifican bandas) tanto en el LCR como en el suero.
- *Patrón II:* se observan bandas oligoclonales idénticas en LCR y suero. Puede verse en pacientes con enfermedades inmunológicas del SNC pero no en la EM. A este patrón se le denomina patrón en espejo y refleja activación de linfocitos B sistémicos con difusión de las BOC al LCR.

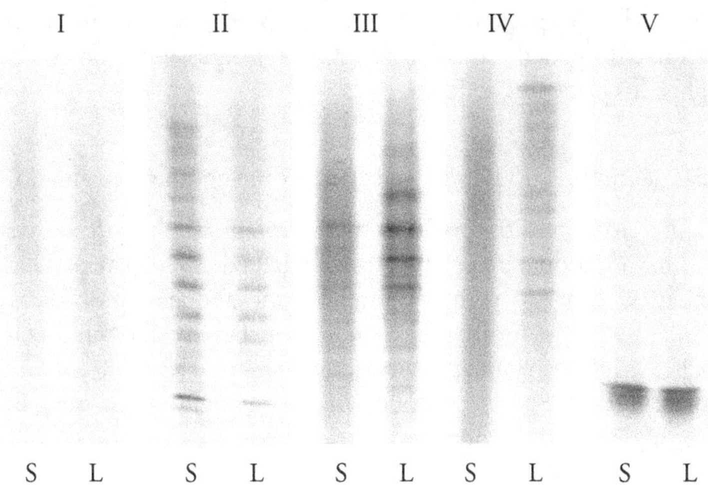

Figura 1. Ejemplo representativo de los cinco patrones de bandas de IgG detectados en el isoelectroenfoque. Patrón I: respuesta policlonal en suero (S) y LCR (L). Patrón II: idéntico patrón de bandas oligoclonales en suero y LCR. Patrón III: bandas oligoclonales en suero y LCR con bandas adicionales en LCR. Patrón IV: respuesta policlonal en suero y bandas oligoclonales en LCR. Patrón V: respuesta monoclonal en suero y LCR.

— *Patrón III:* es un patrón oligoclonal tanto en el LCR como en el suero pero con un número mayor de bandas en el LCR. Corresponde a un cuadro de síntesis local superpuesta a una respuesta sistémica. Conocido como patrón «más que».
— *Patrón IV:* más de dos bandas en LCR con un patrón policlonal en la muestra pareada de suero.
— *Patrón V:* indica la presencia de una gammapatía monoclonal. A pesar de que en otras técnicas electroforéticas se observa una única banda, en el IEF se observan múltiples bandas que difieren en una unidad de carga. Esta peculiaridad se debe probablemente a la microheterogeneidad de carga que muestran las inmunoglobulinas a causa del distinto número de ácidos siálicos que pueden incorporar estas moléculas.

De todos ellos, sólo los patrones III y IV indican síntesis local de IgG en el sistema nervioso central.

Aunque su sensibilidad es muy alta, se ha descrito que la presencia de BOC de IgG no es específica de EM y pueden detectarse en otras enfermedades inflamatorias incluyendo infecciones y procesos paraneoplásicos. Esto puede deberse a que diferentes técnicas de IEF pueden no ser tan precisas en el hallazgo de patrones en espejo en estas últimas situaciones. Con técnicas apropiadas, la sensibilidad y especificidad de las BOC de IgG en el diagnóstico de la EM es superior al 90 %.[4]

En cuanto al valor pronóstico de las BOC de IgG, algunos autores han publicado recientemente que los pacientes que no tienen estas bandas en LCR tienen un curso más benigno de la EM.[5] Sin embargo, estos hallazgos no se han confirmado en trabajos posteriores.[6] Quizá el patrón y la especificidad de las BOC puedan proporcionar claves adicionales con respecto al pronóstico individual de los pacientes. Sin embargo, hasta el momento, no se ha encontrado ninguna asociación definitiva de las BOC de IgG con ningún antígeno específico del sistema nervioso central en los pacientes de EM.

1.1.1.1   Bandas de inmunoglobulina G en el síndrome neurológico aislado

Un porcentaje alto de los enfermos con síndrome neurológico aislado (SNA) desarrollarán EM. El tratamiento inmunomodulador en las etapas iniciales de la enfermedad ha demostrado ser útil en estos pacientes.[7,8] Por ello, es importante identificar aquellos individuos con SNA y alto riesgo de desarrollar EM en un futuro, pues pueden beneficiarse de la terapia farmacológica. La presencia de BOC de IgG tiene un valor predictivo positivo del 97 % en cuanto al desarrollo de EM en los pacientes con SNA.[9] Este valor, incluso más alto que el que pueden ofrecer los criterios de Barkhof de RNM, es independiente de éstos.[10]

1.1.1.2   Bandas de inmunoglobulina G y fisiopatología de la esclerosis múltiple

Hemos comentado que la presencia de dichas bandas es una característica de la EM. Esto concuerda con la idea de que la IgG y el complemento parecen ser un mecanismo final de desmielinización en todos los pacientes, pese a una probable heterogeneidad inicial.[11] Por otro lado, se ha comprobado que los patrones de BOC de IgG pueden ser diferentes en la EM recidivante-remitente (EMRR) y la primariamente-progresiva (EMPP).[12] Esto indicaría que ambas formas de enfermedad tienen fisiopatología diferente. La EMRR presenta el patrón positivo, es decir, síntesis exclusivamente intratecal. Por el contrario, la EMPP muestra en patrón «más que», lo que implicaría activación de linfocitos B sistémica, con ulterior síntesis de anticuerpos intratecal.

1.1.2   Cadenas ligeras libres

Numerosos estudios han demostrado que niveles elevados de cadenas ligeras libres en LCR son un buen marcador para el diagnóstico de la EM. Recientemente, se ha descrito que el índice de las cadenas ligeras kappa se asocia de forma más específica con la EM que el índice de IgG,[13] aunque estos hallazgos aún deben ser confirmados.

1.1.3   Inmunoglobulina M

La síntesis intratecal de IgM se considera un marcador de mal pronóstico en la EM. Diversos trabajos establecen una correlación positiva entre la IgM intratecal y un curso grave en la enfermedad.[14-19]

Al igual que sucede con la síntesis de IgG, los métodos para la determinación de la síntesis intratecal de IgM (SIM) pueden ser cuantitativos o cualitativos. Los primeros no son muy útiles ya que los índices existentes o presentan una sensibilidad baja como el índice de Reiber o muchos falsos positivos como sucede con el índice de IgM. Los métodos cualitativos, por el contrario, poseen una mayor sensibilidad y especificidad, lo que les convierte en el mejor método para investigar la SIM. Una serie de dificultades han hecho que hasta hace poco no

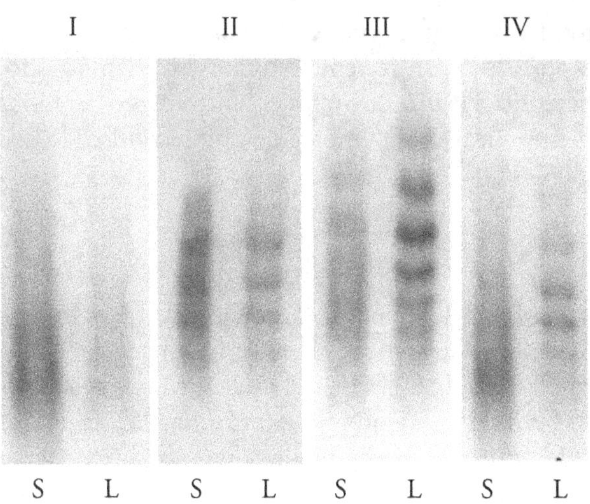

Figura 2. Ejemplo representativo de los cuatro patrones de bandas de IgM detectados en patologías neurológicas. Patrón I: respuesta policlonal en suero (S) y LCR (L). Patrón II: idéntico patrón de bandas oligoclonales en suero y LCR. Patrón III: bandas oligoclonales en suero y LCR con bandas adicionales en LCR. Patrón IV: respuesta policlonal en suero y bandas oligoclonales en LCR.

existiera un método adecuado para su detección y que diferentes grupos empleando distintas técnicas obtuvieran resultados heterogéneos. En 2001, se desarrolló un método que incluye la reducción de la IgM pentamérica a pH alcalino, la dilución en tampones isotónicos y la inmunodetección con anti-IgM humana marcado con fosfatasa alcalina que mejora la sensibilidad y especificidad con respecto a las técnicas descritas hasta esa fecha.[20] Los patrones que se pueden encontrar con esta técnica son cuatro y su interpretación es similar a la de los patrones de IgG (véase la figura 2):

- *Patrón I:* es el patrón que se encuentra en individuos sanos y muestra una respuesta policlonal en suero y LCR.
- *Patrón II:* se observa el mismo patrón de BOC de IgM en suero y LCR. Se denomina patrón en espejo.
- *Patrón III:* se detectan bandas oligoclonales en suero y LCR, con dos o más bandas adicionales en LCR.
- *Patrón IV:* dos o más BOC de IgM en LCR con un patrón policlonal en suero.

Los patrones indicativos de SIM son los patrones III y IV y se detectan en alrededor de un 40 % de los pacientes con EM.[18] Los pacientes con SIM experimentan un segundo brote en un intervalo de tiempo más corto, desarrollo más precoz de la forma secundariamente progresiva y mayor grado de discapacidad.[17,19]

El estudio de la especificidad de las BOCM ha determinado que en un 80 % de los casos la IgM reconoce a los lípidos de la mielina y son estas bandas IgM lípido-específicas las que se asocian con un curso más grave desde el punto de vista de número de brotes y grado de discapacidad.[4,21] Estos datos son importantes de cara a la selección de candidatos apropiados para un tratamiento precoz. En un reciente estudio se ha demostrado que los tratamientos inmunomoduladores reducen la tasa de brotes y el incremento del EDSS en los pacientes con BOC de IgM lípido-específicas.[22] Sin embargo, la probabilidad de fracaso al tratamiento es mayor en dichos pacientes.[23]

1.2   Células

La síntesis intratecal de inmunoglobulinas se mantiene en la EM a lo largo del tiempo.[24] Esto se debe a la persistencia de clones de linfocitos B en las lesiones y en el LCR.[25,26] Mientras que en individuos sanos, la población de células B en el LCR apenas es detectable, el porcentaje medio en los pacientes con EM es del 5 %, aunque existe gran variabilidad interindividual.[27] La presencia de los linfocitos B en la EM puede tener significado pronóstico. En estos enfermos, una proporción elevada de células B frente a monocitos en LCR predice progresión más rápida de la enfermedad.[28]

El fenotipo de las células B es mayoritariamente de memoria pero también se detectan plasmablastos ($CD19^+$ $CD138^+$) y células plasmáticas ($CD19^-$ $CD138^+$).[26,28] La presencia de los primeros se correlaciona con parámetros inmunológicos en el LCR como el recuento de leucocitos, la síntesis intratecal de IgG e IgM, la producción intratecal de la metaloproteinasa 9 y con los niveles de CXCL13 en LCR.[29] Esto apuntaría a que los plasmablastos estarían implicados en la secreción intratecal de inmunoglobulinas.[29-31] Sin embargo, también se postula que las células plasmáticas se encargan de la producción intratecal de IgG.[32]

Otra población importante en la EM es la de las células B $CD5^+$. Se han descrito porcentajes elevados de estas células en el LCR de pacientes con EM con respecto a los individuos sanos.[33-35] Este aumento se correlaciona con la síntesis intratecal de IgM y se asocia además con una peor evolución de la enfermedad, lo que sugiere la implicación de esta población en la patogenia de la EM.[4]

1.3   Otros biomarcadores

El desarrollo de biomarcadores que identifiquen el curso, el pronóstico o la respuesta al tratamiento es extremadamente importante de cara a la toma de decisiones terapéuticas y al desarrollo de nuevos fármacos en la EM.

Un marcador ideal es aquel que refleje la patología de la EM y que además reúna las siguientes características: alta especificidad y sensibilidad, que su detección se lleve a cabo mediante una técnica que sea fiable y reproducible, no costosa, mínimamente invasiva y sea consistentemente válida de un paciente a otro. Además el marcador debe tener relevancia clínica, es decir, que tenga la habilidad de reflejar cambios en el proceso patológico y/o en la intervención terapéutica en un período de tiempo relativamente corto.

Para discriminar si el biomarcador de interés procede de circulación sistémica o de síntesis intratecal, es obligatorio en el análisis de los biomarcadores en LCR ensayar en paralelo muestras de LCR y sangre.

A continuación se describen algunos de los biomarcadores que, además de la síntesis intratecal de inmunoglobulinas y la presencia de linfocitos B en LCR, se han descrito en la EM y que están implicados en diferentes procesos patogénicos de la enfermedad.

1.3.1   Biomarcadores de daño axonal

La degeneración axonal es una característica común dentro de las placas de desmielinización. Se ha descrito que el daño axonal es el principal determinante de la discapacidad neurológica persistente en los pacientes.[36] Existen una serie de biomarcadores como los neurofilamentos, la proteína tau, la proteína 14-3-3 y ácido N-acetil aspartato, que reflejan los procesos neurodegenerativos. El aumento de estas proteínas no es específico de EM y se detecta en otras patologías que presentan neurodegeneración. Sin embargo, podrían ser útiles a la hora de detectar y monitorizar la extensión del daño axonal en la EM. Seguidamente, se resumen los principales hallazgos que se han descrito sobre alteraciones de estas moléculas en LCR en esta patología:

- *Neurofilamentos:* son las principales proteínas del citoesqueleto axonal. Están constituidos por 3 tipos de cadenas de diferente peso molecular: una cadena ligera de 68 kDa, una cadena intermedia de 150 kDa y una cadena pesada de 190-210 kDa. Los niveles de la cadena ligera están elevados en el LCR de los pacientes con EM, siendo durante los brotes casi 10 veces mayores que en los controles.[37,38] La concentración de la cadena pesada en LCR se correlaciona con la discapacidad y sus niveles aparecen elevados en los pacientes con EM progresiva.[39] Se ha observado asimismo que en pacientes con SNA están aumentados los niveles de las cadenas ligeras y pesadas.[40]
- *Proteína tau:* es una proteína microtubular presente en las neuronas. En EM sus niveles en LCR se correlacionan positivamente con la presencia de lesiones captantes de gadolinio y presencia de brotes.[41,42] Se ha descrito que la combinación de niveles elevados de las cadenas pesadas de los neurofilamentos y tau en LCR predicen la evolución de SNA a EM con una alta sensibilidad y especificidad.[43] Sin embargo, estos datos no han sido confirmados en otros estudios que no encuentran diferencias entre pacientes con EM y controles.[40]
- *Proteína 14-3-3:* niveles elevados en LCR se asocian con mayor discapacidad y con destrucción neuronal en la EM.[44,45] Los pacientes con SNA que presentan 14-3-3 en LCR evolucionan más rápidamente a EM.[46]
- *N acetil aspartato (NAA):* es un aminoácido que se expresa de forma específica en las neuronas. Sus niveles en LCR se encuentran disminuidos en la EM secundariamente progresiva (SP) y en pacientes con alto grado de discapacidad y una alta carga lesional.[47]

1.3.2   Biomarcadores de estrés oxidativo

El estrés oxidativo puede igualmente contribuir al fenómeno degenerativo de la EM.[48,49] La liberación del mediador inflamatorio óxido nítrico (NO) por activación de la óxido nitroso sintasa en la microglía y astrocitos, está implicada en la degeneración de los axones así como en el bloqueo de la conducción axonal, en la disrupción de la BHE y en el daño a los oligodendrocitos. El NO y sus metabolitos están aumentados en el LCR y suero de pacientes con EM especialmente durante los brotes y en la EMPP pero no en pacientes con SNA.[50-53] Estos niveles altos se correlacionan con un índice de IgG elevado y con el aumento de volumen lesional en RNM. Asimismo se ha observado que la progresión es más severa en aquellos pacientes cuyos niveles basales de metabolitos del NO son más altos.[51]

1.3.3 Biomarcadores de remielinización

Las células inmunes liberan factores neurotróficos en las lesiones inflamatorias que estimulan la regeneración y promueven la reparación de las lesiones. La estimulación de la remielinización podría ser una estrategia prometedora como intervención terapéutica en la EM.[54,55] Entre los marcadores de remielinización está la molécula de adhesión neuronal (N-CAM), y distintos factores de crecimiento como el factor neurotrófico ciliar (CNTF), el factor neurotrófico derivado del cerebro (BDNF) y el factor de crecimiento neuronal (NGF).[56-58] En pacientes con EM, la concentración de N-CAM y CNTF en LCR están elevados tras los brotes. Este aumento se correlaciona con una mejoría de los síntomas neurológicos indicando el posible papel de ambas en la remielinización.[57] Los pacientes con EM-SP tienen niveles reducidos de BDNF en LCR cuando se comparan con EMRR estudiados durante la fase estable de la enfermedad y en controles. Esto sugiere que la disminución de BDNF contribuye a la progresión de la enfermedad desmielinizante y a la pérdida axonal en las formas progresivas de EM.[58]

1.3.4 Biomarcadores de desmielinización

Los niveles elevados de MBP en LCR se correlacionan con daño agudo de la mielina en SNC, pero no son específicos de EM puesto que también se detectan en otras enfermedades neurológicas. La concentración de MBP en LCR está especialmente elevada durante los brotes.[59]

1.3.5 Biomarcadores de inflamación

Dado que la EM es una enfermedad inflamatoria, se han estudiado distintos factores solubles proinflamatorios en el LCR de los pacientes con EM. Entre ellos están múltiples interleuquinas y quimioquinas.Se han descrito aumentos de distintas citoquinas proinflamatorias como IL-6, TNFα, IFNγ e IL-1β en el LCR de los enfermos de EM. También se han visto niveles disminuidos en los brotes de citoquinas reguladoras como IL-10, TGFβ y el receptor antagonista de IL-1 y aumentos de las mismas durante las fases de remisión.[60] Desafortunadamente, estos resultados no han sido confirmados, de manera que por el momento el estudio de citoquinas en LCR tiene poca utilidad clínica. En el caso de las quimioquinas se ha observado que los niveles en LCR de IP-10, Mig, CXCL10 y RANTES están elevados durante los brotes. Esto sugiere que el aumento de las quimioquinas pueden ser responsables de atraer a células proinflamatorias al SNC.[61,62]

1.3.6 Biomarcadores relacionados con la activación de la glía

La activación de las células de la glía es un suceso inicial dentro del proceso inflamatorio en la EM. La S100B, una proteína fijadora de calcio presente en las células gliales y GFAP (proteína fibrilar glial ácida), una proteína del citoesqueleto de los filamentos gliales, se encuentran elevadas en las placas agudas asociadas con destrucción provocada por los astrocitos.[63,64] En el LCR se han observado niveles elevados de S100B particularmente durante los brotes.[65,66] También se ha descrito niveles elevados de GFAP en LCR de pacientes con EM.[38,67,68] Dicho aumento se observa también en otras enfermedades neurológicas. Por ello se le podría considerar como un marcador inespecífico de daño tisular en el SNC.

1.4　Estudios de proteómica

En los últimos tiempos el empleo de las nuevas tecnologías como la proteómica, farmaco-genómica, metabolónica y transcriptómica ha dado como resultado la aparición de nuevos biomarcadores en distintas enfermedades. Entre los posibles candidatos que se han identificado mediante proteómica en la EM están una serie de proteínas como la quitinasa 3L-1, ceruloplasmina, proteína de unión a la vitamina D, cromogranina A, el factor C3 del complemento, la aldolasa A, el plasminógeno, la miosina 9, tropomiosina, la anexina A1, entre otros.[69,70] Para confirmar la utilidad clínica de estos posibles marcadores, es necesario que los resultados sean validados en combinación con los datos clínicos y de RNM y preferiblemente con ensayos cuantitativos. En el caso de la quitinasa 3L-1 se ha demostrado mediante ELISA que los niveles en LCR de esta proteína se encuentran elevados en los pacientes con SNA que evolucionan a EM. Estos niveles altos se correlacionan con el número de lesiones captantes de gadolinio y con el número de lesiones en T2 observadas en las imágenes de RNM. Asimismo se asociaron con la progresión de la discapacidad y un tiempo más corto hasta la conversión a múltiple esclerosis clínicamente definida. Los resultados obtenidos con esta proteína se confirmaron en una segunda cohorte de pacientes, lo que demuestra su utilidad en el pronóstico de la EM.[71]

Bibliografía

1. Villar L.M., Masjuan J., Sádaba M.C., González-Porqué P., Plaza J., Bootello A., *et al.* Early differential diagnosis of multiple sclerosis using a new oligoclonal band test, Arch Neurol, 2005 Apr; 62(4): 574-577.

2. Andersson M., Álvarez-Cermeño J., Bernardi G., Cogato I., Fredman P., Frederiksen J., *et al.* Cerebrospinal fluid in the diagnosis of multiple sclerosis: a consensus report, J Neurol Neurosurg Psychiatry, 1994 Aug; 57(8): 897-902.

3. Freedman M.S., Thompson E.J., Deisenhammer F., Giovannoni G., Grimsley G., Keir G., *et al.* Recommended standard of cerebrospinal fluid analysis in the diagnosis of multiple sclerosis: a consensus statement, Arch Neurol, 2005 Jun; 62(6): 865-70.

4. Villar L.M., Sádaba M.C., Roldán E., Masjuan J., González-Porqué P., Villarrubia N., *et al.* Intrathecal synthesis of oligoclonal IgM against myelin lipids predicts an aggressive disease course in MS, J Clin Invest, 2005 Jan; 115(1): 187-194.

5. Joseph F.G., Hirst C.L., Pickersgill T.P., Ben-Shlomo Y., Robertson N.P., Scolding N.J. CSF oligoclonal band status informs prognosis in multiple sclerosis: a case control study of 100 patients, J Neurol Neurosurg Psychiatry, 2009 Mar; 80(3): 292-296.

6. Siritho S., Freedman M.S. The prognostic significance of cerebrospinal fluid in multiple sclerosis, J Neurol Sci, 2009 Apr 15; 279(1-2): 21-25.

7. Comi G., Filippi M., Barkhof F., Durelli L., Edan G., Fernández O., *et al.* Effect of early interferon treatment on conversion to definite multiple sclerosis: a randomised study, Lancet, 2001 May 19; 357(9268): 1576-82.

8. Jacobs L.D., Beck R.W., Simon J.H., Kinkel R.P., Brownscheidle C.M., Murray T.J., *et al.* Intramuscular interferon beta-1a therapy initiated during a first demyelinating event in multiple sclerosis. CHAMPS Study Group, N Engl J Med, 2000 Sep 28; 343(13): 898-904.

9. Masjuan J., Álvarez-Cermeño J.C., García-Barragán N., Díaz-Sánchez M., Espiño M., Sádaba M.C., *et al.* Clinically isolated syndromes: a new oligoclonal band test accurately predicts conversion to MS, Neurology, 2006 Feb 28; 66(4): 576-8.

10. Tintoré M., Rovira A., Río J., Tur C., Pelayo R., Nos C, *et al.* Do oligoclonal bands add information to MRI in first attacks of multiple sclerosis?, Neurology, 2008 Mar 25; 70(13 Pt 2): 1079-83.

11. Breij E.C., Brink B.P., Veerhuis R., van den Berg C., Vloet R., Yan R., *et al.* Homogeneity of active demyelinating lesions in established multiple sclerosis, Ann Neurol, 2008 Jan; 63(1): 16-25.

12. Villar L.M., Masterman T., Casanova B., Gómez-Rial J., Espiño M., Sádaba M.C., *et al.* CSF oligoclonal band patterns reveal disease heterogeneity in multiple sclerosis, J Neuroimmunol, 2009 Jun 25; 211(1-2): 101-104.

13. Presslauer S., Milosavljevic D., Brücke T., Bayer P., Hübl W. Elevated levels of kappa free light chains in CSF support the diagnosis of multiple sclerosis, J Neurol, 2008 Oct; 255(10): 1508-14.

14. Jongen P.J., Lycklama a Nijeholt G., Lamers K.J., Doesburg W.H., Barkhof F., Lemmens WA, *et al.* Cerebrospinal fluid IgM index correlates with cranial MRI lesion load in patients with multiple sclerosis, Eur Neurol, 2007; 58(2): 90-5.

15. Mandrioli J., Sola P., Bedin R., Gambini M., Merelli E., A multifactorial prognostic index in multiple sclerosis. Cerebrospinal fluid IgM oligoclonal bands and clinical features to predict the evolution of the disease, J Neurol, 2008 Jul; 255(7): 1023-31.

16. Perini P., Ranzato F., Calabrese M., Battistin L., Gallo P., Intrathecal IgM production at clinical onset correlates with a more severe disease course in multiple sclerosis, J Neurol Neurosurg Psychiatry, 2006 Aug; 77(8): 953-955.

17. Villar L.M., Masjuan J., González-Porqué P., Plaza J., Sádaba M.C., Roldán E., *et al.* Intrathecal IgM synthesis predicts the onset of new relapses and a worse disease course in MS, Neurology, 2002 Aug 27; 59(4): 555-559.

18. Villar L.M., Masjuan J., González-Porqué P., Plaza J., Sádaba M.C., Roldán E., *et al.* Intrathecal IgM synthesis in neurologic diseases: relationship with disability in MS, Neurology, 2002 Mar 12; 58(5): 824-826.

19. Villar L.M., Masjuan J., González-Porqué P., Plaza J., Sádaba M.C., Roldán E., *et al.* Intrathecal IgM synthesis is a prognostic factor in multiple sclerosis, Ann Neurol, 2003 Feb; 53(2): 222-226.

20. Villar L.M., González-Porqué P., Masjuan J., Álvarez-Cermeño J.C., Bootello A., Keir G. A sensitive and reproducible method for the detection of oligoclonal IgM bands, J Immunol Methods, 2001 Dec 1; 258(1-2): 151-155.

21. Thangarajh M., Gómez-Rial J., Hedström A.K., Hillert J., Álvarez-Cermeño J.C., Masterman T., *et al.* Lipid-specific immunoglobulin M in CSF predicts adverse long-term outcome in multiple sclerosis, Mult Scler 2008, Nov; 14(9): 1208-1213.

22. García-Barragán N., Villar L.M., Espiño M., Sádaba M.C., González-Porqué P., Álvarez-Cermeño J.C., Multiple sclerosis patients with anti-lipid oligoclonal IgM show early favourable response to immunomodulatory treatment, Eur J Neurol, 2009 Mar; 16(3): 380-385.

23. Bosca I., Villar L., Coret F., Magraner M., Simó-Castelló M., Álvarez-Cermeño J., *et al.* Response to interferon in multiple sclerosis is related to lipid-specific oligoclonal IgM bands, Mult Scler, 2010 Jun 10.

24. Walsh M.J., Tourtellotte W.W., Temporal invariance and clonal uniformity of brain and cerebrospinal IgG, IgA, and IgM in multiple sclerosis, J Exp Med, 1986 Jan 1; 163(1): 41-53.

25. Hauser S.L., Bhan A.K., Gilles F., Kemp M., Kerr C., Weiner H.L., Immunohistochemical analysis of the cellular infiltrate in multiple sclerosis lesions, Ann Neurol, 1986 Jun; 19(6): 578-587.

26. Corcione A., Casazza S., Ferretti E., Giunti D., Zappia E., Pistorio A., *et al.* Recapitulation of B cell differentiation in the central nervous system of patients with multiple sclerosis, Proc Natl Acad Sci U S A, 2004 Jul 27; 101(30): 11064-11/69.

27. Meinl E., Krumbholz M., Hohlfeld R., B lineage cells in the inflammatory central nervous system environment: migration, maintenance, local antibody production, and therapeutic modulation, Ann Neurol, 2006 Jun; 59(6): 880-892.

28. Cepok S., Jacobsen M., Schock S., Omer B., Jaekel S., Böddeker I., *et al.* Patterns of cerebrospinal fluid pathology correlate with disease progression in multiple sclerosis, Brain, 2001 Nov; 124(Pt 11): 2169-2176.

29. Kuenz B., Lutterotti A., Ehling R., Gneiss C., Haemmerle M., Rainer C., *et al.* Cerebrospinal fluid B cells correlate with early brain inflammation in multiple sclerosis, PLoS One, 2008; 3(7): e2559.

30. Cepok S., Rosche B., Grummel V., Vogel F., Zhou D., Sayn J., *et al.* Short-lived plasma blasts are the main B cell effector subset during the course of multiple sclerosis, Brain, 2005 Jul; 128(Pt 7): 1667-1676.

31. Winges K.M., Gilden D.H., Bennett J.L., Yu X., Ritchie A.M., Owens G.P., Analysis of multiple sclerosis cerebrospinal fluid reveals a continuum of clonally related antibody-secreting cells that are predominantly plasma blasts, J Neuroimmunol, 2007 Dec; 192(1-2): 226-234.

32. Von Büdingen H.C., Gulati M., Kuenzle S., Fischer K., Rupprecht T.A., Goebels N., Clonally expanded plasma cells in the cerebrospinal fluid of patients with central nervous system autoimmune demyelination produce «oligoclonal bands», J Neuroimmunol, 2010 Jan 25; 218(1-2): 134-139.

33. Correale J., Mix E., Olsson T., Kostulas V., Fredrikson S., Höjeberg B., *et al.* CD5+ B cells and CD4-8-T cells in neuroimmunological diseases, J Neuroimmunol, 1991 May; 32(2): 123-132.

34. Mix E., Olsson T., Correale J., Baig S., Kostulas V., Olsson O., *et al.* B cells expressing CD5 are increased in cerebrospinal fluid of patients with multiple sclerosis, Clin Exp Immunol, 1990 Jan; 79(1): 21-27.

35. Villar L., García-Barragán N., Espiño M., Roldán E., Sádaba M., Gómez-Rial J., *et al.* Influence of oligoclonal IgM specificity in multiple sclerosis disease course, Mult Scler, 2008 Mar; 14(2): 183-187.

36. Bjartmar C., Trapp B.D., Axonal and neuronal degeneration in multiple sclerosis: mechanisms and functional consequences, Curr Opin Neurol, 2001 Jun; 14(3): 271-278.

37. Lycke J.N., Karlsson J.E., Andersen O., Rosengren L.E., Neurofilament protein in cerebrospinal fluid:

a potential marker of activity in multiple sclerosis, J Neurol Neurosurg Psychiatry, 1998 Mar; 64(3): 402-404.

38. Malmeström C., Haghighi S., Rosengren L., Andersen O., Lycke J., Neurofilament light protein and glial fibrillary acidic protein as biological markers in MS, Neurology, 2003 Dec 23; 61(12): 1720-1725.

39. Petzold A., Eikelenboom M.J., Keir G., Grant D., Lazeron R.H., Polman C.H., *et al.* Axonal damage accumulates in the progressive phase of multiple sclerosis: three year follow up study, J Neurol Neurosurg Psychiatry, 2005 Feb; 76(2): 206-211.

40. Eikelenboom M.J., Petzold A., Lazeron R.H., Silber E., Sharief M., Thompson E.J., *et al.* Multiple sclerosis: neurofilament light chain antibodies are correlated to cerebral atrophy, Neurology, 2003 Jan 28; 60(2): 219-223.

41. Bartosik-Psujek H., Stelmasiak Z., The CSF levels of total-tau and phosphotau in patients with relapsing-remitting multiple sclerosis, J Neural Transm, 2006 Mar; 113(3): 339-345.

42. Brettschneider J., Maier M., Arda S., Claus A., Sussmuth S.D., Kassubek J., *et al.* Tau protein level in cerebrospinal fluid is increased in patients with early multiple sclerosis, Mult Scler, 2005 Jun; 11(3): 261-265.

43. Brettschneider J., Petzold A., Junker A., Tumani H., Axonal damage markers in the cerebrospinal fluid of patients with clinically isolated syndrome improve predicting conversion to definite multiple sclerosis, Mult Scler, 2006 Apr;12(2): 143-148.

44. Colucci M., Roccatagliata L., Capello E., Narciso E., Latronico N., Tabaton M., *et al.* The 14-3-3 protein in multiple sclerosis: a marker of disease severity, Mult Scler, 2004 Oct; 10(5): 477-481.

45. Satoh J., Yukitake M., Kurohara K., Takashima H., Kuroda Y., Detection of the 14-3-3 protein in the cerebrospinal fluid of Japanese multiple sclerosis patients presenting with severe myelitis, J Neurol Sci, 2003 Aug 15; 212(1-2): 11-20.

46. Martínez-Yélamos A., Saiz A., Sánchez-Valle R., Casado V., Ramón J.M., Graus F., *et al.* 14-3-3 protein in the CSF as prognostic marker in early multiple sclerosis, Neurology, 2001 Aug 28; 57(4): 722-724.

47. Jasperse B., Jakobs C., Eikelenboom M.J., Dijkstra CD, Uitdehaag BM, Barkhof F, *et al.* N-acetylaspartic acid in cerebrospinal fluid of multiple sclerosis patients determined by gas-chromatography-mass spectrometry, J Neurol, 2007 May; 254(5): 631-637.

48. Gonsette R.E., Neurodegeneration in multiple sclerosis: the role of oxidative stress and excitotoxicity, J Neurol Sci, 2008 Nov 15; 274(1-2): 48-53.

49. Halliwell B., Oxidative stress and neurodegeneration: where are we now?, J Neurochem, 2006 Jun; 97(6): 1634-1658.

50. Peltola J., Ukkonen M., Moilanen E., Elovaara I., Increased nitric oxide products in CSF in primary progressive MS may reflect brain atrophy, Neurology, 2001 Sep 11; 57(5): 895-896.

51. Rejdak K., Eikelenboom M.J., Petzold A., Thompson E.J., Stelmasiak Z., Lazeron R.H., *et al.* CSF nitric oxide metabolites are associated with activity and progression of multiple sclerosis, Neurology, 2004 Oct 26; 63(8): 1439-1445.

52. Sellebjerg F., Giovannoni G., Hand A., Madsen H.O., Jensen C.V., Garred P., Cerebrospinal fluid levels of nitric oxide metabolites predict response to methylprednisolone treatment in multiple sclerosis and optic neuritis, J Neuroimmunol, 2002 Apr; 125(1-2): 198-203.

53. Yuceyar N., Taskiran D., Sagduyu A., Serum and cerebrospinal fluid nitrite and nitrate levels in relapsing-remitting and secondary progressive multiple sclerosis patients, Clin Neurol Neurosurg, 2001 Dec; 103(4): 206-211.

54. Hohlfeld R., Kerschensteiner M., Stadelmann C., Lassmann H., Wekerle H., The neuroprotective effect of inflammation: implications for the therapy of multiple sclerosis, J Neuroimmunol, 2000 Jul 24; 107(2): 161-166.

55. Kerschensteiner M, Stadelmann C., Dechant G., Wekerle H., Hohlfeld R., Neurotrophic cross-talk between the nervous and immune systems: implications for neurological diseases, Ann Neurol, 2003 Mar; 53(3): 292-304.

56. Blanco Y., Saiz A., Costa M., Torres-Peraza J.F., Carreras E., Alberch J., *et al.* Evolution of brain-derived neurotrophic factor levels after autologous hematopietic stem cell transplantation in multiple sclerosis, Neurosci Lett, 2005 May 20; 380(1-2): 122-126.

57. Massaro A.R., Are there indicators of remyelination in blood or CSF of multiple sclerosis patients?, Mult Scler, 1998 Jun; 4(3): 228-231.

58. Sarchielli P., Greco L., Stipa A., Floridi A., Gallai V., Brain-derived neurotrophic factor in patients with multiple sclerosis, J Neuroimmunol, 2002 Nov; 132(1-2): 180-188.

59. Lamers K.J., de Reus H.P., Jongen P.J., Myelin basic protein in CSF as indicator of disease activity in multiple sclerosis, Mult Scler, 1998 Jun; 4(3): 124-126.

60. Link H., The cytokine storm in multiple sclerosis, Mult Scler, 1998 Feb; 4(1): 12-15.

61. Mahad D.J., Howell S.J., Woodroofe M.N., Expression of chemokines in the CSF and correlation with clinical disease activity in patients with multiple sclerosis, J Neurol Neurosurg Psychiatry, 2002 Apr; 72(4): 498-502.

62. Sellebjerg F., Sørensen T.L., Chemokines and matrix metalloproteinase-9 in leukocyte recruitment

to the central nervous system, Brain Res Bull, 2003 Aug 15; 61(3): 347-355.

63. Lucchinetti C.F., Brück W., Rodríguez M., Lassmann H., Distinct patterns of multiple sclerosis pathology indicates heterogeneity on pathogenesis, Brain Pathol, 1996 Jul; 6(3): 259-274.

64. Ozawa K., Suchanek G., Breitschopf H., Bruck W., Budka H., Jellinger K., *et al.* Patterns of oligodendroglia pathology in multiple sclerosis, Brain, 1994 Dec;117 (Pt 6): 1311-1322.

65. Lamers K.J., van Engelen B.G., Gabreëls F.J., Hommes O.R., Borm G.F., Wevers R.A., Cerebrospinal neuron-specific enolase, S-100 and myelin basic protein in neurological disorders, Acta Neurol Scand, 1995 Sep; 92(3): 247-251.

66. Massaro A.R., Michetti F., Laudisio A., Bergonzi P., Myelin basic protein and S-100 antigen in cerebrospinal fluid of patients with multiple sclerosis in the acute phase, Ital J Neurol Sci, 1985 Mar; 6(1): 53-56.

67. Norgren N., Sundström P., Svenningsson A., Rosengren L., Stigbrand T., Gunnarsson M., Neurofilament and glial fibrillary acidic protein in multiple sclerosis, Neurology, 2004 Nov 9; 63(9): 1586-1590.

68. Petzold A., Eikelenboom M.J., Gveric D., Keir G., Chapman M., Lazeron R.H., *et al.* Markers for different glial cell responses in multiple sclerosis: clinical and pathological correlations, Brain, 2002 Jul; 125(Pt 7): 1462-1473.

69. Stoop M.P., Dekker L.J., Titulaer M.K., Burgers P.C., Sillevis Smitt P.A., Luider T.M., *et al.* Multiple sclerosis-related proteins identified in cerebrospinal fluid by advanced mass spectrometry, Proteomics, 2008 Apr; 8(8): 1576-1585.

70. Tumani H., Lehmensiek V., Rau D., Guttmann I., Tauscher G., Mogel H., *et al.* CSF proteome analysis in clinically isolated syndrome (CIS): candidate markers for conversion to definite multiple sclerosis, Neurosci Lett, 2009 Mar 13; 452(2): 214-217.

71. Comabella M., Fernández M., Martin R., Rivera-Vallvé S., Borrás E., Chiva C., *et al.* Cerebrospinal fluid chitinase 3-like 1 levels are associated with conversion to multiple sclerosis, Brain, 2010 Apr; 133(Pt 4): 1082-1093.

Capítulo 7

Neuroimagen en la esclerosis múltiple

À. Rovira, B. Casanova

1 Resonancia magnética en el diagnóstico y seguimiento de la esclerosis múltiple

La resonancia magnética (RM) es la técnica más sensible en la identificación de las placas desmielinizantes que caracterizan la esclerosis múltiple (EM). Como consecuencia de esta alta sensibilidad, la RM se ha convertido en una técnica esencial, no sólo en el diagnóstico de la EM sino también como marcador pronóstico en la fase inicial de la enfermedad, además de contribuir tanto en la mejor comprensión de su historia natural como en la evaluación o como marcador intermedio o definitivo de la eficacia de nuevos tratamientos.[1]

2 Semiología general de la esclerosis múltiple

2.1 Secuencias ponderadas en T2

Todas las placas de EM se muestran, con independencia de su sustrato patológico o fase evolutiva, hiperintensas en las secuencias ponderadas en densidad protónica y T2. Esta hiperintensidad, que por sí misma es un signo poco específico, traduce simplemente un aumento en la concentración tisular de agua libre, pero no refleja la contribución del edema, la desmie-

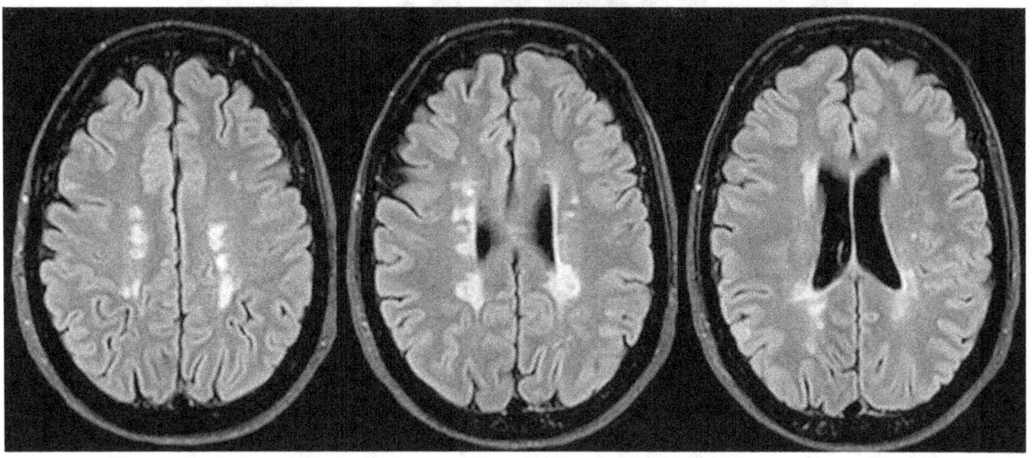

Figura 1. Secuencia transversal ponderada en T2 FLAIR en un paciente con esclerosis múltiple clínicamente definida. Se observan lesiones características en situación periventricular, algunas de morfología ovoidea, con su eje mayor perpendicular a las paredes ventriculares.

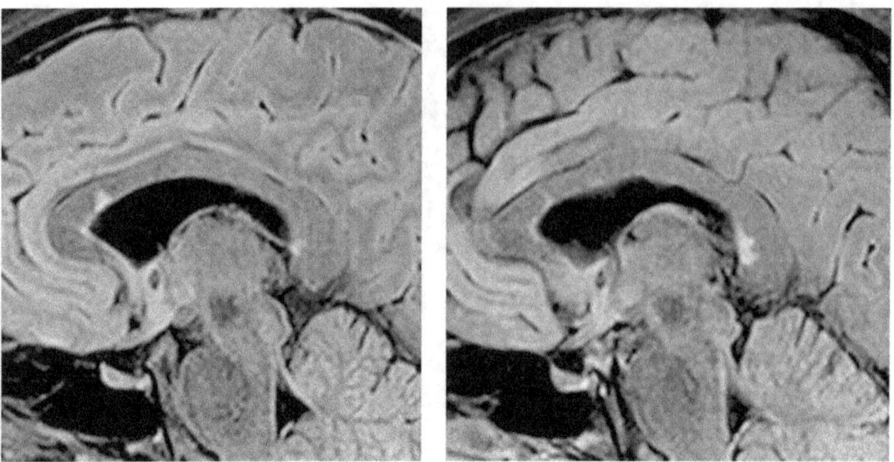

Figura 2. Secuencia ponderada en T2 FLAIR en el plano sagital en paciente con un primer episodio sugestivo de enfermedad desmielinizante. Se observan lesiones focales hiperintensas en la superficie subependimaria del cuerpo calloso.

linización, la inflamación, la lesión axonal, la gliosis o la remielinización en la composición de la placa. Esto explica, parcialmente, la débil correlación que existe entre el volumen lesional medido en las secuencias ponderadas en T2 y el grado de discapacidad neurológica que presentan los pacientes con EM.[2] Típicamente, las lesiones visibles en las secuencias potenciadas en T2 son múltiples y de tamaño pequeño (casi siempre menores de 25 mm), si bien en ocasiones alcanzan un tamaño mayor debido a la confluencia lesional o a la existencia de

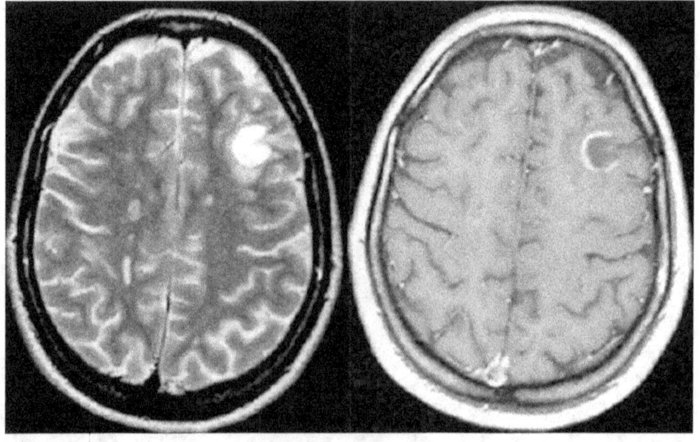

Figura 3. Secuencia transversal ponderada en T2 (izquierda) y T1 con gadolinio (derecha) en un paciente con esclerosis múltiple clínicamente definida. Se observa una lesión en situación yuxtacortical en el lóbulo frontal izquierdo que afecta las fibras en «U», que se realza en forma de anillo incompleto tras la administración de gadolinio.

lesiones seudotumorales.[3] Las lesiones muestran, generalmente, una morfología nodular; sin embargo, en la mayoría de pacientes con EM clínicamente definida, se observa al menos una placa de morfología ovoidea con su eje mayor perpendicular al eje anteroposterior de los hemisferios cerebrales.[4] Esta característica morfotopográfica se explica por la predisposición de las placas desmielinizantes a situarse alrededor de las vénulas, que en la sustancia blanca que rodea los ventrículos laterales tienen un trayecto perpendicular a las paredes ependimiarias (véase la figura 1). Las lesiones tienen predisposición a situarse en determinadas zonas anatómicas, como la sustancia blanca periventricular (sobre todo la posterior), el cuerpo calloso, la sustancia blanca yuxtacortical y el parénquima infratentorial. Las lesiones en el cuerpo calloso, hallazgo infrecuente en procesos diferentes de la EM, se sitúan preferentemente en su superficie subependimaria (margen inferior) o en su periferia, dispuestas de forma radial.[5] Esta afección del cuerpo calloso se considera un marcador sensible y específico de EM y se identifica mejor con secuencias FLAIR obtenidas en el plano sagital (véase la figura 2). Las lesiones corticales se describen con frecuencia en los estudios neuropatológicos, pero son difíciles de detectar con RM debido a su pequeño tamaño y a la dificultad que existe en diferenciarlas del líquido cefalorraquídeo de los espacios subaracnoideos de la convexidad cerebral. Más fáciles de identificar mediante RM son las lesiones yuxtacorticales (véase la figura 3), que se detectan hasta en un 66 % de pacientes con EM clínicamente definida.[6] Estas lesiones, consideradas un hallazgo específico en el diagnóstico inicial de la enfermedad, afectan las fibras en «U», especialmente en los lóbulos frontales, y su presencia se correlaciona con la existencia de trastornos neuropsicológicos.

En la EM las lesiones infratentoriales afectan de forma preferencial las superficies cisternales de la protuberancia, los pedúnculos cerebelosos medios y el suelo del IV ventrículo (véase la figura 4), al contrario que las lesiones de origen isquémico, que predominantemente se localizan en la sustancia blanca central de la protuberancia.[7]

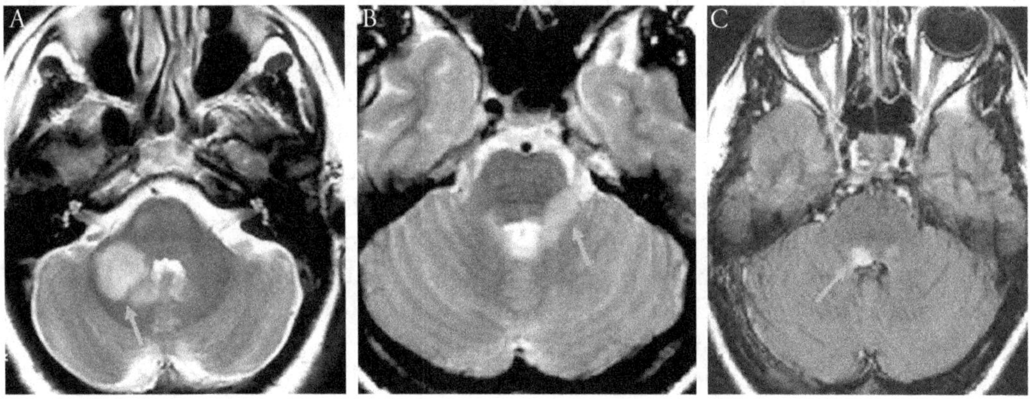

Figura 4. Lesiones infratentoriales. Imágenes ponderadas en T2, obtenidas con secuencias fast-SE y fast-flair en tres pacientes durante la fase inicial de la enfermedad. Las lesiones infratentoriales tienen una clara preferencia por situarse en los pedúnculos cerebelosos medios (flecha en imagen izquierda), en la periferia de la protuberancia (flecha en imagen centro) y en el suelo del IV ventrículo (flecha en imagen derecha).

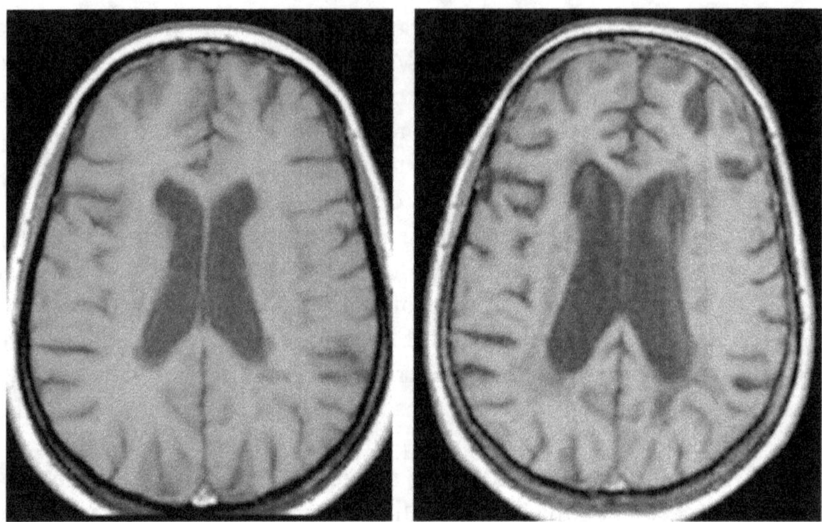

Figura 5. Estudio seriado (8 años) de resonancia magnética (imágenes ponderadas en T1 sin contraste) en un paciente diagnosticado de esclerosis múltiple. Obsérvese cómo las lesiones hipointensas en T1 aumentan de número y tamaño a medida que progresa la enfermedad, hallazgo que probablemente refleja una disminución progresiva de la capacidad remielinizadora. También se observa una progresión en el grado de atrofia cerebral (aumento del tamaño ventricular).

2.2   Secuencias ponderadas en T1

Entre el 10 y el 20 % de las lesiones visibles en T2 se identifican en las secuencias ponderadas en T1, en forma de hiposeñal, en relación con la sustancia blanca de apariencia normal. Esta hiposeñal probablemente refleja un sustrato patológico diferente en función de que la lesión sea activa o crónica. En las primeras refleja la presencia de edema y grados variables de desmielinización, y su hiposeñal puede desaparecer o, al menos, reducirse en intensidad y tamaño de forma progresiva a medida que se resuelve el proceso inflamatorio y se produce remielinización. En las placas crónicas, la hiposeñal es persistente y refleja la presencia de destrucción tisular irreversible.[8] Estas lesiones hipointensas crónicas o irreversibles («agujeros negros») son más frecuentes en las formas secundarias progresivas de EM que en las formas recurrentes-remitentes, lo que sugiere que, en un determinado momento de la enfermedad, los mecanismos de reparación son insuficientes y se produce una progresiva destrucción tisular que coincide con la progresión de la discapacidad (véase la figura 5). Los resultados de ensayos clínicos indican que algunos fármacos inmunomoduladores tienen un probable efecto neuroprotector al producir una disminución en la proporción de lesiones activas que evolucionan a «agujeros negros» irreversibles.[9]

2.3   Secuencias ponderadas en T1 con gadolinio

La utilización de secuencias potenciadas en T1 en combinación con la inyección de contraste paramagnético (gadolinio) permite identificar de forma selectiva las lesiones con actividad inflamatoria. El realce lesional inducido por el gadolinio, que parece ser un acontecimiento constante y precoz en las lesiones de EM de nueva aparición, al menos en las formas recurrentes de la enfermedad, puede adoptar diferentes formas (nodular, anillo completo, anillo incompleto) que dependen de la localización en la placa desmielinizante de las zonas con actividad inflamatoria.[10] La presencia de un realce periférico incompleto es un signo altamente específico de lesiones desmielinizantes, y es de gran ayuda para diferenciar lesiones desmielinizantes seudotumorales de lesiones tumorales o infecciosas (véase la figura 3). El realce con el contraste de las lesiones agudas es reversible y tiene una duración media de 3 semanas, si bien en un 3 % de los casos lo hace durante más de 2 meses.[11] En ocasiones este realce puede reaparecer en la periferia de lesiones crónicas reactivadas.

2.4 Atrofia cerebral

Los pacientes con EM desarrollan de forma progresiva una disminución del volumen del parénquima cerebral, que traduce el desarrollo de atrofia y que se relaciona con un empeoramiento de la discapacidad[13,12] (véase la figura 5). Esta pérdida de volumen cerebral, que es aproximadamente cuatro veces mayor en pacientes con EM que en la población general, se produce principalmente a expensas de la sustancia gris, incluso en las fases tempranas de la enfermedad. Comparativamente con el análisis volumétrico global cerebral o selectivo de la sustancia blanca, el análisis selectivo de la sustancia gris se correlaciona mejor con el grado de discapacidad y con la presencia de alteraciones neurocognitivas en pacientes con EM.[14] Algunos ensayos clínicos han demostrado que el tratamiento inmunomodulador frena el desarrollo de atrofia en pacientes con EM.[15]

El grado de atrofia cerebral puede verse afectado por fluctuaciones en la concentración de agua atribuibles tanto a la existencia de lesiones activas con presencia de edema, como al efecto antiedema y antiinflamatorio de determinados tratamientos (corticoides, inmunomoduladores). Estos factores hacen que, especialmente en las fases iniciales de la enfermedad, la volumetría cerebral probablemente infravalore el grado real de daño axonal.

2.5 Afección medular

La presencia de lesiones en la médula espinal en pacientes con EM clínicamente definida es de aproximadamente el 90 %.[16] Esta prevalencia es mucho menor en las fases iniciales de la enfermedad, especialmente en aquellas que no se inician con un síndrome medular. Sin embargo, aun en estos pacientes, la RM detecta lesiones subclínicas en la médula espinal en el 30-40 % de los casos.

Las lesiones en la médula espinal adoptan, con frecuencia, una morfología ovoidea con su eje mayor orientado craneocaudalmente, y tienen una predisposición a situarse periféricamente y a afectar a los cordones posteriores.[17] Las lesiones no suelen sobrepasar dos cuerpos vertebrales en su extensión craneocaudal ni más del 50 % del área transversal, y la mayoría de ellas se localizan en las zonas cervical o dorsal superior. Las placas medulares no tienen características expansivas, con excepción de algunas placas agudas, que pueden adoptar un aspecto seudotumoral; en estos casos pueden plantear un problema de diagnóstico diferencial con tumores intramedulares, como el astrocitoma o el ependimoma.

3   Caracterización del sustrato lesional mediante resonancia magnética

El seguimiento de la historia natural de la EM mediante RM muestra generalmente una correlación débil con la evolución clínica.[2] El origen de esta disociación clinicorradiológica es multifactorial y es un reflejo tanto de las limitaciones propias de las escalas de medición clínicas como de los parámetros de la RM. Así, la medición del volumen lesional a través de secuencias ponderadas en T2, que por su elevada sensibilidad y simplicidad técnica son las más utilizadas en el estudio de la EM, no establece diferencias en función de la localización de las lesiones en áreas más o menos elocuentes, no tiene en cuenta los fenómenos de plasticidad cerebral, ni permite diferenciar las lesiones en función de su sustrato patológico predominante. La utilización combinada de técnicas de RM que se podrían llamar clásicas o convencionales con otras más novedosas, que intentan detectar de forma más específica el daño tisular irreversible, permite aumentar la especificidad de la RM en la caracterización del sustrato lesional, no sólo de las placas de EM visibles en las secuencias convencionales, sino también del llamado tejido cerebral de apariencia normal.

3.1   Técnicas no convencionales de resonancia magnética

En los últimos años se ha realizado un gran esfuerzo en el desarrollo y la aplicación de nuevas técnicas de RM que permitan detectar de forma específica, sencilla y reproducible aquellas lesiones macro o microscópicas cuyo sustrato patológico se correlacione mejor con el grado de discapacidad clínica, como son la desmielinización grave y la destrucción axonal, e identificar cambios en la activación cortical atribuibles a fenómenos de plasticidad cerebral.

Entre estas técnicas, que tanto pueden aplicarse al estudio del parénquima cerebral como al de la médula espinal, se incluyen la espectroscopia de protón, la transferencia de magnetización, la difusión por RM y la RM funcional.

3.1.1   Espectroscopia por resonancia magnética de protón

La espectroscopia por resonancia magnética de protón (1H-ERM) es una técnica que permite determinar *in vivo* la concentración de diferentes metabolitos en regiones determinadas de un tejido. En el tejido cerebral normal la 1H-ERM muestra resonancias atribuidas principalmente a metabolitos que contienen grupos N-acetil (tNA), creatina y fosfocreatina (Cr/PCr), compuestos que contienen colina (Cho), mioinositol (mIns), y el complejo glutamina y glutamato (Glx). Los cambios en la concentración de estos metabolitos, así como la aparición de otros, que en condiciones normales no son identificables (lípidos, lactato, etc.), son un reflejo de los cambios patológicos que se producen en una zona determinada del parénquima cerebral. En las placas desmielinizantes agudas, la desestructuración de la mielina y la presencia de un infiltrado de células inflamatorias producen una liberación de compuestos que contienen Cho y lactato[18] (véase la figura 6). El incremento en la concentración de Cho se deriva de un incremento de metabolitos intermediarios del metabolismo de fosfolípidos que se liberan durante el proceso de degradación de la mielina, mientras que el aumento del lactato es un reflejo de la existencia de un proceso inflamatorio con infiltración macrofágica o consecuencia de una lesión mitocondrial neuronal. Finalmente se ha descrito un incremento transitorio de lípidos

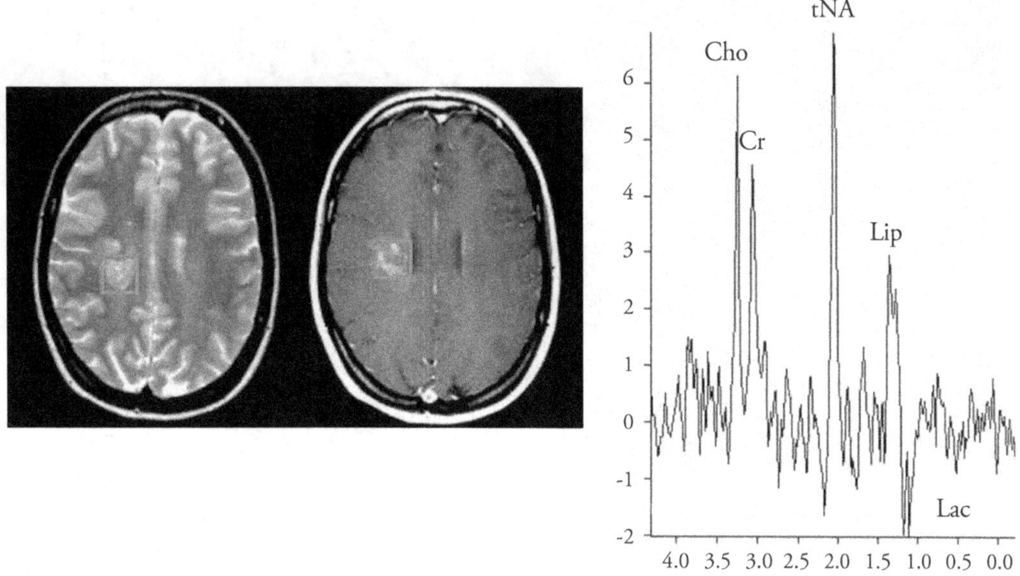

Figura 6. Espectro de protón obtenido con técnica de vóxel único sobre una placa aguda de esclerosis múltiple. Obsérvese la disminución de las señales del grupo N-acetil (tNA), el incremento de los compuestos que contienen colina (Cho) y la presencia de lípidos libres (Lip) y de lactato (Lac).

en algunas lesiones agudas, relacionado con la desestructuración de la mielina y, por tanto, con la presencia de desmielinización activa, así como del mIns, que podría ser consecuencia de la proliferación glial.[19] Todos estos cambios en el patrón metabólico se acompañan de forma constante de una disminución del tNA, que no se puede explicar exclusivamente por la existencia de daño neuroaxonal, sino probablemente también por el efecto dilutorio que produce el edema o por una disfunción metabólica axonal transitoria. La evolución de las lesiones agudas hacia un estadio crónico conlleva la reversión parcial de los cambios descritos.[19,20]

En diferentes estudios existe una gran coincidencia en las posibilidades de la 1H-ERM en la detección del daño axonal aun en zonas de tejido cerebral de apariencia normal (sin lesiones visibles en secuencias convencionales de RM, tanto en la sustancia blanca como en la sustancia gris neocortical y subcortical). Esto se demuestra por una disminución del tNA en estos tejidos,[21,22] incluso en las fases más tempranas de la enfermedad. Determinados fármacos inmunomoduladores pueden frenar o incluso revertir esta disminución progresiva del tNA en pacientes con EM.[23]

En la tabla 1 se expone un resumen de las alteraciones detectables con 1H-ERM en la EM, tanto en las lesiones macroscópicas como en el tejido cerebral de apariencia normal.

3.1.2 Transferencia de magnetización

La transferencia de magnetización es una técnica de RM que genera una forma de contraste cuyo mecanismo básico se fundamenta en el intercambio de magnetización entre los núcleos de hidrógeno que forman parte del agua libre y los que forman parte del agua ligada a

	tNA	Cho	Cr	Lip	Glx	Lac	mIns
Identificación en el espectro (ppm)	2,02	3,2	3,02	0,9 y 1,3	2,0-2,45 (TE corto)	1,3	3,55 (TE corto)
Placas desmielinizantes. Fase aguda	↓↓	↑↑	↑↑ ↓	↑↑	↑	↑↑	↑
Placas desmielinizantes. Interpretación	Daño neuroaxonal macro y microscópico (degeneración walleriana, *dying back)*, efecto dilutorio, disfunción metabólica axonal	Degradación de la mielina ¿Oligodendropatía primaria?	Proliferación glial. Alteración de las células oligodendrogliales	Desestructuración de la mielina ¿Oligodendropatía primaria?	Excitotoxicidad inducida por el glutamato	Infiltración macrofágica (metabolismo anaerobio), lesión mitocondrial neuronal	Proliferación glial
Placas desmielinizantes. Evolución	Recuperación parcial lenta (meses)	Normalización parcial lenta (meses)	Normalización rápida (días-semanas)	Normalización lenta (meses)	Normalización	Desaparición rápida (días-semanas)	Normalización parcial lenta (meses)
Tejido cerebral de apariencia normal	↓↓ (sustancia blanca/ sustancia gris)	↑ (previa al desarrollo lesional)	↑ ↓	↑ (previa al desarrollo lesional)	↑	~	↑

Ppm: partes por millón; tNA: compuestos que contienen grupos N-acetil; Cho: compuestos que contienen colina; Cr: creatina y fosfocreatina; Glx: complejo glutamina/glutamato; Lip: lípidos libres; Lac: lactato; mIns: mioinositol; TE: tiempo de eco.

Tabla 1. Hallazgos de la espectroscopia de protón en la esclerosis múltiple.

macromoléculas o de los propios grupos hidroxilo de ellas. Este intercambio o transferencia de magnetización induce una disminución de señal de RM, que será mayor cuanto mayor sea la concentración de moléculas de agua ligada, y se puede cuantificar a partir de los valores de relación de transferencia de magnetización (RTM).

Se ha descrito una amplia variabilidad de los valores de RTM en las placas de EM, que se atribuye a la heterogeneidad de su sustrato patológico, con grados variables de edema, desmielinización, gliosis, daño axonal y remielinización.[24] En las lesiones agudas de EM existe una disminución transitoria en la RTM que se produce como consecuencia del efecto de dilución que produce el edema y la presencia de desmielinización, con la consiguiente disminución efectiva en la relación entre protones ligados y libres.[25] Por el contrario, en las lesiones más crónicas existe una pérdida de protones en la matriz macromolecular a medida que se destruye de forma irreversible la mielina y disminuye la densidad axonal. Esto aumenta considerablemente la concentración de agua libre, lo que hace que disminuya de forma importante la RTM. En la EM esta técnica permite diferenciar las lesiones crónicas con relación a su contenido; es decir, distingue entre placas con desmielinización o destrucción tisular escasas y lesiones con desmielinización y pérdida axonal intensas.

La RTM se ha propuesto como marcador del grado de remielinización, y por tanto como medida para evaluar el potencial efecto neurorregenerativo de nuevas terapias farmacológicas.[26]

3.1.3 Difusión por resonancia magnética

La difusión por RM (DRM) es una técnica sensible al movimiento microscópico aleatorio o browniano de las moléculas de agua en el tejido cerebral. La información obtenida dependerá, entre otros factores, del coeficiente de difusión, que es menor en aquellas zonas donde el movimiento está restringido. A partir de esta variación en la señal de resonancia se puede calcular el coeficiente de difusión aparente (CDA), o porcentaje neto de traslación de las moléculas de agua por segundo, variable que define las características físicas de los tejidos y mide la eficacia del movimiento browniano.

La mayoría de procesos patológicos que afectan el tejido cerebral modifican sus valores de CDA, bien incrementándolos como consecuencia de un aumento del agua libre (por ejemplo, edema vasogénico), bien disminuyéndolos (por ejemplo, edema citotóxico).

Los valores de difusión también dependen de la dirección en que este movimiento se mide, lo que puede conseguirse a partir de la técnica del tensor de difusión. Como consecuencia de ello, la DRM puede ofrecer información sobre el tamaño, la morfología, la integridad y la geometría de las estructuras que conforman los tejidos. Esto es especialmente relevante en el estudio de la sustancia blanca, donde la DRM se ha propuesto como medida de la organización e integridad de los axones mielinizados.

Una medida de difusión independiente de la orientación de los axones es la llamada difusibilidad media. Para obtener información sobre la organización y la integridad de las fibras axonales se obtienen los llamados mapas de fracción anisotrópica, a partir de los cuales se pueden obtener mapas axonales (tractografía), que ofrecen información sobre la organización de las conexiones corticales y de sus proyecciones en la sustancia blanca.

En la EM los estudios de DRM muestran alteraciones en difusibilidad media y en la fracción anisotrópica, que reflejan los cambios histopatológicos del proceso desmielinizante.[27]

Las placas desmielinizantes agudas muestran típicamente una difusibilidad media aumentada y una marcada disminución de la fracción anisotrópica, lo que indica una mayor movilidad de las moléculas de agua (aumento del agua extracelular y desorganización de las fibras mielínicas y axonales), que se correlaciona con la presencia de exudados inflamatorios celulares y axones desmielinizados. En ocasiones, las placas agudas muestran una reducción transitoria de la difusibilidad media que se recupera rápidamente en pocos días.[28] Esta reducción podría explicarse por la existencia de alteraciones en el metabolismo energético con presencia de edema citotóxico y por la hipercelularidad existente.

Las placas crónicas, que corresponden a regiones relativamente acelulares, con aumento del agua extracelular, muestran una moderada elevación de la difusibilidad media y una reducción de la fracción anisotrópica moderada.

Diferentes estudios han mostrado un incremento de la difusibilidad media y una reducción de la fracción anisotrópica en el tejido cerebral y medular de apariencia normal en pacientes con EM.[29] Estas alteraciones se han identificado incluso en fases iniciales de la enfermedad, y su presencia se ha relacionado con la extensión de las lesiones visibles en secuencias convencionales.

Alteraciones en la difusibilidad media también se han identificado en la sustancia gris cortical de pacientes con EM, lo que podría ayudar a cuantificar la extensión real del proceso desmielinizante y a establecer mejores correlaciones con las alteraciones cognitivas que presentan.

3.1.4   *Resonancia magnética funcional*

La RM funcional es una técnica de imagen cuyo contraste se fundamenta en los cambios que se producen en el lecho capilar en la concentración relativa de oxihemoglobina y desoxihemoglobina, inducidos por un incremento de la actividad cerebral. La RM funcional se define, por tanto, de forma más adecuada como RM BOLD *(blood oxygenation level dependent,* o nivel de oxigenación de la sangre). Cuando existe un incremento de la actividad cerebral se produce un incremento de la actividad sináptica local, que provoca un aumento del flujo sanguíneo local (vasodilatación) y del consumo de glucosa. Este aumento en el flujo sanguíneo no se acompaña, sin embargo, de un aumento del consumo tisular de oxígeno, lo que induce un aumento en la concentración relativa de oxihemoglobina con relación a la de desoxihemoglobina. Como consecuencia de estos cambios se produce una reducción del efecto paramagnético sobre los protones vecinos que experimentan, por tanto, una menor pérdida de magnetización transversal, detectable en secuencias ponderadas en T2*, con el consiguiente aumento de la señal de resonancia en las áreas corticales activadas.

En pacientes con EM, los estudios de RM BOLD han demostrado la existencia de plasticidad cerebral,[30] incluso en fases tempranas de la enfermedad, factor esencial en la recuperación clínica y en el mantenimiento de un nivel normal de función en presencia de una lesión neuroaxonal irreversible. Así, pacientes con EM y discapacidad escasa, en los estudios de RM BOLD muestran un incremento de la activación cortical ante paradigmas motores, sensitivos y cognitivos, que incluye una mayor extensión de las áreas corticales que se activan normalmente, así como otras que no lo hacen en la población sana. Este patrón de activación cerebral está determinado por la extensión de la lesión cerebral y por el grado de discapacidad.

De este modo, pacientes con un mayor grado de lesión tisular pero con una discapacidad leve muestran cambios extensos en la organización funcional, mientras que esto no ocurre cuando la discapacidad es grave, lo que indica un fallo progresivo en la capacidad adaptativa del córtex cerebral.

Los estudios de RM funcional se han utilizado como herramienta para evaluar el efecto de diferentes terapias farmacológicas o rehabilitadoras que modulan o promueven el fenómeno de neuroplasticidad.[31,32]

4 Criterios de resonancia magnética aplicados al diagnóstico de la esclerosis múltiple

La EM es una enfermedad para la cual no existe ningún marcador diagnóstico, de forma que el diagnóstico de certeza únicamente se podría realizar por los hallazgos patológicos que definen la enfermedad, los cuales incluyen la demostración de áreas de desmielinización parcheada en el sistema nervioso central (SNC), junto con infiltrados inflamatorios. La expresión clínica de este sustrato patológico sigue siendo la única guía válida para alcanzar el diagnóstico de EM,[33] de ahí que a lo largo de la historia se hayan propuesto diferentes criterios para poder diagnosticar esta enfermedad. Pero no fue hasta 1983, con la introducción de los criterios de Poser, que se alcanzó un consenso amplio para definir la EM desde un punto de vista clínico.[34] Los criterios de Poser definían varios niveles de evidencia, y distinguían ya claramente entre dos formas clínicas evolutivas: la EM remitente-recurrente (EM-RR) y la EM primaria progresiva (EM-PP); igualmente, introdujeron dos conceptos clínicos básicos: los límites de edad, de forma que la EM sería una enfermedad que se presentaría de forma más frecuente entre los 18 y los 55 años, y el concepto de afectación a diferentes áreas del SNC (diseminación espacial), y en diferentes momentos a lo largo de la historia de los pacientes (diseminación en tiempo). Actualmente, los conceptos de edad y diseminación en tiempo y espacio introducidos por los criterios de Poser siguen siendo el patrón de referencia en cuanto al diagnóstico de la EM. Del análisis de estos criterios se desprenden dos conclusiones: en primer lugar, que existen dos formas evolutivas, la EM-RR y la EM-PP, y que existe una edad típica de presentación, con dos formas extremas, la EM pediátrica y la EM de aparición tardía.

En este escenario heterogéneo es donde la RM se ha de encuadrar como una técnica de apoyo al diagnóstico de la EM, dado que las características evolutivas distintas de las dos formas clínicas y las edades extremas difieren entre sí; igualmente, la RM aportará datos diferentes según el escenario donde se esté situado.

4.1 Criterios de resonancia magnética de apoyo al diagnóstico de la esclerosis múltiple clásica

La EM clásica es la que se presenta entre los 18 y los 55 años y que reconoce tres formas evolutivas: la EM-RR, con posterior evolución a EM secundaria progresiva (EM-SP), y la EM-PP.[35] Las diferencias entre ambas vienen dadas por el perfil clínico remitente-recurrente (presencia de brotes), en el primer caso, o por la presencia de una disfunción neurológica progresiva desde el inicio.

La RM en este escenario servirá para demostrar la diseminación en tiempo y espacio, tanto en la EM-RR como en la EM-PP.

4.1.1 Criterios de resonancia magnética de apoyo al diagnóstico de la esclerosis múltiple remitente-recurrente

Atendiendo a las características de las lesiones tal como se presentan en los diferentes estudios de RM convencional, se podrá determinar si son sugestivas de tener un origen desmielinizante, con afección en diferentes áreas del SNC (diseminación en espacio), y a la vez la identificación de características que sugieran diferentes fases evolutivas en el desarrollo lesional, como la presencia simultánea de lesiones con y sin realce tras la administración de gadolinio, que sirve para demostrar la diseminación temporal.

Pero estos dos hechos que hoy aparecen tan claros han seguido un proceso histórico hasta ser aceptados como criterios de apoyo al diagnóstico de EM, hecho que ocurrió en el año 2001, con la incorporación de criterios de RM a los nuevos criterios diagnóstico de EM propuestos por McDonald y colaboradores.[36]

4.1.2 Desarrollo de los criterios de diseminación en espacio por resonancia magnética

Los primeros criterios de RM para mejorar la capacidad de diagnosticar una EM se propusieron en 1985 y hacían referencia al número de lesiones hiperintensas en T2; así se definió la presencia de tres o más lesiones mayores de 3 mm como altamente sugestivas de EM, reforzados por su distribución periventricular. Estos criterios fueron incorporados a los criterios de Paty y colaboradores,[37] que fueron ampliamente utilizados, junto a los criterios de Fazekas y colaboradores.[38] Pero, si bien estos criterios tenían una sensibilidad aceptable, su especificidad era baja, por lo que en 1997 se propusieron los criterios de Barkhof y colaboradores,[39] modificados posteriormente por Tintoré y colaboradores,[40] que mostraron una mejor relación sensibilidad-especificidad, en comparación con los criterios previos, y fueron incorporados en los criterios de McDonald para la demostración de la diseminación espacial en pacientes que presentaban un primer síntoma sugestivo de EM.[36,41] Los criterios de Barkhof-Tintoré han sido criticados por presentar cierta complejidad en su interpretación, de forma que en un intento de simplificar los criterios, se propusieron los criterios de Swanton,[42] que retenían conceptos fundamentales de los criterios anteriores, como la presencia de lesiones en alguna de las cuatro áreas de afectación con mayor especificidad para el diagnóstico de EM (yuxtacortical, periventricular, subcortical y médula espinal), y el número mínimo de lesiones que indican diseminación espacial, al menos una lesión en al menos dos de las áreas anteriores (se excluyen del recuento las lesiones medulares e infratentoriales, si el síndrome clínico es atribuido a alguna de estas dos regiones). Además eliminaban la necesidad de obtener una secuencia de RM tras la administración de gadolinio (véase la tabla 2).

4.1.3 Desarrollo de los criterios de diseminación en tiempo por resonancia magnética

Los criterios de Poser de 1983, para establecer el diagnóstico de EM clínicamente definida, requerían la necesidad de demostrar dos lesiones separadas en el tiempo. Los criterios de McDonald 2001 y 2005 permiten utilizar la RM para llegar al diagnóstico de EM sin necesidad de esperar a un segundo brote clínico. En estos criterios se permite demostrar la diseminación en tiempo de dos formas diferentes:

– Si se realiza una RM 3 meses después del episodio clínico y se observa una lesión que realza con el gadolinio, cuya topografía no explique los síntomas.

– La simple detección de una lesión nueva en T2 en una RM obtenida en cualquier momento después del episodio clínico en comparación a un estudio basal, realizado al menos 30 días después del inicio de los síntomas.

La complejidad de estas definiciones hizo que se intentaran simplificar. Así Dalton y colaboradores propusieron para establecer diseminación en tiempo la demostración de una nueva

Autor	Año	Criterios	Sens. (%)	Espec. (%)
Gebrarski, *et al.*	1985	Tres lesiones en T2 > 3 mm		
Paty, *et al.*	1988	≥ 4 lesiones T2 Tres lesiones si 1 es periventricular	94	57
Fazekas, *et al.**	1988	≥ 3 lesiones con dos de las siguientes características: – Una infratentorial – Una periventricular – Una lesión > 6 mm	88	100
Barkhof, *et al.*	1997	Una LCG o 9 lesiones en T2 Tres lesiones periventriculares Una lesión yuxtacortical Una lesión infratentorial	82**	78**
Barkhof-Tintoré	2001	Cumplir ≥ 3 criterios de Barkhof Una lesión de médula espinal puede sustituir 1 cerebral	73	73
Swanton, *et al.*	2006	Estudio sólo en T2 Presencia de ≥ 1 lesión en ≥ 2 de las siguientes áreas: – Yuxtacortical – Periventricular – Infratentorial – Médula espinal Si la sintomatología tiene su origen en tronco o médula espinal no se contabilizan las lesiones en dichas áreas	78	79

Sens. = sensibilidad; Espec. = especificidad.
*　Estudio retrospectivo.
** Datos obtenidos sobre un modelo de regresión logística.

Tabla 2. Criterios de diseminación en espacio utilizados para apoyo al diagnóstico en la esclerosis múltiple recurrente-remitente.

Diseminación en espacio*	Diseminación en tiempo

Presencia de ≥ 1 lesión en secuencias T2 en ≥ 2 de las siguientes áreas:
  – Yuxtacortical
  – Periventricular
  – Infratentorial
  – Médula espinal
	Presencia de una nueva lesión en T2 o una lesión con realce de gadolinio en cualquier momento del seguimiento o presencia en una RM de ≥ 1 lesión con realce de gadolinio junto con lesiones hiperintensas en T2

* Si la sintomatología tiene su origen en tronco del encéfalo o la médula espinal, se contabilizan las lesiones en dichas áreas.

Tabla 3. Criterios actuales de diseminación en tiempo y espacio de apoyo al diagnóstico de una esclerosis múltiple remitente-recurrente

lesión en T2 en una RM obtenida 3 meses tras el episodio clínico en relación con una RM obtenida dentro de los primeros 3 meses,[43] aumentando así la sensibilidad (74 %) y manteniendo la especificidad (92 %). Finalmente, en un intento de evitar la realización de una nueva RM, el grupo MAGNIMS ha propuesto unos criterios de RM que simplifican los criterios de diseminación en tiempo, en los que únicamente se requiere la presencia simultánea de lesiones con y sin realce de gadolinio.[44] Con esta última propuesta se puede establecer el diagnóstico de EM con una única RM realizada con independencia del momento en que se hayan iniciado los síntomas clínicos. El problema de este criterio de diseminación temporal es su baja sensibilidad (45,2 %), de ahí que la propuesta de nuevos criterios diagnósticos de EM recoja tanto esta definición de diseminación en tiempo como la modificación introducida por Dalton y colaboradores[45] (véase la tabla 3).

4.1.4   *Criterios actuales basados en la resonancia magnética para el diagnóstico de esclerosis múltiple remitente-recurrente*

Tras el análisis de la evolución que han sufrido los criterios de diseminación en espacio y en tiempo, se ha realizado una nueva propuesta de criterios diagnósticos aplicable a los pacientes con un síndrome clínico aislado de posible origen desmielinizante; es decir, pacientes entre 14 y 50 años de edad, en los que se haya excluido una posible causa que explique los síntomas (neuritis óptica, mielitis parcial, síndrome de tronco, polirregional). Estos criterios definen la diseminación en espacio como la presencia de una o más lesiones en T2 que afecten a dos o más territorios característicos (excluyendo las lesiones presentes en tronco del encéfalo o médula espinal, en caso de que los síntomas sean atribuibles a dichas regiones), y la diseminación en tiempo, como la presencia de una lesión que realza con gadolinio (LRG) junto con lesiones en T2 en una RM realizada en cualquier momento, o bien una nueva lesión en T2 o una LRG en una RM realizada durante el seguimiento, independientemente del tiempo respecto al episodio clínico inicial. Así se aúnan los criterios de Swanton para diseminación en espacio con las modificaciones de Dalton y Rovira para la diseminación en tiempo.

4.2 Criterios de resonancia magnética de apoyo al diagnóstico de la esclerosis múltiple primaria progresiva

La EM-PP se caracteriza por tener un curso evolutivo progresivo desde el inicio de la enfermedad, presentar un menor número de lesiones en los estudios en T2 en el cerebro y afectar con más frecuencia a la médula espinal. Estas características hacen que los criterios de RM utilizados para el diagnóstico de la EM-PP tengan unas características clínicas y de imagen distintas que los usados en la EM-RR, de forma que en su definición, y a diferencia de la aplicación de la RM en la EM-RR, la integración de la RM se realiza junto con la valoración de otros test paraclínicos.

4.2.1 Criterios de resonancia magnética de apoyo al diagnóstico de la esclerosis múltiple primaria progresiva

Los primero criterios de EM-PP que incluyeron la RM[46] definieron únicamente un criterio de RM positiva en caso de presentar nueve lesiones o más en un estudio cerebral en T2, o cuatro lesiones o más con potenciales evocados visuales, o bien dos lesiones en un estudio de médula espinal. Estos criterios fueron recogidos en los criterios diagnósticos de McDonald de 2005, pero siempre supeditados a demostrar una progresión clínica de al menos un año.

4.2.2 Aplicación de los criterios de Barkhof-Tintoré para el diagnóstico de esclerosis múltiple primaria progresiva

En un intento de aunar los criterios de RM utilizados para el diagnóstico de la EM-RR, Montalbán y colaboradores[47] publicaron un trabajo en el que compararon los criterios de diseminación en espacio de Barkhof-Tintoré, Swanton, y una combinación de criterios de RM, con la presencia de bandas oligoclonales en el líquido cefalorraquídeo, de acuerdo con dos poblaciones de pacientes estratificados por el tiempo de evolución. Los resultados mostraron que el uso solo de los criterios de RM permitía identificar a un 73 % de los pacientes, pero esta cifra disminuía al 65 % cuando éstos se aplicaban a pacientes de corta evolución. En cambio, el uso combinado de la RM con la presencia de bandas oligoclonales en el líquido cefalorraquídeo permitía identificar hasta el 95 % de pacientes con seguimiento largo y el 92 % de pacientes de corta evolución. Esto da lugar a que aún hoy la RM por sí sola tenga una baja sensibilidad para el diagnóstico de la EM-PP y deba usarse junto con otras técnicas diagnósticas.

5 Criterios de resonancia magnética de apoyo al diagnóstico de la esclerosis múltiple en edades extremas

Tanto los criterios de McDonald[41] como la propuesta de grupo MAGNIMS de 2010[45] limitan el uso de los criterios diagnósticos a una población adulta de origen caucasiano y a una edad comprendida entre los 14 y 50 años, y señalan que los criterios no han sido suficientemente probados fuera de estas edades o en poblaciones no caucasinas, de ahí que haya habido un intento de desarrollar criterios diagnósticos y también de RM para facilitar el diagnóstico temprano de la EM que se presenta en edades extremas.

5.1 Características clínicas de la esclerosis múltiple en edades extremas

La EM que se presenta durante la edad pediátrica resulta más difícil de diagnosticar, fundamentalmente por la similitud durante la presentación con la encefalomielitis aguda diseminada, así como con otras enfermedades no desmielinizantes recidivantes más prevalentes en la edad pediátrica, como la migraña o el lupus eritematoso diseminado. En estos casos, los hallazgos de RM pueden ser muy similares. En el extremo opuesto, se encuentra la EM de inicio tardío, con un perfil de evolución más progresivo y con presencia de lesiones en T2, que a menudo se deben a una enfermedad vascular crónica, a veces indistinguibles de las lesiones de origen desmielinizante. En esta situación la detección con RM de lesiones subclínicas en la médula espinal apoyaría el diagnóstico de EM, ya que éstas son muy infrecuentes en pacientes con lesiones cerebrales de origen isquémico.

Autor (año)	Criterios	Diagnóstico de EM		Diagnóstico diferencial con la EAD	
		Sens. (%)	Espec. (%)	Sens. (%)	Espec. (%)
KIDMUS, 2004	Cumplir todos: – ≥1 lesión perpendicular al cuerpo calloso – Presencia de lesiones solitarias en T2	47	100	29	100
Brakhof-Tintoré, 2001	Al menos tres de: – Una LCG o 9 lesiones en T2 – Tres lesiones periventriculares – Una lesión yuxtacortical – Una lesión infratentorial (medular)	76	100	68	30
Callen-EM, 2009	Al menos dos de: – ≥5 lesiones en T2 – ≥2 lesiones periventriculares – ≥1 lesión infratentorial	76	100	75	25
Callen-EAD, 2009	Al menos dos de: – ≥2 lesiones periventriculares – Presencia de agujeros negros – Ausencia de patrón bilateral difuso	-	-	81	95

Sens. = sensibilidad; Espec. = especificidad; LCG = lesión captante de gadolinio.

Tabla 4. Criterios de resonancia magnética de apoyo al diagnóstico de la esclerosis múltiple pediátrica y comparación con los criterios para el diagnóstico de la encefalomielitis aguda diseminada. En la columna de diagnóstico de esclerosis múltiple, se describen la sensibilidad y la especificidad para alcanzar un diagnóstico de esclerosis múltiple recurrente-remitente. En la columna de diagnóstico diferencial respecto a la encefalitis aguda diseminada, se describen la sensibilidad y la especificidad de los diferentes criterios de resonancia magnética para pacientes en edad pediátrica que no presentan el cuadro clínico de encefalopatía con afectación polirregional típica de la encefalitis aguda diseminada.

5.2 Criterios de resonancia magnética propuestos para el diagnóstico de la esclerosis múltiple pediátrica

El principal problema que se presenta en la clínica diaria es establecer un diagnóstico diferencial entre una EM pediátrica y la encefalitis aguda diseminada (EAD). En este contexto, tanto la historia clínica como el estudio del líquido cefalorraquídeo son cruciales para establecer el diagnóstico, pero la RM también aporta datos valiosos. De esta forma, en ausencia de encefalopatía y otra clínica sugerente de EAD, es posible basarse en la RM para apoyar el diagnóstico de EM. Un primer intento de elaborar criterios basados en la RM dio lugar a los criterios KIDMUS, los cuales eran muy específicos (100 %) pero poco sensibles (42 %), e incluían la presencia de una o más lesiones perpendiculares al eje longitudinal del cuerpo calloso y la presencia de lesiones solitarias. Posteriormente, se han propuesto nuevos criterios, que aumentan la sensibilidad (85 %) si bien disminuyen algo la especificidad (95 %).[48] De acuerdo con estos criterios, para apoyar el diagnóstico de EM se deben cumplir al menos dos de las siguientes circunstancias: tener cinco o más lesiones en T2, tener dos o más lesiones periventriculares, o tener una o más lesiones infratentoriales.

5.3 Criterios de resonancia magnética para el diagnóstico diferencial entre la encefalomielitis aguda diseminada y la esclerosis múltiple pediátrica

En muchas ocasiones el perfil clínico inicial de un niño con un cuadro inflamatorio desmielinizante no se muestra con las manifestaciones clásicas de EAD (encefalopatía con afectación polirregional); en este caso se han propuesto unos criterios de RM que pueden ayudar a diagnosticar una EM, según los cuales deben cumplirse al menos dos de los tres siguientes hallazgos: presencia de dos o más lesiones periventriculares en T2, presencia de agujeros negros y ausencia de patrón de afección difusa bilateral. Un estudio comparativo de los diferentes criterios que se pueden aplicar en la edad pediátrica mostró que estos criterios eran muy sensibles y específicos para establecer el diagnóstico diferencial con la EAD, sin olvidar que su aplicación ha de realizarse en ausencia de encefalopatía más afectación polirregional[49] (véase la tabla 4).

5.4 Criterios de resonancia magnética de apoyo al diagnóstico de la esclerosis múltiple de inicio tardío

La EM que se presenta después de los 50 años representa menos del 6 % de los casos de EM, y son en su mayoría formas primariamente progresivas, aunque un 20 % tiene un curso remitente-recurrente. Clínicamente presentan mayor afectación motora que la EM de inicio clásico. En cuanto a las características de la RM, ya Fazekas y colaboradores señalaron que la presencia de lesiones en T2 era menos específica a partir de los 50 años y que como mejor parámetro para discriminar la EM de otras enfermedades más prevalentes a esta edad de la sustancia blanca debía valorarse la presencia de lesiones en el cuerpo calloso.[38] En este contexto la RM debe utilizarse con precaución y teniendo en cuenta otros datos paraclínicos, ya que tanto la sensibilidad como la especificidad de los diferentes criterios de RM propuestos son más bajas que en los pacientes cuya edad de presentación es la típica[50] (véase la tabla 5).

Autor	Año	Sensibilidad (%)	Especificidad (%)
Paty, *et al.*	1988	90	54
Fazekas, *et al.*	1988	80	69
Barkhof, *et al.*	1997	85	65

Tabla 5. Sensibilidad y especificidad de los diferentes criterios de resonancia magnética para apoyar el diagnóstico de esclerosis múltiple de inicio tardío.

BIBLIOGRAFÍA

1. Filippi M., Dousset V., McFarland H.F., Miller D.H., Grossman R.I., Role of magnetic resonance imaging in the diagnosis and monitoring of multiple sclerosis: consensous report of the White Matter Study Group, J Magn Reson Imaging, 2002; 15: 499-504.
2. Barkhof F., The clinico-radiological paradox in multiple sclerosis revisited, Curr Opin Neurol, 2002; 15: 239-245.
3. Fazekas F., Offenbacher H., Fuchs S., Schmidt R., Niederkorn K., Horne S., *et al.* Criteria for increased specificity of MRI interpretation in elderly subjects with suspected multiple sclerosis, Neurology, 1988; 38: 1822-1825.
4. Horowitz A.L., Kaplan R.D., Grewe G., White R.T., Salberg L.M., The ovoid lesion: a new MR observation in patients with multiple sclerosis, Am J Neuroradiol, 1989; 10: 303-305.
5. Gean-Marton A.D., Vezina L.G., Marton K.I., Stimac G.K., Peyster R.G., Taveras J.M., *et al.* Abnormal corpus callosum: a sensitive and specific indicator of multiple sclerosis, Radiology, 1991; 180: 215-221.
6. Miki Y., Grossman R.I., Udupa J.K., Wei L., Kolson D.L., Mannon L.J., *et al.* Isolated U-fiber involvement in MS: preliminary observations, Neurology, 1998; 50: 1301-1306.
7. Brainin M., Reisner T., Neuhold A., Omasits M., Wicke L., Topological characteristics of brainstem lesions in clinically definite and clinically probable cases of multiple sclerosis: an MRI-study, Neuroradiology, 1987; 29: 530-534.
8. Van Walderveen M.A., Kamphorst W., Scheltens P., Van Waesberghe J.H., Ravid R., Valk J., *et al.* Histopathologic correlates of hypointense lesions on T1-weighted spin-echo MRI in multiple sclerosis, Neurology, 1998; 50: 1282-1288.
9. Filippi M., Oliveri M., Pasqualetti P., *et al.* Glatiramer acetate reduces the proportion of new MS lesions evolving into "black holes", Neurology, 2001; 57: 731-733.
10. Masdeu J.C., Quinto C., Olivera C., Tenner M., Leslie D., Visintainer P., Open-ring imaging sign: highly specific for atypical brain demyelination, Neurology, 2000; 54: 1427-1433.
11. Cotton F., Weiner H.L., Jolesz F.A., Guttmann C.R., MRI contrast uptake in new lesions in relapsing-remitting MS followed at weekly intervals, Neurology, 2003; 60: 640-646
12. Bermel R.A., Bakshi R., The measurement and clinical relevance of brain atrophy in multiple sclerosis, Lancet Neurol, 2006; 5: 158-170.
13. Losseff N.A., Wang L., Lai H.M., Yoo D.S., Gawne-Cain M.L., McDonald W.I., *et al.* Progressive cerebral atrophy in multiple sclerosis. A serial MRI study, Brain, 1996; 119: 2009-2019
14. Fisher E., Lee J.C., Nakamura K., Rudick R.A., Gray matter atrophy in multiple sclerosis: a longitudinal study, Ann Neurol, 2008; 64: 255-265.
15. Filippi M., Rovaris M., Inglese M., *et al.* Interferon beta-1a for brain tissue loss in patients at presentation with syndromes suggestive of multiple sclerosis: a randomised, double-blind, placebo-controlled trial, Lancet, 2004; 364: 1489-1496.
16. Bot J.C., Barkhof F., Lycklama à Nijeholt G., Van Schaardenburg D., Voskuyl A.E., Ader H.J., *et al.* Differentiation of multiple sclerosis from other inflammatory disorders and cerebrovascular disease: value of spinal MR imaging, Radiology, 2002; 223: 46-56.
17. Kidd D., Thorpe J.W., Thompson A.J., Kendall B.E., Moseley I.F., MacManus D.G., *et al.* Spinal cord MRI using multi-array coils and fast spin echo. II. Findings in multiple sclerosis, Neurology, 1993; 43: 2632-2637.
18. Davie C.A., Hawkins C.P., Barker G.J., Brennan A., Tofts P.S., Miller D.H., *et al.* Serial proton magnetic resonance spectroscopy in acute multiple sclerosis lesions, Brain, 1994; 117: 49-58.
19. Narayana P.A., Doyle T.J., Lai D., Wolinsky J.S., Serial proton magnetic resonance spectroscopic imaging, contrast-enhanced magnetic resonance

imaging, and quantitative lesion volumetry in multiple sclerosis, Ann Neurol, 1998; 43: 56-71.

20. De Stefano N., Matthews P.M., Arnold D.L., Reversible decreases in Nacetylaspartate after acute brain injury, Magn Reson Med, 1995; 34: 721-727.

21. Cucurella M.G., Rovira A., Río J., Pedraza S., Tintoré M.M., Montalbán X., *et al.* Proton magnetic resonance spectroscopy in primary and secondary progressive multiple sclerosis, NMR in Biomedicine, 2000; 13: 56-63.

22. Gadea M., Martínez-Bisbal M.C., Marti-Bonmatí L., Espert R., Casanova B., Coret F., *et al.* Spectroscopic axonal damage of the right locus coeruleus relates to selective attention impairment in early stage relapsing-remitting multiple sclerosis, Brain, 2004; 127: 89-98.

23. Khan O., Shen Y., Bao F., Caon C., Tselis A., Latif Z., *et al.* Long-term study of brain 1H-MRS study in multiple sclerosis: effect of glatiramer acetate therapy on axonal metabolic function and feasibility of long-Term H-MRS monitoring in multiple sclerosis, J Neuroimaging, 2008; 18: 314-319.

24. Horsfield M.A., Magnetization transfer imaging in multiple sclerosis, J Neuroimaging, 2005; 15: 58S-67S.

25. Rovira A., Alonso J., Cucurella G., *et al.* Evolution of multiple sclerosis lesions on serial contrast-enhanced T1-weighted and magnetization-transfer MR images, AJNR Am J Neuroradiol, 1999; 20: 1939-1945.

26. Chen J.T., Collins D.L., Atkins H.L., Freedman M.S., Arnold D.L.; Canadian MS/BMT Study Group, Magnetization transfer ratio evolution with demyelination and remyelination in multiple sclerosis lesions, Ann Neurol, 2008; 63: 254-262.

27. Rovaris M., Gass A., Bammer R., *et al.* Diffusion MRI in multiple sclerosis, Neurology, 2005; 65: 1526-1532.

28. Rovira A., Pericot I., Alonso J., Río J., Grivé E., Montalbán X., Serial diffusion-weighted MR imaging and proton MR spectroscopy of acute large demyelinating brain lesions: case report, AJNR Am J Neuroradiol, 2002; 23: 989-994.

29. Schmierer K., Altmann D.R., Kassim N., *et al.* Progressive change in primary progressive multiple sclerosis normal-appearing white matter: a serial diffusion magnetic resonance imaging study, Mult Scler, 2004; 10: 182-187.

30. Pantano P., Mainero C., Caramia F., Functional brain reorganization in multiple sclerosis: evidence from fMRI studies, J Neuroimaging, 2006; 16: 104-114.

31. Mainero C., Inghilleri M., Pantano P., *et al.* Enhanced brain motor activity in patients with MS after a single dose of 3, 4-diaminopyridine, Neurology, 2004; 62: 2044-2050.

32. Parry A.M.M., Scott R.B., Palace J., Smith S., Matthews P.M., Potentially adaptive functional changes in cognitive processing for patients with multiple sclerosis and their acute modulation by rivastigmine, Brain, 2003; 126: 2750-2760.

33. Whiting P., Harbord R., Main C., Deeks J.J., Filippini G., Egger M., *et al.* Accuracy of magnetic resonance imaging for the diagnosis of multiple sclerosis: systematic review, BMJ, 2006; 332: 875-884.

34. Poser C.M., Paty D.W., Scheinberg L., McDonald W.I., Davis F.A., Ebers G.C., *et al.* New diagnostic criteria for multiple sclerosis: guidelines for research protocols, Ann Neurol, 1983; 13: 227-231.

35. Lublin F.D., Reingold S.C., and the Advisor Comitte on Clinical Trials of New agents in Multiple Sclerosis. Defining the clinical course of multiple sclerosis: results of an international survey, Neurology, 1996; 46: 907-911.

36. McDonald W.I., Compston A., Edan G., Goodkin D., Hartung H.P., Lublin F.D., *et al.* Recommended diagnostic criteria for multiple sclerosis: guidelines from the International Panel on the diagnosis of multiple sclerosis, Ann Neurol, 2001; 50: 121-127.

37. Paty D.W., Oger J.J.F., Kastrukoff L.F., MRI in the diagnosis of multiple sclerosis, Neurology, 1988; 38: 180-185.

38. Fazekas F., Offenbacher H., Fuchs S., Criteria for an increase specificity of MRI interpretation in eldery subjects with suspected multiple sclerosis, Neurology, 1988; 38: 1822-1825.

39. Barkhof F., Filippi M., Miller D.H., Scheltens P., Campi A., Polman C.H., *et al.* Comparison of MRI criteria at first presentation to predict conversion to clinically definite multiple sclerosis, Brain, 1997; 120: 2059-2069.

40. Tintoré M., Rovira A., Río J., Nos C., Grivé E., Sastre-Garriga J., *et al.* New diagnostic criteria for multiple sclerosis: application in first demyelinating episode, Neurology, 2003; 60: 27-30.

41. Polman C.H., Reingold S.C., Edan G., Filippi M., Hartung H.P., Kappos L., *et al.* Diagnostic criteria for multiple sclerosis: 2005 revisions to the "McDonald Criteria", Ann Neurol, 2005; 58: 840-846.

42. Swanton J.K., Fernando K., Dalton C.M., Miszkiel K.A., Thompson A.J., Plant G.T. *et al.* Modification of MRI criteria for multiple sclerosis in patients with clinically isolated syndromes, J Neurol Neurosurg Psychiatry, 2006; 77: 830-833.

43. Dalton C.M., Brex P.A., Miszkiel K.A., Fernando K., MacManus D.G., Plant G.T., *et al.* New T2 lesions enable an earlier diagnosis of multiple sclerosis in clinically isolated syndromes, Ann Neurol, 2003; 53: 673-676.

44. Rovira A., Swanton J., Tintoré M., Huerga E., Barkhof F., Filippi M., *et al.* A single, early magnetic resonance imaging study in the diagnosis of multiple sclerosis, Arch Neurol, 2009; 66: 587-592.

45. Montalbán X., Tintoré M., Swanton J., Barkhof F., Fazekas F., Filippi M., *et al.* MRI criteria for MS in patients with clinically isolated syndromes, Neurology, 2010; 74: 427-434.

46. Thompson A.J., Montalbán X., Barkhof F., Brochet B., Filippi M., Miller D.H., *et al.* Diagnostic criteria for primary progressive multiple sclerosis: a position paper, Ann Neurol, 2000; 47: 831-835.

47. Montalbán X., Sastre-Garriga J., Filippi M., Khaleeli Z., Tellez N., Vellinga M.M., *et al.* Primary progressive multiple sclerosis diagnostic criteria: a reappraisal, Mult Scler, 2009; 15: 1459-1465.

48. Callen D.J.A., Shroff M.M., Branson H.M., Lotze T., Li D.K., Stephens D., *et al.* MRI in the diagnosis of pediatric multiple sclerosis, Neurology, 2009; 72: 961-967.

49. Callen D.J.A., Shroff M.M., Branson H.M., Lotze T., Li D.K., Stephens D., *et al.* Role of MRI in the differentiation of ADEM from MS in children, Neurology, 2009; 72: 968-973.

50. De Seze J., Delalande S., Michelin E., Gauvrit J.Y., Mackowiak M.A., Ferriby D., *et al.* Brain MRI in late-onset multiple sclerosis, Eur J Neurol, 2005; 12: 241-244.

Capítulo 8

Neurofisiología en la esclerosis múltiple

L. Dinca, G. Izquierdo

Introducción

Las técnicas neurofisiológicas son siempre una extensión de la exploración neurológica, y generan información valiosa para la localización del nivel anatómico, la caracterización, la cuantificación y la monitorización del proceso lesional. Constituyen el único método objetivo de estudio de la funcionalidad del sistema nervioso, son precisas, relativamente no invasivas y complementan a las técnicas morfológicas como la resonancia magnética (RM).

Entre las pruebas neurofisiológicas, las más útiles para el diagnóstico y el seguimiento de los pacientes con esclerosis múltiple (EM) son los potenciales evocados multimodales (potenciales evocados visuales [PEV], acústicos del tronco cerebral [PEATC], somatosensoriales [PESS] y endógenos [PEE]), los potenciales evocados motores (PEM) y las diversas pruebas del sistema nervioso autonómico.

1 Potenciales evocados visuales

Los PEV estudian de manera objetiva la vía visual. Normalmente son evocados mediante estímulos luminosos generados por un dispositivo de tablero de ajedrez reversible. Se registran en la zona occipital y el resultado es una onda con polaridad positiva de aproximadamente 100 ms de latencia (P100). Esta onda representa la respuesta de la corteza visual a la estimulación de la zona central de la retina.

Los PEV son muy útiles en el diagnóstico y el seguimiento de los pacientes con EM. Las anomalías más frecuentes encontradas son: la prolongación de la latencia de la onda P100 (cambio asociado a la desmielinización) y el aumento de la diferencia de la latencia intraocular, probablemente el indicador más sensible de la disfunción del nervio óptico[1] (véase la figura 1). La amplitud de la onda P100 no es un marcador fiable a causa de la gran variabilidad interindividual de este parámetro, pero amplitudes por debajo de 3 µV se consideran anormales. Anomalías de la duración y la forma del complejo N75-P100-N145 habitualmente están asociadas a anomalías de la latencia de la onda P100.[2]

Un gran número de ensayos clínicos ha mostrado la sensibilidad de los PEV a evidenciar lesiones desmielinizantes en el nervio óptico. Aproximadamente, el 90 % de los pacientes con una historia clara de neuritis óptica tienen anomalías en los PEV.[1] Cuando no hay ninguna evidencia de afectación de los nervios ópticos, la incidencia de anomalías de los PEV es de alrededor del 51 %.[3] En la actualidad los PEV son más sensibles que la RM para mostrar afectación de los nervios ópticos.

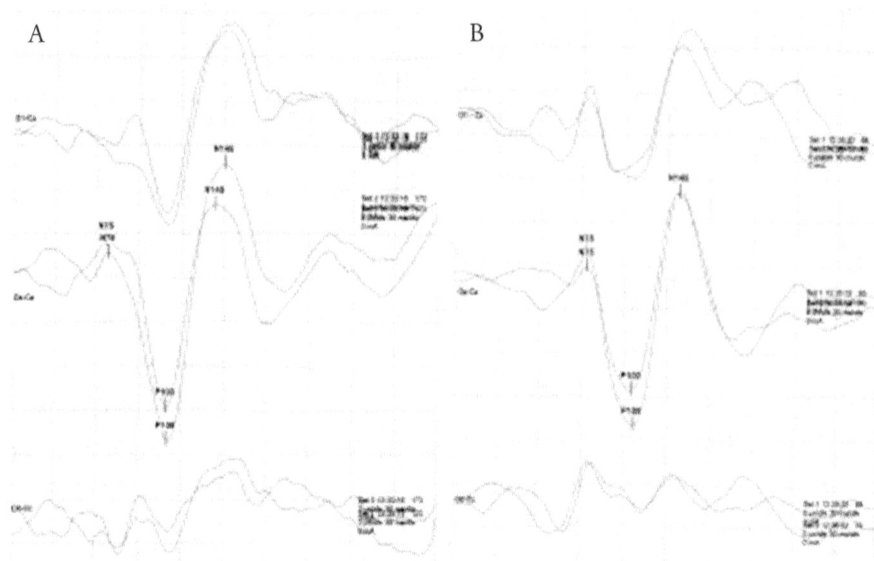

Figura 1. Potenciales evocados visuales en un paciente con neuritis óptica (se observa el aumento de la latencia absoluta de la onda P100 del ojo izquierdo y el aumento de la diferencia entre las latencias interoculares de las ondas P100; de 109 ms en el ojo derecho (A) frente a 126 ms en el ojo izquierdo (B).

Los pacientes con EM presentan alteraciones de los PEV de entre un 47 y un 96 %, con una media del 63 %. La proporción varía en función del diagnóstico, y es del 37, el 58 y el 85 %, respectivamente, en pacientes con EM posible, probable y clínicamente definida (EMCD).[1]

Las anomalías de la latencia de la onda P100 no presentan relación con el tiempo transcurrido desde el episodio de neuritis óptica, y la proporción de pacientes en los que la latencia de la P100 se normaliza con los años se sitúa por debajo del 5 %. Cuando se analiza el aumento de la diferencia entre las latencias interoculares, el porcentaje de pacientes en los que la P100 vuelve a valores normales es aún menor.[4]

La técnica de PEV multifocales muestra una sensibilidad del 94,7 % y una especificidad del 90 %, algo mayor que la técnica convencional de PEV, que presentó una sensibilidad del 84,2 % y una especificidad del 90 %.[5]

Los resultados de los estudios de pacientes con EM en tratamiento con interferones a los que se les realizaron PEV al inicio y al finalizar el período de seguimiento son contradictorios.

Liscic y colaboradores,[6] en un estudio prospectivo, aleatorizado, abierto, siguieron a nueve pacientes con EM remitente recidivante en tratamiento con interferón beta-1a durante doce meses. Al finalizar el año de tratamiento no se encontró ningún cambio significativo en los PEV pero éstos fueron capaces de poner de manifiesto anomalías asintomáticas.

Anlar y colaboradores[7] realizaron PEV y RM en 15 pacientes tratados con interferón beta-1b durante dos años y en 15 sujetos normales. Éstos utilizaron la latencia de la onda P100 como indicador electrofisiológico de la progresión de la enfermedad y encontraron diferencias significativas entre los niveles basales y los finales del ensayo. Concluyeron que los PEV podrían ser un indicador fiable para el seguimiento de la progresión de la EM durante el tratamiento con interferones.

2 Potenciales evocados acústicos del tronco cerebral

Los PEATC representan la actividad eléctrica producida a lo largo de las vías auditivas periféricas y centrales en respuesta a una estimulación auditiva.

Tras la estimulación sonora, se registran en el cuero cabelludo los potenciales de campolejano que tienen su origen en las neuronas del mesencéfalo y la protuberancia, y que están relacionadas con la audición. Aparecen cinco ondas principales que representan: la onda I (parte distal del nervio auditivo), II (núcleo coclear), III (protuberancia baja, probablemente complejo olivar), IV (protuberancia media o alta, lemnisco lateral) y V (protuberancia alta o colículo inferior). Las latencias de estas ondas varían poco entre los sujetos sanos y su morfología es muy reproducible.[1,8]

Los PEATC son especialmente útiles en las enfermedades desmielinizantes en las siguientes situaciones: en pacientes con afectación clínica fuera del tronco del encéfalo (en cuyo caso una anormalidad en esta zona muestra una dispersión en espacio) y para documentar disfunción neurológica cuando la anamnesis y/o la exploración neurológica son equívocas.

En los estudios que se han realizado sobre los PEATC en pacientes con EM, un 46 % han presentado anormalidades. Las anormalidades se han encontrado en el 67, el 41 y el 30 % de los pacientes con EM clínicamente definida, probable y posible. Un 38 % de los pacientes con EM tenían anomalías de PEATC sin presentar antecedentes o clínica compatible con una afectación del tronco encefálico; entre los diferentes estudios el porcentaje de estos pacientes varía entre el 21 y el 55 %, sin grandes diferencias entre los principales grupos diagnósticos.[1,9]

La anomalía encontrada con más frecuencia ha sido una anomalía de amplitud de onda V. La ausencia o la disminución de la amplitud de la onda V se encontró en un 87 % de los pacientes con PEATC anormales. La siguiente anomalía más frecuente ha sido el aumento del intervalo III-V y, de forma secundaria, el intervalo I-V, que se ha evidenciado en un 28 % de los pacientes con PEATC anormales (véase la figura 2). Los generadores de las ondas III y V son el complejo olivar superior y el colículo inferior; la mayoría de las anomalías de conducción se encontraron en este tramo, el segmento más largo de la sustancia blanca dentro de la vía auditiva. Es importante señalar que la estimulación tiene que realizarse de forma monoaural, dado que el 45 % de los pacientes tenían afectación de un único oído. También es importante la frecuencia de estimulación, dado que a una frecuencia más alta (70 *click*/s) se evidencia una incidencia mayor de anomalías que a una frecuencia de estimulación baja (10 *click*/s).[10] El problema que surge es que a una frecuencia de estimulación alta las ondas y los intervalos son más difíciles de identificar.

Autores como Emerson y colaboradores[11] evidenciaron anomalías de los PEATC únicamente al utilizar un tipo de polaridad, especialmente la rarefacción.

La gran reproductibilidad de los PEATC sugiere que pueden utilizarse en el seguimiento de la actividad lesional que afecta estos tractos y también en ensayos clínicos. Kajaer y colaboradores[12] evidencian aumento de la incidencia de las anomalías de los PEATC proporcional al aumento de la duración y la gravedad de los síntomas.

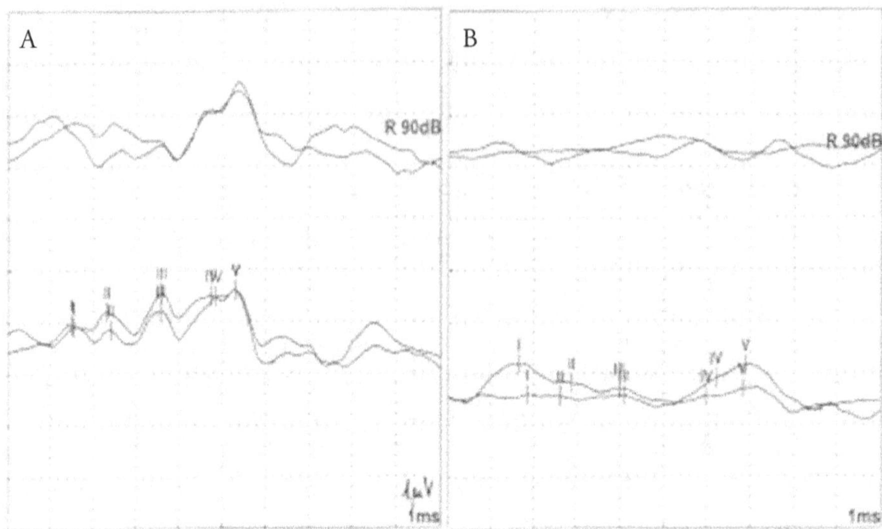

Figura 2. Potenciales evocados acústicos del tronco cerebral de un sujeto sano (A) frente al de un paciente con esclerosis múltiple (B). En la figura B se evidencia el aumento del intervalo I-V, fundamentalmente a expensas del aumento del intervalo III-V, junto con una disminución de la proporción de amplitudes V/I, y unas malas definición y reproducción de las ondas.

3   Potenciales evocados somatosensoriales

Las vías sensitivas se estudian utilizando la estimulación eléctrica transcutánea con impulsos de duración breve. De esta forma se activan las fibras mielínicas de gran calibre que forman los cordones posteriores y el lemnisco medial, lo que permite el estudio del nervio periférico, la médula, el tronco cerebral, las radiaciones talamocorticales y la corteza sensitiva primaria contralateral. Normalmente en los miembros superiores se estimulan los nervios medianos y en los inferiores, los tibiales posteriores.

La utilidad clínica de los PESS en la EM se basa en la capacidad de mostrar disfunción sensorial en pacientes con historia clínica y/o exploración neurológica ambigua y poner de manifiesto una anomalía clínicamente silente en el sistema sensorial en pacientes con exploración neurológica normal. Cuando la enfermedad desmielinizante se sospecha por síntomas o signos en otras áreas del SNC, éstos ayudan a la definición de una distribución anatómica de la enfermedad. Por otro lado, estos síntomas son un método objetivo de monitorización de los cambios en el estado del paciente. La ventaja de los PESS es generar datos objetivos y cuantificables y localizar las lesiones en la vía somatosensorial, lo que es casi imposible únicamente con la exploración neurológica.

Existen múltiples estudios sobre los PESS en los pacientes con EM. De los 1.006 pacientes estudiados,[1] el 58 % tenían anomalías PESS de los medianos y el 76 %, PESS anormales de los peroneales/tibiales; los datos son muy similares a los que encontraron otros investigadores,[12] que evidenciaron anomalías en el 58 % de los medianos y el 74 % de los tibiales estudiados. Según la forma clínica, las anomalías de los PESS fueron del 77, el 67 y el 49 %, respectivamente, en

EMCD probable y posible. El 34 % de los pacientes con PESS anormales tenían afectación unilateral, por lo que es imprescindible la estimulación unilateral. El 42 % de los pacientes con PESS anormales no referían síntomas relacionados con el sistema sensorial, mientras que en el 75 % de los pacientes que presentaban sintomatología sensorial los PESS fueron anormales. En el 18 % de estos pacientes los PESS de miembros superiores fueron normales y los PESS de los miembros inferiores anormales, mientras que lo contrario se encontró en el 7 % de los pacientes. Únicamente el 2 % de los pacientes con EM tuvieron alteraciones de los cuatro PESS. Generalmente los PESS de los miembros superiores se relacionan con la habilidad motora y el *9 hole peg test*.[13,14]

Los tipos de anomalías encontrados son muy variables: en los miembros superiores se han descrito: presencia únicamente de potencial en el punto de Erb (EP) o presencia de potenciales en EP y P/N13, disminución de amplitud de la P/N13, aumento de la latencia N20 y P/N13 (junto o aislado), aumento del tiempo de conducción central, disminución de la amplitud o ausencia de la N20, entre otros (véase la figura 3). En los miembros inferiores las anomalías encontradas son similares.

Purves y colaboradores[15] mostraron que al combinar los PEATC con PEV y PESS el porcentaje de pacientes con anomalías neurofisiológicas aumentó de forma significativa al 97, el 86 y el 63 %, respectivamente, en EMCD, probable y posible.

Se han llevado a cabo varios estudios comparativos de la utilidad de los PEV, PESS y PEATC.[1,16] Como es lógico, los tractos más largos son los que están más afectados, en orden decreciente, PESS, PEV y PEATC. Walsh y colaboradores[17] siguieron a 56 pacientes con EM

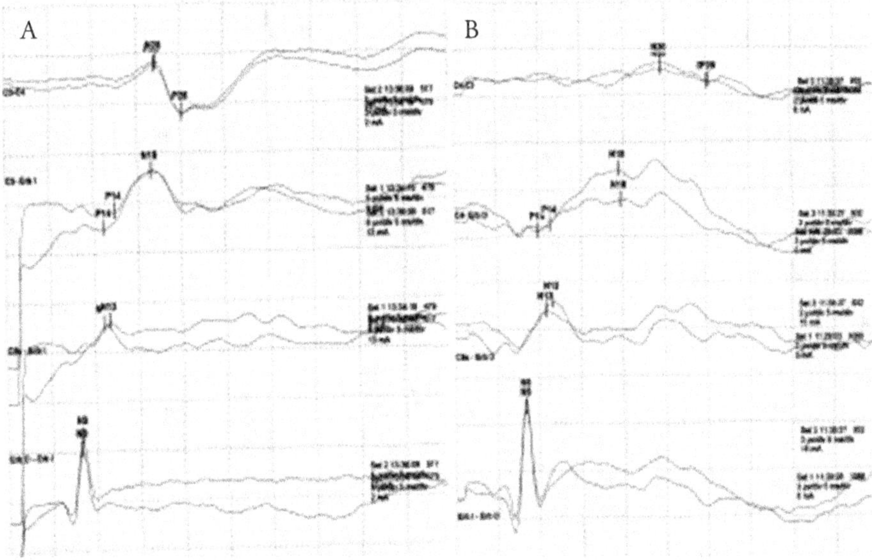

Figura 3. Potenciales evocados somatosensoriales de los nervios medianos de un sujeto sano (A) frente a los de un paciente con esclerosis múltiple (B); en la figura B se observa el aumento de las latencias de las ondas N18 y N20, la disminución de las amplitudes de las ondas N20 y el aumento del tiempo de conducción central (latencia N20-latencia N13).

durante 2,5 años y pusieron de manifiesto un aumento del número de las anomalías de los potenciales evocados paralelo al incremento de la discapacidad.

Noseworthy y colaboradores[18] estudiaron los PEV, PESS, PEATC y el reflejo de parpadeo en pacientes con EM mayores de 50 años. Encontraron que había más posibilidades de diagnóstico positivo tanto en los potenciales evocados como en el líquido cefalorraquídeo en este difícil grupo de diagnóstico.

Nuwer y colaboradores[19] realizaron potenciales evocados durante tres años en un grupo de pacientes tratados con azatioprina asociada o no a corticoides, en un estudio doble ciego, con grupo de control. Los cambios de los PEV y PESS relacionados con el tratamiento son estadísticamente significativos un año antes que en el MSCF *(multiple sclerosis functional composite)*. El significado estadístico de los cambios en los PEV es mayor que el objetivado por otras escalas.

La RM ha mostrado su superioridad frente a los potenciales evocados en la capacidad de evidenciar múltiples lesiones en el sistema nervioso central (SNC), pero los potenciales evocados multimodales son más específicos en relación con la etiología. En el tronco del encéfalo los potenciales evocados multimodales ponen de manifiesto un mayor número de defectos de conducción que la RM.[20] De la misma forma, los PEV detectan más lesiones en los nervios ópticos que la RM.[21] Como regla general, el paciente con posible enfermedad desmielinizante tiene mejor rendimiento diagnóstico con la RM, pero en casos seleccionados los potenciales evocados aclaran mejor las respuestas específicas, porque algunas áreas anatómicas del SNC se han investigado mejor con la ayuda de los potenciales evocados.

4   Potenciales evocados motores

Para el estudio de las vías corticoespinales se utilizan estímulos generados por un campo magnético de 1 a 2 teslas de 100 microsegundos de duración. Este campo magnético genera una corriente eléctrica capaz de despolarizar las neuronas de la corteza subyacente. La respuesta se detecta en los músculos apropiados, generalmente el abductor corto del pulgar y el tibial anterior.

Las alteraciones más frecuentes encontradas en pacientes con EM son la ausencia de los PEM y la prolongación del tiempo de conducción motor central (TCMC). Con menos frecuencia se encuentra disminución de la amplitud de los PEM, aumento del umbral de reposo y cambios en la duración del período de silencio, normalmente alargado.[22] En función de la forma clínica de la EM encontramos aumento del TCMC en el 80 % de EMCD, en el 54 % de EM probable y en el 50 % de EM posible. La probabilidad de evidenciar aumento del TCMC en pacientes con EMCD (sensibilidad nosológica) es alta, pero ésta varía entre el 56 y el 93 %.[23] Esta gran variabilidad se explica fundamentalmente por el número y la selección de músculos analizados. La sensibilidad se ve afectada por la forma de la EM, que es más evidente en las formas progresivas que en las remitentes-recidivantes. La sensibilidad de la estimulación magnética transcraneal (EMT) aumenta cuando se valoran las asimetrías en la latencia de los PEM y el TCMC, y llega hasta el 97,6 %;[24] y también lo hace con la inclusión de los músculos de los miembros inferiores. La técnica de triple estimulación (TST) demostró ser útil en la identificación de bloqueos de conducción centrales o pérdida axonal en presencia de TCMC y PEM normales.[25] La musculatura axial (diafragma, musculatura pélvica, paraespinal, esfínteres externos) con frecuencia está afectada en pacientes con EM, pero la proyección cortical de estos músculos hace difícil su exploración.

La gran mayoría de los estudios muestra correlación significativa entre el TCMC, las anomalías encontradas con la técnica TST y los signos clínicos motores o la discapacidad motora.[26] El TCMC se relaciona muy bien con la EDSS (Expanded Disability Status Scale) cuando se analiza junto con los otros tipos de potenciales dentro de una puntuación multimodal. En estudios longitudinales las modificaciones en la puntuación multimodal se relacionan con cambios en la EDSS. Estudios realizados por Fuhr y colaboradores[27] muestran que la puntuación multimodal, que incluye el TCMC, predice la EDSS de los pacientes entre seis y veinticuatro meses más tarde. En estudios longitudinales los potenciales evocados multimodales varían mucho en el tiempo, en el mismo individuo, y pueden mejorar con el tratamiento. El umbral motor y el TCMC en pacientes con EM remitente-recidivante mejora con el tratamiento intravenoso con megadosis de corticoides;[28] con dosis más bajas (0,5 g de metilprednisolona/día durante cinco días) no se cambia el TCMC pero mejora la amplitud de los PEM en las formas remitente-recidivante y secundaria progresiva, que se relaciona con la mejoría clínica, pero que no produce ningún cambio en los PEM de los pacientes con EM primaria progresiva.[29] En un estudio realizado en ocho pacientes con IFN beta-1a durante un año de tratamiento, se ha evidenciado aumento de la amplitud de los PEM a los seis meses, mientras la recuperación de la amplitud del PEM después del ejercicio ha sido más rápida en comparación con el nivel basal.[30] El tratamiento con 3-4 diaminopiridina no ha producido ningún cambio en TCMC pero sí se ha observado un aumento de la excitabilidad intracortical (técnica de pulsos apareados).[31] La evaluación de otros parámetros, además del TCMC y la amplitud de los potenciales motores, como por ejemplo el umbral y el período de silencio, aumentan la sensibilidad de esta técnica. Se ha evidenciado aumento del umbral en las fases avanzadas de la EM. El período de silencio cerebral puede estar aumentado, parámetro que es más sensible que la prolongación del TCMC en la enfermedad subclínica. En pacientes con disfunción cerebelosa se ha encontrado un período de silencio extremadamente prolongado.

Se han investigado otras mediciones en la EM, como la variación de la latencia, la prolongación del TCMC y la atenuación, según la intensidad del estímulo o después del ejercicio, la reducción del SICF, la prolongación de la conducción transcallosa, pero la utilidad clínica de éstas necesita ser validada. En conclusión, las medidas de la EMT (TCMC, TST) tienen una sensibilidad nosológica moderada-alta y se correlacionan mejor que la RM con la afectación motora y la discapacidad, tanto en estudios longitudinales como en estudios transversales. La sensibilidad para detectar afectación motora subclínica ha sido del 13,5 %, estudiando TCMC en cinco músculos, dos de los cuales son de las extremidades inferiores,[32] y es claramente inferior a los PEV.

En el estudio de Kale y colaboradores,[33] en 130 pacientes con EM, el 83 % de los pacientes tenían anomalías de amplitudes de los PEM, el 52 % anomalías de latencia y el 49 % anomalías del TCMC; éstos son los parámetros que se relacionan mejor con la EDSS (véase la figura 4). Feuillet y colaboradores[34] siguieron durante 6 meses a 15 pacientes con EM remitente-recidivante en tratamiento con IFN beta-1a con técnica de EMT (midiendo TCMC y las amplitudes). Durante este tiempo, el número total de anormalidades disminuyó del 33,3 al 16,7 %. Este estudio concluyó que la EMT puede tener importancia en el pronóstico de la progresión de la enfermedad y que el tratamiento con IFN beta-1a produce mejoría en pacientes con EM.

Jung y colaboradores[35] estudian la relación entre los potenciales evocados multimodales y la EDSS de forma prospectiva, durante 24 meses, en 37 pacientes con EM remitente-recidivante.

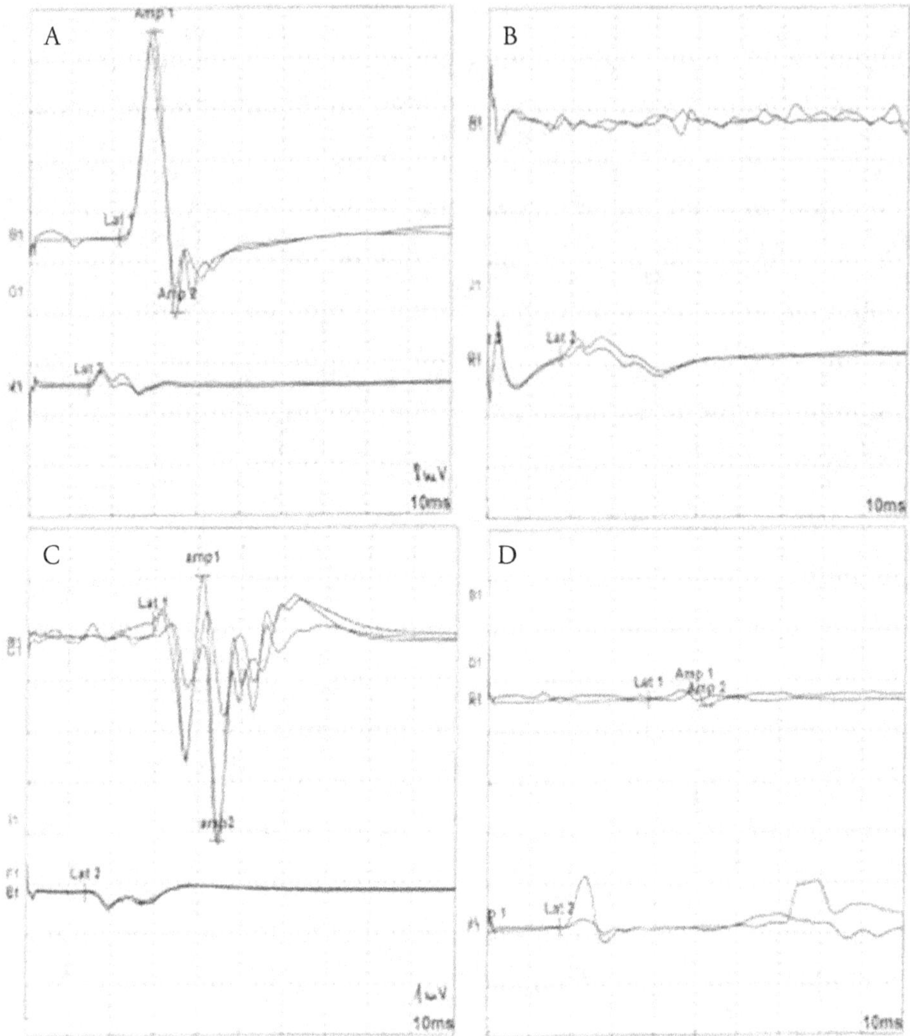

*Figura 4. Potenciales evocados motores corticales y radiculares obtenidos por estimulación magnética
transcraneal. Potenciales evocados motores del abductor corto del pulgar (A) y del tibial anterior
(C) de un sujeto sano. Potenciales evocados motores del abductor corto del pulgar (B) y del tibial anterior
(D) de un paciente con esclerosis múltiple. Se evidencia la ausencia del potenciales evocados motores cortical
del abductor corto del pulgar en el paciente con esclerosis múltiple (B) y la importante disminución de la
amplitud del potenciales evocados motores cortical del tibial anterior en el paciente con esclerosis múltiple
(D), con conservación del tiempo motor de conducción.*

Los potenciales evocados multimodales no se correlacionan con la EDSS basal sino con la
EDSS a los 24 meses. Esto sugiere que los potenciales evocados multimodales miden y predicen la actividad de la enfermedad clínicamente relevante en los estadios iniciales de la EM
remitente-recidivante, la que más interesa cara al tratamiento.

Es mucho más útil estudiar todos los tipos de potenciales evocados de forma conjunta,
incluidos los PEM. Leocani y colaboradores[36] realizaron un estudio longitudinal de 30 meses

de duración en 84 pacientes con EMCD, a quienes se les realizaron potenciales evocados multimodales y EDSS. En estudios transversales la puntuación de cada potencial evocado se relacionó de forma significativa con el sistema funcional correspondiente y con la EDSS (la única excepción los PEV en los estudios de seguimiento). La EDSS se correlacionó muy bien con la gravedad de la puntuación global de los potenciales evocados. Utilizando análisis longitudinal, únicamente los cambios de los PESS se correlacionaron con cambios en el sistema funcional somatosensorial. La EDSS se correlacionó de forma estadísticamente significativa con la puntuación global de los potenciales evocados multimodales. Los pacientes que mostraron un aumento de la discapacidad en este intervalo tenían puntuaciones globales peores en el momento basal; éstos eran los que tenían mayor riesgo de progresión (72,5 %), mientras que los que presentaban puntuaciones basales inferiores tenían un riesgo de progresión menor (36,3 %). Se concluye que los potenciales evocados multimodales son un buen marcador de la gravedad de las lesiones del SNC en la EM y pueden ser un marcador predictivo útil de discapacidad.

5   Potenciales evocados endógenos

La onda P300 —o PEE— es una onda positiva de 5 µV o más que aparece aproximadamente a unos 300 ms después de la presentación aleatoria de un estímulo infrecuente dentro de una secuencia de estímulos estándar. La latencia de la P300 es una medida de la velocidad del procesamiento cognitivo, mientras que la amplitud refleja el número de neuronas alocadas a la tarea. Entre el 30 y el 70 % de los pacientes con EM padecen una disfunción cognitiva que afecta especialmente la atención, la memoria reciente, la velocidad de procesamiento de la información, las funciones ejecutivas, las habilidades verbales y la percepción visuoespacial.[37] En la literatura hay estudios que muestran que la afectación cognitiva es una consecuencia de la duración, el curso y la gravedad de la enfermedad, especialmente en pacientes con formas primaria progresiva y secundaria progresiva; también hay autores que han evidenciado alteraciones de la P300 en estadios tempranos de la enfermedad o en formas clínicas benignas.[38,39] La carga lesional es el fenómeno causante de las alteraciones de los PEE por la disposición de las lesiones alrededor de los ventrículos laterales, el trígono, los lóbulos frontal, temporal y occipital, el tronco del encéfalo, y las regiones implicadas en funciones cognitivas específicas como la memoria, la atención y las funciones ejecutivas. Los PEE mostraron más afectación en el caso del uso del paradigma visual en comparación con el auditivo.

Se dispone de pocos estudios longitudinales de largo seguimiento que den información sobre el pronóstico, la evolución, la disfunción cognitiva y la carga lesional en neuroimagen. Aún menos estudios analizan datos neurofisiológicos e información clínica de forma longitudinal. Amato y colaboradores[40] siguieron durante 10 años a un grupo de pacientes con EM y el número de pacientes con deterioro cognitivo aumentó del 26 al 56 %.

El estudio de Piras y colaboradores[41] es un estudio de 8,5 años de evolución que ofrece información clínica, cognitiva y de carga lesional sobre 12 pacientes con EM remitente-recidivante. El patrón de afectación cognitiva en pacientes con EM es indicativo de una disminución de la velocidad del procesamiento de la información, que provoca enlentecimiento intelectual, problemas de atención, afectación del razonamiento abstracto, afectación de la capacidad de la resolución de problemas y disfunción de memoria, características de la demencia subcortical.

Esto se debe a la interrupción de las conexiones neurales entre las áreas asociativas y las estructuras corticales y subcorticales, como resultado de la desmielinización y la degeneración axonal. La onda P300 mostró anormalidades en el 75 % de los pacientes; la P300 visual (54,8 %) es más sensible que la P300 auditiva (41,6 %).

Bergendal y colaboradores[42] observaron el impacto sobre la cognición durante 8 años de seguimiento, en 31 pacientes con EM. Desde el principio, los pacientes tenían un patrón diferente de deterioro cognitivo en relación con el tipo de enfermedad; en el seguimiento se produjo declive en la velocidad de procesamiento, la memoria episódica y la memoria visuoespacial de corta duración. Una diferencia importante se evidenció en el declive del tiempo de reacción visual, mientras que el tiempo de reacción auditiva no cambió. Los EDSS aumentados se asociaron a más declive en los procesos informacionales. También evidenciaron más deterioro en el grupo de pacientes con EM secundaria progresiva en comparación con los otros grupos. Flechter y colaboradores[43] estudiaron a 16 pacientes con EM remitente-recidivante en tratamiento con IFN beta durante 1 año para ver los cambios en los PEE, y evidenciaron reducción significativa en la latencia y la amplitud de la P300 tras 1 año de tratamiento con IFN beta-1b; durante el mismo tiempo se observó mejoría leve, pero no significativa estadísticamente en la EDSS. Los autores concluyeron que el IFN beta-1b demostró una eficacia terapéutica en la disfunción cognitiva no relacionada con su efecto sobre la puntuación en la EDSS.

6   Pruebas del sistema nervioso autonómico

Los trastornos autonómicos son frecuentes en la EM y pueden afectar tanto al sistema simpático como al parasimpático, produciendo síntomas variados de disfunción cardiovascular, sudomotora, intestinal, sexual y vesical.[44] Las pruebas de función cardiovascular son: pruebas de reflejo cardiorrespiratorio (arritmia sinusal vagal, respiración profunda, maniobra de Valsalva), pruebas del reflejo postural (cambios en la frecuencia cardiaca, cambios en la presión arterial) y pruebas con ejercicio isométrico. Entre las pruebas de función sudomotora, la más utilizada es la respuesta simpaticocutánea (RSC) que mide la actividad refleja sudomotora como un cambio de potencial de la piel ante estímulos. Las pruebas de función gastrointestinal incluyen el estudio del esfínter anal voluntario mediante electromiografía. Las pruebas de función vesical y sexual incluyen el estudio del esfínter uretral voluntario mediante electromiografía, el estudio del nervio pudendo y de tumescencia peneana, y los reflejos sacros (anal y bulbocavernoso).

Entre el 10 y el 55 % de los pacientes con EM tienen trastornos en el control autonómico del sistema cardiovascular, el 60-95 % presentan alteraciones de la RSC y el 40-70 %, alteraciones en las pruebas gastrointestinales.

Bibliografía

1. Chiappa K.H., Evoked potentials in clinical medicine. 3.ª ed., Lippincott-Raven Publishers, Filadelfia, 1997.
2. Andrade E.P., Sacai P.Y., Berezovsky A., Salomão S.R., Pattern-reversal visual evoked potential abnormalities in patients with defined multiple sclerosis, Arq Bras Oftalmol, 2007; 70(6): 943-948.
3. Gronseth G.S., Ashman E.J., Practice parameter: the usefulness of evoked potentials in identifying clinically silent lesions in patients with suspected multiple sclerosis (an evidence-based review). Report of the quality standards subcommittee of the American Academy of Neurology, Neurology, 2000; 54: 1720-1725.

4. Niklas A., Sebraoui H., Hess E., Then Bergh F., Outcome measures for trials of remyelinating agents in multiple sclerosis: retrospective longitudinal analysis of visual evoked potential latency, Mult Scler, 2009; 15(1): 68-74.

5. Grover L.K., Hood D.K., Ghadiali Q., Grippo T.M., Wenick A.S., Greenstein V.C., *et al.* A comparison of multifocal and conventional visual evoked potential techniques in patients with optic neuritis/ multiple sclerosis, Doc Ophthalmol, 2008; 117(2): 121-128.

6. Liscic R.M., Brecelj J., Visual evoked potentials in multiple sclerosis patients treated with Interferon beta 1a, Croat Med J, 2004; 45: 323-327.

7. Anlar O., Kisli M., Tombul T., Osbek H., Visual evoked potentials in multiple sclerosis before and after two years of Interferon therapy, Int J Neurosci, 2003; 113(4): 483-489.

8. Newer M.R., Evoked potentials in multiple sclerosis, en: Raine C.S., McFarland H.F., Tourtellotte W.W., editors, Multiple sclerosis: clinical and pathogenetic basis, Chapman and Hall Medical, Londres, 1997; 43-56.

9. Lima T.M., Crato A.N., Mancini P.C., Simões L.C., Gonçalves D.U., Alterations in early auditory evoked potentials in multiple sclerosis patients, Braz J Otorhinolaryngol, 2009; 75(2): 177-1781.

10. Santos M.A., Munhoz M.S., Peixoto M.A., Silva C.S., High click stimulus repetition rate in the auditory evoked potentials in multiple sclerosis patients with normal MRI. Does it improve diagnosis?, Rev Laryngol Otol Rhinol (Bord), 2004; 125(3): 151-155.

11. Emerson R.G., Brooks E.B., Parker S.W., Chiappa K.H., Effects of click polarity on brainstem auditory evoked potentials in normal subjects and patients unexpected sensitivity of wave V, Ann NY Acad Sci, 1982; 388: 710-721.

12. Leocani L., Martinell V., Natali-Sora M.G., Rovaris M., Comi G., Somatosensory evoked potentials and sensory involvement in multiple sclerosis: comparison with clinical findings and quantitative sensory tests, Mult Scler, 2003; 9: 275-279.

13. Notici V., Batocchi A.P., Bartalis S., Caggiula M., Profice P., Quattrone A., *et al.* Somatosensory evoked potentials reflect upper motor performance in multiple sclerosis, J Neurol Sci, 2008; 273(1-2): 99-102.

14. Loncarević N., Tirić-Campara M., Mulabegović N., Somatosensory evoked cerebral potentials (SSEP) in multiple sclerosis, Med Arh, 2008; 62(2): 80-81.

15. Purves S.J., Low M.D., Galloway J., Reeves B., A comparison of visual, brainstem auditory, and somatosensory evoked potentials in multiple sclerosis, Can J Neurol Sci, 1981; 8(1): 15-19.

16. Kurokawa T., Kira J., Tobimatsu S., Electrophysiolgical diagnosis for multiple sclerosis, Nippon Rinsho, 2003; 61(8): 1347-1354.

17. Walsh J.C., Garrick R., Cameron J., McLeod J.G., Evoked potentials changes in clinically definite multiple sclerosis: a two year follow up study, J Neurol Neurosurg Psychiatry, 1982;45:494-500.

18. Noseworthy J., Paty D., Wonnacott T., Feasby T., Ebers G., Multiple sclerosis after age 50, Neurology, 1983; 33: 1537-1544.

19. Nuwer M.R., Packwood J.W., Myers L.W., Ellison G.W., Evoked potentials predict the clinical changes in a multiple sclerosis drug study, Neurology, 1987; 37: 1754-1761.

20. Ross M.A., Leis A.A., Krain L., Mitchell G., Normal conduction in pathway traversing an asymptomatic multiple sclerosis plaque, Electroencephalogr Clin Neurophysiol, 1992; 82: 42-45.

21. Farlow M.R., Markand O.N., Edwards M.K., Stevens J.C., Multiple sclerosis: magnetic resonance imaging, evoked responses and spinal fluid electrophoresis, Neurology, 1986; 36: 828-831.

22. Chen R., Cros D., Curra A., Di Lazzaro V., Lefaucheur J.P., Magistris M.R., *et al.* The clinical diagnostic utility of transcranial magnetic stimulation: report of an IFCN committee, Clinical Neurophysiology, 2008; 119: 504-532.

23. Beer S., Rosler K.M., Hess C.W., Diagnostic value of paraclinical tests in multiple sclerosis: relative sensitivities and specificities for reclassification according to the Poser committee criteria, J Neurol Neurosurg Psychiatry, 1995; 59: 152-159.

24. Sahota P., Prabhakar S., Lal V., Khurana D., Das C.P., Singh P., Transcranial magnetic stimulation: Role in the evaluation of disability in multiple sclerosis, Neurol India, 2005; 53(2): 197-201.

25. Humm A.M., Magistris M.R., Truffert A., Hess C.W., Rosler K.M., Central motor conduction differs between acute relapsing–remitting and chronic progressive multiple sclerosis, Clin Neurophysiol, 2003; 114: 2196-2203.

26. Mathis J., Hess C., Motor evoked potentials from multiple target muscles in multiple sclerosis and cervical myelopathy, Eur J Neurol, 1996;3:567-573.

27. Fuhr P., Borggrefe-Chappuis A., Schindler C., Kappos L., Visual and motor evoked potentials in the course of multiple sclerosis, Brain, 2001; 124: 2162-2168.

28. Fierro B., Salemi G., Brighina F., Buffa D., Conte S., La Bua V., *et al.* A transcranial magnetic stimulation study evaluating methylprednisolone treatment in multiple sclerosis, Acta Neurol Scand, 2002; 105: 152-157.

29. Humm A.M., Z'Graggen W.J., Bühler R., Magistris M.R., Rösler K.M., Quantification of central

motor conduction deficits in multiple sclerosis patients before and after treatment of acute exacerbation by methylprednisolone, J Neurol Neurosurg Psychiatry, 2006; 77: 345-350.

30. White A.T., Petajan J.H., Physiological measures of therapeutic response to interferon beta-1a treatment in remitting–relapsing MS, Clin Neurophysiol, 2004; 115: 2364-2371.

31. Wassermann E.M., Epstein C.M., Ziemann U., Walsh V., Paus T., Lisanby S.H., The Oxford Handbook of Transcraneal Stimulation, Oxford University Press, Nueva York, 2008.

32. Di Lazzaro V., Oliviero A., Profice P., Ferrara L., Saturno E., Pilato F., *et al.* The diagnostic value of motor evoked potentials, Clin Neurophysiol, 1999; 110: 1297-1307.

33. Kale N., Agaoglu J., Onder G., Tanik O., Correlation between disability and transcranial magnetic stimulation abnormalities in patients with multiple sclerosis, J Clin Neurosci, 2009; 16(11): 1439-1442.

34. Feuillet L., Pelletier J., Suchet L., Rico A., Ali Cherif A., Pouget J., *et al.* Prospective clinical and electrophysiological follow-up on a multiple sclerosis population treated with interferon beta-1 a: a pilot study, Mult Scler, 2007; 13(3): 348-356.

35. Jung P., Beyerle A., Ziemann U., Multimodal evoked potentials measure and predict disability progression in early relapsing-remitting multiple sclerosis, Mult Scler, 2008; 14(4): 553-556.

36. Leocani L., Rovaris M., Boneschi F.M., Medaglini S., Rossi P., Martinelli V., *et al.* Multimodal evoked potentials to assess the evolution of multiple sclerosis: a longitudinal study, J Neurol Neurosurg Psychiatry, 2006; 77: 1030-10035.

37. Wishart H., Sharpe D., Neuropsychological aspects of multiple sclerosis: a quantitative review, J Clin Exp Neuropsychol, 1997; 19: 810-824.

38. Comi G., Filippi M., Martinelli V., Sirabian G., Visciani A., Campi A., *et al.* Brain magnetic resonance imaging correlates of cognitive impairment in multiple sclerosis, J Neurol Sci, 1993; 115 Supl: S66-S73.

39. Vázquez-Marrufo M., González-Rosa J., Vaquero-Casares E., Duque P., Borges M., Izquierdo G., Potenciales evocados cognitivos en pacientes con esclerosis múltiple remitente-recurrente y benigna, Rev Neurol, 2009; 48(9): 453-458.

40. Amato M.P., Ponziani G., Siracusa G., Sorbi S., Cognitive dysfunction in early-onset multiple sclerosis. A reppraisal after 10 years, Arch Neurol, 2001; 58: 1602-1606.

41. Piras M.R., Magnano I., Canu E.D.G., Paulus K.S., Satta W.M., Soddu A., *et al.* Longitudinal study of cognitive dysfunction in multiple sclerosis: neuropsychological, neuroradiological, and neurophysiological findings, J Neurol Neurosurg Psychiatry, 2003; 74: 878-885.

42. Bergendal G., Fredrikson S., Almkvist O., Selective decline in information processing in subgroups of multiple sclerosis: an 8-year longitudinal study, Eur Neurol, 2007; 57(4): 193-202.

43. Flechter S., Vardi J., Finkelstein Y., Pollak L., Cognitive dysfunction evaluation in multiple sclerosis patients treated with interferon beta-1b: an open-label prospective 1 year study, Isr Med Assoc J, 2007; 9(6): 457-459.

44. Caminero A., El sistema autonómico en la esclerosis múltiple, Cuadernos de Esclerosis Múltiple, 2001; 11: 26-37.

Capítulo 9

Tratamiento sintomático de la esclerosis múltiple

J. R. Ara, M.ª E. Marzo

Introducción

En los pacientes con esclerosis múltiple (EM) consideramos habitualmente prioritario el tratamiento con fármacos que modifican el curso de la enfermedad; sin embargo, no hay que olvidar que estos pacientes sufren diversos síntomas durante la enfermedad que pueden afectar en gran medida a su calidad de vida. Por ello, es importante ser capaces de identificar estos síntomas, reconocer sus causas, aliviarlos mediante los tratamientos oportunos y establecer las medidas necesarias de prevención.[1] Para todo ello se requerirá una valoración multidisciplinaria.

1 Trastornos urológicos

Las alteraciones miccionales son frecuentes en la EM, afectando aproximadamente al 80 % de los pacientes en algún momento de la enfermedad.

Los síntomas y su correspondiente enfermedad subyacente se pueden dividir en dos grandes grupos:

- *Síndrome irritativo,* generalmente por hiperactividad del detrusor («vejiga hiperactiva»). Se caracteriza por polaquiuria, urgencia miccional con o sin incontinencia y nocturia.
- *Síndrome obstructivo,* por arreflexia del detrusor, o por disinergia detrusor esfinteriana, que se caracteriza por dificultad para iniciar la micción, chorro urinario entrecortado y sensación de vaciado incompleto.

Con frecuencia puede haber cuadros sintomáticos mixtos, y siempre hay que tener en cuenta la posibilidad de insuficiencia del suelo pélvico en la mujer y las alteraciones prostáticas en el varón.

1.1 Manejo diagnóstico

Ante la aparición de síntomas urinarios, además de la pertinente caracterización sintomática, exploración clínica y calendario miccional durante 3 días, se recomienda la realización de análisis de orina (tira reactiva o sedimento) para valorar la presencia de hematíes, leucocitos, nitritos, proteínas, glucosa y flora bacteriana. Es conveniente, también, la medición del volumen residual postmiccional por ecografía o cateterización vesical. No hay consenso sobre la realización sistemática de estudios urodinámicos en las fases iniciales.[2]

1.2 Abordaje terapéutico

1.2.1 Síndrome irritativo

- **Medidas generales**

    - Evitar la ingesta excesiva de líquidos, sobre todo por la noche, y el consumo de sustancias excitantes vesicales (café, té, alcohol).
    - Ejercicios de entrenamiento vesical: consisten en orinar en períodos fijos, con incremento progresivo del tiempo intermicciones.
    - Ejercicios de suelo pelviano (ejercicios de Kegel): consisten en la realización de contracciones y relajaciones de la musculatura del suelo pelviano para fortalecerla.

- **Tratamientos farmacológicos**

    - *Antimuscarínicos:* con volúmenes residuales postmiccionales inferiores a 100 ml puede probarse tratamiento con antimuscarínicos (véase la tabla 1).[3] Entre sus posibles efectos secundarios destacan la sequedad de boca y estreñimiento. Pueden agravar el deterioro cognitivo preexistente, aunque la posibilidad de este efecto es menor con el cloruro de trospio, ya que no cruza la barrera hematoencefálica. En los casos de volúmenes residuales superiores a 100 ml o falta de respuesta al tratamiento inicial debe ser valorado por un urólogo.
    - *Toxina botulínica A:* las inyecciones de toxina botulínica A en el detrusor aportan mejoría significativa clínicamente y en parámetros urodinámicos y de calidad de vida.[4] Debe considerarse en pacientes resistentes al tratamiento con antimuscarínicos.
    - *Desmopresina:* ha demostrado tener efecto en reducir la frecuencia urinaria y la incontinencia en períodos de hasta 6-7 horas. Está indicada en casos de falta de respuesta a antimuscarínicos, para mejorar el descanso nocturno evitando la nocturia y para posibilitar actividades sociales.[5] Las dosis recomendadas son de 10-20 µg en pulverización nasal o su equivalente oral de 100-200 µg, no más de una vez al día. Se debe vigilar la posibilidad de hiponatremia.
    - *Vaniloides intravesicales:* diversos estudios han mostrado la eficacia de la capsaicina y de la resiniferatoxina, su análogo relacionado, con un incremento de la capacidad vesical y una disminución de la incontinencia de urgencia. Tienen el inconveniente de que puede haber mala tolerancia local y que su administración se realiza en el hospital tras anestesia intravesical.[6]

Fármaco	Dosis inicial	Rango terapéutico
Cloruro de trospio	20 mg/12 h.	20-40 mg/día
Oxibutinina	5 mg/24 h.	5-20 mg/día
Tolterodina	2 mg/12 h.	2-4 mg/día
Solifenacina	5 mg/24 h.	5-10 mg/día
Fesoterodina	4 mg/24 h.	4-8 mg/día

Tabla 1. Fármacos antimuscarínicos.

- *Cannabinoides:* se ha demostrado su eficacia en pacientes con esclerosis múltiple que presentan síntomas sugestivos de vejiga hiperactiva.[7]

- **Tratamientos quirúrgicos**

  - *Estimulación neural sacra:* la estimulación continua de las raíces nerviosas sacras mediante dispositivos implantados puede ofrecer beneficios en pacientes que no responden a los tratamientos habituales, cuidadosamente seleccionados.[8]
  - *Casos refractarios:* en casos refractarios a los tratamientos descritos pueden valorarse diferentes posibilidades, como cistoplastia de aumento y operaciones de derivación.

- **Otros tratamientos**

  Pueden utilizarse absorbentes en ambos sexos y colector urinario en los varones.

1.2.2 Síndrome obstructivo

Los pacientes con síndrome obstructivo coexistente o predominante deben ser valorados por un urólogo. Se dispone de las siguientes medidas terapéuticas:

- *Alfabloqueantes.* Fármacos como tamsulosina, doxazosina, prazosina, alfuzosina y terazosina se utilizan ocasionalmente en estos pacientes, pero con escaso éxito, fuera del caso de varones con enfermedad prostática concomitante. Pueden causar hipotensión ortostática.
- *Autocateterización vesical intermitente.* Se recomienda cuando existen volúmenes de orina postmiccionales superiores a 100 ml medidos en más de una ocasión. La técnica debe ser enseñada por personal especializado.
- *Sondaje vesical permanente.* A medida que progresa la enfermedad el sondaje intermitente puede llegar a hacerse muy dificultoso, y en estos casos es recomendable el sondaje permanente, que debería ser suprapúbico más bien que uretral por sus menores efectos secundarios.
- *Maniobra de Credé.* Esta maniobra, consistente en aplicación de presión suprapúbica durante la micción, no se considera indicada ya que puede determinar un incremento de la presión intravesical que determine reflujo y deterioro renal.[9]
- *Tratamientos quirúrgicos.* En casos refractarios existen algunas posibilidades quirúrgicas que deben ser evaluadas por el urólogo.

2 Disfunción intestinal

Los síntomas principales descritos son el estreñimiento y la incontinencia fecal, que se presentan hasta en el 70 % de los pacientes, y ambos problemas pueden coexistir.

2.1 Incontinencia fecal

Las técnicas recomendadas para su estudio son la manometría anorectal, test de sensibilidad rectal, electromiografía de superficie y ultrasonografía.

Para su abordaje, aunque no existe una fuerte evidencia científica, se recomiendan las siguientes medidas:

- *Medidas higienicodietéticas:* incrementar la ingesta de alimentos ricos en fibra y establecer un horario fijo para las deposiciones, por la mañana o después de alguna de las comidas.
- *Tratamientos conductuales:* con la retroalimentación *(biofeedback)* se ha observado una disminución de la incontinencia de urgencia.[10]
- *Tratamiento farmacológico:* en los casos necesarios, por diarreas líquidas, puede utilizarse loperamida, con especial cuidado cuando coincide estreñimiento con episodios de incontinencia y vigilando la posibilidad de impactación fecal.
- *Estimulación eléctrica repetitiva sobre raíces sacras:* se han obtenido resultados parcialmente beneficiosos en casos seleccionados, resistentes a otros tratamientos.[11]
- En algunas circunstancias son útiles productos de contención, como los tapones anales, aunque pueden ser difíciles de tolerar.[12]

2.2 Estreñimiento

Como medidas terapéuticas se recomiendan:

- *Medidas generales:* mantener ingesta de líquidos por encima de 1,5 l/día, actividad física adecuada y pautas fijas diarias de intentar la defecación. Es conveniente, además, revisar la pertinencia de continuar con los medicamentos que puedan favorecer el estreñimiento, como antimuscarínicos y antidepresivos tricíclicos.
- En *casos leves-moderados,* incrementar la ingesta de alimentos ricos en fibra o, alternativamente, introducir suplementos de fibra, como metilcelulosa, o *psyllium,* para incrementar el volumen de las heces, vigilando el posible desencadenamiento de diarreas.
- En *casos de mayor intensidad,* se utilizan laxantes estimulantes, como bisacodilo, o laxantes osmóticos, como lactulosa. También puede probarse con aceite mineral, supositorios de glicerina y en los casos más graves con enemas o desimpactación manual.

3 Disfunción sexual

Su prevalencia entre los pacientes con EM es elevada, ya que afecta al 70 % de los mismos, y es cinco veces más frecuente que entre la población sana.

3.1 Actitud terapéutica

El problema más frecuente entre los varones es la disfunción eréctil y el retraso o ausencia de eyaculación. Entre las mujeres predominan las alteraciones sensitivas genitales, sequedad vaginal, disminución de libido, dispareunia y disfunción orgásmica.

Esta sintomatología puede obedecer a diversos factores, como lesiones en el sistema nervioso, repercusión de otros síntomas de la enfermedad como la fatiga, fármacos utilizados (véase la tabla 2) y actitudes socioculturales hacia la enfermedad.[13]

Al enfocar las medidas terapéuticas se revisarán todos estos factores y se valorará mantener alguna forma de terapia psicológica, conductual o sexual.

De forma más específica, en el caso del varón se dispone de las siguientes intervenciones terapéuticas:

Fármaco	Disfunción sexual
Antimuscarínicos	Disfunción eréctil
Baclofeno	Disfunción eréctil, alteración de la eyaculación
Carbamazepina	Disminución de libido, disfunción eréctil
Gabapentina	Disminución de la libido, disfunción orgásmica, disfunción eréctil
Inhibidores selectivos de la recaptación de serotonina	Disminución de libido, alteración de la eyaculación, disfunción orgásmica
Antidepresivos tricíclicos	Disminución de libido, disfunción eréctil, disfunción orgásmica
Anticonceptivos hormonales	Disminución de la libido, disfunción orgásmica

Tabla 2. Disfunción sexual en relación con medicamentos.

— *Disfunción eréctil.* Se consideran tratamientos de primera línea las medicaciones orales como sildenafilo, vardenafilo y tadalafilo. Como una segunda opción se dispone de dispositivos de aspiración (vacío), inyecciones intracavernosas de alprostadilo y papaverina, y supositorios intrauretrales de alprostadilo. Los implantes quirúrgicos peneanos son considerados un tratamiento de tercera línea y raramente utilizados en pacientes con EM.

— *Retraso o ausencia de eyaculación.* Se han descrito algunos beneficios con el uso de yohimbina a dosis de 5-10 mg, 1-2 h., antes del coito. Puede producir hipertensión arterial.

En la disfunción sexual de la mujer, los medios disponibles son mucho más limitados. Puede utilizarse bupropion para mejorar la libido y la disfunción orgásmica, a dosis de 150 mg cada 12 h., en la forma de liberación sostenida, o mirtazapina a dosis de 15-40 mg/día dividida en dos tomas. En caso de sequedad vaginal se aconseja el uso de lubricantes vaginales. Existen, además, vibradores mecánicos y dispositivos de vacío que facilitan la lubricación vaginal y el orgasmo.

4 Alteraciones cognitivas

Las disfunciones cognitivas son un problema frecuente, detectadas en el 43-65 % de los pacientes, y son de carácter grave en el 5-10 %.

4.1 Posibilidades terapéuticas

- **Rehabilitación cognitiva**
  Rehabilitación cognitiva mediante estrategias de restitución y compensación, utilizadas de forma aislada o en combinación. Los estudios disponibles ofrecen resultados contradictorios y poco consistentes.[14]

- **Tratamientos farmacológicos**

  — *Fármacos modificadores de la enfermedad.* Se han descrito algunos beneficios sobre funciones cognitivas para interferon beta-1a IM, interferon beta-1b y natalizumab, que, aunque poco relevantes desde el punto de vista clínico, podrían significar un retraso en la progresión del declive cognitivo.

- *Fármacos inhibidores de la acetilcolinesterasa.* Hay estudios sobre donepezilo que muestran mejorías en algunos dominios cognitivos, en todo caso de magnitud modesta.[15]
- *Antagonistas de los receptores del NMDA.* La memantina no ha mostrado efectos positivos en la esfera cognitiva, y puede empeorar otros síntomas neurológicos preexistentes.[16]
- *Fármacos que mejoran la atención.* Hay indicios de que modafinil, metilfenidato y sulfato de l-anfetamina pueden tener un efecto beneficioso, pero son necesarios más estudios para poder recomendar su utilización.

5 Depresión

Es un síntoma frecuente. Un 15-50 % de los pacientes presenta síntomas de depresión y hasta el 73 % de los pacientes tienen dificultades en controlar sus emociones.

Se recomienda abordaje integral, psicoterapéutico y farmacológico.

Los antidepresivos tricíclicos y los inhibidores de la recaptación de serotonina pueden ser útiles, aunque la evidencia científica es escasa.[17]

6 Fatiga

Es uno de los síntomas más frecuentes en los pacientes con EM y que más interfiere con las actividades diarias.[18] Puede definirse como la sensación física de cansancio y pérdida de energía mayor de la esperada para la realización de una actividad física. Las causas son multifactoriales. Es importante intentar identificar factores que puedan producir o empeorar la fatiga, como depresión, insomnio, fármacos (baclofeno, diazepam, interferón, mitoxantrona, oxibutinina, carbamazepina, etc.). Es recomendable cuantificar la intensidad de la fatiga mediante escalas antes de iniciar el tratamiento.

Los tratamientos actuales de la fatiga son poco eficaces. Se están investigando medidas no farmacológicas, como ejercicio físico regular y estrategias de conservación de energía (priorizar actividades, planificación anticipada, descansos frecuentes, establecer un ritmo más lento y constante para actividades pesadas, utilizar el espacio eficientemente, adoptar posturas correctas, utilizar un equipo adaptado).

Los fármacos más usados son:

- *Amantadina.* En los diversos estudios existentes se han descrito mejorías discretas.[19] La dosis de inicio suele ser 100 mg al día, llegando hasta 200 mg/día. Efectos secundarios: sequedad oral, nerviosismo, disminución de la atención y concentración, insomnio (no dar por la noche) y *livedo reticularis.*
- *Modafinilo.* Se han realizado dos ensayos; en el primero se apreció un posible beneficio, aunque su diseño dificultaba la interpretación de los resultados;[20] un ensayo clínico posterior, doble ciego y comparado con placebo, no mostró diferencias significativas entre grupo placebo y modafinilo.[21] La dosis empleada es de 200 a 400 mg/día. Los principales efectos secundarios son gastrointestinales y nerviosismo.
- *4-aminopiridina.* Se ha valorado en varios estudios[22,23] y no se han encontrado diferencias significativas entre los grupos placebo y de tratamiento activo.
- *Inhibidores de la recaptación de la serotonina.* Además de sus efectos antidepresivos se

han comunicado resultados positivos en el control específico de la fatiga en la EM con fluoxetina 20 mg/día, paroxetina 20 mg/día y sertralina 50 mg/día.
— *Otros.* En casos refractarios puede probarse metilfenidato, fármaco con efecto estimulante central, utilizado en otras enfermedades que producen fatiga (cáncer, VIH), aunque no hay pruebas de su utilidad en la EM. Suplementos nutricionales como la creatina en combinación con magnesio podrían mejorar la forma física, pero no hay ningún ensayo que lo haya investigado.

7   Espasticidad

La espasticidad es uno de los signos más frecuentes en la EM y supone un factor importante en la discapacidad, disminuye la movilidad, produce dolor, dificulta la higiene en fases avanzadas, etc. En algunos pacientes con debilidad en las extremidades puede mejorar la función, y ayudarlos a modo de «bastón». A la hora de valorar la espasticidad en un paciente hay que tener en cuenta que algunos factores (como las infecciones, el calor, la fiebre, el dolor articular, una ortesis inadecuada o posturas incorrectas) pueden empeorarla. Es aconsejable usar escalas de espasticidad para poder cuantificar y objetivar cambios en los tratamientos.

El tratamiento debe iniciarse cuando la espasticidad produce molestias, dolor o problemas para las actividades de la vida diaria. En los casos leves la espasticidad puede mejorar con fisioterapia y ejercicio; si con esto no es suficiente o si es más grave habrá que considerar el tratamiento farmacológico. En la rehabilitación se utilizan técnicas de estiramiento de grupos musculares de forma sostenida, ejecución de movimientos pasivos, estimuladores mecánicos por vibración, férulas nocturnas y aparatos de ortesis. La práctica regular de ejercicios aeróbicos y métodos de relajación es beneficiosa para el control de la espasticidad.

7.1   *Fármacos más utilizados*

— *Baclofeno.* Es un fármaco agonista gabaérgico B, bloqueador de la liberación de aminoácidos excitadores. Disminuye los espasmos dolorosos y la espasticidad, aunque sin clara repercusión a nivel funcional.[24,25] Suele comenzarse con 5 mg/8 h., aumentando 5 mg cada tres días. La dosis habitual suele ser 30-75 mg/día y se puede alcanzar una dosis máxima de 75-125 mg/día repartidos en 3-4 tomas. La dosis se ha de ajustar individualmente según la respuesta. Un error frecuente es detenerse antes de alcanzar la dosis óptima. Sus principales efectos secundarios son: debilidad muscular, hipotensión, somnolencia, ataxia y confusión mental. La interrupción súbita de este fármaco puede dar lugar a alucinaciones, ansiedad, crisis epiléptica y taquicardia. Cuando haya que suspender su administración de forma brusca se debe tratar con diazepam intravenoso o lorazepam.
— *Tizanidina.* Es un agonista alfa-2 adrenérgico que afecta la liberación de aminoácidos excitadores e inhibe las vías facilitadoras espinales. Mejora la espasticidad y los espasmos dolorosos.[26,27] En estudios que lo comparan con baclofeno y diazepam no se ha encontrado diferencias significativas,[28,29] aunque parece que produce menos debilidad muscular. Suele comenzarse con 2 mg/8 h. y aumenta 2-4 mg, cada 3-5 días hasta llegar a 12-24 mg/día, repartidos en 3 o 4 tomas, con un máximo diario de 36 mg. Los efectos secundarios principales son: somnolencia, hipotensión, mareos y hepatotoxicidad.

– *Benzodiacepinas.* Son agonistas gabaérgicos. Los más empleados son el diazepam (10-20 mg/día) y el clonazepam (2-8 mg/día). Se dispone de información a partir de los ensayos en que se ha utilizado como grupo control frente a baclofeno, dantroleno o tizanidina;[24] su eficacia es muy parecida, pero tiene más efectos secundarios (somnolencia, debilidad). Por su efecto sedante están indicadas para evitar los espasmos nocturnos.

– *Otros:*

- Dantroleno. Es un relajante muscular de acción periférica. No está comercializado en España y la evidencia para su uso en espasticidad en EM es escasa. Se inicia con una dosis de 25 mg/día, que se incrementa semanalmente hasta un máximo de 400 mg/día. Puede tener toxicidad hepática. También puede producir somnolencia, náuseas, diarrea y vértigo.

- Gabapentina. Tiene un perfil estructural similar al ácido gamma-aminobutírico (GABA), pero se cree que ejerce su acción a través de la modulación de los canales de calcio dependientes de voltaje. Mejora la espasticidad y sobre todo los espasmos nocturnos. La dosis recomendada es 300-400 mg/8 h en escalada progresiva, hasta alcanzar los 3.600 mg/día.

- Toxina botulínica. Se utiliza cuando la espasticidad está localizada en pocos grupos musculares o cuando existe paraparesia espástica que dificulta la higiene. Su efecto comienza a los pocos días y se mantiene de 2 a 4 meses. Se administra en los músculos seleccionados en dos o tres puntos y a menudo requiere dosis elevadas.

- Baclofeno intratecal. Indicado en pacientes con espasticidad muy grave y que no pueden caminar; disminuye los espasmos dolorosos y aumenta la comodidad del paciente. Se administra por medio de una bomba subcutánea con un catéter intratecal colocado en la zona lumbar y con recargas periódicas. Las ventajas de este tratamiento son que se necesitan dosis bajas de baclofeno y que no ocasiona efectos secundarios sistémicos. Existe riesgo de infecciones por el implante del catéter.

- Delta-9-tetrahidrocannabinol/cannabidiol. Se administra en aerosol sobre la mucosa bucal y requiere la administración de 4 a 10 inhalaciones/día. Algunos estudios han demostrado su utilidad, pero no está clara su superioridad sobre otros tratamientos o su efecto a largo plazo.[30]

- Cirugía de la espasticidad. Se reserva como última opción cuando las demás medidas han fracasado. Se pueden usar diferentes técnicas como neurectomías, rizotomías y mielotomías, alargamiento, liberación o transposición de tendones, osteotomías y artrodesis.

8 Debilidad

La fampridina (4-aminopiridina), un bloqueante de los canales de potasio, ha demostrado mejorar la capacidad de deambulación en pacientes con EM en ensayos clínicos y tiene un buen perfil de seguridad.[31]

9 Dolor

El dolor puede afectar seriamente la calidad de vida de los sujetos con EM. Su prevalencia varía entre el 29 y el 86 %, según las series. Un estudio reciente distingue los siguientes cuatro tipos de dolor: *a)* dolor neuropático central continuo, como las disestesias en las extremidades;

b) dolor neuropático central intermitente, como el signo de Lhermitte o la neuralgia del trigémino; *c)* dolor neuromuscular, como la lumbalgia o los espasmos musculares, y *d)* dolor mixto, como la cefalea.[32] Muchos pacientes pueden experimentar más de un tipo de dolor y es necesario establecer el diagnóstico de cada síndrome doloroso. Hay pocos estudios que analicen cuál es la mejor opción para aliviar el dolor en los pacientes con EM, y la mayoría de los tratamientos empleados son los mismos que en los pacientes que no sufren la enfermedad.

El dolor crónico de tipo disestésico o hiperpático es el más frecuente en la EM. El tratamiento de elección es la amitriptilina (dosis de 25-75 mg/24 h.) o la imipramina (dosis 25-75 mg/24 h.); sus efectos secundarios más importantes son: hipotensión, somnolencia, sequedad de boca, retención urinaria, visión borrosa. Otros fármacos (venlafaxina, carbamazepina, gabapentina, duloxentina, pregabalina) también han mostrado su utilidad. La combinación de fármacos con diferentes mecanismos de acción puede ser útil para aumentar la eficacia y disminuir los efectos adversos.

Los síntomas dolorosos paroxísticos, como la neuralgia del trigémino, se tratan con fármacos antiepilépticos. La carbamazepina es el fármaco de elección en la neuralgia del trigémino (200-1200 mg/24 h.);[33] es recomendable usar dosis bajas, en torno a 200 mg/día en dos tomas, y aumentar progresivamente hasta alcanzar una respuesta eficaz; si responde, se mantiene la dosis mínima eficaz durante unos meses tras el control de los síntomas. Los efectos secundarios son ataxia, fatiga, somnolencia y náuseas. La oxcarbacepina[34] es probablemente efectiva y se tolera mejor (600-1.800 mg/24 h.). Se han utilizado otros fármacos como lamotrigina, baclofeno, gabapentina, pimocide, misoprostol o topiramato, aunque sin la suficiente evidencia en la bibliografía. Si no responden al tratamiento farmacológico podría considerarse la cirugía (descompresión microvascular o bien rizotomía ya sea mediante compresión con balón, inyección de glicerol, lesión térmica con radiofrecuencia o radiocirugía estereotáctica); no obstante, la respuesta suele ser peor en los pacientes con EM que en otras etiologías.

Existe gran interés por los fármacos derivados del cannabis en el tratamiento del dolor. Concretamente, el delta-9-tetrahidrocannabinol ha demostrado disminuir el dolor y mejorar la calidad de vida en los pacientes con esta enfermedad, aunque suele asociar un porcentaje elevado de efectos adversos, sobre todo mareo y náuseas. Se han hecho estudios con otros cannabinoides y en general parecen ser efectivos, aunque se necesita mayor número de estudios para establecer su eficacia y seguridad. Por ello, estos fármacos, aunque prometedores, son por el momento considerados de segunda línea.[35]

BIBLIOGRAFÍA

1. Cohen B.A., Identification, causation, alleviation, and prevention of complications (ICAP): an approach to symptom and disability management in multiple sclerosis, Neurology, 2008; 71 Suppl 3: S14-S20.

2. Fowler C.J., Panicker J.N., Drake M., Harris C., Harrison S.C., Kirby M., *et al.* A UK consensus on the management of the bladder in multiple sclerosis, J Neurol Neurosurg Psychiatry, 2009; 80: 470-477.

3. Chapple C.R., Khullar V., Gabriel Z., Muston D., Bitoun C.E., Weinstein D., The effects of antimuscarinic treatments in overactive bladder: an update of a systematic review and meta-analysis, Eur Urol, 2008; 54: 543-562.

4. Karsenty G., Denys P., Amarenco G., *et al.* Botulinum toxin A (Botox) intradetrusor injections in adults with neurogenic detrusor overactivity/neurogenic overactive bladder: a systematic literature review, Eur Urol, 2008; 53: 275-287.

5. Bosma R., Wynia K., Havlíková E., De Keyser J., Middel B., Efficacy of desmopressin in patients with multiple sclerosis suffering from bladder dysfunction: a meta-analysis, Acta Neurol Scand, 2005; 112: 1-5.

6. Chancellor M.B., Anderson R.U., Boone T.B., Pharmacotherapy for neurogenic detrusor overactivity, Am J Phys Med Rehabil, 2006; 85: 536-545.

7. Freeman R.M., Adekanmi O., Waterfield M.R., Waterfield A.E., Wright D., Zajicek J., The effect of cannabis on urge incontinence in patients with multiple sclerosis: a multicentre, randomised placebo-controlled trial (CAMS-LUTS), Int Urogynecol J Pelvic Floor Dysfunct, 2006; 17: 636-641.

8. Herbison G.P., Arnold E.P., Sacral neuromodulation with implanted devices for urinary storage and voiding dysfunction in adults. Cochrane Database Syst Rev, 2009 Apr 15; (2): CD004202.

9. De Ridder D., Ost D., Van der Aa F., *et al.* Conservative bladder management in advanced multiple sclerosis, Mult Scler, 2005; 11: 694-699.

10. Wiesel P.H., Norton C., Roy A.J., Storrie J.B., Bowers J., Kamm M.A., Gut focused behavioural treatment (biofeedback) for constipation and faecal incontinence in multiple sclerosis, J Neurol Neurosurg Psychiatry, 2000; 69: 240-243.

11. Mowatt G., Glazener C., Jarrett M., Sacral nerve stimulation for faecal incontinence and constipation in adults, Cochrane Database Syst Rev, 2007 Jul 18; (3): CD004464.

12. Deutekom M., Dobben A., Plugs for containing faecal incontinence, Cochrane Database Syst Rev, 2005; (3): CD005086.

13. Fowler C.J., Kessler T.M., Panicker J.N., MS symptoms and Management, en Putzki N., Hartung H.P., Treatment of multiple sclerosis,UNIMED Verlag AG, Bremen, 2009; 88-97.

14. Barry Arnason B., Fredrikson S., Cognition in multiple sclerosis, MS Forum Workshop Publications, 2008 [citado 23 de mayo 2010]. Disponible en: http://www.msforum.net/Site/Monographs/

15. Christodoulou C., MacAllister W.S., McLinskey N.A., Krupp L.B., Treatment of cognitive impairment in multiple sclerosis: is the use of acetylcholinesterase inhibitors a viable option?, CNS Drugs, 2008; 22: 87-97.

16. Villoslada P., Arrondo G., Sepulcre J., Alegre M., Artieda J., Memantine induces reversible neurologic impairment in patients with MS, Neurology, 2009; 72: 1630-1633.

17. Siegert R.J., Abernethy D.A., Depression in multiple sclerosis: a review, J Neurol Neurosurg Psychiatry, 2005; 76: 469-475.

18. Fisk J.D., Pontefract A., Ritvo P.G., Archibald C.J., Murray T.J., The impact of fatigue on patients with multiple sclerosis, Can J Neurol Sci, 1994; 21: 9-14.

19. Pucci E., Branãs P., D'Amico R., Giuliani G., Solari A., Taus C., Amantadine for fatigue in multiple sclerosis, Cochrane Database Syst Rev, 2007 Jan 24; (1): CD002818.

20. Rammohan K.W., Lynn D.J., Modafinil for fatigue in MS: a randomized placebo-controlled double-blind study, Neurology, 2005; 65: 1995-1997.

21. Stankoff B., Waubant E., Confavreux C., *et al.* Modafinil for fatigue in MS: a randomized placebo-controlled double-blind study, Neurology, 2005; 64: 1139-1143.

22. Rossini P.M., Pasqualetti P., Pozzilli C., *et al.* Fatigue in progressive multiple sclerosis: results of a randomized, double-blind, placebo-controlled, crossover trial or oral 4-aminopyridine, Mult Scler, 2001; 354-358.

23. Goodman A.D., Cohen J.A., Cross A., *et al.* Fampridine-SR in multiple sclerosis: a randomized, double-blind, placebo-controlled, dose-ranging study, Mult Scler, 2007; 13: 357-368.

24. From A., Heltberg A., A double-blind trial with baclofen (lioresal) and diazepam in spasticity due to multiple sclerosis, Acta Neurol Scan, 1975; 51: 158-166.

25. Orsnes G.B., Sorensen P.S., Larsen T.K., Ravnborg M. Effect of baclofen on gait in spastic MS patients, Acta Neurol Scan, 2000; 101: 244-248.

26. Smith C., Birnbaum G., Carter J.L., Greenstein J., Lublin F.D., Tizanidina treatment of spasticity caused by multiple sclerosis: results of a double-blind, placebo-controlled trial. US Tizanidine Study Group. Neurology, 1994; 44 11 Suppl 9: S34-S42.

27. Eyssette M., Rohmer F., Serratrice G., Warter J.M., Boisson D., Multi-centre, double-blind trial of a novel antispastic agent, tizanidine, in spasticity associated with multiple sclerosis, Curr Med Res Opin, 1988; 10: 699-708.

28. Bass B., Weinshenker B., Rice G.P., Noseworthy J.H., Cameron M.G., Hader W., *et al.* Tizanidine versus baclofen in the treatment of spasticity in patients with multiple sclerosis, Can J Neurol Sci, 1988; 15: 15-19.

29. Stien R., Nord H.J., Oftedal S.I., Slettebo M., The treatment of spasticity in multiple sclerosis: a double-blind clinical trial of a new anti-spastic drug tizanidine compared with baclofen, Acta Neurol Scand, 1987; 75: 190-194.

30. Smith P.F., New approaches in the management of spasticity in multiple sclerosis patients: role of cannabinoids, Ther Clin Risk Manag, 2010; 6: 59-63.

31. Goodman A.D., Brown T.R., Krupp L.B., *et al.* Sustained-release oral fampridine in multiple sclerosis: a randomised, double-blind, controlled trial, Lancet, 2009; 373: 732-738.

32. O'Connor A.B., Schwid S.R., Herrmann D.N., Mearkman J.D., Dworkin R.H., Pain associated with multiple sclerosis: systematic review and proposed classification, Pain, 2008; 137: 96-111.

33. Campbell F.G., Graham J.G., Zilkha K.J., Clinical trial of carbazepine (tegretol) in trigeminal neuralgia, J Neurol Neurosurg Psychiatry, 1966; 29: 265-267.

34. Gómez-Argüelles J.M., Dorado R., Sepúlveda J.M., *et al.* Oxcarbazepine monotherapy in carbamazepine-unresponsive trigeminal neuralgia, J Clin Neurosci, 2008; 15: 516-519.

35. Bermejo P.E., Oreja-Guevara C., Díez-Tejedor E., El dolor en la esclerosis múltiple: prevalencia, mecanismos, tipos y tratamiento, Rev Neurol, 2010; 50: 101-108.

Capítulo 10

Tratamiento de la esclerosis múltiple

J. Río

Introducción

La esclerosis múltiple (EM) es una enfermedad inflamatoria, desmielinizante y autoinmune del sistema nervioso central (SNC). Es una causa importante de discapacidad en adultos jóvenes. El coste anual, incluyendo servicios, adaptaciones, medicación, equipamiento especial y pérdidas de ingresos es de 35.000 $/paciente.[1] El tratamiento de la EM ha experimentado un cambio importante desde los años noventa del siglo xx debido al desarrollo de nuevas terapias y a la aparición de la resonancia magnética (RM).

El tratamiento de la EM varía dependiendo de las características individuales de la enfermedad. Las formas clínicas de la EM comprenden:[2] la EM remitente-recurrente (EMRR), que se caracteriza por brotes con recuperación completa o secuela sin progresión en los períodos entre brotes; la EM primariamente progresiva (EM-PP), caracterizada por progresión desde el inicio con períodos de estabilidad clínica o incluso discretas mejorías; la EM secundariamente progresiva (EM-SP), caracterizada por un curso inicial remitente-recurrente seguido por una progresión con o sin brotes, y la EM progresiva-remitente, caracterizada por una progresión desde el inicio, con brotes evidentes con o sin recuperación, con progresión continua en los períodos entre brotes.

1 Tratamiento de la esclerosis múltiple remitente-recurrente

1.1 Principios generales de la terapia modificadora de la enfermedad

Ciertos agentes inmunomoduladores, incluyendo interferones, acetato de glatiramer y natalizumab, han demostrado diversos efectos beneficiosos en los pacientes con EM, que consisten en la disminución de la tasa de brotes, la reducción de la progresión de la discapacidad y la reducción de la acumulación de lesiones en la resonancia magnética (RM).

Se sabe que la respuesta inmune ocurre pronto en el curso de la EM. Se ha demostrado un incremento de la actividad por RM en fases iniciales y una disminución de la tasa de brotes con el paso del tiempo. Los últimos estadios de la enfermedad son menos inflamatorios y más degenerativos. Por tanto, el tratamiento de la EM debería iniciarse en fases tempranas. Esto está apoyado por los datos de los ensayos clínicos, en los que se demuestra que el tratamiento con interferón o acetato de glatiramer reduce la frecuencia de brotes en pacientes con síndromes clínicamente aislados (CIS).

Existe una importante heterogeneidad clínica, radiológica, patológica y genética en los pacientes con EM que hace difícil en ocasiones la elección del tratamiento ideal.

Como se ha comentado existen diferentes tratamientos aprobados y registrados para reducir la frecuencia de brotes y discapacidad en pacientes con EMRR. Estos agentes incluyen interferón beta (IFN) beta 1b subcutáneo, 1a intramuscular, 1a subcutáneo, acetato de glatiramer, natalizumab y mitoxantrona. Son los interferones y el acetato de glatiramer los fármacos de primera línea en el tratamiento de la EMRR.

1.2   Interferones

Existen en el mercado diferentes preparaciones de IFN beta que se han aprobado para el tratamiento de la EMRR.

- **IFN beta-1b (Betaferón®)**
  La primera medicación aprobada para el tratamiento de la EMRR fue el IFN beta-1b. Es una citocina que modula la respuesta inmune, aunque el mecanismo de acción preciso se desconoce. La eficacia del I IFN beta-1b se demostró en un ensayo doble ciego, controlado con placebo, con 372 pacientes aleatorizados en tres brazos: 1,6 MIU, 8 MIU y placebo.[3] Tras dos años de estudio, la tasa anual de brotes fue significativamente menor en los brazos activos y hubo una relación dosis-efecto de 1,27, 1,17 y 0,84 brotes/año. Tras cinco años de seguimiento, la progresión de la enfermedad fue menor en el brazo de 8 MIU que en el placebo.[4]

  Se administra mediante inyección subcutánea cada 48 h. Los efectos secundarios son similares a otros interferones. Se ha descrito la aparición de anticuerpos neutralizantes en el 34 % de los pacientes.

- **IFN beta-1a (Avonex®)**
  La eficacia del IFN beta-1a intramuscular en pacientes con EMRR se demostró en un ensayo aleatorizado, doble-ciego, con 301 pacientes.[5] Tras dos años de estudio, se observó una reducción de la tasa de brotes, una disminución en el volumen lesional medido por RM y una menor tasa de progresión medida por la EDSS.

  Los efectos secundarios son similares a otros interferones. Se ha descrito la aparición de anticuerpos neutralizantes en el 2-5 % de los pacientes.

- **IFN beta-1a (Rebif®)**
  El beneficio del IFN beta-1a subcutáneo se estableció en el ensayo PRISMS con 560 pacientes asignados a tres brazos de estudio; 22 µg, 44 µg y placebo.[6] El tratamiento con 22 o 44 µg se asoció a una reducción significativa de la tasa de brotes comparado con placebo. El tratamiento también redujo la carga lesional en la RM.

  Los efectos secundarios son similares a otros interferones. Se ha descrito la aparición de anticuerpos neutralizantes en el 24 % de los pacientes en el grupo de 22 µg y en el 13 % en el grupo de 44 µg.

  En una extensión del estudio PRISMS, los pacientes originalmente asignados a placebo iniciaron tratamiento con una de las dos dosis de tratamiento activo.[7] Los pacientes que recibieron tratamiento activo durante todo el período de estudio tuvieron significativamente menos discapacidad y cambios en la RM que aquéllos que iniciaron inicialmente tratamiento con placebo. Los resultados de estos estudios sugieren, aunque no establecen, que el tratamiento precoz en pacientes con EMRR es más beneficioso que el tratamiento tardío. Sin embargo, estos estudios tienen limitaciones debido a la falta de grupo control, falta de ciego, análisis retrospectivo de los resultados, y un gran número de pacientes perdidos durante el seguimiento.

1.3 Beneficio de los interferones a largo plazo

El beneficio a largo plazo del tratamiento con las diferentes preparaciones de IFN beta no está demostrado. Un metaanálisis de los ensayos publicados entre 1993 y 2002 concluyó que la efectividad de los interferones sobre los brotes era modesta tras un año de tratamiento, y que los datos existentes eran inadecuados para evaluar la eficacia a los dos años.[8]

Tal y como se ha discutido, los resultados de los diferentes ensayos sugieren un beneficio mantenido más allá de los dos años. Sin embargo, no se pueden establecer conclusiones definitivas, dadas las limitaciones de los diferentes estudios que incluyen datos retrospectivos, en regímenes abiertos, no controlados y con una importante pérdida de pacientes. La práctica de ensayos a largo plazo aleatorizados y controlados sería ideal, pero no son viables ni éticos.[9]

Los estudios observacionales a largo plazo son más prácticos y pueden analizarse por métodos estadísticos que permiten minimizar los sesgos.[10] Este aspecto se ha utilizado en un estudio observacional no controlado a largo plazo con 1.504 pacientes con EMRR, en el cual 1.103 fueron tratados con diferentes interferones y 401 no habían recibido tratamiento.[11] Tras una media de seguimiento de 5,7 años, el grupo tratado se asoció a una menor probabilidad de empeorar a una forma secundariamente progresiva *(hazard ratio* [HR] = 0,38; de confianza [IC] del 95 %: 0,24-0,58), y de llegar a una puntuación en la EDSS de 4 (HR = 0,7; IC del 95 %: 0,53-0,94) y 6 (HR = 0,6; IC del 95 %, 0,38-0,95). Aunque este estudio aporta datos sobre el beneficio del tratamiento a largo plazo, es necesario poder confirmar estos datos, dadas sus limitaciones en cuanto a las características de los pacientes que no habían recibido tratamiento.

1.4 Efectos secundarios del interferón beta

Los interferones tienen una serie de efectos secundarios. Las reacciones locales son frecuentes y pueden producir necrosis cutánea. Los síntomas seudogripales son también frecuentes y pueden tratarse con ibuprofeno.[12] Estos efectos tienen tendencia a disminuir en el tiempo.

Existe una proporción importante de pacientes que desarrollan un trastorno hepático asintomático asociado al tratamiento con IFN beta. Un estudio retrospectivo tras la autorización del fármaco observó una alteración hepática en el 37 % de los pacientes.[13] Las alteraciones hepáticas son generalmente mínimas, pero pueden ser moderadas en el 4-7 % y graves en el 1-2 %. El análisis de los datos de los ensayos que utilizaron IFN beta-1a demostró elevaciones asintomáticas de alteraciones hepáticas en el 67 % de los pacientes. Más de la mitad de las elevaciones de alteraciones hepáticas ocurrió en los primeros tres meses, y el 75 % en los primeros seis . La mayoría de los casos se resolvió espontáneamente o ajustando la dosis de IFN beta. La afectación hepática fue causa de abandono de la medicación sólo en el 0,4 % de los pacientes.

La hepatotoxicidad grave asociada con IFN beta es rara. Sin embargo, la Food and Drug Administration ha comunicado varios casos de daño hepático grave, incluyendo algunos casos de fallo hepático.

Otras reacciones relacionadas con el uso de IFN beta que se han descrito incluyen leucopenia, anemia y trombopenia. Asimismo, la aparición de una polineuropatía reversible se ha descrito en una serie de pacientes tratados con IFN beta.[14]

Es recomendable la monitorización analítica de los pacientes cada seis meses. Asimismo, se recomienda realizar un control tiroideo periódico.

1.5   Anticuerpos neutralizantes

Existe evidencia de que el desarrollo de anticuerpos neutralizantes (Nabs) puede afectar a la eficacia clínica y radiológica del IFN beta.[15] Todos los interferones son capaces de producir Nabs, lo que reduce la biodisponibilidad del interferón.

La tasa de aparición de Nabs varía según el tipo de IFN, la dosis, la vía de administración y la duración del tratamiento.[16] En un estudio con 455 pacientes seguidos durante 78 meses, la probabilidad de permanecer libre de Nabs disminuía a lo largo del tiempo. Globalmente, se observó un 40,9 % de positividad absoluta, un 6,8 % de positividad fluctuante y un 52,3 % de negatividad absoluta. La probabilidad acumulada de ser definitivamente positivo fue del 60 % para IFN beta-1b y 1a subcutáneo, mientras que fue del 20 % para IFN beta 1a intramuscular. De aquellos pacientes definitivamente positivos, se observó una conversión a negativos en el 33,7 % de los pacientes al cabo de varios años. Es muy improbable que los pacientes negativos tras dos años de tratamiento con IFN beta desarrollen Nabs.

El supuesto impacto negativo de la presencia de Nabs sobre brotes y progresión de la enfermedad ha provocado que diferentes expertos apoyen la determinación de Nabs a los 12 y 24 meses de tratamiento.[17] Sin embargo, las guías internacionales y las opiniones de los expertos son contradictorias acerca de la utilidad de la determinación de Nabs. Una revisión reciente de la Academia Americana de Neurología concluye que no existe suficiente información sobre la determinación de Nabs en la práctica clínica sobre cuándo realizar la determinación, cuántas determinaciones realizar o cuál es el título valorable.[15] Las guías de la Federación Europea de Sociedades Neurológicas publicadas en 2005 recomiendan la determinación de Nabs a los 12 y 24 meses. Además, recomiendan interrumpir el tratamiento en aquellos pacientes con títulos altos mantenidos en un intervalo de seis meses.[17]

Por tanto, es necesaria la realización de estudios que ayuden a interpretar el valor real de los Nabs en la práctica clínica diaria.

1.6   Síndromes clínicos aislados

El IFN beta 1a y 1b, así como el acetato de glatiramer, han demostrado su eficacia en pacientes con CIS.

El estudio CHAMPS[18] evaluó en un ensayo aleatorizado y controlado con 383 pacientes con CIS y una RM con evidencia de desmielinización la utilidad del IFN beta 1a intramuscular. El estudio demostró de forma significativa una menor probabilidad de desarrollar una EM clínicamente definida en los pacientes tratados con IFN beta. Con respecto a la RM, se observó una reducción en el volumen lesional en T2 y una menor actividad medida por las lesiones que captaban gadolinio (p < 0,001).

El estudio ETOMS[19] evaluó la capacidad del IFN beta 1a subcutáneo de retrasar o prevenir un segundo brote de EM en 308 pacientes con un CIS y una RM sugestiva de desmielinización, mediante un ensayo aleatorizado y controlado. Se observó en el grupo tratado con IFN beta una menor incidencia de conversión a EM (un 34 % frente a un 45 %). También se observaron diferencias significativas en las medidas de la RM.

El estudio BENEFIT[20] evaluó la capacidad del IFN beta 1b en 468 pacientes con CIS y al menos dos lesiones desmielinizantes en la RM. Tras dos años de estudio, se observó un 45 % de conversión a EM en el grupo placebo y un 28 % en el grupo activo.

El estudio PreCISe[21] ha evaluado recientemente la capacidad de acetato de glatiramer para evitar la conversión a EM en 482 pacientes que habían presentado un CIS. Los resultados muestran un efecto significativamente positivo en este aspecto.

1.7 Acetato de glatiramer

El acetato de glatiramer es un péptido de cuatro aminoácidos con una estructura antigénica similar a la proteína básica de la mielina. El mecanismo de acción está basado en la interacción entre el fármaco con el complejo mayor de histocompatibilidad y el receptor de la célula T.[22] Además, el acetato de glatiramer es un potente inductor de linfocitos Th2, y puede expresar citocinas antiinflamatorias.

El tratamiento con acetato de glatiramer ha demostrado, en un estudio aleatorizado y controlado con 251 pacientes con EMRR, una reducción significativa de la tasa de brotes comparado con placebo (1,19 frente a 1,68).[23] Además, tras 140 semanas de seguimiento, un mayor número de pacientes en el grupo placebo presentó un deterioro de su capacidad neurológica medida mediante la EDSS.[24] Otro estudio que evaluó el efecto del acetato de glatiramer sobre la RM en 239 pacientes demostró una reducción significativa del volumen lesional en T2.[25]

1.7.1 Efectos secundarios

Los efectos secundarios del acetato de glatiramer incluyen reacciones locales y tras la inyección en forma de dolor torácico, *flushing*, disnea, palpitaciones y ansiedad. No se observan reacciones analíticas. Se han detectado anticuerpos cuyo significado es incierto. El acetato de glatiramer está clasificado como categoría B con respecto al embarazo, mientras que los interferones están clasificados como categoría C. No obstante, en caso de embarazo, se recomienda la interrupción del tratamiento con cualquiera de estos fármacos.

1.8 Natalizumab

El natalizumab es un fármaco efectivo para el tratamiento de la EMRR y está actualmente aprobado como monoterapia en estos pacientes.[26]

El natalizumab es un anticuerpo monoclonal recombinante dirigido contra la subunidad alfa-4 de la integrina VLA-4. Alfa-4 se expresa en la superficie de las células inflamatorias (linfocitos y monocitos) y desempeña un papel importante en la adhesión al endotelio vascular. Su bloqueo impide la fijación al endotelio y, por tanto, la penetración en el parénquima cerebral.[27]

El tratamiento en modelos animales de encefalitis alérgica experimental produce una reducción de la inflamación y de la actividad de la enfermedad. Un estudio preliminar de seis meses de duración con 213 pacientes con EM mostró que el tratamiento con natalizumab se asociaba a una menor actividad en la RM y a la aparición de menos brotes en comparación con placebo.[28]

Se han realizado dos estudios controlados y aleatorizados que demuestran el efecto beneficioso del natalizumab en la EMRR. En el estudio AFFIRM, se incluyó a 942 pacientes con EMRR que fueron aleatorizados en dos brazos (natalizumab en 627 pacientes y placebo en 315) mediante infusión endovenosa cada cuatro semanas.[29] Se observó una reducción del 68 % en la tasa anual de brotes tras un año comparado con placebo (0,26 frente a 0,81), y una reducción significativa de la probabilidad de progresión mantenida de la discapacidad (un 17 % frente a un 29 %). En el estudio SENTINEL se incluyó a 1.171 pacientes con EMRR que, a pesar de estar tratados con IFN beta-1a, seguían activos. Los pacientes fueron aleatorizados en dos brazos: natalizumab e interferón en 589 pacientes, y placebo e interferón en 582.[30] El estudio se interrumpió un mes antes de lo previsto porque dos pacientes desarrollaron una leucoencefalopatía multifocal progresiva. El brazo de tratamiento con natalizumab mostró una reducción en la tasa anual de brotes del 54 % en comparación con placebo tras un año (0,38 frente a 0,82), y una reducción en la progresión mantenida a los dos años (un 23 % frente a un 29 %).

El tratamiento con natalizumab en monoterapia o en combinación se asoció a una reducción del 83 % en el número de lesiones nuevas en T2. Se ha asociado también a una mejoría en la calidad de vida comparado con placebo.[31]

En ausencia de estudios que comparen directamente el efecto de natalizumab con interferón o acetato de glatiramer, no se pueden establecer conclusiones sobre la eficacia relativa de dichos fármacos.

1.8.1   *Riesgo de leucoencefalopatía multifocal progresiva*

El tratamiento con natalizumab se asocia a riesgo de padecer una leucoencefalopatía multifocal progresiva, una rara enfermedad neurológica potencialmente fatal causada por la reactivación del virus JC.

El natalizumab fue voluntariamente retirado del mercado en febrero de 2005 porque dos pacientes tratados con natalizumab sufrieron una leucoencefalopatía multifocal progresiva, que causó la muerte de uno de ellos.[32]

En junio de 2006 se reintrodujo el natalizumab en el mercado como monoterapia para tratar a pacientes con EM refractarios al tratamiento con los inmunomoduladores convencionales.

Desde su reintroducción, se han comunicado nuevos casos de leucoencefalopatía multifocal progresiva. Se estima un riesgo, sobre todo en aquellas personas que superan los dos años de tratamiento, algo superior al inicialmente establecido, de 1/1.000.

1.8.2   *Otros efectos secundarios y autoanticuerpos*

Otros efectos asociados al natalizumab han sido fatiga, reacciones alérgicas, ansiedad, faringitis, congestión sinusal y edema periférico.[29,30] Se debe interrumpir el fármaco si aparecen reacciones de hipersensibilidad. El tratamiento con natalizumab puede aumentar el riesgo de padecer melanoma. Se han notificado, asimismo, alteraciones hepáticas, como elevaciones de transaminasas o bilirrubina de forma precoz.[32]

Aproximadamente en el 9 % de los pacientes de los estudios AFFIRM y SENTINEL se observó la presencia de anticuerpos.[33] En los pacientes con anticuerpos se observa una menor eficacia clínica en términos de progresión de la discapacidad, tasa de brotes y lesiones en RM, así como una mayor incidencia de reacciones de infusión.

Se ha sugerido la determinación de anticuerpos tras seis meses de terapia en aquellos pacientes con actividad clínica o reacciones de infusión persistentes. Si los anticuerpos son positivos, se debe interrumpir el tratamiento y volver a realizar la determinación en tres meses.[34]

1.8.3 Uso clínico

Recientes guías publicadas recomiendan el uso de natalizumab en aquellos pacientes con EMRR que presentan un fallo de tratamiento o bien una intolerancia a la medicación convencional, así como en pacientes con EMRR de inicio agresivo.[35] Estas guías también recomiendan que no se use el natalizumab en combinación con IFN beta, debido al riesgo de leucoencefalopatía multifocal progresiva.

El natalizumab no debería utilizarse en pacientes con alteraciones en la inmunidad. Debe realizarse un período de lavado de tres a seis meses en pacientes que han recibido azatioprina, metotrexato, micofenolato, mitoxantrona o ciclofosfamida.

Es recomendable realizar una RM craneal previa al inicio de tratamiento con natalizumab.

1.9 Mitoxantrona

La mitoxantrona está aprobada para usarse en pacientes con EMRR y EMSP. Sin embargo, debido a su potencial toxicidad y su limitado beneficio, se recomienda en los pacientes con enfermedades rápidamente progresivas que han fracasado con otros tratamientos.[36] Los pacientes mayores de 50 años con importante discapacidad y sin evidencia de actividad es poco probable que respondan a este tratamiento. Además, se ha asociado su uso al desarrollo de leucemias.

1.10 Resumen y recomendaciones

Existen seis medicaciones aprobadas para el tratamiento de la EMRR. Éstas incluyen tres IFN beta (Betaferón®, Avonex®, Rebif®) y acetato de glatiramer (Copaxone®), mitoxantrona y natalizumab.

Tras la aparición de un síntoma sugestivo de EM (CIS), o tras el diagnóstico de EM, es importante discutir con el paciente las indicaciones, riesgos y beneficios de la diferentes alternativas terapéuticas. Un aspecto importante es recordar a los pacientes que estas terapias no curan la enfermedad, sino que previenen la aparición de nuevos brotes y quizás puedan retrasar la aparición de discapacidad.

Un algoritmo terapéutico razonable es el que aparece en la figura 1. Dicho algoritmo es producto de un consenso de expertos de la Sociedad Española de Neurología.[37] Si bien la aza-

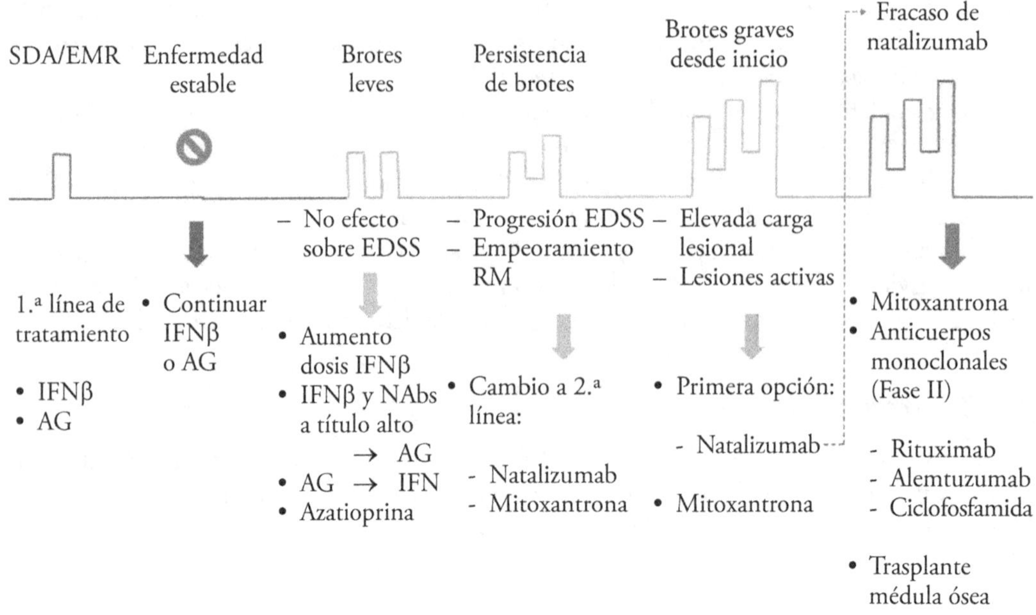

Figura 1. Algoritmo arbitrario de tratamiento de las formas de esclerosis múltiple (EM) en brotes.

tioprina está registrada con la indicación de tratamiento en EMRR existe una falta de evidencia para su utilización como fármaco de primera línea.

Estos tratamientos se han de mantener de forma indefinida, a no ser que existan condiciones como el deseo de embarazo, el fallo terapéutico o la aparición de efectos indeseables.

2   Tratamiento de la esclerosis múltiple progresiva

El tratamiento dirigido contra la fase progresiva de la enfermedad es más difícil que el dirigido contra las formas remitente-recurrentes. Las terapias utilizadas en las formas remitente-recurrentes tienen una acción fundamentalmente antiinflamatoria. Sin embargo, en las formas progresivas de la enfermedad existe menos inflamación y más degeneración, con lo que el efecto de dichos fármacos puede ser marginal.

2.1   *Tratamientos farmacológicos aprobados*

2.1.1   *Interferones*

La eficacia de los interferones se ha documentado bien en pacientes con EMRR.

En pacientes con EMSP, la eficacia es controvertida.

- **IFN beta-1b**

  El IFN beta-1b se ha estudiado en dos grandes ensayos en pacientes con EMSP. Un estudio europeo, aleatorizado, doble ciego y controlado con placebo con 718 pacientes con

EMSP demostró una reducción del 22 % en los pacientes con progresión confirmada, así como en el tiempo hasta la progresión confirmada (p < 0,01). El grupo placebo presentó un incremento del 8 % en la carga lesional en T2, comparado con una disminución del 5 % en el grupo tratado.[38] Los efectos secundarios no fueron diferentes a los esperados. Un estudio norteamericano no encontró, sin embargo, un efecto positivo en el tiempo hasta la progresión confirmada, aunque sí mostró un beneficio en otros aspectos, como la tasa de reducción de recaídas o parámetros de resonancia.[39]

Las razones para estas discrepancias son probablemente las diferencias basales de ambas poblaciones de estudio. La población europea era una población en un estadio más temprana y más activa clínica y radiológicamente. Esto sugiere que el efecto beneficioso del interferón en esta población estaba más en relación con la mejoría del componente inflamatorio de la enfermedad.

El análisis retrospectivo de ambos estudios conjuntamente demuestra un efecto beneficioso para aquellos pacientes con EMSP activa, es decir, con al menos un brote y un incremento de la EDSS en los dos años previos.[40]

- **IFN beta-1a**

  El IFN beta-1a se ha estudiado en diferentes ensayos aleatorizados y controlados. Un ensayo con IFN beta-1a subcutáneo (SPECTRIMS) mostró resultados similares al ensayo norteamericano con IFN beta-1b. Un estudio *post hoc* reveló eficacia en aquellos pacientes que presentaban brotes en el período de pretratamiento.[41] Un ensayo con IFN beta-1a intramuscular (IMPACT) utilizó el Multiple Sclerosis Functional Composite (MSFC) como objetivo primario del estudio en vez de la EDSS.[42] El tratamiento con IFN beta-1a demostró un modesto beneficio en el MSFC pero no en la EDSS. Dicho tratamiento no está actualmente aprobado para el tratamiento de la EM-SP.

2.1.2 Conclusiones

Los datos de estos ensayos sugieren que los pacientes con EMSP que tienen un componente inflamatorio agudo pueden beneficiarse de esta terapia.

El problema radica en seleccionar a aquellos pacientes que es más probable que respondan al tratamiento por padecer una enfermedad más aguda, al contrario que aquellos pacientes con una enfermedad más degenerativa y, por tanto, con una posibilidad de respuesta muy pobre.

2.2 Mitoxantrona

La mitoxantrona es un análogo de la antraciclina utilizado como quimioterapia para diferentes cánceres. Un estudio inicial con 42 pacientes reveló datos de eficacia. Estos resultados impulsaron la realización de un ensayo aleatorizado y controlado con placebo en 194 pacientes con EMRR agresiva o EMSP.[43] Los pacientes recibieron 5 mg/m^2 o 12 mg/m^2 cada tres meses durante dos años. El tratamiento con mitoxantrona demostró una reducción en la progresión de la discapacidad y de los brotes en comparación con placebo. Al contrario que los resultados clínicos, la mitoxantrona no tuvo un efecto positivo en el parámetro primario de la RM, que consistía en la reducción de *scans* activos a los 12 y 24 meses.

El riesgo de cardiotoxicidad limita su uso, ya que la toxicidad es dependiente de la dosis. Asimismo, se ha de monitorizar la función hematológica por el riesgo de leucemia.

La mitoxantrona está aprobada para su uso en EM. Su utilización debe restringirse a aquellos pacientes con EM rápidamente progresiva en los que han fracasado otras terapias.[44]

2.3 Otros tratamientos no aprobados

- **Trasplante de progenitores hematopoyéticos**

En uno de los estudios más numerosos se incluyó a 85 pacientes, casi todos ellos con formas progresivas de EM.[45] Se observó una mejoría de más de un punto en la EDSS en 18 pacientes (21 %), así como una significativa reducción en la actividad inflamatoria de la enfermedad medida por RM. No obstante, se observó una toxicidad significativa, que incluyó deterioro neurológico en 22 pacientes y muerte en siete pacientes (8 %).

Son necesarios ensayos más amplios para poder evaluar el riesgo/beneficio de este tratamiento. Existe un ensayo en marcha (ASTIMS) que compara el trasplante autólogo de células hematopoyéticas con pulsos mensuales de mitoxantrona y metilprednosolona en pacientes con EM que presentan incremento de la EDSS a pesar del tratamiento inmunomodulador.[46]

- **Inmunoglobulina intravenosa**

Existen pocos ensayos que hayan estudiado la inmunoglobulina intravenosa (IVIG) en la EMSP, aunque no han mostrado eficacia. Un ensayo con 318 pacientes con EM-SP que recibieron IVIG o placebo no demostró eficacia en las medidas clínicas o radiológicas durante 27 meses de tratamiento.[47]

- **Ciclofosfamida**

La ciclofosfamida se ha utilizado desde los años ochenta para el tratamiento de la EM a pesar de los resultados conflictivos. Aunque inicialmente se observó un efecto positivo en formas rápidamente progresivas, posteriormente estos resultados no se replicaron.[48]

La ciclofosfamida podría ser útil en pacientes jóvenes, especialmente en aquéllos con evoluciones inferiores a un año. No existe eficacia en formas primariamente progresivas.

Los efectos secundarios incluyen náuseas, vómitos, infecciones, alopecia, supresión gonadal, alteraciones menstruales y cistitis hemorrágica.

La ciclofosfamida es teratogénica y se considera fármaco de categoría D respecto al embarazo. Se excreta por la leche materna y su uso está contraindicado en la lactancia.

2.4 Recomendaciones

La evidencia de eficacia de los diferentes tratamientos en la EM viene derivada de los resultados de los ensayos clínicos. En la EMSP, sin embargo, son pocos los datos de eficacia. Además, los ensayos tienen una duración de dos o tres años, con lo que existen poco datos de la eficacia a largo plazo. Por otro lado, los pacientes en la práctica clínica diaria pueden diferir de aquellos incluidos en los ensayos clínicos.

A pesar de estas limitaciones, se deben realizar actitudes terapéuticas. El tratamiento debe ser individualizado, basándonos en la actividad de la enfermedad (brotes y/o progresión).

Las recomendaciones terapéuticas difieren entre las formas de EM-SP y EM-PP:

- EM-SP: los ensayos clínicos han encontrado un modesto beneficio en algunos tratamientos para la EMSP (véase la figura 1).
- EM-PP: no existen datos actualmente que revelen eficacia con ninguno de los tratamientos utilizados (véase la figura 1).

BIBLIOGRAFÍA

1. Whetten-Goldstein K, Sloan,F, Conover C, *et al*. The economic burden of multiple sclerosis. MS Management 1996; 3: 33.
2. Lublin FD, Reingold SC. Sclerosis. National Multiple Sclerosis Society (USA) Advisory Committee on Clinical Trials of New Agents in MS. Defining the clinical course of multiple sclerosis: results of an international survey. Neurology 1996; 46: 907.
3. The IFNB Multiple Sclerosis Study Group. Interferon beta-1b is effective in relapsing-remitting multiple sclerosis. I. Clinical results of a multicenter, randomized, double-blind, placebo-controlled trial. Neurology 1993; 43: 655.
4. The IFNB Multiple Sclerosis Study Group and The University of British Columbia MS/MRI Analysis Group. Interferon beta-1b in the treatment of multiple sclerosis: final outcome of the randomized controlled trial. Neurology 1995; 45: 1277.
5. Jacobs LD, Cookfair DL, Rudick RA, *et al*. Intramuscular interferon beta-1a for disease progression in relapsing multiple sclerosis. The Multiple Sclerosis Collaborative Research Group (MSCRG) [published erratum appears in Ann Neurol 1996 Sep;40(3):480]. Ann Neurol 1996; 39: 285.
6. PRISMS-4. Long-term efficacy of interferon-beta-1a in relapsing MS. Neurology 2001; 56: 1628.
7. Kappos L, Traboulsee A, Constantinescu C, *et al*. Long-term subcutaneous interferon beta-1a therapy in patients with relapsing-remitting MS. Neurology 2006; 67: 944.
8. Filippini G, Munari L, Incorvaia B, *et al*. Interferons in relapsing remitting multiple sclerosis: a systematic review. Lancet 2003; 361: 545.
9. Rudick RA, Cutter G. Interferon-beta for multiple sclerosis: Long-term benefits? Ann Neurol 2007; 61: 283.
10. Sturmer T, Joshi M, Glynn RJ, *et al*. A review of the application of propensity score methods yielded increasing use, advantages in specific settings, but not substantially different estimates compared with conventional multivariable methods. J Clin Epidemiol 2006; 59: 437.
11. Trojano M, Pellegrini F, Fuiani A, *et al*. New natural history of interferon-beta-treated relapsing multiple sclerosis. Ann Neurol 2007; 61: 300.
12. Rio J, Nos C, Bonaventura I, *et al*. Corticosteroids, ibuprofen, and acetaminophen for IFNbeta-1a flu symptoms in MS: a randomized trial. Neurology 2004; 63: 525.
13. Tremlett HL, Yoshida EM, Oger J. Liver injury associated with the beta-interferons for MS: a comparison between the three products. Neurology 2004; 62: 628.
14. Ekstein D, Linetsky E, Abramsky O, Karussis D. Polyneuropathy associated with interferon beta treatment in patients with multiple sclerosis. Neurology 2005; 65: 456.
15. Bertolotto A, Gilli F, Sala A, *et al*. Persistent neutralizing antibodies abolish the interferon beta bioavailability in MS patients. Neurology 2003; 60: 634.
16. Sorensen PS, Koch-Henriksen N, Ross C, *et al*. Appearance and disappearance of neutralizing antibodies during interferon-beta therapy. Neurology 2005; 65: 33.
17. Sorensen PS, Deisenhammer F, Duda P, *et al*. Guidelines on use of anti-IFN-beta antibody measurements in multiple sclerosis: report of an EFNS Task Force on IFN-beta antibodies in multiple sclerosis. Eur J Neurol 2005; 12: 817.
18. Jacobs LD, Beck RW, Simon JH, *et al*. Intramuscular interferon beta 1a therapy initiated during a first demyelinating event in multiple sclerosis. CHAMPS Study Group. N Eng J Med 2000; 343: 898: 904.
19. Comi G, Filippi M, Barkhof F, *et al*. Effect of early interferon treatment on conversion to definite multiple sclerosis: a randomised study. Lancet 2001; 357: 1576-82.
20. Kappos L, PolmanCH, Freedman MS, *et al*. Treatment with interferon beta-1b delays conversion to clinically definite and McDonald MS in patients with clinically isolated syndromes. Neurology 2006; 67: 1242-9.
21. Comi G, Martinelli V, Rodegher M, *et al*. Effect of glatiramer acetate on conversion to clinically definite multiple sclerosis in patients with clinically isolated syndrome (PreCISe study): a randomised, double-blind, placebo-controlled trial. Lancet 2009; 374: 1503-11
22. Arnon R, Aharoni R. Mechanism of action of glat-

iramer acetate in multiple sclerosis and its potential for the development of new applications. Proc Natl Acad Sci U S A 2004; 101 (Suppl 2): 14593.

23. Johnson KP, Brooks BR, Cohen JA, *et al.* Copolymer 1 reduces relapse rate and improves disability in relapsing-remitting multiple sclerosis: results of a phase III multicenter, double-blind placebo-controlled trial. The Copolymer 1 Multiple Sclerosis Study Group. Neurology 1995; 45: 1268.

24. Johnson KP, Brooks BR, Cohen JA, *et al.* Extended use of glatiramer acetate (copaxone) is well tolerated and maintains its clinical effect on multiple sclerosis relapse rate and degree of disability. Copolymer 1 Multiple Sclerosis Study Group. Neurology 1998; 50: 701.

25. Comi G, Filippi M, Wolinsky JS. European/Canadian multicenter, double-blind, randomized, placebo-controlled study of the effects of glatiramer acetate on magnetic resonance imaging–measured disease activity and burden in patients with relapsing multiple sclerosis. European/Canadian Glatiramer Acetate Study Group. Ann Neurol 2001; 49: 290.

26. Goodin DS, Cohen BA, O'Connor P, *et al.* Assessment: the use of natalizumab (Tysabri) for the treatment of multiple sclerosis (an evidence-based review): report of the Therapeutics and Technology Assessment Subcommittee of the American Academy of Neurology. Neurology 2008; 71: 766.

27. Rice GP, Hartung HP, Calabresi PA. Anti-alpha4 integrin therapy for multiple sclerosis: mechanisms and rationale. Neurology 2005; 64: 1336.

28. Miller DH, Khan OA, Sheremata WA, *et al.* A controlled trial of natalizumab for relapsing multiple sclerosis. N Engl J Med 2003; 348: 15.

29. Polman CH, O'Connor PW, Havrdova E, *et al.* A randomized, placebo-controlled trial of natalizumab for relapsing multiple sclerosis. N Engl J Med 2006; 354: 899.

30. Rudick RA, Stuart WH, Calabresi PA, *et al.* Natalizumab plus interferon beta-1a for relapsing multiple sclerosis. N Engl J Med 2006; 354: 911.

31. Rudick RA, Miller D, Hass S, *et al.* Health-related quality of life in multiple sclerosis: effects of natalizumab. Ann Neurol 2007; 62: 335.

32. Yousry TA, Major EO, Ryschkewitsch C, *et al.* Evaluation of patients treated with natalizumab for progressive multifocal leukoencephalopathy. N Engl J Med 2006; 354: 924.

33. US Food and Drug Administration Medwatch. Tysabri (natalizumab). URL: www.fda.gov/med watch/safety/2008/safety08.htm#Tysabri. Fecha última consulta: 02.28.2008.

34. Kappos L, Bates D, Hartung HP, *et al.* Natalizumab treatment for multiple sclerosis: recommendations for patient selection and monitoring. Lancet Neurol 2007; 6: 431.

35. Ransohoff RM. Natalizumab for multiple sclerosis. N Engl J Med 2007; 356: 2622.

36. Goodin DS, Arnason BG, Coyle PK, Frohman EM. The use of mitoxantrone (Novantrone) for the treatment of multiple sclerosis: report of the Therapeutics and Technology Assessment Subcommittee of the American Academy of Neurology. Neurology 2003; 61: 1332.

37. Garcia-Merino A, Fernandez O, Montalban X, De Andrés C, Arbizu T. Documento de consenso de la sociedad española de neurología sobre el uso de medicamentos en esclerosis múltiple: escalado terapéutico. Neurología 2010; 25: 378-390.

38. European Study Group on interferon beta-1b in secondary progressive MS. Placebo-controlled multicentre randomised trial of interferon beta-1b in treatment of secondary progressive multiple sclerosis. Lancet 1998; 352: 1491.

39. Panitch H, Miller A, Paty D, Weinshenker B. Interferon beta-1b in secondary progressive MS: results from a 3-year controlled study. Neurology 2004; 63:1788.

40. Kappos L, Weinshenker B, Pozzilli C, *et al.* Interferon beta-1b in secondary progressive MS: a combined analysis of the two trials. Neurology 2004; 63: 1779.

41. Randomized controlled trial of interferon- beta-1a in secondary progressive MS: Clinical results. Neurology 2001; 56: 1496.

42. Cohen JA, Cutter GR, Fischer JS, *et al.* Benefit of interferon beta-1a on MSFC progression in secondary progressive MS. Neurology 2002; 59: 679.

43. Hartung HP, Gonsette R, Konig N, et al. Mitoxantrone in progressive multiple sclerosis: a placebo-controlled, double-blind, randomised, multicentre trial. Lancet 2002; 360: 2018.

44. Goodin DS, Arnason BG, Coyle PK, Frohman EM. The use of mitoxantrone (novantrone) for the treatment of multiple sclerosis: report of the Therapeutics and Technology Assessment Subcommittee of the American Academy of Neurology. Neurology 2003; 61: 1332.

45. Fassas A, Passweg JR, Anagnostopoulos A, *et al.* Hematopoietic stem cell transplantation for multiple sclerosis. A retrospective multicenter study. J Neurol 2002; 249: 1088.

46. Mancardi G, Saccardi R. Autologous haematopoietic stem-cell transplantation in multiple sclerosis. Lancet Neurol 2008; 7: 626.

47. Hommes OR, Sorensen PS, Fazekas F, et al. Intravenous immunoglobulin in secondary progressive multiple sclerosis: randomised placebo-controlled trial. Lancet 2004; 364: 1149.

48. The Canadian Cooperative Multiple Sclerosis Study Group. The Canadian cooperative trial of cyclophosphamide and plasma exchange in progressive multiple sclerosis. Lancet 1991; 337: 441.

Capítulo 11

Nuevas terapias en desarrollo para la esclerosis múltiple

M. Mendibe, R. Villaverde, L. Ramió

1 Fármacos modificadores de la enfermedad en desarrollo

1.1 Orales

Una de las principales limitaciones del tratamiento actual para la esclerosis múltiple (EM) es la vía de administración. Todas las terapias aprobadas para esta enfermedad requieren una vía de administración intramuscular, subcutánea o intravenosa. La interferencia que esto ocasiona en el estilo de vida de los pacientes, así como la incomodidad y las molestias que representan las autoinyecciones, son las principales razones para la baja adherencia al tratamiento prescrito. Para conseguir una correcta administración de estos medicamentos por vía intramuscular o subcutánea se requiere, con mucha frecuencia, una educación especial del paciente y una atención especializada por parte de enfermería. Adicionalmente, los tratamientos por vía intravenosa pueden provocar reacciones a la perfusión y, por lo tanto, requieren un estrecho seguimiento durante la infusión por personal especializado.

Por esto, la terapia oral no sólo proporciona una mejora significativa en la calidad de vida del paciente sino que también da lugar a una menor utilización de recursos sanitarios y de gasto hospitalario. Debido a esta evidente necesidad, se ha realizado en los últimos años un gran esfuerzo en investigación clínica en este ámbito que ha conducido a disponer de una serie de prometedores fármacos orales en etapas avanzadas de ensayos clínicos.

1.1.1 Fingolimod

El fingolimod (FTY720) oral ha terminado ya los estudios fase III necesarios para su aprobación por los organismos oficiales de evaluación de medicamentos para formas remitentes-recidivantes de EM. Este compuesto actúa como un superagonista del 1-fosfato de esfingosina de los receptores linfocitarios, que causa la internalización del receptor aberrante.[1] Dado que este receptor es necesario para la correcta salida de estas células de los tejidos linfoides secundarios, un número significativo de linfocitos queda atrapado en los ganglios linfáticos.[2] Este efecto es selectivo para las células T de memoria CCR7$^+$, mientras que las células T de memoria CCR7$^-$ se ven menos afectadas y algunas siguen circulando.[3] La disminución del número de linfocitos conduce a su reducción en el sistema nervioso central.

En un estudio fase II, doble ciego, controlado con placebo, fingolimod demostró buen perfil de seguridad y eficacia significativa.[4] La primera evaluación fue un estudio controlado con placebo de seis meses de duración, seguido de una fase de extensión sin placebo de otros seis meses. El número total acumulado de lesiones captantes de gadolinio en la resonancia magnética (RM) se redujo en ambas dosis evaluadas de fingolimod en comparación con el placebo (p < 0,001 para la dosis de 1,25 mg; p = 0,006 para la dosis de 5 mg). La tasa anual de recaídas tuvo una reducción relativa del 53 % en el grupo de 5 mg (p = 0,01) y del 55 % en el grupo de 1,25 mg (p = 0,009). Sin embargo, no hubo diferencias significativas entre el placebo y los grupos de tratamiento en la puntuación de EDSS a los doce meses. Las infecciones menores, como la nasofaringitis y la gripe, fueron más frecuentes en los brazos de tratamiento, pero sin presentar más reacciones adversas graves. Hubo dos acontecimientos adversos infecciosos que motivaron la suspensión del fármaco en la fase de extensión del estudio (un caso de herpes zóster facial y un caso de enterocolitis). El fármaco en estudio se suspendió, también, en un paciente en la dosis de 5 mg, por desarrollar un síndrome compatible con leucoencefalopatía posterior reversible que también se ha descrito en otros agentes inmunosupresores.[5] En la primera dosis del fármaco se observó una reducción transitoria de la frecuencia cardíaca, una disminución del volumen respiratorio forzado y una reducción de la capacidad vital forzada. Estos efectos también se vieron en los estudios de fase I, pero ninguno de ellos conllevó efectos adversos graves. Una publicación posterior de los datos a veinticuatro meses sobre la extensión del estudio, mostró un mantenimiento de los beneficios para los pacientes, en términos de una menor actividad en la RM y una menor tasa de recaídas. Además, no hubo más episodios adversos graves en la evaluación de seguridad.[6] Datos de un estudio comparativo entre fingolimod y interferón beta 1A intramuscular demuestran una reducción significativa de la tasa de recaídas entre las dos dosis diferentes de fingolimod, en comparación con interferón beta 1A intramuscular.[7] Por desgracia, se notificaron dos casos de muerte por infecciones del sistema nervioso central (SNC) por herpesvirus, en pacientes que tomaban la dosis más alta. En un extenso estudio con fingolimod comparado con placebo, durante veinticuatro meses, con 1.272 pacientes, se demostró que ambas dosis utilizadas (0,5 y 1,25 mg) fueron superiores al placebo, tanto en reducción de la tasa de brotes (0,18 y 0,16, respectivamente, frente a 0,40 en el grupo placebo), en la reducción del riesgo de progresión de la discapacidad (0,7 y 0,68, respectivamente; p = 0,02 frente a placebo) y en las medidas de RM. Las causas de interrupción y los efectos adversos fueron bradicardia y bloqueo auriculoventricular, en la primera dosis, y edema macular, elevación de las enzimas hepaticas y ligera hipertensión (siempre mayor en la dosis de 1,25 mg).[8] En vista de estos buenos resultados, se está llevando a cabo un estudio en formas primarias progresivas de EM.

1.1.2 Cladribina

La cladribina es otro fármaco oral, que pronto estará aprobado para su uso en formas remitentes-recidivantes de EM. Es un análogo de purina fosforilada por la desoxicitidina cinasa, una enzima que se encuentra en los linfocitos.[9] El fármaco fosforilado provoca alteración del metabolismo celular y daña al ADN, efectos que, finalmente, conducen a la muerte celular. Esto tiene su efecto más importante en las células T CD4$^+$.[10] En la década de 1990, dos ensayos clínicos controlados con placebo de cladribina en pacientes con formas progresivas de EM, obtuvieron resultados ligeramente diferentes. El primer ensayo evaluó a 51 pacientes, que recibieron cuatro dosis intravenosas mensuales de cladribina (0,7 mg/kg) o infusiones de placebo.[11] Este estudio demostró menor acumulación de discapacidad (medida por EDSS) (p < 0,01) y menor volumen de lesión en T2 (p < 0,02) a los doce meses, en comparación con el grupo placebo. En un estudio más grande, 159 pacientes recibieron inyecciones subcutáneas de cladribina o placebo.[12] Tras doce meses no hubo diferencias significativas en los grupos en discapacidad medida mediante EDSS, pero hubo una reducción en el número y el tamaño de la lesiones captantes de gadolinio en la RM (p = 0,003). En ambos estudios, los efectos secundarios fueron leves o moderados y no se describieron episodios adversos graves. En un ensayo controlado con placebo, la cladribina, administrada por vía subcutánea en pacientes con formas agresivas de EM recidivante-remitente, mostró tasas de recaída tras un período de 7-18 meses de 0,66 (intervalo de confianza [IC] del 95 %, 0,37-1,05) comparado con tasas de 1,34 (IC del 95 %, 0,90-1,93) en el grupo placebo.[13] Además, el grupo de cladribina tuvo, significativamente, menos lesiones captantes de gadolinio en la RM frente al grupo placebo (p = 0,001). En este estudio, como en otros, el efecto adverso principal fue la mielosupresión, que puede persistir hasta ocho meses después del tratamiento.[10] En un reciente estudio publicado con cladribina comparado con placebo, durante noventa y seis semanas, con 1.326 pacientes, se demostró que ambas dosis utilizadas (3,5 y 5,25 mg) fueron superiores al placebo, tanto en la reducción de la tasa de brotes (0,14 y 0,15, respectivamente, frente a 0,33 en el grupo placebo) como en la reducción del riesgo de progresión de la discapacidad a los tres meses (0,67 y 0,69, respectivamente; p= 0,03 frente a placebo) y en las medidas de RM. Los efectos adversos fueron limfopenia y herpes zóster (siempre mayor en la dosis más alta).[14]

1.1.3 Laquinimod

Otro fármaco potencial por vía oral para el tratamiento de la EM es el laquinimod. Estudios en EAE demostraron su eficacia potencial y, posteriormente, se iniciaron los estudios en humanos. En un estudio aleatorizado, 209 pacientes recibieron 0,1 o 0,3 mg de laquinimod o placebo durante veinticuatro semanas.[15] Solamente el grupo de dosis de 0,3 mg demostró una reducción significativa del 44 % en lesiones activas de RM, en comparación con el placebo (p = 0,0498). Aunque se observó una tendencia hacia un menor número de lesiones en la RM en el grupo de 0,1 mg, ésta no alcanzó significación estadística. Además, en comparación con el grupo de placebo, no hubo diferencias observadas en las tasas de recaída o en las medidas de discapacidad al final del estudio. Un siguiente ensayo aleatorizado en fase II utilizó dosis más altas (0,6 mg) que se compararon con dosis de 0,3 mg y placebo.[16] En este estudio, sólo el grupo de 0,6 mg obtuvo una reducción estadísticamente significativa del 40,4 % en nuevas lesiones activas de RM, en comparación con el placebo (p = 0,0048). No hubo diferencias estadísticamente significativas en los resultados de la RM para el grupo de 0,3 mg. Aunque no se observaron mejorías clínicas, hay que señalar que no se obtuvo el poder estadístico suficiente para mostrar esas diferencias. Debido a estos resultados, y según la eficacia mostrada por laquinimod en las medidas de actividad por RM, se están realizando dos extensos estudios en fase III para demostrar eficacia clínica (uno comparado con placebo y otro con interferón beta 1A intramuscular).

1.1.4 Fumarato

Una formulación oral de dimetilfumarato compuesto, llamado BG00012, es otro prometedor fármaco oral que puede tener tanto efectos antiinflamatorios como neuroprotectores. Este medicamento puede activar la vía Nrf2, que interviene contra la muerte celular inducida por estrés oxidativo, favorece la integridad de la barrera hematoencefálica y la integridad de la mielina e inhibe la expresión de citocinas y moléculas de adhesión. En un ensayo en pacientes con EM remitente-recidivante, 257 pacientes fueron aleatorizados a recibir tres dosis de BG00012 o placebo durante cuarenta y ocho semanas.[17] La dosis más alta (240 mg) demostró reducciones significativas de la actividad de la enfermedad en RM, pero las dosis más bajas no tuvieron este efecto. Los cambios en los resultados clínicos no alcanzaron significación estadística. El medicamento fue generalmente bien tolerado. Se está llevando a cabo un estudio de fase III con este medicamento para valorar los resultados clínicos.

1.1.5   Teriflunomida

La teriflunomida es un inmunomodulador oral que ejerce su efecto inhibiendo la síntesis de pirimidina en las células T y otras células, que se dividen rápidamente.[18] Se ha demostrado que es capaz de suprimir la actividad inflamatoria en modelos de EAE.[19] En un estudio fase II, 179 pacientes fueron aleatorizados a recibir 7 o 14 mg de teriflunomida o placebo durante treinta y seis semanas.[20] Este estudio demostró una reducción significativa en el número de nuevas lesiones mayor en los grupos de tratamiento, en comparación con el grupo placebo (p < 0,005). Además, la proporción de pacientes con aumento sostenido de discapacidad de 1 o más en la escala EDSS fue menor en el grupo de 14 mg que en el grupo placebo (7,4 % frente a 21,3 %; p < 0,04). Se observaron también tendencias hacia la reducción de las tasas de recaída, pero estos resultados no alcanzaron significación estadística. El medicamento fue, generalmente, bien tolerado. Se está realizando un extenso estudio en fase III para demostrar eficacia clínica.

1.2   Anticuerpos monoclonales

1.2.1   Alemtuzumab

El alemtuzumab o Campath-1H es un anticuerpo monoclonal humanizado tipo IgG1k contra la glucoproteína CD52, expresada en la mayoría de células del sistema inmune (linfocitos B y T, monocitos y eosinófilos), que provoca la depleción duradera de estas células a través de diferentes mecanismos (apoptosis, lisis mediada por complemento y toxicidad celular mediada por anticuerpos). Es importante destacar que el CD52 no se expresa en los progenitores de médula ósea, que no sufren los efectos de dicho anticuerpo. Está aprobado por la Food and Drug Administration para el tratamiento de la leucemia linfocítica crónica de células B en los pacientes en los que el tratamiento con combinaciones de fludarabina no sea adecuado.

El desarrollo clínico de este fármaco en EM incluye el ensayo CAMMS223, aleatorizado, de fase II de tres años de duración que incluyó a 334 pacientes con una puntuación en la escala EDSS inferior a 3 y una duración de la enfermedad inferior a cuatro años. Los pacientes, que no eran ciegos a la medicación administrada, recibían bien interferón beta-1a subcutáneo en dosis de 44 µg, tres veces por semana, bien alemtuzumab en dosis de 12 o 24 mg/día en una proporción 1:1:1. El alemtuzumab se administraba por vía endovenosa durante cinco días consecutivos el primer mes, y durante tres días consecutivos los meses 12 y 24. Las alertas de seguridad aconsejaron interrumpir el ensayo en un momento en el que la práctica totalidad de los pacientes había recibido la dosis del mes 12, pero sólo un 25 % había recibido la del mes 24. Aunque debe tenerse en cuenta que los pacientes y los neurólogos tratantes no eran ciegos al tratamiento administrado, y únicamente lo era el neurólogo evaluador (encargado de valorar el EDSS y la presencia de brotes, los dos objetivos primarios de este estudio), los resultados clínicos son ciertamente espectaculares. En el grupo de pacientes con alemtuzumab (total), el riesgo de progresión sostenida de la discapacidad a los dos años se redujo en un 71 % y la tasa de brotes anualizada en un 74 %, comparado con el brazo de interferón beta-1a subcutáneo. Los resultados fueron similares y también significativos para ambas dosis de alemtuzumab por separado. No se realizaron RM tras la administración de gadolinio, al contrario que en la mayoría de ensayos revisados hasta el momento. Sin embargo, el resultado en las medidas de volumen cerebral también es destacable. Se observaron diferencias estadísticamente significativas en el desarrollo de atrofia entre los pacientes con alemtuzumab y los pacientes con interferón beta-1a subcutáneo entre los meses 12 y 36 (para evitar el efecto de seudoatrofia producido en los primeros meses tras el inicio de la terapia antiinflamatoria); en los pacientes que recibieron interferón beta-1a subcutáneo fue de – 0,2 % y en el brazo de alemtuzumab de + 0,9 %. Los espectaculares resultados de eficacia del ensayo CAMMS223 se vieron ensombrecidos por la presencia de dos muertes en el brazo de alemtuzumab. En un caso fue por enfermedad cardiovascular, en un paciente con factores de riesgo previos; en otro, el paciente desarrolló púrpura trombocitopénica autoinmune que conllevó hemorragia cerebral. En total se detectaron seis casos de púrpura (2,8 %) y 49 casos de tiroiditis autoinmune (11-30 %) en pacientes tratados con alemtuzumab (en veinticinco de ellos se produjo hipertiroidismo crónico sostenido). También se detectó un riesgo mayor de infecciones, especialmente del tracto respiratorio, en los pacientes con alemtuzumab, y tres pacientes desarrollaron episodios de herpes labial recurrente tras las infusiones. Hay que destacar también la reacción infusional por liberación de citocinas que debe controlarse con premedicación (corticoides, paracetamol y antihistamínicos). Las linfopenias inducidas por este fármaco son duraderas; en el ensayo CAMMS223, los niveles de linfocitos B retornaron a la normalidad entre los tres y seis meses, pero los de linfocitos T permanecían bajos un año tras la infusión.[21, 22, 23]

Existen dos ensayos clínicos de fase III activos en el momento actual: CAREMS-1 y CAREMS-2. El CAREMS-I se trata de un estudio a dos años que compara la dosis de 12 mg/día de alemtuzumab con interferón beta-1a subcutáneo, en dosis de 44 μg, tres veces por semana (proporción 2:1), en un diseño muy similar al del CAMMS223, aunque se permite reclutar a pacientes con duración de la enfermedad de hasta cinco años. El ensayo CAREMS-II incluye a pacientes que no han respondido al tratamiento previo con inmunomoduladores, con una duración de la enfermedad de como máximo de diez años y, aunque inicialmente incluía un brazo de dosis alta (24 mg/día), ésta se ha eliminado en el momento actual. En un estudio abierto en pacientes con EMSP no se logró mostrar eficacia en el retraso de la discapacidad ni en el desarrollo de atrofia cerebral.[24]

Los resultados de este fármaco, tanto de eficacia como de seguridad, hablan por sí solos. Será necesario, por un lado, confirmar estos resultados y verificar si las medidas de control implementadas sobre los pacientes son suficientes para evitar la aparición de efectos adversos graves. De ello dependerá la posición de este fármaco en nuestro futuro arsenal terapéutico.

1.2.2   Rituximab

El rituximab es un anticuerpo monoclonal IgG1k quimérico murino/humano dirigido contra el antígeno CD20 presente fundamentalmente en los linfocitos B desde el estadio pre-B hasta la fase B activada (no afecta a las células madre hematopoyéticas, a las pre-pre-B, ni a las células plasmáticas). El rituximab está ya indicado en España para el tratamiento del linfoma no hodgkiniano (en diferentes situaciones), la leucemia linfática crónica y la artritis reumatoide.

El desarrollo clínico en EM de este fármaco incluye varios estudios. El ensayo HERMES investigó la eficacia y la seguridad del rituximab en 104 pacientes con EM remitente-recidivante en un ensayo de fase II de un año de duración. Se administraba 1 g del fármaco en dos ocasiones (día 1 y día 15) o placebo (proporción 2:1). Se observó reducción relativa del 91 % en el objetivo primario (número total de lesiones cantantes de gadolinio en las semanas 12, 16, 20 y 24 de estudio). También se observaron diferencias estadísticamente significativas que beneficiaban al brazo de tratamiento en la proporción de pacientes con brotes (el 14,5 frente al 34,3 % en placebo).[25, 26]

El estudio OLYMPUS reclutó a 439 pacientes con EM primaria progresiva en un estudio de fase II/III que fue eminentemente negativo. Únicamente se observaron diferencias estadísticamente significativas que favorecieron al grupo de rituximab en la acumulación de lesiones en secuencias potenciadas en T2. Análisis *post hoc* parecen demostrar que el fármaco podría ser útil en un subgrupo de pacientes con una progresión más rápida de la enfermedad, con mayor captación de gadolinio y menor edad.

Los resultados de seguridad, tanto del estudio HERMES como del OLYMPUS, destacan, como era de esperar, la presencia de reacciones infusionales; también se observa un mayor riesgo de infecciones, así como, en el estudio HERMES, de síndrome coronario y de tumor maligno de tiroides en el grupo de rituximab. Sin embargo, en su uso en otras indicaciones se han comunicado hasta cincuenta y siete casos de leucoencefalopatía multifocal progresiva en pacientes que habían tomado rituximab. Aunque en la gran mayoría de estos casos los pacientes habían recibido de manera concomitante o secuencialmente otras terapias inmunosupresoras, uno de estos casos era un paciente con anemia hemolítica autoinmune que únicamente había recibido corticoides y rituximab.[27] Las linfopenias inducidas por este fármaco son duraderas, pero selectivas para las células B. En el ensayo en fase II, un año después de la infusión sólo un 30,7 % de los pacientes presentaba valores normales de linfocitos B, mientras que no se observaron cambios en los niveles de linfocitos T. El desarrollo clínico del rituximab en la neuromielitis óoptica incluye un ensayo de fase I (n = 20).

1.2.3   Ocrelizumab y ofatumumab

El ocrelizumab es un anticuerpo monoclonal anti-CD20, con el mismo mecanismo de acción que el rituximab, pero humanizado, con el fin de disminuir la inmunogenicidad y mejorar el perfil de efectos secundarios. Existe un ensayo de fase II con ocrelizumab llamado WA2149. El ofatumumab es un anti-CD20 humano. Existe un ensayo de búsqueda de dosis de fase I/II con ofatumumab GEN414. Los resultados de eficacia de los anticuerpos dirigidos contra esta diana son destacables; sin embargo, su perfil de seguridad, fundamentalmente por la posibilidad de desarrollo de cuadros de leucopatía multifocal progresiva, está todavía por definir en pacientes con EM.

1.2.4   Daclizumab

El daclizumab es un anticuerpo monoclonal humanizado IgG1 contra el antígeno CD25, que actúa como receptor de la interleucina-2 (IL-2), molécula fundamental en los procesos de activación del linfocito T y regulación de los linfocitos CD56.[28] Inicialmente, su administración fue aprobada para evitar el rechazo agudo del trasplante renal.

El desarrollo clínico en EM se inició con un primer ensayo clínico abierto de pequeño tamaño con diez pacientes con diferentes formas de EM (remitente-recidivante y secundariamente progresiva) no respondedores a fármacos de primera línea en los que el daclizumab subcutáneo se añadía al interferón-beta. Se demostró reducción del 78 % en el número de lesiones nuevas cantantes. Otro ensayo similar (aunque en éste la mayoría de pacientes estaban en monoterapia con daclizumab) realizado por investigadores independientes, obtuvo resultados similares.[29,30]

El estudio CHOICE es un ensayo en fase II aleatorizado, doble ciego, de seis meses de duración. Reclutó a 230 pacientes con EM remitente-recurrente y secundaria progresiva (< 10 %) que habían tenido un brote en el último año mientras se hallaban en terapia inmunomoduladora. Estos pacientes se aleatorizaban a dos dosis de daclizumab por vía subcutánea administrado cada quince días (1 y 2 mg/kg). Este estudio demostró reducción del 72 % en el número medio de lesiones captantes de gadolinio para la dosis alta, sin hallarse resultados significativos para la dosis baja. Un período de observación posterior de seis meses no demostró la presencia de un claro efecto rebote por encima de niveles basales. No se hallaron resultados clínicos significativos. En cuanto a los resultados de seguridad, en los primeros ensayos abiertos no se detectaron problemas relevantes, salvo cuatro pacientes con problemas cutáneos.[31] Los resultados de seguridad del estudio CHOICE parecen confirmar estos hallazgos pero constatan la presencia de un riesgo incrementado de infección.

En el momento actual se está llevando a cabo un estudio de fase II con diferentes dosis de daclizumab en monoterapia controlado con placebo (205-MS-201), con un periodo de extensión (205-MS-202, estudio SELECT). Es imprescindible conocer más esta molécula, especialmente su perfil de eficacia y seguridad en monoterapia, antes de poder llegar a conclusiones acerca de su posible futuro.

2   Terapia celular

En los últimos años, tras la demostración de la capacidad reparadora del SNC y el descubrimiento de células progenitoras neurales residentes en el SNC, se ha despertado un gran interés en el desarrollo de terapias regenerativas en enfermedades neurológicas, entre ellas la EM.

La remielinización endógena de las lesiones de EM mejora y normaliza la conducción nerviosa,[32] mejora la función neurológica y puede contribuir a la recuperación funcional sostenida y a la protección axonal. Se ha demostrado remielinización en placas agudas y crónicas de EM, principalmente, por células locales precursoras de oligodendrocito (OD). Se pensó que el fracaso reparador podía deberse al agotamiento de las reservas de células reparadoras por lo que se consideró a la EM una patología idónea para la terapia celular.

En las primeras etapas de la investigación en EM el objetivo fue el reemplazo de las células productoras de mielina. Los recientes descubrimientos de ciertas propiedades de algunas células troncales, como las de modulación de la respuesta inmune, neuroprotección, producción de factores de crecimiento, reclutamiento y estimulación de células progenitoras endógenas, entre otras han supuesto un gran impulso a los programas de investigación en terapia celular, con fines no sólo de reparación tisular sino también de regulación inmune.

Los primeros estudios de terapia celular en modelos animales de desmielinización se llevaron a cabo a principio de la década de 1980, a partir del trasplante de fragmentos de tejido neural y de células de estirpe oligodendroglial, que demostraron capacidad de supervivencia, migración, extensa capacidad reparadora y mejoría funcional y de parámetros neurofisiológicos. Las dificultades técnicas para obtención, cultivo y expansión de las células, junto a su escasa capacidad de migración limitaron su desarrollo. En la actualidad se investigan diferentes tipos celulares en modelos experimentales de EM y, en algunos casos, en estudios preclínicos en pacientes.

- *Células de Schwann (CS).* Encargadas de la formación de mielina en el sistema nervioso periférico (SNP), participan en escaso grado en la remielinización de lesiones medulares de EM. Su fácil acceso a partir de una biopsia de nervio periférico, la posibilidad de uso autólogo y el hecho de que la mielina producida del tipo del SNP pudiera estar libre del ataque inflamatorio inmune de la EM, son sus ventajas principales. Aunque diferentes experimentos han demostrado capacidad remielinizante de las (CS),[33] parece que su migración dentro del SNC y su capacidad de remielinización se ven limitadas por los astrocitos. Recientemente se ha descrito que precursores embrionarios de las CS podrían poseer mayor capacidad de migración y remielinización.

  Un estudio piloto no publicado, en el que se trasplantaron CS autólogas en lesiones focales de EM en tres pacientes, fue interrumpido. Aunque el procedimiento fue seguro, no se pudo demostrar meses después del trasplante, remielinización de las lesiones ni supervivencia de las células trasplantadas.

- *Células de la glía envolvente del nervio olfatorio.* Son células pluripotenciales del sistema olfatorio que comparten características con el OD, el astrocito y la CS. Se pueden obtener fácilmente células autólogas mediante biopsia nasal. Cuando se trasplantan producen mielina similar a la de las CS y son capaces de remielinizar axones desmielinizados en SNC y producir recuperación funcional.[34] Se le han atribuido propiedades neuroprotectoras y de neurogénesis. Se han trasplantado en pacientes con lesión medular traumática y el procedimiento se ha mostrado seguro y sin complicaciones.[35]

- *Células madre o troncales.* Células indiferenciadas con capacidad de división indefinida, de autorenovación y de división en diferentes tipos celulares.

- *Células madre embrionarias (CME).* Células pluripotenciales obtenidas de la masa celular interna del blastocisto, están bien caracterizados los pasos para conseguir diferenciación hacia precursores de OD que han producido mielina en modelos experimentales.[36] Parecen poseer propiedades neuroprotectoras en encefalitis autoinmune experimental (EAE). Además de las importantes consideraciones éticas que limitan su uso, se han descrito anomalías cromosómicas en los cultivos y aparición de teratomas.

- *Células madre neurales (CMN).* Están presentes en SNC fetal y del adulto, en epitelio ventricular, zona subventricular y región subgranular del hipocampo. Se pueden obtener también a partir de CME y de células madre somáticas multipotentes. Se pueden cultivar y expandir dando lugar a neuroesferas que pueden dirigirse hasta cualquiera de la células del SNC. Se ha demostrado en EAE que una vez administradas por vía intravenosa o intraventricular, son atraídas por el proceso inflamatorio atraviesan la barrera hematoencefálica y migran hasta las lesiones probablemente atraídas por quimioquinas para las que expresan receptores. Una parte de las CMN se transforman en CPO y remielinizan axones y otra permanece en forma de nichos atípicos perivasculares ejerciendo funciones inmunoreguladoras y neuroprotectoras a través de las cuales aumentan el número de CPO endógenas y mejoran la evolución clínica de la EAE.[37,38] Las CMN también ejercen inmunosupresión periférica disminuyendo la proliferación de células T y disminuyendo la inflamación y gravedad de la EAE.[39]

Entre las limitaciones para su uso se encuentran las dificultades para la obtención de células autólogas, la posibilidad de rechazo inmunológico y de generación de tumores. Se ha descrito recientemente un caso de tumor cerebral derivado de CMN en un paciente con ataxia-telangiectasia.[40]

— *Células madre somáticas multipotentes.* Se encuentran en tejidos postnatales, en principio destinadas a producir el tipo de célula especializada del tejido en el que se originan pero en algunos casos se ha comprobado mayor capacidad de diferenciación, pudiendo dar lugar a células de diferentes tejidos. El uso de células madre del adulto resolvería las cuestiones éticas asociadas al uso de CME.

— *Células madre mesenquimales (CMM).* Se encuentran fundamentalmente en la médula ósea, tejido adiposo y músculo. Su función parece ser la de estabilizar el nicho de células madre hematopoyéticas generando un microambiente adecuado para la maduración y diferenciación. Aunque ejerce sus efectos fundamentalmente a nivel local o paracrino, en EAE, cuando son administradas por vía intravenosa o intratecal, migran al SNC, pueden diferenciarse en células del SNC, son neuroprotectoras, producen aumento del número de CPO endógenas y mejoran la recuperación funcional.[41] Tienen también efectos inmunomoduladores periféricos.

Se ha especulado un riesgo tumoral a largo plazo, por sus potenciales efectos sobre formación y estabilización de los nichos de células madre cancerígenas. Las CMM se están utilizando en patología humana en la mejora del injerto en el trasplante de progenitores hematopoyéticos, en enfermedad injerto contra huésped en trasplante alogénico de médula ósea y en osteogénesis imperfecta. Su administración alogénica no ha mostrado complicaciones y reúnen las características ideales para su uso en EM: son accesibles, pueden ser autólogas o alogénicas y pueden ser administradas por vía intravenosa. Se han comunicado casos aislados y estudios piloto de pacientes con EM tratados con CMM[42,43] y en la actualidad están en marcha varios estudios.

— *Células madre hematopoyéticas.* Hasta ahora utilizadas en casos de EM agresiva para rescate y reconstrucción del sistema inmune tras inmunosupresión extensa, asociando efectos de injerto contra enfermedad autoinmune en el trasplante alogénico. Aunque en algunos experimentos con células madre de la médula ósea no se distingue entre precursores hematopoyéticos y CMM; células madre hematopoyéticas purificadas han dado lugar a células con fenotipo neural[44] y CMN funcionales in vitro e *in vivo*[45] lo que abre la posibilidad de su uso futuro como fuente autóloga de CMN.

— *Otras células multipotenciales del adulto.* Se han descrito en otros tejidos células madre, probablemente mesenquimales, con capacidad de diferenciación en células neurales como los pericitos de la BHE y células madre del ligamento periodontal.

– Otras células:

- Células madre pluripotenciales inducibles (CMPi). Células somáticas del adulto pueden reprogramarse mediante factores de transcripción hasta células madre pluripotenciales similares a las CME. A partir de ellas se pueden obtener CMN y de ellas los diferentes tipos de células del SNC con capacidad migratoria y funcional in vivo.[46] Suponen una aproximación prometedora para el futuro como fuente de células autólogas para la terapia celular evitando los conflictos éticos y problemas de acceso de otras fuentes celulares.

BIBLIOGRAFÍA

1. Brinkmann V., Davis M.D., Heise C.E., Albert R., Cottens S., Hof R., *et al.* The immune modulator FTY720 targets sphingosine 1-phosphate receptors, J Biol Chem, 2002; 277: 21453-2157.
2. Matloubian M., Lo C.G., Cinamon G., Lesneski M.J., Xu Y., Brinkmann V., *et al.* Lymphocyte egress from thymus and peripheral lymphoid organs is dependent on S1P receptor 1. Nature, 2004; 427: 355-360.
3. Mehling M., Brinkmann V., Antel J., Bar-Or A., Goebels N., Vedrine C., *et al.* FTY720 therapy exerts differential effects on t cell subsets in multiple sclerosis, Neurology, 2008; 71: 1261-1267.
4. Kappos L., Antel J., Comi G., Montalban X., O'Connor P., Polman C.H., *et al.* Oral fingolimod (FTY720) for relapsing multiple sclerosis, N Engl J Med, 2006; 355: 1124-1140.
5. Stott V.L., Hurrell M.A., Anderson T.J., Reversible posterior leukoencephalopathy syndrome: A misnomer reviewed, Intern Med J, 2005; 35: 83-90.
6. O'Connor P., Comi G., Montalban X., Antel J., Radue E.W., De Vera A., Oral fingolimod (FTY720) in multiple sclerosis: Two-year results of a phase II extension study, Neurology, 2009; 72: 73-79.
7. Cohen J.A., Barkhof F., Comi G., Hartung H.P., Khatri B.O., Montalban X., *et al.* TRANSFORMS Study Group. Oral fingolimod or intramuscular interferon for relapsing multiple sclerosis, N Engl J Med, 2010; 362(5): 402-415.
8. Kappos L., Radue E.W., O'Connor P., Polman C., Hohlfeld R., Calabresi P., *et al.* FREEDOMS Study Group. A placebo-controlled trial of oral fingolimod in relapsing multiple sclerosis, N Engl J Med, 2010; 362(5): 387-401. Epub 2010 Jan 20.
9. Beutler E., Cladribine (2-chlorodeoxyadenosine), Lancet, 1992; 340: 952-956.
10. Beutler E., Koziol J.A., McMillan R., Sipe J.C., Romine J.S., Carrera C.J., Marrow suppression produced by repeated doses of cladribine, Acta Haematol, 1994; 91: 10-15.
11. Sipe J.C., Romine J.S., Koziol J.A., McMillan R., Zyroff J., Beutler E., Cladribine in treatment of chronic progressive multiple sclerosis, Lancet, 1994; 344: 9-13
12. Rice G.P., Filippi M., Comi G., Cladribine and progressive MS, Neurology, 2000; 54: 1145-1455.
13. Romine J.S., Sipe J.C., Koziol J.A., Zyroff J., Beutler E., A double-blind, placebo-controlled, randomized trial of cladribine in relapsing-remitting multiple sclerosis, Proc Assoc Am Physicians, 1999; 111: 35-44.
14. Giovannoni G., Comi G., Cook S., Rammohan K., Rieckmann P., Soelberg Sørensen P., *et al.* CLARITY Study Group, A placebo-controlled trial of oral cladribine for relapsing multiple sclerosis, N Engl J Med, 2010; 362(5): 416-426.
15. Polman C., Barkhof F., Sandberg-Wollheim M., Linde A., Nordle O., Nederman T., *et al.* Treatment with laquinimod reduces development of active MRI lesions in relapsing MS, Neurology, 2005; 64: 987-991.
16. Comi G., Pulizzi A., Rovaris M., Abrams O., Arbizu T., Boiko A., *et al.* Effect of laquinimod on mri-monitored disease activity in patients with relapsing-remitting multiple sclerosis: A multicentre, randomised, double-blind, placebo-controlled phase IIb study, Lancet, 2008; 371: 2085-2092.
17. Kappos L., Gold R., Miller D.H., MacManus D.G., Havrdova E., Limmroth V., Efficacy and safety of oral fumarate in patients with relapsing-remitting multiple sclerosis: A multicentre, randomised, double-blind, placebo-controlled phase IIb study, Lancet, 2008; 372: 1463-1472.
18. Cherwinski H.M., Cohn R.G., Cheung P., Webster D.J., Xu Y.Z., Caulfield J.P., et al. The immunosuppressant leflunomide inhibits lymphocyte proliferation by inhibiting pyrimidine biosynthesis, J Pharmacol Exp Ther, 1995; 275: 1043-1049.
19. Korn T., Toyka K., Hartung H.P., Jung S., Suppression of experimental autoimmune neuritis by leflunomide, Brain, 2001; 124: 1791-1802.
20. O'Connor P.W., Li D., Freedman M.S., Bar-Or A., Rice G.P., Confavreux C., A phase II study of the safety and efficacy of teriflunomide in multiple sclerosis with relapses, Neurology, 2006; 66: 894-900.

21. Cree B., Emerging monoclonal antibody therapies for multiple sclerosis, Neurologist, 2006; 12: 171-178.
22. Coles A.J., Efficacy of alemtuzumab in treatment-naive relapsing- remitting multiple sclerosis: Analysis after two years of study CAMMS223, Neurology, 2007; 68 Supl. 1: A100.
23. Coles A.J., Compston D.A., Selmaj K.W., Lake S.L., Moran S., Margolin D.H., *et al.* Alemtuzumab vs. interferon beta-1a in early multiple sclerosis, N Engl J Med, 2008; 359: 1786-1801.
24. Coles A.J., Cox A., Le Page E., Jones J., Trip S.A., Deans J., *et al.* The window of therapeutic opportunity in multiple sclerosis: evidence from monoclonal antibody therapy, J Neurol, 2006; 253: 98-108.
25. Hauser S.L., Waubant E., Arnold D.L., Vollmer T., Antel J., Fox R.J., *et al.* B-cell depletion with rituximab in relapsing-remitting multiple sclerosis, N Engl J Med, 2008; 358: 676-688.
26. Cross A.H., Stark J.L., Lauber J., Ramsbotton M.J., Lyons J.A., Rituximab reduces B cells and T cells in cerebrospinal fluid of multiple sclerosis patients, J Neuroimmunol, 2006; 180: 63-70.
27. Carson K.R., Evens A.M., Richey E.A., Habermann T.M., Focosi D., Seymour J.F., *et al.* Progressive multifocal leukoencephalopathy after rituximab therapy in HIV- negative patients: a report of 57 cases from the Research on Adverse Drug Events and Reports project, Blood, 2009; 113: 4834-4840.
28. Bielekova B., Catalfamo M., Reichert-Scrivner S., Packer A., Cerna M., Waldmann T.A., *et al.* Regulatory CD56 (bright) natural killer cells mediate immunomodulatory effects of IL-2Ralpha-targeted therapy (daclizumab) in multiple sclerosis, Proc Natl Acad Sci U S A, 2006; 103: 5941-5946.
29. Oh U., Blevins G., Griffith C., Richert N., Maric D., Lee C.R., *et al.* Regulatory T cells are reduced during anti-CD25 antibody treatment of multiple sclerosis, Arch Neurol, 2009; 66: 471-479.
30. Bielekova B., Richert N., Howard T., Blevins G., Markovic-Plese S., McCartin J., *et al.* Humanized anti- CD25 (daclizumab) inhibits disease activity in multiple sclerosis patients failing to respond to interferon beta, Proc Natl Acad Sci U S A, 2004; 101; 8705-8708.
31. Rose J.W., Watt H.E., White A.T., Carlson N.G., Treatment of multiple sclerosis with an anti-interleukin-2 receptor monoclonal antibody, Ann Neurol, 2004; 56: 864-867.
32. Smith K.J., Blakemore W.F., McDonald W.I., The restoration of conduction by central remyelination, Brain, 1981; 104: 383-404.
33. Baron-Van Evercooren A., Avellana-Adalid V., Lachapelle F., *et al.* Schwann cell transplantation and myelin repair of the CNS, Mult Scler, 1997; 3(2): 157-161.
34. Kato T., Honmou O., Uede T., *et al.* Transplantation of human olfactory ensheathing cells elicits remyelination of demyelinated rat spinal cord, Glia, 2000; 30(3): 209-218.
35. Mackay-Sim A., Féron F., Cochrane J., *et al.* Autologous olfactory ensheathing cell transplantation in human paraplegia: a 3-year clinical trial, Brain, 2008; 131(9): 2376-2386.
36. Brüstle O., Jones K.N., Learish R.D., *et al.* Embryonic stem cell-derived glial precursors: a source of myelinating transplants, Science, 1999; 285(5428): 754-756.
37. Pluchino S., Quattrini A., Brambilla E., *et al.* Injection of adult neurospheres induces recovery in a chronic model of multiple sclerosis, Nature, 2003; 422(6933): 688-694.
38. Pluchino S., Zanotti L., Rossi B., *et al.* Neurosphere-derived multipotent precursors promote neuroprotection by an immunomodulatory mechanism, Nature, 2005; 436(7048): 266-271.
39. Einstein O., Fainstein N., Vaknin I., *et al.* Neural Precursors Attenuate Autoimmune Encephalomyelitis by Peripheral Immunosuppression, Ann Neurol, 2007; 61(3): 209-218.
40. Amariglio N., Hirshberg A., Scheithauer B.W., *et al.* Donorderived brain tumor following neural stem cell transplantation in an ataxia telangiectasia patient, PLoS Med, 2009; 6(2): e1000029.
41. Kassis I., Grigoriadis N., Gowda-Kurkalli B., et al, Neuroprotection and immunomodulation with mesenchymal stem cells in chronic experimental autoimmune encephalomyelitis, Arch Neurol, 2008; 65(6): 753-761.
42. Karussis D., Kassis I., Kurkalli B.G., Slavin S., Immunomodulation and neuroprotection with mesenchymal bone marrow stem cells (MSCs): a proposed treatment for multiple sclerosis and other neuroimmunological/neurodegenerative diseases, J Neurol Sci, 2008; 265(1-2): 131-135.
43. Mohyeddin Bonab M., Yazdanbakhsh S., Lotfi J., *et al.* Does mesenchymal stem cell therapy help multiple sclerosis patients? Report of a pilot study, Iran J Immunol, 2007; 4(1): 50-57.
44. Bonilla S., Alarcón P., Villaverde R., *et al.* Hematopoietic progenitor cells from adult bone marrow differentiate into cells that express oligodendroglial antigens in the neonatal mouse brain, Eur J Neurosci, 2002; 15(3): 575-582.
45. Bonilla S., Silva A., Valdés L., *et al.* Functional neural stem cells derived from adult bone marrow, Neuroscience, 2005; 133(1): 85-95.
46. Wernig M., Zhao J.P., Pruszak J., *et al.* Neurons derived from reprogrammed fibroblasts functionally integrate into the fetal brain and improve symptoms, Proc Natl Acad Sci U S A, 2008; 105: 5856-5851.

Capítulo 12

Predicción de respuesta a los tratamientos para la esclerosis múltiple

J. Río, À. Rovira, M. Comabella

Introducción

Los principales objetivos del tratamiento en pacientes con esclerosis múltiple (EM) remitente-recurrente (EMRR) son reducir la frecuencia y la gravedad de las recaídas, así como prevenir o retrasar el inicio de la fase progresiva de la enfermedad. Las diferentes terapias aprobadas para el tratamiento de la enfermedad han demostrado en ensayos clínicos fase III que son eficaces en la reducción de la frecuencia de las recaídas y la actividad de la enfermedad medida por medio de la resonancia magnética (RM).[1-8] A pesar de estos efectos terapéuticos positivos observados aún hay pacientes que siguen mostrando actividad radiológica y clínica de la enfermedad. En la práctica clínica diaria, entre el 20 y el 50 % de los pacientes con EMRR tratados con agentes modificadores de la enfermedad experimentará un aumento importante de la discapacidad o un elevado número de recaídas en un plazo corto de tiempo después del inicio del tratamiento.[9] Estos pacientes se definen como no respondedores o respondedores subóptimos. *A priori,* antes de iniciar el tratamiento, es poco probable poder identificar qué pacientes mostrarán una respuesta óptima. La comparación basal antes de iniciar el tratamiento de respondedores y no respondedores no muestra diferencias en cuanto a la edad, el sexo, la duración de la enfermedad, la actividad de la enfermedad o la discapacidad en los años antes del tratamiento.[10] Por lo tanto, la identificación temprana de la respuesta permitirá establecer a una estrategia de tratamiento óptima, ya que cambiar un tratamiento después de largos períodos de observación en un contexto en el que la enfermedad ya ha progresado a un punto de irreversibilidad no tendrá ninguna eficacia.

1 Tratamientos modificadores de la enfermedad

Ensayos controlados han demostrado la eficacia del interferón (IFN) beta-1a, IFN beta-1b y acetato de glatiramer en el tratamiento de la EM,[1-4] que son inmunomoduladores en lugar de los inmunosupresores. Los ensayos han conducido a la aprobación regulatoria de los cuatro agentes (Avonex®, BiogenIdec, EEUU; Betaferon®, BayerSchering Pharma, Alemania [o Betaseron®, Berlex, EEUU]; Copaxone®, Teva Pharmaceuticals, Israel; Rebif®, MerckSerono, Suiza), capaces de reducir la gravedad y la frecuencia de las recaídas de la EM. Estas observaciones sobre el efecto del tratamiento fueron apoyadas por los resultados convincentes en la RM, tanto con reducción de las lesiones activas como con efecto positivo sobre la carga total de lesión en el cerebro.[6-8]

Es muy importante que antes del tratamiento haya un asesoramiento a los pacientes sobre los objetivos realistas de la eficacia y los efectos secundarios, ya que expectativas demasiado optimistas puede complicar el tratamiento.[11] En la actualidad, las directrices sobre la interrupción del tratamiento están relacionadas con efectos secundarios, el deseo de embarazo y la ineficacia percibida derivada de la aparición de brotes frecuentes o la progresión de la discapacidad durante el tratamiento.

2   Seguimiento de la respuesta clínica

El número de brotes y el grado de progresión de la discapacidad son las dos medidas clínicas principales para determinar la respuesta al tratamiento.

2.1   *Brotes*

Los brotes se definen como el empeoramiento o aparición de síntomas de más de 24 h., precedida por un mínimo de treinta días de la estabilidad o mejoría clínica, confirmado por los hallazgos objetivos en el examen neurológico.[12] La relación entre la presencia de brotes y el grado de discapacidad a medio y largo plazo es controvertida. Diferentes autores han demostrado correlación positiva de forma que la mayor frecuencia de brotes representa alto riesgo de discapacidad a largo plazo.[13] A la luz de esta observación, los pacientes que presentan brotes tempranos durante el tratamiento son propensos a presentar una respuesta pobre a largo plazo. Sin embargo, otros autores han publicado que no hay una clara correlación entre la frecuencia de los brotes y la discapacidad posterior.[14] Por otro lado, varios factores pueden interferir en la utilidad de las medidas basadas en brotes para determinar la eficacia del tratamiento. Se ha demostrado que la tasa de recaída tiene valor predictivo bajo y baja sensibilidad para detectar aumento de la discapacidad en períodos de menos de cinco años.[10,15] El fenómeno de regresión a la media también puede interferir en la interpretación de la respuesta al tratamiento. Por otra parte, la tasa de brotes está claramente influida por la frecuencia con que los pacientes son atendidos en las visitas.[16] Un estudio centrado en este aspecto puso de manifiesto que la tasa de brotes en el mismo grupo de pacientes puede variar de 1,2 a 0,2 brotes/año, si los pacientes son visitados cada tres semanas o una vez al año.[17] Por último, las recaídas están sujetas a un sesgo de información y no siempre es fácil de distinguir lo que podría considerarse «seudoexacerbaciones» causadas por la exposición al calor, infección, fiebre, fatiga o cambios de humor. Así, aunque la aparición de brotes ofrece una medida de la actividad de la enfermedad, el uso de ésta como medida única de la respuesta al tratamiento debe evaluarse con cautela.

2.2   *Progresión de la discapacidad*

Para una persona con EM, el objetivo principal del tratamiento es la reducción del deterioro y la discapacidad o por lo menos una desaceleración de la progresión de la discapacidad. Los cambios inflamatorios que ocurren en pacientes con EMRR se detectan por RM con más frecuencia que sus manifestaciones clínicas.[18] Estos episodios clínicamente silentes pueden causar cambios en la función neurológica, que pueden conducir a la progresión del deterioro neurológico. Por lo tanto, esta progresión mantenida podría actuar como marcador de respuesta subóptima. La evaluación del cambio de discapacidad medida por EDSS en los pacientes con EMRR con puntuaciones EDSS menores de tres no es siempre una tarea fácil debido a

	Sensibilidad (%) (IC del 95 %)	Especificidad (%) (IC del 95 %)	VPN (%) (IC del 95 %)	VPP % (IC del 95 %)	Exactitud (%) (IC del 95 %)
Criterio A	77 (0,68-0,84)	84 (0,77-0,91)	95 (0,91-0,99)	48 (0,39-0,58)	83 (0,76-0,90)
Criterio B	77 (0,68-0,84)	89 (0,83-0,95)	95 (0,91-0,99)	57 (0,47-0,66)	87 (0,80-0,93)
Criterio C	47 (0,38-0,57)	93 (0,89-0,98)	90 (0,85-0,96)	57 (0,48-0,66)	86 (0,79-0,93)
Criterio D	47 (0,38-0,57)	97 (0,93-1)	91 (0,85-0,96)	73 (0,64-0,81)	89 (0,83-0,95)

VPN = valor predictivo negativo.
VPP = valor predictivo positivo.
IC = intervalo de confianza.
Criterio A = aumento de 1 punto de EDSS confirmado en tres meses.
Criterio B = aumento de 1 punto de EDSS confirmado en seis meses.
Criterio C = aumento de 1,5 puntos de EDSS confirmado en tres meses.
Criterio D = aumento de 1,5 puntos de EDSS confirmado en seis meses.

Tabla 1. Validez de diferentes criterios de progresión de la discapacidad tras dos años de seguimiento.

la alta variabilidad encontrada en estos rangos de EDSS. Sin embargo, se ha considerado que el aumento de al menos un punto en la escala EDSS es un cambio significativo en la función neurológica.[19] No obstante, para asegurar la exactitud de este aumento es muy importante confirmar este cambio en la EDSS durante un período para evitar aumentos falsos o transitorios de la discapacidad debido a la recuperación incompleta después de un brote o de otras condiciones médicas como la fiebre, etc. No está claro cuándo es el mejor momento para confirmar tal aumento de EDSS. Sin embargo, cuanto mayor sea el tiempo transcurrido, menores serán las posibilidades de incluir erróneamente los pacientes con aumento transitorio de EDSS. Un estudio que comparó los diferentes criterios de progresión en función del aumento de la EDSS en diferentes momentos demostró que el aumento de al menos un punto de EDSS confirmado en 6 meses tuvo una sensibilidad del 77 % y una especificidad de 89 % para detectar un aumento de la discapacidad a largo plazo. Otros criterios estudiados fueron el incremento de un punto EDSS confirmado a los 3 meses y el aumento de 1,5 puntos de EDSS confirmado a los 3 y 6 meses[9] (véase la tabla 1).

3 Definición de la respuesta clínica

3.1 *Variables clínicas*

La existencia de una definición validada de la respuesta es necesaria para predecir qué pacientes seguirán mostrando actividad clínica después de un período inicial de tratamiento y de esta forma poder beneficiarse de un cambio terapéutico cuando la enfermedad aún no haya causado ningún daño irreversible.

La proporción de pacientes no respondedores es muy variable, según la definición utilizada para evaluar el grado de respuesta. En este sentido, para definiciones muy exigentes la proporción de no respondedores puede ser inferior al 10 %. Por el contrario, para definiciones más flexibles la proporción de no respondedores puede alcanzar el 50 %.[10] Sin embargo, existe la necesidad de una definición estandarizada y validada de respuesta para su uso en la práctica clínica diaria que pueda contribuir a fundamentar la respuesta de cada paciente individual. Aunque las diferentes definiciones de respuesta que se pueden encontrar en la literatura[10,20-23] se basan en seguimientos de poco tiempo, nunca buscando la validación a través de largos períodos de seguimiento. Tales definiciones clínicas de respuesta se basan en la presencia de brotes, los cambios en la tasa de brotes durante el período de tratamiento en comparación con los datos pretratamiento, los cambios en la discapacidad medida por la EDSS o combinaciones de todo lo anterior. Aunque los estudios de validación de la respuesta que se encuentran en la literatura son pocos, algunos autores han abordado esta cuestión.[10] Un estudio reciente explora las definiciones más frecuentes de respuesta que aparecen en la literatura. En ella los pacientes del estudio fueron clasificados en respondedores o no respondedores tras un período de 24 meses para cada definición estudiada. A raíz de esta clasificación, los pacientes fueron seguidos durante 6 años, tras lo cual se validaron las definiciones sobre la base de la acumulación de discapacidad. Una de las principales conclusiones de este estudio fue que las definiciones que incluían el criterio de incremento de EDSS obtuvieron las mejores propiedades diagnósticas de sensibilidad, especificidad y exactitud en la predicción de discapacidad a largo plazo. Por el contrario, las definiciones basadas exclusivamente en las medidas de brote mostraron poca sensibilidad y valor predictivo positivo pobre; aunque la ocurrencia de al menos un brote durante los primeros dos años de terapia tuvo un índice de riesgo significativo *(hazard ratio* [HR] = 6,4; intervalo de confianza [IC] del 95 %, 2,8-14,3) de deterioro neurológico temprano en los años siguientes.

Se pueden establecer diferentes niveles de alerta según la presencia de actividad clínica en las primeras etapas del tratamiento. Un reciente estudio demuestra que el 40 % de los pacientes que reciben tratamiento presenta un nivel de alerta durante el primer año moderado o elevado definido por la presencia de al menos un brote moderado o severo, o el incremento de al menos un punto en la escala de EDSS si el EDSS basal es $\geq$ 4, o dos puntos si el EDSS basal es $\leq$ 3,5. El seguimiento de estos pacientes demuestra que el 90 % de los pacientes con actividad clínica marcada durante el primer año de tratamiento, definida por un nivel de alerta alto o moderado, continuarán presentando actividad clínica durante los años siguientes.[24]

3.2 *Variables radiológicas*

La RM ha mejorado la precisión diagnóstica de la EM y desempeña un papel importante para entender mejor la historia natural de la enfermedad[25] y también permite la detección de actividad de la enfermedad en los pacientes tratados. No se ha establecido, sin embargo, la utilidad en el control individual de los pacientes tratados. Los ensayos clínicos han demostrado que el tratamiento tiene un efecto claro en la RM produciendo disminución de la carga lesional en T2 en los primeros años de tratamiento en comparación con el placebo, así como reducción significativa de las lesiones realzadas con gadolinio.[6-8] Basado en esto, se puede inferir que el aumento de la carga lesional en T2 en los pacientes que reciben terapia inmunomoduladora puede representar una respuesta subóptima. Sin embargo, no hay datos prospectivos para validar las medidas de la actividad radiológica como predictores de una mala respuesta en este sentido. Existen diferentes estudios que han intentado establecer, no obstante, el papel de la RM en la respuesta al tratamiento. Así, se ha observado que la aparición de nueva actividad

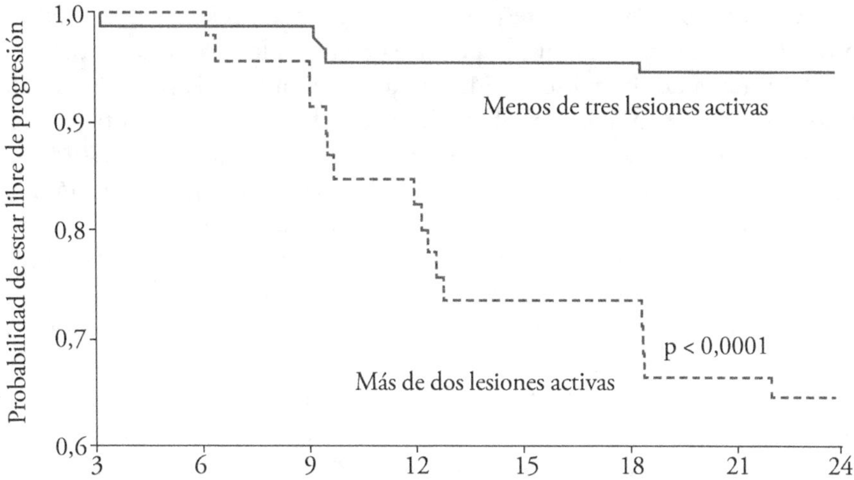

Figura 1. Curva de supervivencia del riesgo de progresión de la esclerosis múltiple (EM) en función del número de lesiones activas en la resonancia magnética cerebral.

medida por RM correlaciona con la respuesta al tratamiento con IFN beta. Teniendo en cuenta que en los grupos placebo de los ensayos clínicos la media de lesiones nuevas es 2-3 al cabo de dos años,[8] se ha observado que aquellos pacientes en tratamiento inmunomodulador que desarrollan más de dos lesiones nuevas en T2 tras dos años de tratamiento son aquellos con mayor riesgo de mala respuesta en términos de incremento de discapacidad.[22] Otros autores han demostrado asimismo que el riesgo de mala respuesta definida por el incremento de discapacidad tras dos años de tratamiento es mayor en los pacientes que presentan más de dos lesiones activas tras doce meses de tratamiento (*odds ratio* [OR] = 8,3; p < 0,0001) con sensibilidad y especificidad de 71 y 77, respectivamente[26] (véase la figura 1). Estas diferentes observaciones nos inducen a pensar que efectivamente la RM puede desempeñar un papel importante en la aseveración de la respuesta clínica individual y en la decisión terapéutica de los pacientes con EMRR tratados con inmunomoduladores.

3.3 Variables combinadas

Hasta ahora hemos visto que la resonancia magnética y las medidas clínicas han demostrado su utilidad en la detección de actividad de la enfermedad en pacientes con EMRR tratados. La combinación de ambas medidas clínicas y de RM podría facilitar la valoración de la respuesta, aunque aún no se dispone de datos suficientes en la bibliografía sobre el valor real de las medidas clínicas y radiológicas para determinar la calidad de esta respuesta.

Se ha sugerido que los pacientes con actividad clínica en forma de brotes y progresión además de actividad radiológica en forma de lesiones activas en la RM podrán ser pacientes con mala respuesta o bien respuesta subóptima.[27] Recientemente, un estudio que investiga el papel de las medidas combinadas clínica-RM ha demostrado que la combinación de medidas de actividad de la enfermedad (por lo menos una recaída en el aumento o el incremento confirmado de un punto de EDSS) y la presencia de nuevas lesiones T2 puede tener valor pronóstico para identificar a los pacientes con respuesta pobre en los años siguientes de la terapia. Los resultados del estudio mostraron que la presencia de al menos dos de las variables clínicas o de RM (brotes, aumento de la discapacidad y nuevas lesiones en la RM) durante los primeros años de la terapia permite la identificación de aquellos pacientes con riesgo significativo (OR entre 5,9 y 13,2) de actividad clínica en los 2 años siguientes.[28] Este estudio demuestra que los pacientes que sólo son positivos para una de las variables analizadas no tienen riesgo significativo de permanecer activos en los años siguientes; ahora bien, cuando son positivos al menos para dos de las variables analizadas, existe marcado riesgo de permanecer activos en los años siguientes y por tanto son pacientes tributarios de plantear otra alternativa terapéutica.

Tras estas observaciones acerca del seguimiento radiológico y clínico de los pacientes tratados con inmunomoduladores un algoritmo arbitrario es el que aparece en la figura 2. Es recomendable la práctica de una RM craneal tras 6-12 meses de tratamiento. En los pacientes con más de dos lesiones activas y que hayan presentado actividad clínica (brotes o incremento de su discapacidad) se debe considerar la necesidad de un cambio terapéutico. Si no existe actividad clínica a pesar de la actividad radiológica el paciente debe ser monitorizado estrechamente y ante la aparición de cualquier cambio clínico plantear una alternativa terapéutica diferente. Por el contrario, en los pacientes sin actividad radiológica, una nueva valoración clínica y radiológica es necesaria en los siguientes 6 -12 meses.

3.4 Farmacogenómica

Los mecanismos subyacentes en la heterogénea respuesta al tratamiento no se conocen con exactitud, aunque los factores genéticos pueden jugar un papel importante. Por otra parte,

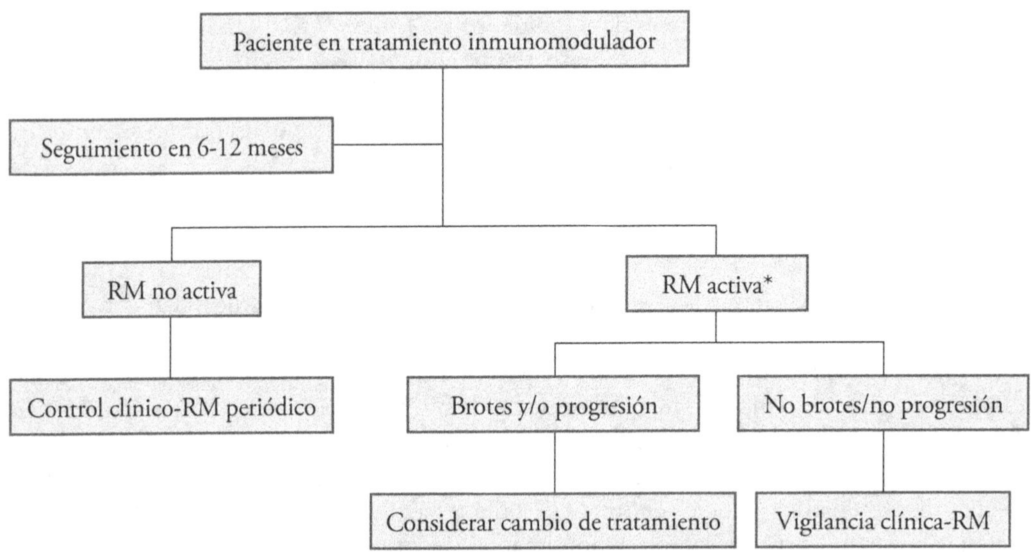

* Se considera RM activa cuando existen más de dos lesiones activas.

Figura 2. Protocolo de seguimiento en pacientes que inician tratamiento.

dada la naturaleza compleja de la enfermedad, esta heterogeneidad se explica seguramente por el aporte de múltiples genes.

La disponibilidad sin precedentes de nuevas terapias para la EM, junto con el riesgo potencial de fracaso del tratamiento y/o reacciones adversas severas hace de la terapia individualizada una necesidad para la EM. Por tanto, es importante para administrar tratamiento a los pacientes que tienen más probabilidades de responder y beneficiarse del mismo.

La farmacogenómica consiste en la aplicación de las tecnologías del genoma, como los perfiles de expresión génica, los polimorfismos de un solo nucleótido (SNP) y la proteómica para predecir la respuesta del paciente y la toxicidad a los fármacos, con el objetivo final de facilitar la individualización del tratamiento del paciente (revisado por Wolf y colaboradores en 2000).[29]

La mayoría de estudios de perfiles de transcripción relacionados con el tratamiento en la EM se han realizado con el propósito de comprender los cambios que inducen la transcripción *in vitro* o *ex vivo* por IFN (revisado por Comabella y Martin en 2007).[30] Sólo pocos estudios han evaluado la identificación de diferencias en los perfiles de expresión génica de pacientes con diferente respuesta al tratamiento.[31,32] Aunque estos estudios apuntan a la existencia de diferencias entre respondedores y no respondedores, hacen falta seguimientos más largos antes de usar estos genes como marcadores biológicos para predecir la respuesta al IFN en la práctica clínica.

La mayoría de los estudios de farmacogenética en la EM se han relacionado con la respuesta al IFN.[32-36] Estos estudios se centran en los polimorfismos de los genes que forman parte de la vía del IFN tipo I, como los receptores de IFN 1 y 2 (y *IFNAR1 IFNAR2)*, o genes que se sabe que son inducidos por IFN. En otros estudios se ha analizado la influencia en la respuesta al IFN de HLA de clase I *(A, B, C)* y clase II *(DRB1, DQA1 y DQB1)* alelos o el haplotipo *HLA-DR2*. En términos generales, los resultados de estos estudios han mostrado una falta de asociación o asociaciones de genes candidato con la respuesta al IFN.

La influencia de las variantes alélicas en la respuesta al acetato de glatiramer ha sido mucho menos explorada y se limita a sólo dos estudios. En un primer estudio,[37] el alelo HLA-DRB1*1501 alelo se asoció a la eficacia de acetato de glatiramer. En un estudio reciente,[38] 27 genes candidatos fueron seleccionados sobre todo por sus implicaciones en la patogenia de la EM y en el mecanismo de acción del acetato de glatiramer. Aunque en este último estudio los genes de interés, como el receptor de células T β *(β TRB)* y la catepsina S *(CTSS)* fueron propuestos como candidatos a la respuesta al acetato de glatiramer, la asociación anterior con el alelo HLA-DRB1*1501 no se pudo confirmar.

En resumen, la farmacogenómica tiene una gran perspectiva para el futuro en relación con la terapia individual y adaptada. Aplicada a la EM, sin embargo, sigue estando la farmacogenómica en su desarrollo inicial y son numerosos los desafíos que superar antes de que los pacientes con EM puedan contar con terapia personalizada. En primer lugar, los esfuerzos principales deben hacerse para definir mejor los criterios clínicos y radiológicos de la respuesta y el fracaso del tratamiento a cada terapia. En segundo lugar, es necesaria la inclusión de estudios farmacogenéticos en el diseño de los ensayos clínicos. Por último, con el mayor y más frecuente uso de nuevos tratamientos, así como con la combinación de terapias, el riesgo potencial de reacciones adversas imprevistas debe tenerse en cuenta. La identificación de los polimorfismos genéticos asociados con estos eventos adversos ayudará a predecir los pacientes con un alto riesgo de experimentarlos.

4   Factores relacionados con la respuesta

La EM es una enfermedad muy heterogénea.[39] Clínicamente, la EM puede ser una enfermedad benigna o por el contrario una enfermedad intercurrente. Por tanto, es muy difícil establecer en qué medida un paciente está respondiendo al tratamiento. En la evaluación individual de la respuesta, debemos tener en cuenta factores como la agresividad de la enfermedad, la falta de cumplimiento o la adecuación actual de la terapia.[11] A veces, el aumento de los síntomas preexistentes, como la espasticidad, puede llevar a una interpretación errónea de la respuesta clínica. También otros factores como el desarrollo de anticuerpos neutralizantes contra el interferón o el uso de dosis subterapéuticas de tratamiento pueden tener una influencia importante en la evaluación de la respuesta clínica.[40] Sin duda, la carga genética de cada individuo puede desempeñar un papel decisivo en la capacidad de respuesta a un medicamento, así como la capacidad de recuperación individual después del proceso inflamatorio inicial. Ciertamente, la farmacogenómica será una herramienta muy útil en el futuro para determinar el perfil individual de respuesta de mayor precisión.

Conclusiones

El tratamiento de enfermedades crónicas sin una cura definitiva y con tratamientos que ofrecen únicamente eficacia parcial como la EM requiere de una optimización máxima del tratamiento utilizado. Por tanto, es fundamental poder disponer de definición de respuesta clínica lo más exacta posible. La proporción de pacientes con una mala respuesta dependerá de la definición que se establezca de respuesta al tratamiento. En cualquier caso, y teniendo en cuenta que el problema fundamental en esta enfermedad es la discapacidad a largo plazo, hay que tratar de utilizar medidas de respuesta que permitan predecir, en la medida de lo posible, la discapacidad futura. En este aspecto, parece que la utilización de medidas de respuesta basadas en el cambio de EDSS en los primeros meses de tratamiento puede ayudar a predecir qué pacientes presentarán mayor discapacidad a largo plazo. Por el contrario, basándose sólo en la presencia de brotes para predecir respuesta se perderá sensibilidad y valor de predicción de la discapacidad en los años siguientes.

No cabe duda de que la RM ofrece la posibilidad de identificar la actividad de la enfermedad de forma más sensible que los parámetros clínicos aislados. Aunque no se dispone de datos prospectivos validados sobre la utilidad de la RM en la monitorización de la respuesta clínica, la acumulación de lesiones nuevas en los primeros meses de tratamiento con fármacos inmunomoduladores podría ser un marcador de una respuesta clínica insuficiente. La utilización conjunta de parámetros clínicos y radiológicos permitirá obtener mayor precisión en la evaluación de la respuesta y, por lo tanto, una mejor optimización del tratamiento realizado.

Por último, la combinación de variables clínicas y radiológicas permitirá alcanzar una mayor precisión en la evaluación de la respuesta a la terapia y, por lo tanto, una mejor optimización del tratamiento en pacientes con EMRR tratados con fármacos inmunomoduladores.

Puntos clave

- Las recaídas y progresión de la discapacidad son las características clínicas para determinar la respuesta clínica.
- La proporción de los no respondedores varía en función de la definición utilizada de respuesta.
- Los criterios basados únicamente en medidas de brotes tienen poca sensibilidad y escaso valor predictivo positivo.
- La confirmación rápida de aumento de EDSS puede ser un marcador clínico de mala respuesta.
- La acumulación de nuevas lesiones en la RM puede ser un marcador de respuesta.
- La combinación de medidas de actividad de la enfermedad (brotes y/o progresión de la discapacidad) y la presencia de nuevas lesiones T2 pueden tener un valor pronóstico para la identificación de pacientes con una respuesta subóptima.
- La farmacogenómica tiene una gran perspectiva para el futuro de la terapia individual a medida.

Bibliografía

1. The IFNB Multiple Sclerosis Study Group, Interferon beta-1b is effective in relapsing-remitting multiple sclerosis. I. Clinical results of a multicenter, randomized, double-blind, placebo-controlled trial, Neurology, 1993; 43: 655-661.
2. Jacobs L.D., Cookfair D.L., Rudick R.A., Herndon RM, *et al.* Intramuscular interferon β-1a for disease progression in relapsing multiple sclerosis, Ann Neurol, 1996; 39: 285-294.
3. PRIMS Study Group, Randomised double-blind placebo-controlled study of interferon β-1a in relapsing-remitting multiple sclerosis, Lancet, 1998; 352: 1498-1504.
4. Johnson K.P., Brooks B.R., Cohen J.A., *et al.* Copolymer 1 reduces relapse rate and improves disability in relapsing-remitting multiple sclerosis: results of a phase III multicenter, double-blind placebo-controlled trial. The Copolymer 1 Multiple Sclerosis Study Group, Neurology, 1995; 45: 1268-1276.
5. Polman C.H., O'Connor P.W., Havdrova E., *et al.* A randomized, placebo-controlled trial of natalizumab for relapsing multiple sclerosis, N Engl J Med, 2006; 354: 899-910.
6. Paty D.W., Li D.K., for the University of British Columbia MS/MRI Study Group and the IFNβ Multiple Sclerosis Study Group, Interferon beta-1b is effective in relapsing-remitting multiple sclerosis. II. MRI analysis results of a multicenter, randomized, double-blind, placebo-controlled trial, Neurology, 1993; 43: 662-667.
7. Simon J.H., Jacobs L.D., Campion M., *et al.* for the Multiple Sclerosis Collaborative Research Group, Magnetic Resonance studies of intramuscular interferon β-1a for the relapsing multiple sclerosis, Ann Neurol, 1998; 43: 79-87.
8. Li D.K., Paty D.W., Magnetic resonance imaging results of the PRISMS trial: a randomized, double-blind, placebo-controlled study of interferon-β1a in relapsing-remitting multiple sclerosis, Ann Neurol, 1999; 46: 197-206.
9. Río J., Nos C., Tintoré M., Borrás C., Galán I., Comabella M., *et al.* Assessment of different treatment failure criteria in a cohort of relapsing-remitting multiple sclerosis patients treated with interferon beta: implications for clinical trials, Ann Neurol, 2002; 52: 400-406.
10. Río J., Nos C., Tintoré M., *et al.* Defining the response to interferon-beta in relapsing-remitting multiple sclerosis patients, Ann Neurol, 2006; 59: 344-352.
11. Río J., Porcel J., Téllez N., Sánchez-Betancourt A., Tintoré M., Arévalo M.J., *et al.* Factors related with treatment adherence to interferon beta and glatiramer acetate therapy in multiple sclerosis, Mult Scler, 2005; 11: 306-309.
12. Schumacher G.A., Beebe G., Kibler R.F., Kurland L.T., Kutzke J.F., McDowell F., *et al.* Problems of experimental trials of therapies in multiple sclerosis: report by the panel on the evaluation of experimental trials of therapies in multiple sclerosis, Ann N Y Acad Sci, 1965; 122: 552-568.
13. Weinshenker B.G., Bass B., Rice G.P., Noseworthy J., Carriere W., Baskerville J., *et al.* The natural history of multiple sclerosis: a geographically based

study. 2. Predictive value of the early clinical course, Brain, 1989; 112: 1419-1428.

14. Miller D.H., Hornabrook P.W., Purdie G., The natural history of multiple sclerosis: a regional study with some longitudinal data, J Neurol Neurosurg Psychiatry, 1992; 55: 341-346.

15. O'Rourke K., Walsh C., Antonelli G., Hutchinson M., Predicting beta-interferon failure in relapsing-remitting multiple sclerosis, Mult Scler, 2007; 13: 336-342.

16. Fog T., Linnemann F., The course of multiple sclerosis in 73 cases with computer-designed curves, Acta Neurol Scand, 1970; 42 Supl. 19: 9-11.

17. Thygesen P., Prognosis in initial stage of disseminated primary demyelinating disease of central nervous system, Arch Neurol Psychiatry, 1949; 61: 339-351.

18. Miller D.H., Guidelines for MRI monitoring of the treatment of multiple sclerosis: recommendations of the US Multiple Sclerosis Society's task force, Mult Scler, 1996; 1: 335-338.

19. Noseworthy J.H., Vandervoort M.K., Wong C.J., Ebers G.C., Interrater variability with the Expanded Disability Status Scale (EDSS) and Functional Systems (FS) in a multiple sclerosis clinical trial. The Canadian Cooperation MS Study Group, Neurology, 1990; 40: 971-975.

20. Villoslada P., Oksenberg J.R., Río J., Montalbán X., Clinical characteristics of responders to interferon therapy for relapsing MS, Neurology, 2004; 62: 1653.

21. Waubant E., Vukosic S., Gignoux L., et al. Clinical characteristics of responders to interferon therapy for relapsing MS, Neurology, 2003; 61: 184-189.

22. Rudick R., Lee J., Simon J., Ransohoff R.M., Fisher E., Defining interferon β response status in multiple sclerosis patients, Ann Neurol, 2004; 56: 548-555.

23. Portaccio E., Zipoli V., Siracusa G., Sorbi S., Amato M.P., Response to interferon-beta therapy in relapsing-remitting multiple sclerosis: a comparison of different clinical criteria, Mult Scler, 2006; 12: 281-286.

24. Freedman M.S., Forrestal F.G., on behalf of the PRIMS study group, Canadian treatment optimization recommendations (TOR) as a predictor of disease breakthrough in patients with multiple sclerosis treated with interferon β-1a: analysis of the PRIMS study, Mult Scler, 2008; 14: 1234-1241.

25. Barkhof F., Filippi M., Miller D.H., et al. Comparison of MRI criteria at first presentation to predict conversion to clinically definite multiple sclerosis, Brain, 1997; 120: 2059-2069.

26. Río J., Rovira A., Tintoré M., et al. Relationship between MRI lesion activity and response to IFN-beta in relapsing-remitting multiple sclerosis patients, Mult Scler, 2008; 14: 479-484.

27. Freedman M.S., Patry D.G., Grand'Maison F., et al. Treatment optimization in multiple sclerosis, Can J Neurol Sci, 2004; 31: 157-168.

28. Río J., Rovira A., Huerga E., et al. Clinical and magnetic resonance imaging measures in the assessment of the response to interferon beta, Mult Scler, 2008; 14 Supl 1: S174.

29. Wolf C.R., Smith G., Smith R.L., Science, medicine, and the future: Pharmacogenetics, BMJ, 2000; 320: 987-990.

30. Comabella M., Martin R., Genomics in multiple sclerosis--current state and future directions, J Neuroimmunol, 2007; 187: 1-8.

31. Baranzini S.E., Mousavi P., Río J., Caillier S.J., et al. Transcription-based prediction of response to IFN beta using supervised computational methods, PloS Biol, 2005; 3(1): e2.

32. Villoslada P., Barcellos L.F., Río J., et al. The HLA locus and multiple sclerosis in Spain. Role in disease susceptibility, clinical course and response to interferon-beta, J. Neuroimmunol, 2002; 130: 194-201.

33. Sriram U., Barcellos L.F., Villoslada P., et al. Pharmacogenomic analysis of interferon receptor polymorphisms in multiple sclerosis, Genes Immun, 2003; 4: 147-152.

34. Cunningham S., Graham C., Hutchinson M., et al. Pharmacogenomics of responsiveness to interferon IFN-beta treatment in multiple sclerosis: a genetic screen of 100 type I interferon-inducible genes, Clin Pharmacol Ther, 2005; 78: 635-646.

35. Comabella M., Fernández-Arquero M., Río J., Guinea A., Fernández M., Cénit M.C., et al. HLA class I and II alleles and response to treatment with interferon-beta in relapsing-remitting multiple sclerosis, J. Neuroimmunol, 2009; 210: 116-119.

36. Byun E., Caillier S.J., Montalbán X., et al. Genome-wide pharmacogenomic analysis of the response to interferon beta therapy in multiple sclerosis, Arch Neurol, 2008; 65: 337-344.

37. Fusco C., Andreone V., Coppola G., et al. HLA-DRB1*1501 and response to copolymer-1 therapy in relapsing-remitting multiple sclerosis, Neurology, 2001; 57: 1976-1979.

38. Grossman I., Avidan N., Singer C., et al. Pharmacogenetics of glatiramer acetate therapy for multiple sclerosis reveals drug-response markers, Pharmacogenet Genomics, 2007; 17: 657-666.

39. Lucchinetti C., Bruck W., Parisi J., et al. Heterogeneity of multiple sclerosis lesions: implications for the pathogenesis of demyelination, Ann Neurol, 2000; 47: 707-717.

40. Hartung H.P., Polman C., Bertolotto A., et al. Neutralising antibodies to interferon beta in multiple sclerosis: expert panel report, J Neurol, 2007; 254: 827-837.

Capítulo 13

Farmacogenómica

K. Vandenbroeck, I. Alloza

Introducción

En la actualidad, entre las terapias utilizadas para la esclerosis múltiple (EM), se encuentran interferón (IFN) β, acetato de glatirámero (AG), natalizumab y quimioterapia. Estas terapias disminuyen el número de brotes y limitan el aumento del grado de discapacidad, pero al mismo tiempo son parcialmente efectivas, no funcionan en todos los pacientes y poseen efectos adversos. Por tanto, es necesario poder definir biomarcadores que puedan predecir la respuesta terapéutica y adecuados para la implementación en el diseño de tratamientos apropiados. Un método utilizado con frecuencia se basa en la búsqueda de variantes de ADN polimórficas, principalmente polimorfismos de nucleótido simple (SNP), que son *a priori* predictivos de respuesta al tratamiento. Durante los últimos cinco años, la búsqueda de SNP asociados a la respuesta clínica a INF-β se ha intensificado. Concretamente, dos análisis completados de genoma completo y numerosos estudios de genes candidatos han revelado un mecanismo poligénico complejo que aparentemente conlleva a una buena respuesta o a la ausencia de respuesta al tratamiento. Y, en el caso de cualquiera de las otras terapias utilizadas hoy en la EM, se dispone aún de menos información. A pesar del sustancial progreso realizado en este campo, todavía existe un gran camino por recorrer antes de que el descubrimiento de biomarcadores pueda ser incorporado en el hábito clínico para predecir si un paciente de EM es respondedor o no.

Interferón (IFN) β fue la primera terapia modificadora de la enfermedad aprobada por la Food and Drug Administration (FDA) para el tratamiento de la EM. En pacientes que sufren un síndrome clínico aislado (CIS o SCA), el IFN-β es capaz de retrasar la conversión a EM clínicamente definitiva.[1,2] En la forma de EM recidivante-remitente (EMRR), el IFN-β ha demostrado poseer efectos beneficiosos en la disminución del grado de brotes, disminuyendo el tiempo hasta alcanzar la progresión continua de la discapacidad y reduciendo las lesiones cerebrales, como se observa mediante resonancia magnética (RM).[3,4] En la forma secundariamente progresiva de EM (EMSP), el IFN-β ha mostrado efectos positivos con reducción de brotes y también en la actividad cerebral observada mediante RM, aunque se han observado descubrimientos inconsistentes sobre el efecto que tiene este tratamiento en la discapacidad.[5,6]

A pesar de los efectos beneficiosos del IFN-β en el tratamiento de EM, este fármaco es sólo parcialmente efectivo, y su impacto en el desarrollo de la enfermedad a largo plazo sigue siendo desconocido. Además, existe amplia proporción de pacientes que no responden al IFN-β. Se estima que un 20-55 % de los pacientes tratados no responden según los criterios clínicos y radiológicos utilizados para evaluar la ausencia de respuesta.[7] Por desgracia, se evalúa al

Referencia	Genes o combinaciones de genes asociados		Números rs	Observaciones
Cunningham y cols. (2005)	IFNAR1 CTSS PSMB8 MX1		GT_n en el promotor rs1136774 rs2071543 rs2071430, rs17000900	Asociado con la respuesta
Wergeland y cols. (2005)	IL10		rs1800896, rs1800871, rs1800872	Tendencia a un núm. menor de lesiones MR en haplotipos no-GCC
Martínez y cols. (2006)	IFNG		Repetición CA_n 1.° intrón	Asociado con la respuesta
Byun y cols. (2008)[1]	HAPLN1 GPC5 COL25A1 NPAS3 ERC2 (CAST) FAM19A1 LOC442331		rs4466137 rs10492503, rs9301789 rs794143 rs4128599 rs10510779 rs4855469 rs6944054	Asociado con la respuesta
Comabella y cols. (2009a)[1]	GRIA3 CIT ADAR ZFAT STARD13 ZFHX4 IFNAR2		rs12557782 rs7308076 rs2229857 rs733254 rs9527281 rs11787532 rs2248202	Asociado con la respuesta
Cénit y cols. (2009)	GPC5		rs10492503	Asociado con la respuesta
O'Doherty y cols. (2009)[2]	Combinación 1	−JAK2 −IL10RB −GBP1 −PIAS1	rs1887429 rs2834167 rs12089335 rs10162905	Asociado con la respuesta
	Combinación 2	−JAK2 −IL10 −CASP3	rs1887429 rs1800872 rs2019978	

[1]SNP intergénicos no incluidos.
[2]Sólo están representadas las dos combinaciones alélicas más significativas.

Tabla 1. Resumen de variantes polimórficas asociadas con la respuesta a IFN-β en esclerosis múltiple, con un valor significativo de P < 0,05 (sin corregir).

paciente después de uno o dos años de seguimiento, siguiendo el criterio de respuesta a IFN-β, un período durante el cual los pacientes de EM son tratados sin ninguna mejora y con un alto coste socioeconómico. Por tanto, biomarcadores de respuesta candidatos deberían permitir, por sí solos o en combinación con datos clínicos y radiológicos, la identificación temprana de fracaso del tratamiento o idealmente incluso predecir la condición de no respondedor.

Marcadores de respuesta a IFN-β pueden detectarse en genes, ARNm y proteínas. Esta revisión se enfocará en los estudios de genes candidatos y en el análisis de polimorfismos de nucleótido simple del genoma (SNP), cuyo objeto es descubrir variantes alélicas asociadas con la respuesta al tratamiento IFN-β en pacientes de EM (véase la tabla 1). Recientemente, tres estudios independientes de asociación de genoma completo (WGAS) han coincidido en la identificación de la interleucina-28B (IL28B) como el principal gen involucrado en la respuesta a IFN-α/ribavirina, que interviene en la eliminación del ARN viral de la hepatitis C del suero.[8-10] Estos estudios demuestran el poder y el valor del análisis, cuyo modelo se basa en el estudio de SNP independientes, como herramienta para la identificación de modificadores de respuesta a la terapia del IFN tipo I. Aunque nuestro conocimiento sobre los genes de respuesta al IFN-β en EM es incompleto, como se describe más adelante, cada vez hay un mayor consenso sobre un mecanismo poligénico de respuesta que involucra una serie de genes específicos del cerebro, incluyendo genes que pertenecen al sistema glutamatérgico y también genes de la clase IFN tipo I.

1 Farmacogenómica de IFN-β: estudios de genes candidatos

El primer paso en la señal de transducción consiste en la unión de IFN-β a su único complejo receptor de superficie celular heterodimérico, compuesto por las subunidades IFNAR1 y IFNAR2 (véase la figura 1). Subsecuentemente, se activa la vía JAK-STAT, que da lugar al ensamblaje del complejo factor génico 3 estimulado por IFN (ISGF3, *IFN stimulated gene factor-3)*, formado por STAT1, STAT2 y IRF9. Este complejo es capaz de translocarse al núcleo celular, donde se une a elementos de respuesta estimulados por IFN (ISRE), localizados con frecuencia en la región reguladora 5' de genes inducibles por IFN, y de activar la transcripción genética. Además, se pueden formar homo o heterodímeros de STAT, que pueden regular la transcripción a través de la unión a elementos activados por IFN *(gamma-IFN activate site,* GAS). Dichos elementos también están localizados en las secuencias reguladoras 5'. Por tanto, cualquier polimorfismo localizado en genes codificadores de componentes de vías de señalización canónicas o en genes inducibles por IFN tipo I puede significar un potencial biomarcador genético modificador de la respuesta[11] y, por consiguiente, constituir un análisis con gran valor.

Sriram y colaboradores[12] analizaron una serie de polimorfismos en *IFNAR1* e *IFNAR2*, en un grupo de pacientes con EM tratados con IFN-β, pero no encontraron ninguna evidencia de asociación con la respuesta, a excepción de un SNP intrónico en *IFNAR2,* que mostró una tendencia hacia un estado del paciente libre de brotes. En el estudio realizado por Leyva y colaboradores[13] no se descubrió ninguna asociación de SNP en *IFNAR1* o *IFNAR2* con la respuesta al tratamiento con IFN-β. En un grupo de pacientes procedentes de Irlanda del Norte e Irlanda, tratados con IFN-β, un elemento repetido GT_n polimórfico localizado en el promotor de *IFNAR1* mostró débil asociación con la respuesta,[14] mientras que un SNP en la región 3' de *IFNAR2* no mostró ninguna asociación.[15]

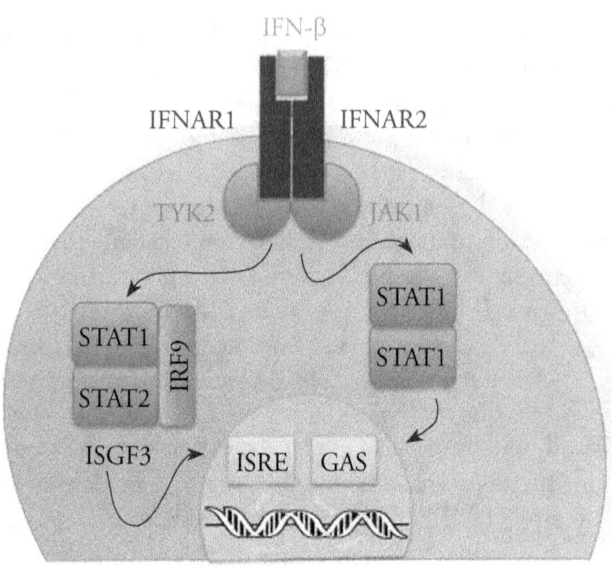

Figura 1. Vías de señalización interferón (IFN) tipo I. Después de la interacción con su receptor heterodimérico, IFN de tipo I activan la vía de señalización JAK-STAT. Como consecuencia, los complejos ISGF3 formados se desplazan hacia el núcleo, donde se unen a elementos de respuesta estimulados por IFN (ISRE), localizados en el promotor de genes inducibles por IFN y, por tanto, inician la transcripción. Además, se generan homo o heterodímeros de STAT que muestran una capacidad intrínseca para unirse a elementos activados por IFN (GAS) en los promotores. Otras cascadas, no indicadas en la figura, pueden ser también activadas. Como las vías de señalización de la proteína quinasa activada por mitógeno (cinasa MAP) y de la cinasa fosfoinositida-3 (PI3K). Se tiene conocimiento de que los supresores citoplasmáticos de señalización de citocinas (SOCS) e inhibidores de proteínas nucleares del activado STAT (PIAS) modulan la amplitud de la señal inducida por IFN.

Como se describe con detalle más adelante, un SNP intrónico en *IFNAR2* surge en el análisis pangenómico de 500K SNP, de Comabella y colaboradores,[16] como potencial modificador de la respuesta, incluso aunque en un análisis anterior de 300K SNP[17] no se descubrió ninguna asociación con genes del receptor de IFN tipo I.

Por consiguiente, la evidencia existente sobre un supuesto papel de los polimorfismos en *IFNAR1* y *IFNAR2* para determinar la respuesta individual de pacientes de EM a IFN-β es conflictiva y, por tanto, inconclusa. Quizás se podría alcanzar un veredicto final a través de un análisis de alta densidad de SNP que atraviesan los *loci* de *IFNAR1* e *IFNAR2* en una cohorte con mayor poder, y con una buena caracterización clínica. SNP en otros 34 genes de respuesta candidatos, muchos de los cuales pertenecen a vías de señalización relacionadas con IFN incluidas *JAK1, STAT1, TYK2, JAK2, IRF4* e *IRF9*, no han mostrado asociación con la respuesta.[15] Aun así, en el mismo estudio combinaciones de variantes alélicas asignadas a través del método basado en el método Markov Chain Monte Carlo difieren significativamente entre respondedores y no respondedores.[15] Un examen completo de las mejores combinaciones revelaron que *JAK2, JAK1, IL10RB, GBP1* y *PNPT1* fueron los genes hallados con más frecuencia. Esto plantea la posibilidad de que más que variantes polimórficas individuales, la interacción de genes puede constituir la fuerza motriz que causa las diferencias fenotípicas en la respuesta al IFN-β en pacientes con EM.[15]

Como el IFN-β ejerce su efecto al menos parcialmente a través de la interacción de ISGF3 con ISRE, Cunningham y colaboradores[14] secuenciaron las regiones de promotores que abarcan ISRE en 100 genes inducibles por IFN tipo I para poder, potencialmente, identificar polimorfismos que alteran el motivo consenso ISRE y, por lo tanto, teóricamente la inducibilidad de IFN tipo I. En total se han identificado 51 SNP, dos elementos repetidos y una duplicación novel de tres nucleótidos. Se han identificado cuatro genes que contienen polimorfismos asociados con la respuesta al tratamiento: *MX1*, cathepsin S *(CTSS)*, subunidad del proteasoma tipo β8 *(PSMB8/LMP7)* y, como hemos indicado antes, *IFNAR1*. En el estudio realizado por Weinstock-Guttman y colaboradores[18] se mostraron dos SNP en el promotor de *MX1*, no asociados con la respuesta a IFN-β.

Estudios adicionales de genes candidatos se han enfocado principalmente en *IL10*, *IFNG* y en la región *HLA*. En un estudio noruego, la distribución de haplotipos de tres SNP en la región del promotor de *IL10* fue analizada en la respuesta del tratamiento con IFN.[19] Aunque los autores no encontraron ninguna evidencia para los efectos en la actividad clínica de la enfermedad, pacientes de EM con haplotipos no-GCC mostraron menos lesiones en MR. En el estudio de Martínez y colaboradores[20] encontraron evidencias de una asociación alélica de una repetición intrónica CA_n en el primer intrón de *IFNG*, con la respuesta en pacientes de EM a IFN-β. En un grupo de pacientes de EM españoles, el haplotipo HLA-DR2 *(DRB1*1501, DQB1*0602)* no mostró una distribución diferente entre respondedores y no respondedores a la terapia.[21] Fernández y colaboradores[22] no demostraron una asociación del genotipo HLA con la respuesta clínica a IFN-β. Finalmente, se ha investigado la influencia de la clase I y II de genes HLA en la respuesta a IFN-β en EM.[23] Los alelos *HLA-A, B, C* y *DRB1, DQA1* y *DQB1* no estaban distribuidos distintamente entre respondedores y no respondedores seleccionados según a un criterio clínico estricto.[23]

Para concluir, el planteamiento de genes candidatos para abordar la farmacogenómica de IFN-β en EM ha producido, en el mejor de los casos, algunas asociaciones débiles, ninguna de las cuales ha sido reproducida. Como se describe más adelante, estudios de asociaciones pangenómicos han revelado que los beneficios clínicos de la respuesta a IFN-β parecen ser dependientes de variación genética en múltiples *loci*, de manera que una baja penetrancia, interacciones gen-gen y/o gen-medioambiente, además de limitadas por el poder estadístico, posiblemente comprometan poder obtener una identificación robusta de genes de respuesta al tratamiento, especialmente en cohortes pequeñas (< 150-200 incluidos pacientes de EM clasificados según la respuesta), que se utilizan típicamente en los estudios ya mencionados de farmacogenómica en EM.[24] De cualquier manera, se están realizando esfuerzos basados en una estructurada red para poder obtener un tamaño de muestra mayor, que es necesario para identificar y poder validar polimorfismos modificadores de la respuesta a IFN-β con un mayor nivel de confianza.[25]

2 Farmacogenómica de interferón β: estudios pangenómicos de SNP

Hasta hoy, solamente se han descrito dos estudios de asociación pangenómicos de farmacogenómica de IFN-β en EM.[16,17] El objetivo de ambos estudios ha sido identificar variantes alélicas asociadas con la respuesta a IFN-β, utilizando una estrategia basada en *pooling* de ADN. En el estudio de Byun y colaboradores,[17] 206 pacientes tratados con IFN-β, provenientes de cuatro centros colaborativos, fueron genotipados mediante la tecnología Affymetrix 100K SNP *array.* Uno de los descubrimientos principales y más enigmáticos de dicho estudio fue el enriquecimiento de genes codificadores de γ-aminobutírico o de receptores de glutamato entre los SNP, que pueden discriminar mejor entre pacientes respondedores y no respondedores al IFN-β. Este resultado estableció, por primera vez, relación entre la excitación neuronal y la respuesta a IFN-β. Entre estos genes, que distinguen respondedores de no respondedores y que han sido validados mediante genotipado individual, curiosamente se observaron algunos como el glipican 5 *(GPC5)* y la proteína NPAS3 *(neuronal PAS domain protein 3)* expresados en neuronas y que desempeñan un papel en la neurogénesis y en la neuroprotección. Por lo tanto, la importancia de *GPC5* como gen de respuesta a IFN-β queda ratificada por el reciente descubrimiento en un estudio independiente de una asociación entre *GPC5* y la respuesta al tratamiento.[26]

En el estudio realizado por Comabella y colaboradores,[16] *pools* de ADN proveniente de 106 pacientes de EM tratados con IFN-β fueron genotipificados mediante *arrays* de alta densidad Affymetriz 500K SNP. En una segunda fase del estudio, los mejores SNP que surgieron de los *arrays* fueron genotipados en una cohorte independiente de 94 respondedores y no respondedores a IFN-β.

De forma sorprendente, la asociación más fuerte encontrada corresponde con un polimorfismo intrónico, localizado en el receptor ionotrópico del glutamato AMPA 3 *(GRIA3),* un gen que codifica para un receptor del glutamato.[16] Este descubrimiento apunta a una potencial conexión entre genes que codifican para canales activados por neurotransmisores y la respuesta a IFN-β, lo que ya fue sugerido en el estudio previo de asociación pangenómica.[17] Otro resultado interesante es el descubrimiento de la relación de categoría de acciones antivirales de IFN como los más representados entre los principales SNP que mejor distinguen entre respondedores y no respondedores.[16] De hecho, dos de los genes que fueron validados en una cohorte de replicación, adenosina deaminasa, específica de ARN *(ADAR)* y receptor de interferón 2 (alfa, beta y omega) *(IFNAR2),* son genes inducibles por IFN tipo I.[16]

Las tres conclusiones principales que se podrían extraer de ambos estudios son: *1)* Al igual que la susceptibilidad genética a EM, la respuesta a IFN-β es de naturaleza compleja y poligénica. Un resultado final bueno o escaso de la terapia está, probablemente, determinado por la interacción de varios genes que juegan diferentes papeles, y relacionado con acciones pleiotrópicas de IFN-β. *2)* El sistema glutamatérgico parece estar involucrado en la respuesta a IFN-β. Se debería tener en cuenta que los receptores de glutamato están expresados en oligodendrocitos, e intervienen en la mayor parte de la transmisión sináptica excitadora en el sistema nervioso central.[27-29] Además, la acumulación de glutamato en el espacio extracelular está involucrado con el daño excitotóxico de los axones y oligodendrocitos, debido a una sobreactivación de los receptores de glutamato.[30-32] Aunque es necesario realizar estudios *in vitro,* la implicación del sistema glutamatérgico en la respuesta a IFN-β puede estar relacionada con efectos neuroprotectores todavía desconocidos del tratamiento, que modularían la transmisión sináptica y la excitabilidad neuronal. *3)* Genes que pertenecen a la vía de IFN tipo I, a través de la cual actúa el IFN-β, pueden también estar implicados en la respuesta al tratamiento. Esta hipótesis está avalada por recientes descubrimientos de un estudio de expresión genética, donde los *arrays* utilizados apuntan a una desrregulación de la vía de IFN tipo I en los pacientes no respondedores a la terapia con IFN-β.[33]

Conclusión

A pesar del progreso realizado en la identificación de genes que pueden estar asociados con la respuesta a IFN-β, es aún necesario validar los principales candidatos en cohortes de gran tamaño, de respondedores y no respondedores al tratamiento. No obstante, se deben hacer también esfuerzos en paralelo para definir mejor los criterios clínicos y/o radiológicos de la respuesta –y ausencia de respuesta– al IFN-β. Aunque el IFN-β es uno de los tratamientos más utilizados para EM, todavía no se ha llegado a un acuerdo en la definición de los criterios de respuesta. El uso de diferentes criterios para definir la respuesta al tratamiento posiblemente pueden resultar en inconsistencias en la replicación de los principales descubrimientos que surjan de estudios de farmacogenómica de genoma completo y de estudios de asociación de genes candidatos.

El manifiesto de los canales activados por neurotransmisores como una potencial clase de genes modificadores de la respuesta al IFN-β debe proporcionar un nuevo ímpetu a la teoría glutamatérgica de la degeneración neuronal en EM, mientras que la aparición del *locus* ADAR inducible por IFN tipo I en los estudios del genoma[16,17] puede implicar un papel sin pronosticar para el producto de este gen en los efectos clínicos beneficiosos inducidos por IFN-β o en la ausencia de dichos efectos. Mientras que *IFNAR2* fue uno de los primeros genes estudiados en el contexto de la farmacogenómica del IFN-β, su reaparición en un estudio del genoma[16] refuerza la necesidad de validar análisis funcionales y farmacogenómicos adicionales.

Es importante tener en mente que, mientras la base de esta revisión está enfocada específicamente en variantes polimórficas de ADN, queda por ver si una combinación de marcadores de tipo SNP, transcriptómicos, metabolómicos y/o proteómicos, utilizados en conjunto con parámetros clínicos y radiológicos, puede ser de mayor utilidad a la hora de clasificar pacientes según su respuesta al tratamiento. Lógicamente, tecnologías nuevas, como la secuenciación de ADN de nueva generación, pueden incorporarse al diseño de estudios de farmacogenómica del IFN-β con objeto de realizar estudios del perfil de expresión genética y estudios genéticos a gran escala combinados. Un estudio WGAS más definitivo dedicado al IFN-β en la EM se debe basar en uno con un número de pacientes mucho mayor que el incluido en los estudios recientes, para poder asegurar así un poder suficiente a la hora de identificar genes con efectos moderados que se mantienen tras la corrección pangenómica.

Para concluir, podemos decir que se ha realizado un progreso significativo en el desciframiento de la farmacogenómica del IFN-β en la EM, pero todavía se necesita hacer mayor investigación para que estos descubrimientos puedan ser traducidos en aplicaciones clínicas. Mientras que aumenta el número de terapias modificadoras de la enfermedad en el mercado, una evaluación crítica conceptual y práctica de los pros y los contras de los estudios de farmacogenómica completados y en curso del IFN-β podría ayudar a definir un patrón consensual en el que basar futuros estudios de farmacogenómica de terapias noveles para EM.

Bibliografía

1. Comi G., Filippi M., Barkhof F., Durelli L., Edan G., Fernández O., *et al.* Early treatment of multiple sclerosis study group. Effect of early interferon treatment on the conversion to definite multiple sclerosis; a randomized study, Lancet, 2001; 357: 1576-1582.

2. Kappos L., Polman C.H., Freedman M.S., Edan G., Hartung H.P., Miller D.H., *et al.* Treatment with interferon beta-1b delays conversion to clinically definite and McDonald MS in patients with clinically isolated syndromes, Neurology, 2006; 67: 1242-1249.

3. The Interferon Multiple Sclerosis Study Group, Interferon beta-1b is effective in relapsing-remitting multiple sclerosis. I. Clinical results of a multicenter, randomized, double-blind, placebo-controlled trial, Neurology, 1993; 43: 655-661.

4. Jacobs L.D., Cookfair D.L., Rudick R.A., Herndon R.M., Richert J.R., Salazar A.M., *et al.* Intramuscular interferon beta-1a for disease progression in relapsing multiple sclerosis. The Multiple Sclerosis Collaborative Research Group (MSCRG), Ann Neurol, 1996; 39: 285-294.

5. European Study Group on interferon beta-1b in secondary progressive MS, Placebo-controlled multicentre randomised trial of interferon beta-1b in treatment of secondary progressive multiple sclerosis, Lancet, 1998; 352: 1491-1497.

6. Cohen J.A., Cutter G.R., Fischer J.S., Goodman A.D., Heidenreich F.R., Kooijmans M.F., *et al.* IMPACT Investigators. Benefit of interferon beta-1a on MSFC progression in secondary progressive MS, Neurology, 2002; 59: 679-687.

7. Río J., Nos C., Tintoré M., Borrás C., Galán I., Comabella M., Montalbán X., Assessment of different treatment failure criteria in a cohort of relapsing-remitting multiple sclerosis patients treated with interferon beta: implications for clinical trials, Ann Neurol, 2002; 52: 400-406.

8. Ge D., Fellay J., Thompson A.J., Simon J.S., Shianna K.V., Urban T.J., *et al.* Genetic variation in IL28B predicts hepatitis C treatment-induced viral clearance, Nature, 2009; 461: 399-401.

9. Suppiah V., Moldovan M., Ahlenstiel G., Berg T., Weltman M., Abate M.L., *et al.* IL28B is associated with response to chronic hepatitis C interferon-alpha and ribavirin therapy, Nat Genet, 2009; 41: 1100-1104.

10. Tanaka Y., Nishida N., Sugiyama M., Kurosaki M., Matsuura K., Sakamoto N., *et al.* Genome-wide association of IL28B with response to pegylated interferon-alpha and ribavirin therapy for chronic hepatitis C, Nat Genet, 2009; 41: 1105-1109.

11. O'Doherty C., Villoslada P., Vandenbroeck K., Pharmacogenomics of type I interferon therapy: a survey of response-modifying genes, Cytokine Growth Factor Rev, 2007; 18: 211-222.

12. Sriram U., Barcellos L.F., Villoslada P., Río J., Baranzini S.E., Caillier S., *et al.* Pharmacogenomic analysis of interferon receptor polymorphisms in multiple sclerosis, Genes Immun, 2003; 4: 147-152.

13. Leyva L., Fernández O., Fedetz M., Blanco E., Fernández V.E., Oliver B., *et al.* IFNAR1 and IFNAR2 polymorphisms confer susceptibility to multiple sclerosis but not to interferon-beta treatment response, J Neuroimmunol, 2005; 163: 165-171.

14. Cunningham S., Graham C., Hutchinson M., Droogan A., O'Rourke K., Patterson C., *et al.* Pharmacogenomics of responsiveness to interferon IFN-beta treatment in multiple sclerosis: a genetic screen of 100 type I interferon-inducible genes, Clin Pharmacol Ther, 2005; 78: 635-646.

15. O'Doherty C., Favorov A., Heggarty S., Graham C., Favorova O., Ochs M., *et al.* Genetic polymorphisms, their allele combinations and IFN-beta treatment response in Irish multiple sclerosis patients, Pharmacogenomics, 2009; 10: 1177-1186.

16. Comabella M., Craig D.W., Morcillo-Suárez C., Río J., Navarro A., Fernández M., *et al.* Genome-wide scan of 500,000 single nucleotide polymorphisms in responders and non-responders to interferon-beta in multiple sclerosis, Arch Neurol, 2009; 66: 972-978.

17. Byun E., Caillier S.J., Montalbán X., Villoslada P., Fernández O., Brassat D., *et al.* Genome-wide pharmacogenomic analysis of the response to interferon beta therapy in multiple sclerosis, Arch Neurol, 2008; 65: 337-344.

18. Weinstock-Guttman B., Tamano-Blanco M., Bhasi K., Zivadinov R., Ramanathan M., Pharmacogenetics of MXA SNPs in interferon treated multiple sclerosis patients, J Neuroimmunol, 2007; 182: 236-239.

19. Wergeland S., Beiske A., Nyland H., Hovdal H., Jensen D., Larsen J.P., *et al.* IL-10 promoter haplotype influence on interferon treatment response in multiple sclerosis, Eur J Neurol, 2005; 12: 171-175.

20. Martínez A., De las Heras V., Mas Fontao A., Bartolomé M., De la Concha E.G., Urcelay E., *et al.* An IFNG polymorphism is associated with interferon-beta response in Spanish MS patients, J Neuroimmunol, 2006; 173: 196-199.

21. Villoslada P., Barcellos L.F., Río J., Begovich A.B., Tintoré M., Sastre-Garriga J., *et al.* The HLA locus

and multiple sclerosis in Spain. Role in disease susceptibility, clinical course and response to interferon-beta, J Neuroimmunol, 2002; 130: 194-201.

22. Fernández O., Fernández V., Mayorga C., Guerrero M., León A., Tamayo J.A., *et al.* HLA class II and response to interferon-beta in multiple sclerosis, Acta Neurol Scand, 2005; 112: 391-394.

23. Comabella M., Fernández-Arquero M., Río J., Guinea A., Fernández M., Cénit M.C., *et al.* HLA class I and II alleles and response to treatment with interferon-beta in relapsing-remitting multiple sclerosis, J Neuroimmunol, 2009; 210: 116-119.

24. Vandenbroeck K., Matute C., Pharmacogenomics of the response to IFN-β in multiple sclerosis: ramifications from the first genome-wide screen, Pharmacogenomics, 2008; 9: 639-645.

25. Vandenbroeck K., Comabella M., Tolosa E., Goertsches R., Brassat D., Hintzen R., *et al.* United Europeans for development of pharmacogenomics in multiple sclerosis network, Pharmacogenomics, 2009; 10: 885-894.

26. Cénit M.D., Blanco-Kelly F., De las Heras V., Bartolomé M., De la Concha E.G., Urcelay E., *et al.* Glypican 5 is an interferon-beta response gene: a replication study, Mult Scler, 2009; 15: 913-917.

27. Seeburg P.H., The TINS/TiPS Lecture. The molecular biology of mammalian glutamate receptor channels, Trends Neurosci, 1993; 16: 359-365.

28. Mayer M.L., Armstrong N., Structure and function of glutamate receptor ion channels, Annu Rev Physiol, 2004; 66: 161-181.

29. Steinhäuser C., Gallo V., News on glutamate receptors in glial cells, Trends Neurosci, 1996; 19: 339-345.

30. Sánchez-Gómez M.V., Matute C., AMPA and kainate receptors each mediate excitotoxicity in oligodendroglial cultures, Neurobiol Dis, 1999; 6: 475-485.

31. Pitt D., Werner P., Raine C.S., Glutamate excitotoxicity in a model of multiple sclerosis, Nat Med, 2000; 6: 67-70.

32. Werner P., Pitt D., Raine C.S., Multiple sclerosis: altered glutamate homeostasis in lesions correlates with oligodendrocyte and axonal damage, Ann Neurol, 2001; 50: 169-180.

33. Comabella M., Lünemann J.D., Río J., Sánchez A., López C., Julià E., *et al.* A type I interferon signature in monocytes is associated with poor response to interferon-beta in multiple sclerosis, Brain, 2009; 132(Pt 12): 3353-3365.

Capítulo 14

Biomarcadores

M. Comabella, C. Oreja-Guevara

Introducción

En medicina, un biomarcador es una característica que puede medirse de forma objetiva, y que proporciona información sobre procesos biológicos normales o patológicos, o sobre la respuesta farmacológica a una intervención terapéutica. Un criterio de valoración clínico *(clinical endpoint)* corresponde a una característica o variable que refleja cómo se encuentra un paciente, su funcionamiento o su supervivencia. Los criterios de valoración clínicos corresponden a mediciones de diferente tipo de las características de la enfermedad observadas en un estudio o en un ensayo clínico y que reflejan el efecto de una intervención terapéutica. Un criterio de valoración indirecto *(surrogate endpoint)*, también denominado *marcador surrogado*, es un subtipo de biomarcador que sustituye a un criterio de valoración clínico y permite predecir un beneficio clínico en base a evidencia científica de tipo epidemiológico, terapéutico, fisiopatológico o de otro tipo.[1] Aunque todos los criterios de valoración indirectos se pueden considerar biomarcadores, tan sólo unos pocos alcanzarán la condición de criterio de valoración indirecto.

Los biomarcadores pueden clasificarse en cuatro grupos:

- Biomarcadores con valor diagnóstico, que permiten identificar pacientes con una enfermedad concreta, discriminando entre individuos sanos y enfermos. Dentro de este grupo se podría hacer un subgrupo que engloba los biomarcadores que permiten la estratificación de pacientes y clasifica a los pacientes en subgrupos.
- Biomarcadores con capacidad predictiva, que permiten predecir la posibilidad de desarrollar una enfermedad antes de que se produzcan síntomas.
- Biomarcadores con utilidad pronóstica, es decir, proporcionan información sobre el posible curso de la enfermedad, anticipando los posibles cambios que pueden producirse en el curso de ésta, así como su posible prolongación en el tiempo.
- Biomarcadores de respuesta, que permiten predecir cómo responderá un paciente frente a un tratamiento concreto, pudiendo de esta forma evitar tratamientos ineficaces o que produzcan reacciones adversas.

La esclerosis múltiple (EM) es una enfermedad neurológica compleja que se caracteriza por su importante heterogeneidad a diferentes niveles: *1)* en las manifestaciones clínicas y el curso de la enfermedad, observando a pacientes que siguen un curso de inicio con brotes, y pacientes que presentan una enfermedad eminentemente progresiva desde su inicio; *2)* en los hallazgos neurorradiológicos por resonancia magnética, con presencia en algunos pacientes de un componente inflamatorio y en otros de componente predominantemente degenerativo de atrofia cerebral; *3)* en las características histopatológicas de la lesiones en el sistema nervioso central (SNC), con patrones más mediados por la inmunidad celular y otros en los que predominan los componentes de la inmunidad humoral, y finalmente *4)* en la respuesta al tratamiento, observando a pacientes que presentan buena respuesta a éste y a otros que continúan presentando brotes y progresión en su discapacidad neurológica a pesar del tratamiento. Esta heterogeneidad de la EM permitirá el uso de diferentes biomarcadores para abordar cada uno de estos aspectos que caracterizan la enfermedad.

En el siguiente capítulo se hará una revisión que, lejos de ser exhaustiva, pretende resumir los principales biomarcadores que se ha propuesto en la EM, incluyendo tanto biomarcadores moleculares como marcadores de neuroimagen.

1   Biomarcadores moleculares

A pesar de que en los últimos años el desarrollo de tecnologías conocidas como «ómicas» (genómica, proteómica, metabolómica, entre otras) ha facilitado la investigación orientada a la búsqueda de biomarcadores, la mayoría de los biomarcadores que se han propuesto, relacionados con diferentes aspectos de la EM, no se han validado, y en la actualidad no existe ningún biomarcador que pueda considerarse criterio de valoración indirecto o marcador surrogado en EM.

Siguiendo la clasificación del comienzo del capítulo, los biomarcadores que se han propuesto en la EM son los siguientes (véase la tabla 1):

1.1   Biomarcadores con capacidad predictiva

Este grupo de biomarcadores está formado principalmente por los genes que se asocian a un mayor riesgo de tener EM. Aunque durante muchos años la búsqueda de genes de susceptibilidad para la enfermedad fuera de la región del complejo mayor de histocompatibilidad (HLA) fue bastante estéril, los estudios de asociación del genoma completo que se han llevado a cabo recientemente usando *microarrays* de polimorfismos han permitido la identificación de nuevos genes de riesgo para la enfermedad. Dichos genes se abordan con más detalle en el capítulo de genética del presente tratado.

1.2   Biomarcadores con valor diagnóstico

- **Bandas oligoclonales (BOC)**
  El único biomarcador empleado en el procedimiento diagnóstico de la EM es la determinación cualitativa y cuantitativa de las inmunoglobulinas (Ig) G en líquido cefalorraquídeo (LCR). La determinación cualitativa se realiza mediante enfoque isoeléctrico para la detección de BOC. La determinación repetida de BOC de tipo IgG en LCR muestra que una vez son positivas en la enfermedad persisten, lo que indica la presencia de una respuesta humoral continuada en el LCR de los pacientes con EM.

- **Anticuerpos antiacuaporina 4 (AQP4)**
  La neuromielitis óptica (NMO) es una enfermedad inflamatoria desmielinizante que afecta predominantemente la médula espinal y el nervio óptico, y presenta una etiopa-

Grupo	Biomarcadores
Biomarcadores con capacidad predictiva	HLA, IL2RA, IL7RA, CLEC16A, CD58, RGS1, IL12A, CD226, TYK2, CD6, IRF8, TNFRSF1A, CD40, STAT3, etc.
Biomarcadores con valor diagnóstico	Bandas oligoclonales IgG Anticuerpos antiaquaporina 4
Biomarcadores con utilidad pronóstica	Bandas oligoclonales IgG e IgM Anticuerpos anti-MBP y anti-MOG CHI3L1 Fetuina A Anti-EBNA1
Biomarcadores específicos de enfermedad	– Marcadores de inflamación: citocinas, quimiocinas, moléculas de adhesión, metaloproteasas, osteopontina – Marcadores de inflamación: MBP y sus productos de degradación – Marcadores de estrés oxidativo: óxido nítrico y sus productos de degradación – Marcadores de activación/disfunción de la glía: GFAP, S100b – Marcadores de remielinización/neuroregeneración: factores neurotróficos, Nogo-A – Marcadores de daño axonal: neurofilamentos, tau, 14-3-3, ácido N-acetilaspártico
Biomarcadores de respuesta	IFN-γ, IL-8, TRAIL, VCAM-1, IL-10, HLA soluble, IL-17F, IFN de tipo I

Tabla 1. Biomarcadores moleculares en esclerosis múltiple.

togenia diferente a la de la EM. Actualmente se dispone de una marcador serológico específico para la enfermedad, los NMO-IgG, que corresponden a anticuerpos de tipo IgG muy específicos detectados en suero de pacientes con la enfermedad, y que tienen como antígeno diana la acuaporina 4, un canal de agua abundante en astrocitos. Los NMO-IgG pueden detectarse mediante diferentes técnicas con sensibilidad (80-90 %) y especificidad (90-99 %) elevadas, y su determinación se ha incluido en los criterios diagnósticos de NMO. Los NMO-IgG corresponden al primer biomarcador que permite la clasificación de un subgrupo de pacientes dentro de la heterogeneidad de la EM, y distinguir a los pacientes con NMO de los que presentan EM clásica.

1.3 *Biomarcadores con utilidad pronóstica*

Dentro de este grupo, cabe mencionar en primer lugar el valor pronóstico de las BOC IgG, dado que su presencia en pacientes con un primer brote o síndrome clínico aislado (CIS) se asocia a un mayor riesgo de conversión a EM.[2] En este contexto, también es importante destacar las BOC de tipo IgM frente a lípidos en LCR, que se asocian a una peor evolución de la enfermedad, reflejada en un menor tiempo hasta el segundo brote, conversión más temprana a fases progresivas de la enfermedad y mayor discapacidad neurológica.[3]

Los anticuerpos contra la mielina se han propuesto como biomarcador pronóstico en EM. En un primer estudio se mostró que la presencia de anticuerpos contra la glucoproteína de la mielina de los oligodendrocitos (MOG) y la proteína básica de la mielina (MBP) en suero de pacientes con CIS se asociaron a un mayor riesgo de conversión a EM clínicamente definida (EMCD).[4] Sin embargo, el impacto prometedor de este estudio se ha visto ensombrecido por la falta de replicación de los hallazgos en cohortes independientes procedentes de otros centros.[5]

Varios estudios han realizado abordajes de proteómica basados en espectrometría de masas para identificar biomarcadores en LCR asociados a la conversión a EM en pacientes con CIS. Entre las proteínas propuestas cabe destacar las dos siguientes, que se validaron mediante técnicas alternativas (ELISA): la chitinasa 3-*like* 1 (CHI3L1), cuyos niveles se encontraron aumentados en pacientes con CIS que convirtieron a EMCD,[6] y la fetuina A, que se encontró aumentada en pacientes que permanecieron como CIS respecto a los pacientes que convirtieron.[7]

Finalmente, uno de los agentes etiológicos de mayor peso en la EM es el virus de Epstein-Barr (EBV). En un estudio reciente se observó que las respuestas inmunes humorales aumentadas en suero de pacientes con CIS contra uno de los antígenos virales, el antígeno nuclear 1 (EBNA-1), se asociaron a un riesgo incrementado de conversión a EM por criterios de McDonald, aunque no constituyeron un factor de riesgo independiente de la resonancia magnética o las BOC.[8]

1.4 *Biomarcadores relacionados con los mecanismos patogénicos de la enfermedad*

A pesar de que este grupo de biomarcadores no forma parte de la clasificación propuesta al principio, dicha categoría engloba biomarcadores moleculares directamente relacionados con los diferentes componentes que forman parte de la patogenia de la EM.

1.4.1 *Marcadores de inflamación*

Varios estudios han detectado niveles elevados de citocinas proinflamatorias como la interleucina (IL) 12, IL-6, IL-1β y factor de necrosis tumoral (TNF) α, y quimiocinas como CXCL10 en LCR y suero de pacientes con EM. En algunas publicaciones los niveles de citocinas correlacionaron con la actividad clínica y radiológica de la enfermedad. Sin embargo, estos hallazgos se observan también en otras enfermedades inflamatorias del SNC y no son, por tanto, específicos de EM.

Las moléculas de adhesión se han estudiado de forma extensa en la enfermedad. Por ejemplo, en varios estudios los niveles en LCR de la molécula de adhesión intercelular 1 (ICAM-1) mostraron correlación con la actividad clínica y radiológica de la enfermedad, la lesión de la barrera hematoencefálica (BHE) y los niveles de MBP. También se ha observado un aumento de las formas solubles de las moléculas de adhesión PECAM-1, P-selectina y E-selectina en pacientes con formas de EM remitente- recurrente (EMRR) comparado con pacientes con formas crónico-progresivas de la enfermedad, siendo mayores los niveles durante el brote.[9]

Las metaloproteasas de la matriz extracelular también se han propuesto como biomarcadores de inflamación, basándose en el incremento observado en su actividad proteolítica en sangre y LCR durante el brote. Una de las metaloproteasas más estudiada es la MMP-9, que presenta niveles elevados en pacientes con formas de EMRR y correlación con la actividad radiológica de la enfermedad.[10]

La osteopontina es una citocina proinflamatoria expresada en una amplia variedad de células inmunes y no inmunes. Su papel como biomarcador en la EM surgió inicialmente de estudios de secuenciación en librerías de ADN complementario obtenidas a partir de tejido cerebral, que mostraron una expresión abundante de osteopontina en pacientes con EM pero no en controles.[11] Estudios posteriores evidenciaron niveles plasmáticos de osteopontina elevados durante el brote en pacientes con EMRR.[12] Sin embargo, la osteopontina también se encuentra elevada en LCR de pacientes con otras enfermedades neurológicas y no neurológicas, y por tanto no parece ser un marcador específico de EM.

1.4.2   Marcadores de desmielinización

El principal marcador de desmielinización estudiado es la MBP, en particular sus productos de degradación. Niveles elevados de MBP en LCR se correlacionan con la lesión aguda de la mielina en el SNC, pero no son específicos de EM, ya que también se encuentran incrementados en otras enfermedades del SNC, como las infecciones o los procesos isquémicos. Se han encontrado niveles elevados y persistentes (hasta 6 semanas) de MBP en LCR durante el brote de la enfermedad. Sin embargo, el hecho de que la concentración de MBP en LCR se encuentre afectada por el tamaño y la localización de las lesiones desmielinizantes puede dar lugar a resultados inconsistentes.

1.4.3   Marcadores de estrés oxidativo

El óxido nítrico y sus metabolitos se encuentran aumentados en el suero y LCR de pacientes con EM comparado con pacientes con enfermedades neurológicas no inflamatorias, hallazgos que sugieren un papel del óxido nítrico en la inmunopatogenia de la EM. Los niveles de los productos de degradación del óxido nítrico están elevados en LCR de pacientes con EMCD pero no en pacientes con CIS.[13] Las concentraciones de nitrato y nitrito en LCR se correlacionaron con el volumen de lesiones captantes de gadolinio en la resonancia magnética.

1.4.4   Marcadores de activación/disfunción de la glía

La proteína fibrilar ácida de la glía (GFAP), proteína monomérica del filamento intermedio, constituye un componente estructural del citoesqueleto altamente expresado en astrocitos. GFAP es un marcador de astrogliosis, que es una característica prominente de la EM, y los niveles de dicha proteína se han encontrado elevados en LCR de pacientes con EM, aunque con resultados discordantes. También se han detectado niveles elevados de GFAP en pacientes con otras enfermedades neurológicas, y por tanto son marcadores inespecíficos de lesión del SNC, a pesar de que los niveles correlacionaron con la discapacidad en EM.

S100b es una proteína de unión a calcio ácida, cuyos niveles en LCR están aumentados durante el brote y persisten elevados por un período de hasta 5 semanas. En algún estudio, los niveles de S100b se encontraron más elevados en pacientes con formas progresivas de la enfermedad (EM primariamente progresiva [EMPP] y EM secundariamente progresiva [EMSP]) que en pacientes con formas de EMRR.

1.4.5 *Marcadores de remielinización/neurorregeneración*

Las células inmunes liberan factores neurotróficos en las lesiones inflamatorias que pueden favorecer la remielinización. Los niveles de N-CAM (molécula de adhesión celular neural) y CNTF (factor neurotrófico ciliar) están aumentados en LCR durante el brote. Por otra parte, los niveles de BDNF en LCR se han encontrado disminuidos en pacientes con EMSP comparado con EMRR en remisión clínica y controles sanos, lo que sugiere que niveles reducidos de este factor neurotrófico contribuyen a la progresión y la pérdida axonal que se observa en las formas progresivas de la enfermedad.

Nogo-A es un inhibidor del crecimiento de las neuritas con expresión elevada en oligodendrocitos maduros. Aunque Nogo-A se ha propuesto como biomarcador específico de EM según la detección de Nogo-A soluble en LCR de pacientes con EM pero no controles, dichos hallazgos se han discutido aludiendo principalmente a una falta de especificidad del anticuerpo empleado en la detección de la proteína mediante Western blot.

1.4.6 *Marcadores de daño axonal*

Estos marcadores deberían proporcionar información sobre el desarrollo de discapacidad en los pacientes con EM, y podrían ser de utilidad para medir la eficacia terapéutica de agentes con acción neuroprotectora.

Los neurofilamentos son componentes del citoesqueleto neuronal formados por 3 subunidades que difieren en el tamaño molecular: cadena ligera (NF-L), cadena pesada (NF-H) y cadena intermedia (NF-M). Varios estudios han demostrado que la concentración de NF-L está aumentada en el LCR de pacientes con EM comparado con aquellos con otras enfermedades neurológicas inflamatorias y no inflamatorias.[14] Las concentraciones fueron mayores en pacientes con EMRR, principalmente durante el brote. Los niveles de NF-L se correlacionaron débilmente con la discapacidad medida por el EDSS. También se ha observado un aumento en la frecuencia de autoanticuerpos IgG en LCR contra NF-L, en pacientes con EM, comparado con controles sanos y pacientes con otras enfermedades neurológicas. La producción intratecal de anti-NF-L se encontró más elevada en pacientes con EM progresiva y se correlacionó de forma positiva con medidas radiológicas de atrofia, lo que sugiere una correlación con la progresión de la enfermedad.

La proteína tau está presente en los axones donde se asocia a los microtúbulos estabilizándolos. Los niveles de proteína tau en LCR se correlacionaron de forma positiva con la presencia de lesiones captantes de gadolinio y la actividad de brotes, así como con la duración de la enfermedad. Los niveles más altos se encontraron en pacientes con CIS y los más bajos en pacientes con EMSP[15].

La proteína 14-3-3 desarrolla funciones en la transducción de señales intracelulares de neuronas. Se ha propuesto como marcador de daño axonal temprano con valor pronóstico, basándose en el incremento observado en los niveles de proteína 14-3-3 en LCR de pacientes con CIS y su asociación con una conversión más rápida a EMCD.[16]

El ácido N-acetilaspártico (NAA) es un aminoácido expresado de forma casi exclusiva en neuronas. Dada su especificidad neuronal, el NAA se ha utilizado como un marcador de daño axonal. A pesar de que los niveles de NAA no difieren entre pacientes con EM y aquellos con otras enfermedades neurológicas, concentraciones disminuidas de NAA se han asociado a mayor discapacidad neurológica, menor volumen cerebral y mayor carga lesional. Sin embargo, el efecto global parece ser moderado.

1.5 Biomarcadores de respuesta

La gran mayoría de los biomarcadores pertenecientes a este grupo están relacionados con el tratamiento con interferón (IFN) β, y en menor número con el acetato de glatirámero. Se han realizado numerosos estudios de genes candidatos que forman parte de la vía de los IFN de tipo I, como los genes que codifican las dos subunidades del receptor del IFN-β (IFNAR1 e IFNAR2) o genes inducidos por el tratamiento. También se han llevado a cabo varios estudios para determinar el efecto de determinados alelos del HLA de clase I y II en la respuesta al tratamiento. En general, estos estudios han mostrado una ausencia de asociación con la respuesta, o asociaciones débiles no replicadas en otros estudios. Recientemente, se han publicado dos estudios de asociación del genoma completo en pacientes con buena y mala respuesta al tratamiento con IFN-β. La conclusión principal que se deriva de estos estudios es que la respuesta al tratamiento es compleja y de naturaleza poligénica, al igual que ocurre con la susceptibilidad genética para la enfermedad. Estos estudios también sugieren posible relación entre respuesta al tratamiento y la excitabilidad neuronal, según la observación de una alta representación de genes que codifican receptores de neurotransmisores como glutamato y GABA entre los genes que mejor discriminan la buena o mala respuesta al IFN-β. Es importante destacar que uno de los genes propuestos en el primer estudio de asociación del genoma completo, GPC5 (glypican 5), que presenta una elevada expresión en neuronas, recientemente se encontró asociado con la respuesta al tratamiento con IFN-β en un estudio independiente.[17]

Diversos estudios inmunológicos han tenido también como principal objetivo la identificación de biomarcadores asociados a la respuesta al tratamiento con IFN-β. Entre ellos destacan los siguientes:

- La presencia de niveles basales bajos de IFN-γ se asoció a una buena respuesta al IFN-β evaluada a los 2 años de tratamiento.
- Una respuesta proliferativa elevada frente a mitógenos antes de iniciar tratamiento también se asoció a una buena respuesta al IFN-β.
- En otro estudio, los pacientes con buena respuesta al tratamiento se caracterizaron por una inducción temprana y mantenida en la expresión de TRAIL (ligando inductor de apoptosis relacionado con TNF), que no se observó en los pacientes con mala respuesta. Además, los niveles de TRAIL soluble detectados por ELISA en el suero de los pacientes antes de iniciar el tratamiento predecían la respuesta al tratamiento durante el primer año.
- Los pacientes con buena respuesta al tratamiento tuvieron una marcada reducción en la expresión de IL-8, mientras que los pacientes con mala respuesta al tratamiento presentaron una falta de inhibición de IL-8 inducida por el IFN-β.
- Durante los primeros 3 meses de tratamiento, los niveles de HLA soluble fueron superiores en los pacientes que presentaron una buena respuesta al IFN-β.

- Los pacientes con buena respuesta al tratamiento tuvieron una menor expresión de VLA-4 (antígeno-4 de activación muy tardío 4) y niveles de VCAM-1 (molécula de adhesión vascular 1) superiores a lo largo del tratamiento.
- Los niveles séricos de IL-10 disminuyeron en los pacientes que presentaron mala respuesta al IFN-β, mientras que no se modificaron en los pacientes que tuvieron buena respuesta al tratamiento.
- En un estudio más reciente se encontró un aumento de los niveles de IL-17F e IFN-β en suero de un subgrupo de pacientes con mala respuesta.

En un estudio de expresión de 70 genes por PCR a tiempo real se encontraron tripletes de genes, con alta representación de genes implicados en apoptosis, que predecían la respuesta al IFN-β con elevada exactitud. En estudios más recientes con abordajes de expresión génica a mayor escala como los *microarrays*, se sugiere que un subgrupo de pacientes con mala respuesta al tratamiento podría caracterizarse por una mayor expresión de genes de respuesta a los IFN de tipo I, que ya estaría presente antes del tratamiento con IFN-β.[18]

Finalmente, en relación con el acetato de glatirámero, se han propuesto varios genes candidatos asociados con la respuesta al tratamiento, entre los que figuran como más relevantes la catepsina S y el receptor de células T. También se ha propuesto el alelo HLA-DRB1*1501 como candidato en la respuesta al tratamiento, aunque no se confirmó posteriormente.

2 Biomarcadores de imagen

Clásicamente se definía un biomarcador biológico como la detección de proteínas en los fluidos corporales que podían ser alteradas como consecuencia de procesos biológicos o patológicos; por ello, no se consideraba las pruebas de imagen como posibles biomarcadores. Sin embargo, si atendemos a la definición actual de biomarcador que se explica al inicio de este capítulo las medidas de neuroimagen pueden ser consideradas como biomarcadores (véase la tabla 2).

2.1 Resonancia magnética

Múltiples estudios apoyan que la resonancia magnética es un marcador de valoración indirecto (surrogado) muy importante.[19] Siguiendo la misma clasificación de biomarcadores que en los biomarcadores moleculares, distinguimos los siguientes biomarcadores de imagen:

2.1.1 Biomarcadores con valor diagnóstico

La resonancia magnética ha cambiado de forma significativa el panorama en el diagnóstico de la enfermedad debido a la sensibilidad y especificidad en identificar lesiones cerebrales, lo que ha dado lugar a los criterios de resonancia magnética de Barkhof-Tintoré. Dichos criterios se incorporaron a los criterios diagnósticos de EM de McDonald del 2001 y de su revisión del 2005 como criterios de diseminación en el espacio. Estos criterios de resonancia magnética tienen el estatus de biomarcador diagnóstico válido y conocido por la Food and Drug Administration.

Técnica	Marcadores (conocidos y posibles)
RM	
MS criterios de RM en EM (Barkoff-Tintore)	Tres o cuatro criterios: periventricular, yuxtacortical, captantes de gadolinio, infratentorial, lesiones en médula espinal
T1	Número y volumen lesional en T1, «agujeros negros»
T2	Número y volumen lesional en T2
Gadolinio (gad⁺)	Número y volumen de lesiones que captan gadolinio
Volumen cerebral	Fracción de parénquima cerebral, volumen de sustancia blanca, volumen de sustancia gris, volumen de médula cervical, volúmenes regionales
Transferencia de magnetización	Índice de transferencia de magnetización (MTR)
Espectroscopia	NAA, glutamato, glutamina, GABA, colina, creatinina, mioinositol, ácido ascórbico
RM por tensor de difusión	Difusividad media, tensor de difusión (tractografía y análisis por voxel)
Dimension fractal (FD)	FD en sustancia blanca, FD en sustancia gris
Double inversion-recovery	Lesiones corticales
fMRI	Regional activation (BOLD)
Tomografía de coherencia óptica	Espesor de la capa de fibras nerviosas de la retina y cuadrantes Volumen macular

Tabla 2. Marcadores de neuroimagen en esclerosis múltiple.

2.1.2   Biomarcadores con utilidad pronóstica

Predecir qué pacientes con un síndrome inicial sugestivo de EM desarrollarán la enfermedad es crucial a la hora de decidir si se inicia o no tratamiento inmunomodulador en un paciente. El biomarcador de neuroimagen por excelencia para predecir la conversión a EM es el número de lesiones en la secuencia de resonancia magnética de T2 en la resonancia magnética basal al comienzo de la enfermedad. Dos grupos de estudio muy conocidos han demostrado la estrecha asociación del número de lesiones en la primera resonancia y el riesgo a tener la enfermedad; uno de ellos ha seguido a los pacientes durante 20 años.[20] Pacientes sin ninguna lesión en la resonancia magnética craneal inicial tienen una probabilidad muy pequeña de desarrollar EM mientras que los pacientes que tienen más de 9 lesiones presentan un riesgo mayor.[21]

En un paciente con la enfermedad diagnosticada, la pregunta que surge es cuál será la evolución de la enfermedad y cómo detectar su actividad. El principal marcador estandarizado y aprobado para medir si la enfermedad es activa o no es la detección de lesiones de sustancia blanca que capten gadolinio en la resonancia magnética craneal, lo que se ha confirmado en numerosos estudios y ensayos clínicos.

En cuanto a marcadores de pronóstico de discapacidad, los dos grupos mencionados anteriormente han demostrado que el número de lesiones en la resonancia magnética inicial se asocia estrechamente con la discapacidad a largo plazo.[20,21] El grupo de Tintoré siguió a 175 pacientes con CIS y demostró que los pacientes que cumplían tres o más criterios de Barkhof tenían un índice de riesgo de 3,9 para alcanzar un EDSS de por lo menos de 3 en cinco años. Estos resultados se han confirmado en los estudios clínicos multicéntricos de los tratamientos inmunomoduladores que se han hecho en pacientes con CIS.

Otro marcador válido de progresión de la enfermedad es la medida de la atrofia. La atrofia se puede medir desde el inicio de la enfermedad y evalúa el grado de pérdida del tejido cerebral. Hay distintas técnicas para ello, con diferentes marcadores: fracción de parénquima cerebral, volumen de sustancia gris, volumen de sustancia blanca, volumen de médula cervical y volúmenes regionales. La atrofia está muy relacionada con la discapacidad y la evolución de la enfermedad. Estudios longitudinales[19] han mostrado cómo el grado de atrofia progresa en algunos pacientes y que esta progresión se correlaciona con un empeoramiento de la discapacidad.

La medida del volumen lesional en T1 es considerada como marcador pronóstico ya que se asocia significativamente a la discapacidad. De hecho se ha demostrado que es una medida sensible a los cambios longitudinales y podría utilizarse para medir la neuroprotección de determinados tratamientos.

La resonancia por transferencia de magnetización proporciona una medida cuantitativa y se ha demostrado su valor pronóstico a corto plazo en algunos estudios,[22,23] aunque esta medida (ratio de transferencia de magnetización) todavía está clasificada como posible biomarcador, ya que existen dificultades en estandarizar la técnica para que sea posible utilizarlo en cualquier centro. Tanto las medidas de resonancia de tensor de difusión como las de resonancia magnética funcional no son todavía marcadores válidos ni de pronóstico ni de respuesta al tratamiento.

Recientemente, Villoslada y colaboradores han desarrollado el análisis dimensional fractal de la sustancia blanca y gris como marcador de evolución de la enfermedad.[24]

2.1.3 *Biomarcadores relacionados con los mecanismos patogénicos de la enfermedad*

Los marcadores de imagen han desempeñado un papel muy importante en el conocimiento de la patogenia de la enfermedad, demostrando que la enfermedad no sólo era una enfermedad con afectación de sustancia blanca sino también de sustancia gris y demostrando que la degeneración axonal ocurre desde las fases más tempranas de la enfermedad.

Así, se ha demostrado que hay una relación clara entre la rotura de la BHE y la presencia de captación de contraste en las lesiones, aunque no todo el daño que se produce en la BHE está demostrado por este biomarcador. Las lesiones en la secuencia de T1 están estrechamente relacionadas con el daño y pérdida axonal, aunque esta asociación no es completa. Sin embargo, las lesiones en T2 no son un claro marcador patogénico diferencial porque incluyen desmielinización, inflamación, gliosis, pérdida axonal y edema. La atrofia cerebral medida por innumerables métodos validados es el reflejo de la pérdida y destrucción tisular. La resonancia magnética de tensor de difusión y la resonancia magnética de transferencia de magnetización, han confirmado que el daño tisular no sólo se produce en las lesiones visibles en T2 sino también en la sustancia blanca de apariencia normal y en la sustancia gris de apariencia normal,[23,25] y además ocurre desde el inicio de la fase remitente-recurrente de la enfermedad; además el daño progresivo de la sustancia gris puede ser uno de los factores causantes de algunas de las manifestaciones clínicas de la enfermedad como las alteraciones neuropsicológicas.

La resonancia magnética funcional muestra cambios en el patrón de activación cortical ante paradigmas motores, sensitivos y cognitivos que reflejan una reorganización funcional cerebral como respuesta a la lesión tisular.[26] Estos cambios incluyen aumento en la intensidad de la activación cerebral normal y el reclutamiento de estructuras que normalmente no se activan. Estos hallazgos muestran la existencia de fenómenos adaptativos o compensatorios que disminuyen el grado de discapacidad motora y cognitiva atribuible al daño neuroaxonal irreversible. La secuencia de doble inversion-recuperación (DIR) se ha introducido recientemente, y es un marcador de la existencia de lesiones corticales y yuxtacorticales en el tejido cerebral de los pacientes con EM.[27]

2.1.4 Biomarcadores de respuesta

Está creciendo el interés por encontrar biomarcadores de respuesta al tratamiento, ya que en los próximos años habrá más posibilidades terapéuticas con lo que habrá más posibilidades de elegir y cambiar tratamientos y necesitamos marcadores para saber cuándo un tratamiento ya no es eficaz. Además en el futuro se tiende a tratamientos individualizados.

La demostración de actividad en la resonancia magnética craneal por persistencia de lesiones que captan gadolinio o el incremento de la carga lesional en T1 o T2 sugieren mala respuesta al tratamiento y estas medidas se consideran marcadores de respuesta al tratamiento.[28]

El número y volumen de lesiones en las secuencias de T2, T1 y de T1 que captan gadolinio son considerados biomarcadores validados y se usan como criterios de valoración indirecta en los ensayos clínicos en fase II; sin embargo, no han sido todavía aprobados como biomarcadores reguladores por la FDA o EMEA para usarse como el objetivo principal de los ensayos clínicos en fase III.

Hasta ahora hay estudios contradictorios sobre la medición de la atrofia y su utilidad en la medición de la respuesta al tratamiento, debido a la aparición del fenómeno de pseudoatrofia, el cual indica una disminución inicial del volumen debido a la supresión de la inflamación y por ello pérdida de agua asociada a ella. La técnica de tiempo de relajación en T2 podría ser útil para evaluar los resultados de los tratamientos reparadores, pero es todavía un marcador en estudio.

En el capítulo 12 se habla de forma más extensa de la respuesta al tratamiento inmunomodulador.

2.2 Tomografía de coherencia óptica

La tomografía de coherencia óptica (OCT) es una técnica no invasiva, precisa, cuantitativa, fácil de usar y reproducible que permite obtener imágenes del espesor de la retina y cuantificar el grosor la capa de fibras nerviosas (CFN) de la retina. La OCT ha demostrado ser una herramienta diagnóstica útil en los pacientes con neuritis óptica[29] y en ellos se puede monitorizar el adelgazamiento paulatino del grosor de la CFN para demostrar su recuperación o no. La OCT es una medida robusta de daño axonal en las vías visuales anteriores; por tanto, es un marcador validado de patogenia de la enfermedad. Como este método puede detectar el daño axonal a lo largo del tiempo se ha propuesto su uso como objetivo primario en ensayos clínicos en fase II de tratamientos neuroprotectores.

Un estudio de Sepulcre y colaboradores[30] muestra que la OCT tiene una especificidad alta y una sensibilidad media para predecir brotes y empeoramiento de la discapacidad a los 2 años; por ello a falta de confirmación de estos datos por más estudios, la OCT podría considerarse un biomarcador de pronóstico.

BIBLIOGRAFÍA

1. Biomarkers Definitions Working Group, Biomarkers and surrogate endpoints: preferred definitions and conceptual framework, Clin Pharmacol Ther, 2001; 69(3): 89-95.
2. Tintoré M., Rovira A., Río J., Tur C., Pelayo R., Nos C., *et al.* Do oligoclonal bands add information to MRI in first attacks of multiple sclerosis?, Neurology, 2008; 70(13 Pt2): 1079-1083.
3. Villar L.M., Sádaba M.C., Roldán E., Masjuan J., González-Porqué P., Villarrubia N., *et al.* Intrathecal synthesis of oligoclonal IgM against myelin lipids predicts an aggressive disease course in MS, J Clin Invest, 2005; 115(1): 187-194.
4. Berger T., Rubner P., Schautzer F., Egg R., Ulmer H., Mayringer I., *et al.* Antimyelin antibodies as a predictor of clinically definite multiple sclerosis after a first demyelinating event, N Engl J Med, 2003; 349(2): 139-145.
5. Pelayo R., Tintoré M., Montalbán X., Rovira A., Espejo C., Reindl M., *et al.* Antimyelin antibodies with no progression to multiple sclerosis. N Engl J Med 2007; 356(4): 426-428.
6. Comabella M., Fernández M., Martin R., Rivera-Vallvé S., Borrás E., Chiva C., *et al.* Cerebrospinal fluid chitinase 3-like 1 levels are associated with conversion to multiple sclerosis, Brain, 2010; 133(Pt 4): 1082-1093.
7. Tumani H., Lehmensiek V., Rau D., Guttmann I., Tauscher G., Mogel H., *et al.* CSF proteome analysis in clinically isolated syndrome (CIS): candidate markers for conversion to definite multiple sclerosis, Neurosci Lett, 2009; 452(2): 214-217.
8. Lünemann J.D., Tintoré M., Messmer B., Strowig T., Rovira A., Perkal H., *et al.* Elevated Epstein-Barr virus-encoded nuclear antigen-1 immune responses predict conversion to multiple sclerosis, Ann Neurol, 2010; 67(2): 159-169.
9. Kuenz B., Lutterotti A., Khalil M., Ehling R., Gneiss C., Deisenhammer F., Reindl M., *et al.* Plasma levels of soluble adhesion molecules sPECAM-1, sP-selectin and sE-selectin are associated with relapsing-remitting disease course of multiple sclerosis, J Neuroimmunol, 2005; 167(1-2): 143-149.
10. Waubant E., Goodkin D.E., Gee L., Bacchetti P., Sloan R., Stewart T., *et al.* Serum MMP-9 and TIMP-1 levels are related to MRI activity in relapsing multiple sclerosis, Neurology, 1999; 53(7): 1397-1401.
11. Chabas D., Baranzini S.E., Mitchell D., Bernard C.C., Rittling S.R., Denhardt D.T., Sobel R.A., *et al.* The influence of the proinflammatory cytokine, osteopontin, on autoimmune demyelinating disease, Science, 2001; 294(5547): 1731-1735.
12. Comabella M., Pericot I., Goertsches R., Nos C., Castillo M., Blas Navarro J., *et al.* Plasma osteopontin levels in multiple sclerosis, J Neuroimmunol 2005; 158(1-2): 231-239.
13. Sellebjerg F., Giovannoni G., Hand A., Madsen H.O., Jensen C.V., Garred P., Cerebrospinal fluid levels of nitric oxide metabolites predict response to methylprednisolone treatment in multiple sclerosis and optic neuritis, J Neuroimmunol, 2002; 125(1-2): 198-203.
14. Teunissen C.E., Dijkstra C., Polman C., Biological markers in CSF and blood for axonal degeneration in multiple sclerosis, Lancet Neurol, 2005; 4(1): 32-41.
15. Brettschneider J., Maier M., Arda S., Claus A., Süssmuth S.D., Kassubek J., Tumani H., Tau protein level in cerebrospinal fluid is increased in patients with early multiple sclerosis, Mult Scler, 2005; 11(3): 261-265.
16. Martínez-Yélamos A., Saiz A., Sánchez-Valle R., Casado V., Ramón J.M., Graus F., *et al.* 14-3-3 protein in the CSF as prognostic marker in early multiple sclerosis, Neurology, 2001; 57(4): 722-724.
17. Cénit M.D., Blanco-Kelly F., De las Heras V., Bartolomé M., De la Concha E.G., Urcelay E., *et al.* Glypican 5 is an interferon-beta response gene: a replication study, Mult Scler, 2009; 15(8): 913-917.
18. Baranzini S.E., Mousavi P., Río J., Caillier S.J., Stillman A., Villoslada P., Wyatt M.M., *et al.* Transcription-based prediction of response to IFNbeta using supervised computational methods, PLoS Biol, 2005; 3(1): e2.
19. Barkhof F., Filippi M., MRI--the perfect surrogate marker for multiple sclerosis?, Nat Rev Neurol, 2009; 5(4): 182-183.
20. Fisniku L.K., Brex P.A., Altmann D.R., Miszkiel K.A., Benton C.E., Lanyon R., *et al.* Disability and

T2 MRI lesions: a 20-year follow-up of patients with relapse onset of multiple sclerosis, Brain, 2008; 131(Pt 3): 808-817.

21. Tintoré M., Rovira A., Río J., Nos C., Grivé E., Téllez N., *et al.* Baseline MRI predicts future attacks and disability in clinically isolated syndromes, Neurology, 2006; 67: 968-972.

22. Oreja-Guevara C., Charyl A., Caputo D., Cavarretta R., Sormani M.P., Filippi M., Magnetization transfer magnetic resonance imaging and clinical changes in patients with relapsing-remitting multiple sclerosis, Arch Neurol, 2006; 63(5): 736-740.

23. Filippi M., Agosta F., Magnetization transfer MRI in multiple sclerosis, J Neuroimaging, 2007; Supl 1: 22S-26S.

24. Esteban F., Sepulcre J., Ruiz de Miras J., Navas J., Vélez de Mendizábal N., Goñi J., *et al.* Fractal dimension analysis of grey matter in multiple sclerosis, J Neurol Sci, 2009; 282(1-2): 67-71.

25. Rovaris M., Agosta F., Pagani E., Filippi M., Diffusion tensor MR imaging, Neuroimaging Clin North Am, 2009; 19(1): 37-43.

26. Pantano P., Mainero C., Caramia F., Functional brain reorganization in multiple sclerosis: evidence from fMRI studies, J Neuroimaging, 2006; 16: 104-114.

27. Geurts J.J., Pouwels P.J., Uitdehaag B.M., Polman C.H., Barkhof F., Castelijns J.A., Intracortical lesions in multiple sclerosis: improved detection with 3D double inversion-recovery MR imaging, Radiology, 2005; 236: 254-260.

28. Río J., Castilló J., Rovira A., Tintoré M., Sastre-Garriga J., Horga A., *et al.* Measures in the first year of therapy predict the response to interferon beta in MS, Mult Soler, 2009; 15(7): 848-853.

29. Oreja-Guevara C., Noval S., Manzano B., Gabaldón L., Diez-Tejedor E., Neuritis óptica asociada o no a esclerosis múltiple: estudio estructural y functional, Neurología, 2010; 25(2): 78-82.

30. Sepulcre J., Murie-Fernández M., Salinas-Alaman A., García-Layana A., Bejarano B., Villoslada P., Diagnostic accuracy of retinal abnormalities in predicting disease activity in MS, Neurology, 2007; 68(18): 1488-1494.